药物临床特点与合理应用

主编◎高　莹　寻玉君　徐立胜　聂慧慧　孔　鹃　海彦娟

JC 吉林科学技术出版社

图书在版编目（CIP）数据

药物临床特点与合理应用 / 高莹等主编. — 长春：吉林科学技术出版社，2024.5

ISBN 978-7-5744-1310-8

Ⅰ. ①药… Ⅱ. ①高… Ⅲ. ①临床药学 Ⅳ. ①R97

中国国家版本馆CIP数据核字(2024)第092127号

药物临床特点与合理应用

主　　编　高　莹　等
出 版 人　宛　霞
责任编辑　钟金女
封面设计　山东道克图文快印有限公司
制　　版　山东道克图文快印有限公司
幅面尺寸　185mm × 260mm
开　　本　16
字　　数　550 千字
印　　张　21.5
印　　数　1~1500 册
版　　次　2024 年 5 月第 1 版
印　　次　2024 年12月第 1 次印刷

出　　版　吉林科学技术出版社
发　　行　吉林科学技术出版社
地　　址　长春市福祉大路5788 号出版大厦A 座
邮　　编　130118
发行部电话/传真　0431-81629529 81629530 81629531
81629532 81629533 81629534
储运部电话　0431-86059116
编辑部电话　0431-81629510
印　　刷　廊坊市印艺阁数字科技有限公司

书　　号　ISBN 978-7-5744-1310-8
定　　价　98.00元

《药物临床特点与合理应用》编委会

主　编

高　莹	济南市人民医院
寻玉君	滕州市中医医院
徐立胜	青州市立医院
聂慧慧	肥城市人民医院
孔　鹏	济宁市皮肤病防治院
海彦娟	枣庄市中医医院

副主编

宋玲华	烟台市烟台山医院
刘　倩	山东中医药大学第二附属医院
刘持明	淄博市博山区八陡镇卫生院
赵　森	内蒙古通辽市科尔沁区第一人民医院
王静如	青海省心脑血管病专科医院
刘吉坡	山东省菏泽市成武县白浮图镇中心卫生院
王　悦	胜利油田中心医院
刘慧琪	德州市中医院
岳吉德	阳信县流坡坞镇卫生院
曹玉梅	鄂州市中医医院
岳玉贞	淄博市博山区白塔镇卫生院
江莉萍	鄂州市中医医院
张萌君	烟台市蓬莱第二人民医院
王　宇	杭州市红十字会医院
孙秀娟	临沂市兰山区市场监督管理局
唐亚宁	成都市妇女儿童中心医院
赵　艳	成都市妇女儿童中心医院
白庆峰	牙克石市人民医院
胡秀珍	梁山县人民医院

《药物临床特点与合理应用》编委会

前　言

21 世纪药学工作的重点是新药创制和药学服务，而药学服务正由面向药品模式向面向患者模式转变；由药品供应为主向合理用药为主转变。近年来，新药品不断涌现，药品数量急剧增加，用药的复杂性也越来越高，用药引起的社会问题也越来越多。药害事件和药源性疾病接连发生，对药师而言，要求不再满足于仅仅为患者提供安全有效的药物，而且要求提供安全有效的药物治疗。因此临床药师必须不断学习，更新知识，交流临床用药经验，熟悉和掌握新的药理学进展，才能跟上医学发展的步伐，更好地为患者服务。为了便于临床医药工作者系统地掌握和查阅临床药物学知识，我们组织编写了《药物临床特点与合理应用》一书。

本书首先介绍了药物学绪论，然后以常见病症为纲，详细论述了神经系统、心血管系统、呼吸系统、消化系统、血液系统、泌尿系统等疾病的药物治疗，对每一种疾病 ，依据其病因和发病机制、临床表现和分型，阐述药物治疗疾病的原则和方法。重点讨论了在各种疾病状态下，该如何选择药物，如何使用药物，包括疗效评价及药学监护注意事项。本书在编写过程中结合了临床用药现状和实践经验，在语言上深入浅出、易于理解，在内容上注重理论联系实际、简明扼要、重点突出。本书有助于推动临床规范化用药，适合临床药物工作者及各科医务工作者参考和阅读。

由于临床药物治疗学涉及的专业知识面广，加之编写人员专业领域各不相同，行文风格有很大差别，书中不可避免地存在缺点和错误，恳请同行专家及广大读者予以批评指正。

编　者

目　录

第一章　药物学绪论

第一节　药物流行病学

药物流行病学是研究人群的药物利用、药物效应分布及其影响因素以促进合理用药的学科，是临床药理学、临床流行病学与药事管理学相互交叉、相互渗透而产生的一门新的边缘学科。其研究对象是用药人群，研究内容是人群的药物利用情况与药物效应分布规律。

一、研究目的、任务与作用

药物流行病学研究的目的是描述、解释、验证和控制一定时间、空间与人群中，某一种药物的使用情况与效应分布。

研究任务涉及了解与分析人群中与用药有关的表现，其主要任务包括以下几项。

(1)药物流行病学的方法学研究，以快速并准确地发现用药人群中出现的不良反应，保证用药人群安全。

(2)在众多药品中为人群挑选和推荐经过科学评价疗效确切的药品，保障合理用药。

(3)使药品上市后监测方法规范化、实用化，推广应用计算机，建立用药人群数据库。

(4)研制使用的药物不良反应因果关系判断程序图或逻辑推理流程图。

(5)研究处方者用药的决策因素，改善其处方行为，提高处方质量。

(6)通过广大用药人群对常见病、多发病的用药(抗癌、抗感染、解热镇痛药)进行重点研究，推动合理用药。

(7)对抗菌药合理应用与控制病原体耐药性的研究与成果，以社会、人群为基础进行系统、深入、有效的推广应用。

药物流行病学的作用，是通过药物在人群中产生的效应，为临床医疗与药品管理提供合理用药的依据。药品的安全性、有效性与价格的适宜性是合理用药的主要内涵，只有药物流行病学研究才能回答药物对特定人群(某种疾病患者的群体)或普通人群的效应与价值。这是药物流行病学区别于其他学科的独特作用。药物流行病学研究可通过了解药物在广大人群中的实际使用情况，查明药物使用指征是否正确、用法是否适宜、产生何种效应，以及查明药物使用不当的原因、纠正方法、药源性疾病发生机制与防治的宏观措施，最终达到促进广大人群合理用药，提高人群生命质量的目标。

二、研究方法

药物上市后监测的特点是样本较大，在进行监测时往往都使用流行病学的研究方法，常用的方法有以下几种。

(一)试验性研究或随机临床试验

预先制定随机、盲法、对照为基础的试验方案，以验证药物的防治作用与不良反应，并可直接估计发生毒性反应的危险度。多用于长期使用的药物对慢性疾病效应的评价，如降压药、降血脂药、溶栓药的疗效与不良反应研究。20 世纪 80 年代以来对阿司匹林预防心肌梗死的效果、轻度高血压治疗意义的评价、长期使用降血脂药的效应都进行过实验性研究，得到许多有价值的合理用药资料。鉴于这种实验性研究受实验条件制约，受试人群的生活难以做到像非受试人群那样自然，故其结果是否足以完全代表自然的用药人群尚需进一步探讨和谨慎评估。

(二)观察性研究

观察性研究可以分为历史回顾队列研究、前瞻性队列研究、药物暴露对照研究、断面调查。

1.历史回顾队列研究

历史回顾队列研究要求有足够完善的病史与用药史记录，收集某时、某地的病历，探讨某些用药问题，主要适用于管理严格而规范的医疗单位。

2.前瞻性队列研究

前瞻性队列研究，在应用该研究时，用药效应与疾病转归已确定，但需查明有关效应与转归情况的发生率及其归因危险度，需要收集的信息也是预先确定，该研究是否成功与预测水平有关。

3.药物暴露对照研究

药物暴露对照研究，可用 30～40 例小样本，对照用药与否所产生的效应差异；设计要求防止偏倚，注意挑选病例，否则结果将有误差，设计严密也可得出客观结论。

4.断面调查

断面调查，即横断面研究，其特点为不设对照组，依靠事件发生频率与样本量优势，提示某种可能性，为进一步研究打下基础。如要求处方者报告一个月内所见病例的详细病情及所用药物，以求同时发现用药与出现症状的关系并获得“发生率”数据。若样本大，如上千例用药者都在用药期间发生某种效应(如血尿)，则提示此药可能导致血尿，为深入研究提供线索。上市后药物监测中，处方事件监测就属于一种横断面研究，它要求医师在一定时间内，对使用某药的病例所发生的情况，不断地随访较长时间(如半年)。一切病情与意外，无论是否与用药有关，都要进行记录，然后汇总分析。处方事件监测常涉及数千至 1 万例用药者，要求有完善的组织工作。

临床流行病学的基本特点和原理是群体观点、分析程序和计算方法。其研究方法的作用强度和可信度一般认为：实验性研究＞前瞻性队列研究＞回顾性队列研究＞药物暴露对照研究＞横断面研究。

药物流行病学研究的多种方法中，重点仍是大样本、多参数的综合分析，计算机科学及其应用为保证这个重点提供了必不可缺的工具，使药物流行病学工作者有可能在较短时间迅速得到正确结果。

第二节　药物效应动力学

药物效应动力学简称药效学，是研究药物对机体的作用、作用原理、量效关系及其一系列影响因素的科学。药物作用于机体，其基本作用表现为兴奋和抑制。使机体器官组织原有生理生化功能水平提高称为兴奋作用；反之，使机体器官组织原有功能减弱则为抑制作用。兴奋和抑制在一定条件下可互相转化。

一、受体学说

受体学说是阐明药物作用分子机制的重要学说。据近代分子生物学和生物化学的研究，大多数药物是通过与细胞上某些大分子蛋白质受体相结合而产生作用，故以受体学说阐明药物作用原理占有重要地位。受体在体内有特定的分布点，而体内也存在与受体相结合的内源性物质，叫作配体，如自主神经末梢释放递质乙酰胆碱和去甲肾上腺素等，它们都能与相应的受体结合产生作用。药物与相应受体结合后先形成复合物，然后通过复合物的作用激活细胞其他成分而产生效应。药物与受体相互作用后，启动由受体介导的生理生化过程，产生类似受体与内源性配基结合后的作用，这类配基称为相应受体的激动剂。那些能够与受体结合，并阻断内源性配基与受体的正常结合和激活，而药物本身与受体结合后不能使受体产生作用，即认为这些药物没有内在药理活性，只是通过抑制特异激动剂的作用（例如竞争激动剂的结合部位），这类药物称为相应受体的拮抗剂。

二、构效关系

药物对生物体内特异性大分子组分的亲和力及其内在活性与它们的化学结构有密切关系，也就是说，药物的结构决定药物的效应，这种关系被称为构效关系。

药物的构效关系通常十分严格，药物分子稍加改变，包括立体异构这样的细微改变，就可导致药理性质上的重大变化。构效关系的探索曾多次导致有价值的治疗药物的成功研发，如合成激素类药物、抗生素等。如以天然皮质激素为母体，经过结构改造，得到的地塞米松、倍他米松等，这些经结构改造后的药物与母体药物相比，具有更强的抗炎作用，而不引起电解质代谢紊乱的特点。

三、药物作用

防治作用与不良反应是药物作用的两重性表现。凡能达到防治疾病目的的作用称为药物的防治作用或治疗作用，又分对因治疗（治本）和对症治疗（治标）。用药后产生的与治疗目的无关的其他作用统称为不良反应。

描述药物毒性作用与治疗作用所需剂量之间关系的术语有治疗指数、安全范围或选择性。治疗指数的定义是指在实验室研究中，半数中毒量与半数有效量的比值（TD_{50}/ED_{50}）或半数致死量与半数有效量的比值（LD_{50}/ED_{50}）。

药物作用的选择性是指在治疗剂量时药物常常只选择性地对某一个或几个器官或组织产生明显作用，而对其他器官、组织不发生作用。药物作用的选择性取决于药物与某些组织细胞亲和力，机体不同器官组织对药物敏感性及药物的分布有关系。选择性有高、低之分，选择性高的药物特异性强；选择性低的药物影响器官多，作用广泛，不良反应较多，如阿托品具有散瞳、口干、心跳加快等多方面的作用。

选择性往往是相对的，常与剂量有关，如咖啡因对大脑皮质有兴奋作用，然而大剂量应用也会兴奋延脑及脊髓，甚至引起惊厥。此外，如果一种药物与相对非特异性受体相互作用(这种受体是使大多数细胞产生功能所共有的)，该药物的效应是广泛的。

个体之间对同一药物的反应有明显差异，因人而异的药物反应称为药物作用的个体差异。如对同一药物，有的个体特别敏感，只需很小剂量就可达到应有的效应，常规剂量则产生强烈效应或中毒反应称为高反应性或高敏性；有的个体不敏感，需要用很大的剂量才能达到同等药效，称该个体为低反应性或称耐受性，而当病原体对抗菌药物产生抗药性，使药效降低时，需要加大抗菌药物剂量或更换用药品种才能达到预期的抑菌或杀菌作用，称为病原体对某药产生抗药性或耐药性。

四、量效关系

药物剂量大小与效应强弱之间的关系称为量效关系，是从剂量角度阐明药物作用的规律。在一定范围内，药物剂量增加，其效应相应增强，剂量减少，效应减弱；当剂量超过一定限度时能引起质的变化，产生中毒反应。

剂量就是药物的用量，按剂量大小与药效的关系，可将剂量分为以下几种。

(1)最小有效量，即出现疗效的最小剂量。

(2)治疗量，指大于最小有效量，并能对机体产生明显效应，又不引起中毒反应的剂量，也是适合多数人选用的常用量。

(3)极量，是由药典明确规定允许使用的最大剂量，比治疗量大，但比最小中毒量小，也是医师用药剂量的最大限度。超过极量用药则可能产生毒性反应。

(4)中毒量，指可引起毒性反应的剂量。

(5)致死量，即可导致死亡的剂量。

最小有效量与最小中毒量之间的剂量称药物的安全范围。安全范围小易中毒。此外，还须注意单位时间内进入机体的药量，特别是静脉注射或滴注时的速度，过快也会造成单位时间进入体内药量过大，引起毒性反应。

第三节　药物代谢动力学

药物代谢动力学简称药动学，是研究药物在患者体内变化规律，并根据其变化规律设计合理的给药方案的学科。药动学是通过检测患者给予药物后血液中药物浓度，分析药物浓度变化特点，研究药物在体内的变化规律，根据药效学和毒理学确定的治疗浓度范围，制订合理的用药方案。实现个体用药合理化，是药动学原理在临床治疗方面的具体应用。

一、临床药动学的基本任务

临床药动学不仅讨论药物的体内过程，而且还要讨论影响这种体内过程的各种因素，并将这种药物的体内过程与药物的治疗效应和不良反应联系起来，最终落实到给药方案的制订和调整，以提高合理用药水平。当然，药动学的一般知识不足以解决临床用药的所有问题，因为患者的个体差异、肝肾功能状态、疾病过程中生理病理变化、合并用药、年龄、性别、体重、种族、食物性质、烟酒嗜好等因素都可能引起药动学参数的改变。然而，这些个体化指标所导致的药动学参数的改变正是实现个体化给药的基础，也是药动学研究的内容。根据临床药动学研究的内容，其基本任务包括以下几项。

(1)研究药物在人体正常情况下吸收、分布、消除的动力学及反映这些过程的特性参数。

(2)根据药物的体内过程，进行给药方案的初步设计，包括剂量、给药间隔、给药途径、剂型的选定等。

(3)根据血液或其他体液药物浓度的监测和药动学参数，修改或调整给药方案，提高治疗效果。

(4)研究各种因素如疾病、年龄、遗传因素、饮食习惯、烟酒嗜好、药物相互作用等对药物体内过程的影响，以及在这些因素影响下的给药方案的调节。

(5)研究药物制剂生物利用度。

(6)对临床药物反应及其异常表现的观察和药物预警研究。

通过广泛开展临床药动学的研究，深入认识药物在人体内的变化规律和特点，为合理用药提供必要的数据和资料，指导临床制订符合患者实际又能够产生理想疗效的治疗方案。

二、临床药动学的基本概念

临床药物动力学与普通药物动力学的区别在于前者专指以人体为对象研究的药物动力学，也就是指药物在人体内的变化规律和变化过程。因此，临床药物动力学所包含的基本概念也就是药物动力学的基本概念。正确理解这些概念，对于正确理解临床药物动力学和正确应用临床药物动力学的相关内容是至关重要的。

(一)体内过程

体内过程是指药物从进入人体内开始到排出体外期间所经历的过程。药物的体内过程一般可分为吸收、分布、代谢和排泄四个阶段，通常以四个阶段的英文名称的第一个字母表示，即以 ADME 表示药物体内过程。药物体内过程正是药物发挥作用的过程，也是药物产生不良反应的过程，因此，药物的体内过程对于药物作用是十分重要的。

1.吸收

药物的吸收是指药物由机体用药部位进入体内循环的过程。口服药物通过消化道吸收，肌内注射或皮下注射通过注射部位的肌肉毛细血管吸收，静脉注射可使药物直接进入体内循环，而通过黏膜如口腔、鼻腔、直肠等部位给药则通过黏膜吸收。大多数药物在体内均通过被动转运吸收入血，不同的部位对药物吸收的速度和特点不同，药物吸收的速度和程度与给药部位的药物浓度和血流量有密切关系。

药物吸收的速度和程度则决定药理效应起始的快慢和作用强度。如某些药物吸收迅速而完全，一般会产生快速而明显的药理作用；反之则作用出现缓慢、效能较弱。药物理化性质、给药途径、药物剂型与机体状态等诸因素均可影响药物吸收。一般情况下给药途径不同，吸收速度亦不同，其吸收速度的一般顺序是静脉＞吸入＞肌内＞皮下＞黏膜＞口服＞皮肤。常用给药途径的吸收特点见表 1-1。

表 1-1　常用给药途径的吸收特点

途径	吸收方式	特殊用途	局限性与注意点
静脉注射	不需经过吸收过程，直接进入体内产生即刻效应	适用于急救，可随时调整剂量，适于给予大量液体和刺激性药物（经稀释）	产生不良反应的可能性大，一般须缓慢注射，不适用于油溶液或不溶性物质
皮下注射	水型溶液吸收迅速，贮存缓释制剂吸收缓慢持久	适用于某些不溶性物质的混悬剂与植入特制固体药物制剂	不适于给予大容量药液，有刺激性物质可引起疼痛或坏死
肌内注射	水溶液吸收迅速，贮存型制剂吸收缓慢持久	适用于中等量药液、油溶液和某些刺激性药物	抗凝治疗过程中不宜采用。可能干扰某些诊断试验的结果判断（如肌酸磷酸激酶）
口服	常用给药途径，药物吸收受多种因素影响	使用方便、经济，一般比较安全	需要患者合作，难溶性、吸收缓慢或不稳定药物的吸收可能不恒定、不完全

但是，由于药物吸收受到多种因素的影响，除静脉注射外，其他给药途径吸收的速率受体内外因素影响非常显著，需要根据具体情况，判断药物的吸收过程。例如氨基糖苷类抗生素口服不会在消化道吸收，只能采取静脉、肌内等给药途径。但在某些条件下，也可以利用药物的特点，进行局部给药，如口服氨基糖苷类抗生素可以在肠道达到较高的药物浓度。

2.分布

药物被机体吸收并进入体循环后即开始向机体的组织、器官或体液转运，药物在体内不同组织、器官转运的过程称为药物的分布。由于人体内各组织器官的生理特点不同（如血流量、脂肪成分含量等），药物分布的量也有非常显著的差异。药物的理化性质也决定了药物的分布，脂溶性强的药物在脂肪组织中分布量较多，而水溶性药物则主要分布于血液中。

影响药物分布的生理因素还有体内的屏障结构，如血-脑屏障。血-脑屏障是阻止外源性物质进入脑组织的重要屏障，在生理条件下，发挥保护脑组织的作用。但是，在脑膜炎症情况下，这种屏障作用就会明显降低，使药物易于通过。除血-脑屏障外，还有其他一些特殊的组织器官也存在屏障，如眼睛、胎盘等，都有一定的屏障作用。

组织的血流和其他特点也是影响药物分布的重要因素，对某些经过主动转运的药物来说，分布过程还要受组织生理特点的影响。多数药物可以与血浆中的蛋白质结合，形成结合状态而影响分布，因此，对于血浆蛋白结合率高的药物，分布过程就更加复杂。

药物进入组织以后，还可以随着血液药物浓度的变化从高分布组织中释放出来，表现为药物的重新分布，这个过程称为再分布。再分布也是影响药物作用的重要因素，特别是对于脂溶性高、作用强的药物，再分布过程使给药过程更加复杂，需要给予充分注意。

药物在作用部位（靶组织）的浓度决定了药物作用的发挥，因此，药物分布的部位、速度和程度则决定了药物发挥作用的起始时间和作用强度。

近年来，对于靶向给药系统的研究取得了较大进展，各种具有靶向作用的药物制剂不断出现，这些药物可以选择性地分布到特定的组织或器官，使靶器官（组织）具有较高的药物浓度，从而产生理想的效果。

3.代谢

药物代谢是人体处理外源性物质的过程，是指药物进入机体后，在体内酶系统、体液理化环境（如 pH）或肠道菌丛的作用下，发生结构变化的过程，又称“生物转化”。

药物经代谢后一般都失去活性，因此药物代谢又称为“灭活”，这是药物自体内消除的重要途径之一。但也有些药物经过代谢后形成的代谢物有较强的生理活性，如解热镇痛药非那西丁，在体内代谢后生成的对乙酰氨基酚不仅有明显的解热镇痛作用，且其毒性更小，故临床已弃用非那西丁而广泛应用对乙酰氨基酚。还有一类药物本身无药理活性，在体内被代谢后成为有活性物质发挥药效，此过程称“赋活”，如抗肿瘤药物环磷酰胺，只有在体内代谢后生成酮环磷酰胺才具抗肿瘤作用。这类药物称为“前体药物”。也有一些药物在体内代谢后生成具有毒性作用的代谢物，如抗结核药异烟肼经代谢后，生成乙酰化代谢物对肝脏和泌尿系统产生不良反应。

药物的代谢过程一般分为两类，一是在酶的作用下进行分解和氧化还原反应，通常称为Ⅰ相代谢反应；多数药物经过Ⅰ相代谢后，在酶的作用下可以与体内的水溶性强的物质相结合，如葡萄糖醛酸、硫酸等，称为Ⅱ相代谢反应。药物代谢反应的结果一般是增加药物的水溶性，使之易于排出体外。

药物代谢主要在肝脏进行，有赖于药物代谢酶的催化。除肝脏外，人体内不同部位也有各种特殊的酶存在，如血浆中的乙酰胆碱酯酶、神经末梢中的单胺氧化酶等。药物代谢酶中最重要的是存在于肝脏微粒体的混合功能氧化酶系（MFOS）人类细胞色素 P_{450}，它是一组由许多同工酶组成的超级大家族，许多内源性、外源性化合物包括药物都是在此酶系的催化下进行代谢。

肝脏药物代谢酶系受遗传、年龄、机体状态、营养、饮食和生活习惯等因素影响，某些药物亦可影响药酶活性。有些药物诱导药酶活性增强，可使药物代谢加速，称为药酶诱导剂，如苯巴比妥、苯妥英钠、保泰松、螺内酯、利福平、水合氯醛等；有些药物抑制或减弱药酶活性，可减慢药物代谢过程，称药酶抑制剂，如氯霉素、异烟肼、别嘌醇、奎尼丁、西咪替丁等。故在联合用药时，必须充分考虑其中某种药物是否会影响药酶活性而使药物代谢发生改变进而改变其作用和毒性。促进相应药物代谢可使血药浓度降低，药理作用减弱，作用时间缩短而达不到预期治疗效果；而抑制药酶活性则使相应药物代谢减慢，血药浓度增高，药理作用加强和延长，导致不良反应出现。如药酶诱导剂苯巴比妥与双香豆素合用，可加速后者代谢，使抗凝作用减弱，往往需增加药量方能保证疗效，一旦停用苯巴比妥，患者对双香豆素反应明显增强，出现出血的严重后果。

应该强调指出的是，肝功能不良者药物代谢能力降低，应用主要通过肝脏代谢的药物时，应适当调整给药剂量和给药间隔，或选用其他药物，以免发生药物蓄积中毒。

4.排泄

排泄是指吸收进入体内的药物或经代谢后的产物排除到体外的过程。对人体而言，药物是异物，最终必将被机体清除。排泄是机体对药物作用的最终消除方式。

药物排泄途径主要有肾脏、肠道、呼吸道、皮肤和分泌系统。肾脏排泄的药物通过尿液(肾-尿途径)使药物排出体外,这是药物排泄的主要途径;肠道排泄的药物多数是进入胆汁后经肠道随粪便排除(胆汁-肠-粪便排泄途径),也有少数药物直接进入消化道排泄;呼吸道排泄的药物主要是一些易于挥发的气态药物及其代谢物,随肺呼吸过程通过呼气排泄;皮肤排泄的药物可以通过汗腺分泌或表皮细胞的死亡脱落而排泄,只有少数药物通过皮肤途径排泄;通过分泌排泄药物的途径主要有唾液、乳汁、精液、泪液等,在药物排泄中居次要地位,仅对特殊的药物和特别情况下,考虑这些排泄途径可能产生的影响,如哺乳期妇女。

药物经肾-尿排泄主要是通过肾脏的过滤作用,也有些药物及其代谢物通过主动分泌进入尿液。经过肾脏排泄的药物,有时可以被肾脏重新吸收进入循环,形成药物的重吸收。活性物质的重吸收可以延长药物作用时间。肾功能不全的患者,药物排泄量明显减少,易引起蓄积中毒。有的药本身可引起肾脏损害,如磺胺类、氨基糖苷类抗生素,故应注意选择用药。

胆汁排泄的药物,如果是脂溶性的,可再经肠道吸收,此过程谓之"肝-肠循环",参与肝-肠循环的药物,使用时应适当减量。

乳汁排泄的药物多为弱碱性药物,如吗啡、阿托品等,这些药物易被乳儿自乳汁中吸收中毒,哺乳期妇女尤应注意。苯妥英钠可以从唾液腺分泌排出,长期应用可引起齿龈炎。

一般排泄快的药物须反复给药以维持其疗效;反之排泄慢的药物,给药间隔就应延长,以免造成蓄积中毒。

药物排泄的途径、速度主要取决于药物及其代谢物的理化性质,机体的生理和病理状态也是重要影响因素。在临床用药实践中,需要根据患者的具体情况,调整给药方案。

(二)房室模型

药动学中用房室模型(又称隔室模型)模拟机体对药物处理系统,以分析药物的体内过程。房室是根据药物的体内过程和变化速率差异,人为地将药物含量相对稳定的部分作为相对独立的"隔室",这种划分的目的是易于对药物体内过程进行数学处理和计算。最简单的模型是单室模型,复杂的有双室模型及多室模型。其中单室模型和双室模型较为常用。

1.单室模型

药物进入体内后,能够迅速均匀分布到全身各组织、器官和体液中,即药物一旦进入体内,能够迅速达到分布的动态平衡,然后通过代谢和排泄而消除掉。少数药物的体内过程符合这种情况,称为"单室模型"的药物,这些药物的血药浓度基本能够反映出各组织、器官的药物浓度。

2.双室模型

如果药物进入体内后,开始只能很快进入机体的某些部位,但很难较快进入另一些部位。药物要完成向这些部位的分布,需要一段时间,根据药物分布的速度,可以将机体划分为药物分布均匀程度不同的两个独立系统(称为房室),即"双室模型"。

在双室模型中,一般将血液及血流丰富的能够瞬时分布的组织、器官如肝、肾、心、肺、脾等划分为一个"室",称为"中央室";将血液供应较少,药物分布缓慢的组织、器官如脂肪、皮肤、骨骼、肌肉等划分一个"室",称为"周边室"或"外周室"。双室模型符合大多数药物进入体内后的情况。

若在外周室中又有一部分组织、器官或细胞内药物的分布特别慢，则还可以从外室中划分出第三隔室，分布稍快些的称为“浅外室”，分布最慢的称为“深外室”。

“隔室”是一个抽象的数学概念，并不具有解剖学的实体基础，但却是客观存在现象。对于一个具体药物，其体内过程究竟属于单室模型还是双室模型，可以通过实验分析证明。

药物通过静脉输注进入体内，然后在不同时间取样测定血药浓度(C)，以血药浓度的对数值(lgC)为纵坐标，时间(t)为横坐标，做 lgC-t 图，可以反映药物在体内的变化过程，见图 1-1。

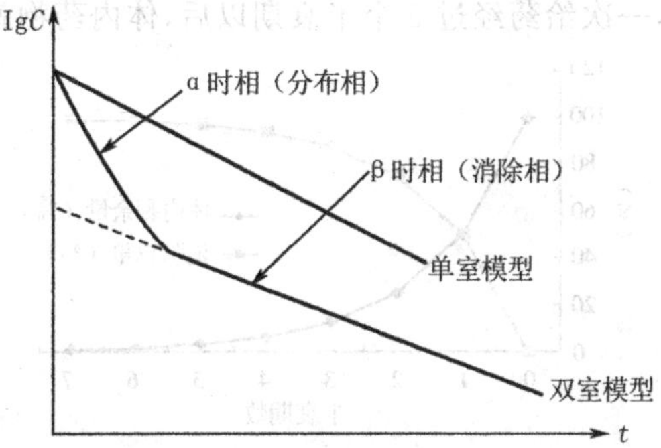

图 1-1 lgC-t 图

若以 lgC-t 做图为一直线，则为单室模型；若为两段斜率不同的直线衔接而成者为双室模型。在双室模型中，前面一段直线斜率负值大，表示分布相，亦称 α 时相；后者直线比较平稳，表示消除相，亦称 β 时相。

(三)药物转运

药物进入体内完成体内过程，需要通过多种膜屏障，无论药物的吸收、分布或是排泄过程，都涉及药物的转运。药物的转运可以有不同的形式，一般分为主动转运和被动转运。

药物主动转运的特点是在药物转运过程需要消耗能量，并有中间转运体参与转运。由于主动转运是在转运体协助下消耗能量的过程，因此可以逆浓度差进行转运。主动转运具有饱和现象，即在药物浓度超过转运部位的转运能力时，转运速度达到最大。药物浓度在转运能力范围内，一般遵循一级动力学规则。

被动转运又称被动扩散，是药物从高浓度向低浓度转运的形式。被动转运的特点是不需要消耗能量，一般不需要载体。被动转运只能顺浓度差进行，没有饱和现象，当药物浓度达到平衡时转运处于相对静止状态。被动转运一般表现为零级动力学过程。

(四)药物代谢的一般规律

药物进入体内的吸收过程和药物排出体外的排泄过程都会表现为一定的速度，或称速率过程。在药动学研究中，通常将药物在体内转运的速率过程分为以下三种。

1.一级速率过程

一级速率过程是指药物在体内某部位的转运速率与该部位的药量或血药浓度成正比，即一级转运速率或称一级动力学过程。通常药物在常用剂量时，其体内过程多为近似一级动力学过程。

一级动力学过程的特点是体内药物代谢一半所需要的时间是不变的，这个时间称为生物半衰期。符合一级动力学代谢特点的药物代谢的速度与血中药物浓度高低无关，其代谢速率是一恒定值，当体内药物按瞬时血药浓度（或体内药量）以恒定的百分比消除时，单位时间内实际消除的药量随时间而递减。

单次给药后（静脉注射），体内血药浓度按一级动力学变化，药物的排泄速率与血药浓度成正比，血药浓度-时间曲线下面积（areaunder curve，AUC）与剂量成正比。因此，对于一级动力学代谢的药物，给药剂量影响血药浓度，但不影响药物的消除速率。一次给药后血药浓度变化见图 1-2。由图可以看出，一次给药经过 5 个半衰期以后，体内药物就几乎全部被排泄。

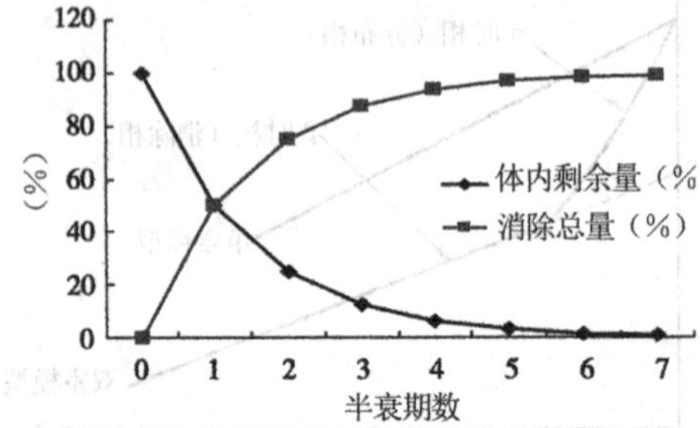

图 1-2　单次静脉注射给药后血药浓度和排泄量随时间的变化

对于按一级动力学代谢的药物，如果采取等剂量等间隔时间（间隔时间一般为一个半衰期）多次给药，其特点表现为经过 4～5 个半衰期，血药浓度可达到稳态血药浓度；采用首剂量加倍的负荷剂量给药方案，可缩短达稳态血药浓度的时间。多次给药（静脉注射）后血药浓度的变化趋势见表 1-2。由表可见，如果每隔一个半衰期给药一次，则体内药量（或血药浓度）逐渐累积，经过 5 个半衰期后，消除速度与给药速度相等，达到稳态。

表 1-2　一级动力学药物在等剂量等间隔多次给药后血药浓度变化

半衰期数	给药量	给药 1 个半衰期后（%）	反复用药体内累积量
1	100	50	50
2	100	75	75
3	100	87.5	87.5
4	100	93.8	93.8
5	100	96.9	96.9
6	100	98.4	98.4
7	100	99.2	99.2

2.零级速率过程

零级速率过程又称为零级动力学过程，指药物的转运速率在任何时间都是恒定的，与药物浓度无关，表现为恒速消除，药物的半衰期与药物的初始浓度呈正相关，而不是固定数值。

符合零级动力学吸收的药物如临床恒速静脉滴注给药及长效制剂中缓释部分的释放速率，表现为药物恒速进入体内；而对于药物的代谢，一般在体内药物浓度超过机体代谢能力时，表现为等量代谢，这时药物的生物半衰期随剂量的增加而增加，药物在体内的消除时间取决于剂量的大小。例如酒精中毒时，一般常人只能以每小时 10 mL 乙醇恒速消除，当浓度下降至最大消除能力以下时，则按一级动力学消除。

3.受酶活力限制的速率过程

受酶活力限制的速率过程即当药物浓度较高而出现饱和时的速率过程，亦称米氏动力学过程。

某些药物的生物转化、肾小管排泄和胆汁分泌均涉及酶和载体的影响。通常药物在高浓度时是一个零级速率过程。其原因在于：①药物降解的酶被饱和；②与主动转运有关的药物通过选择膜（即肾小管排泌及间或在肠吸收）的载体被饱和。

受酶活力限制的速率过程具有以下特点：①体内药物浓度下降不是指数关系；②消除半衰期随剂量的增加而增加；③药物的排泄受剂量和剂型的影响；④可能存在着其他药物对受酶活力限制的速率过程的竞争性抑制；⑤在维持治疗时，维持剂量稍有增加就能引起血药浓度很大变化。

三、治疗药物监测与给药方案设计

临床合理用药需要了解药物的吸收、分布、代谢和排泄的机制及其体内过程，对临床药动学的监控也可称为治疗药物监测（TDM），其目的是通过测定体液中药物的浓度并利用药动学原理和参数指导调整给药方案，使给药方案个体化，以提高疗效，避免或减少毒性反应。

临床药动学的一个基本思想就是药物作用部位的药物浓度决定了药物的治疗效应和毒性反应，因此，药物浓度太低，不可能产生治疗效应，而浓度太高则产生毒性反应。在这两个浓度之间是药物发挥治疗作用的浓度范围，常称为“治疗窗”。治疗窗也称治疗范围，在这个范围内，可以获得比较理想的临床疗效和较低的毒性反应。

一般将能获得治疗效果的最低血药浓度称为最低有效血药浓度（MEC）；将能产生毒性反应的最低血药浓度称为最低中毒血药浓度（MTC）。

（一）治疗药物监测在个体化给药中的意义

对有些药物，我们用减少中毒的可能性使之合理化，另一些药物则通过增加治疗作用的概率而使其合理化，即降低毒性而不影响疗效或提高疗效而不增加毒性。这就需要对“治疗窗”小的药物进行血药浓度监测并制定精确的给药方案。治疗药物监测的工作内容可以概括为测定血液中或其他体液中药物的浓度，观察药物的疗效，考察药物治疗效果，必要时根据药代动力学原理调整给药方案，使药物治疗达到比较理想的程度。有资料表明，仅测定血药浓度，对提高合理用药水平的作用不大，只有以药代动力学原理为指导时，才能发挥良好的临床效果。

临床实践中，并非所有的药物在各种条件下都要进行治疗药物监测。实施治疗药物监测的药物必须符合以下一些基本条件。①药物浓度变化可以反映药物作用部位的浓度变化。②药物效应与药物浓度的相关性超过与剂量的相关性。③其他间接指标不能评价药物效应。④已知有效浓度范围。⑤测定血药浓度方法稳定、灵敏、精确且快速简便。

在药物浓度-效应关系已经确立的前提下，下列情况需要血药浓度监测。

（1）安全范围较窄的药物，其有效浓度与中毒浓度比较接近，如地高辛、锂盐、茶碱等。

（2）米氏动力学过程的药物，在治疗剂量范围内已呈现零级过程，机体对药物的消除功能已达饱和状态，随剂量增大，血药浓度不成比例地猛增，伴以消除半衰期延长，如阿司匹林、苯妥英钠、普萘洛尔等。

(3)为了确定新药的群体给药方案，进行临床药动学研究。

(4)药动学的个体差异很大，特别是由于遗传因素造成药物代谢速率明显差异的情况，如普鲁卡因胺的乙酰化代谢。

(5)中毒症状和疾病本身症状易混淆的药物，如苯妥英钠中毒症状与癫痫本身难以区分；地高辛控制心律失常时，过量也可引起心律失常。

(6)常规剂量疗效不确切，测定血药浓度有助于分析疗效不佳的原因。

(7)常规剂量出现毒性反应。

(8)药物消除器官功能受损，如肾功能较差的患者用氨基糖苷类抗生素；肝功能损害患者用利多卡因或茶碱等。

(9)怀疑因合并用药而出现的异常反应。

(10)诊断和处理过量中毒。

治疗药物监测的关键是对于结果的解释。要正确地解释结果，就必须掌握比较全面的资料，如患者的生理、病理状态，患者的用药情况，对被监测药物的用药过程，被监测药物的有效血药浓度范围，药物的剂量-血药浓度-效应间的相关程度及其影响因素，被监测药物药代动力学参数等。另外还应比较实测结果与预计结果，如不相符合时，应作出相应的解释，可以从患者的依从性、药物剂型的生物利用度、药物的蛋白结合率、影响药代动力学参数的生理与病理诸因素考虑。同时还应观察血药浓度与疗效的关系，即血药浓度在有效范围内时，临床上是否表现有效，有时会遇到不一致的情况，就应考虑其原因，着重考虑影响药物疗效的诸因素。最后根据新的参数制定新的用药方案，并继续监测患者血药浓度。

治疗药物监测的目的是个体化给药。药物的疗效不是由剂量，而是由血药浓度决定的，这是治疗药物监测的基础。测定药物浓度可定量描述药物在患者体内的过程，提出有关的药代动力学参数，由此制定出适用于具体患者的给药方案。临床实践已经证明，应用药代动力学原理调整临床用药，可以取得良好的效果。

尽管治疗药物监测的适用范围有一定的局限性，但对于开展合理用药、制定安全有效的给药方案都起到了指导性的作用。

(二)药动学参数及其临床意义

在临床药动学的研究中，药物的体内过程特征是以药动学参数来表示的，如生物半衰期、表观分布容积、稳态血药浓度、峰浓度、生物利用度等，通过对临床药动学特征的研究，求得个体药动学参数，可以更好地了解药物作用，为确定给药方案、预测药物的疗效和毒性、合理用药奠定基础，为给药方案个体化提供可靠的实验数据。

1.血药浓度-时间曲线

药物进入体内后，血液是药物在体内转运的重要载体，以血药浓度为纵坐标，时间为横坐标的血药浓度-时间曲线(简称药-时曲线)，是描述药物经过吸收、分布、生物转化和排泄等过程反映在血药浓度上的动态变化。

服用单剂量药物后，开始吸收率大于清除率，血药浓度逐渐升高，当吸收与消除大致相等时，血药浓度达最高值，称为峰浓度。之后，清除率逐渐大于吸收率，血药浓度逐渐下降，至下次给药前达最低值，称为谷浓度。血药浓度上升阶段称为吸收相，下降阶段称为消除相，见图

1-3。

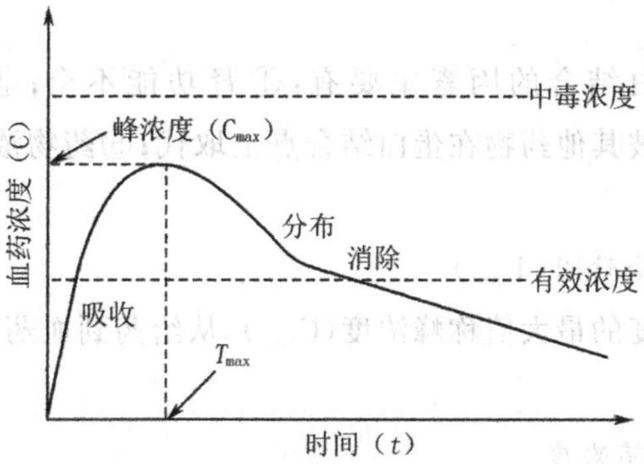

图 1-3　血药浓度-时间曲线图

2.血药浓度-时间曲线下面积（AUC）

血药浓度-时间曲线下面积是指血药浓度数据对时间作图，所得曲线下的面积，单位是浓度×时间，如 mg/(L·h)。通常以 AUC 表达药物吸收的总量，实际上这只是一种计算体内药物的间接方法，用于反应体内药物的相对含量。

3.生物利用度

生物利用度是指制剂中的药物被吸收进入血液的速度和程度，一般用 F 表示，是反映制剂中药物被吸收进入体循环的相对量和速度的药动学参数。生物利用度反映了药物可被机体利用的程度。生物利用度受药物剂型、患者吸收能力和肝脏第一关卡效应的影响。生物利用度低的药物如庆大霉素，一般只能采取口服以外的其他途径给药。

生物等效性是指一种药物的不同制剂，在相同实验条件下以相同剂量用于人体，二者在吸收程度和速度上的一致性。药物制剂的人体生物利用度和生物等效性试验是新药临床研究的重要内容，特别是对于改变剂型或仿制药物，就需进行生物等效性试验。

4.表观分布容积（Vd）

表观分布容积是指体内药物分布平衡后，按测得的血浆药物浓度计算的该药应占有的体液总容积。单位通常以 L/kg 或 L 表示。表观分布容积是根据血药浓度计算的容积，它并不代表体内真实的生理性容积。但从表观分布容积可以反映出药物分布的广泛程度或与某些组织器官的结合程度。例如甘露醇的表观分布容积为 14 L，与正常成人的细胞外液相近，说明它能通过毛细血管内皮，但不能通过细胞膜，仅分布在细胞外液中；乙醇的表观分布容积为 41 L，说明它能通过细胞膜而分布在正常人的总体液中，但不被组织结合。

Vd 数值的大小能够表示出该药的特性。一般水溶性或极性大的药物，不易进入细胞内或脂肪组织中，血药浓度较高，Vd 较小；而亲脂性药物，通常在血液中浓度较低，Vd 较大，往往超过体液总量。换言之，Vd 大的药物分布在组织中的量就大，通常能够反映出药物在组织器官中分布情况的粗略概念，是一个药物分布的特征参数。

5.药物与血浆蛋白结合率

许多药物与血浆蛋白有不同程度的结合，但只有未结合的药物才能发挥作用，并且能够被机体代谢或排泄。因此，蛋白结合率的改变可能导致药物分布上的改变，并影响药效，但实际上只有那些与蛋白结合率高(>90%)并在组织中分布少的药物,其血浆蛋白结合率的改变才具有临床意义。

影响药物与血浆蛋白结合的因素主要有:①肾功能不全;②血浆蛋白量过低(低于25 g/L);③妊娠晚期;④被其他药物在蛋白结合点上取代;⑤药物浓度增加,使药物与蛋白质的结合达到饱和。

6.峰浓度(C_{max})与达峰时间(T_{max})

药物吸收后,血药浓度的最大值称峰浓度(C_{max}),从给药到血药浓度达到峰浓度所需的时间称达峰时间(T_{max})。

7.稳态和平均稳态血药浓度

按一定剂量、一定时间间隔,多次重复给药以后,体内血药浓度逐渐趋向稳定状态,此时,在单位时间内摄入的药量与被清除的药量大致相等。达稳态后的血清(浆)药浓度称为稳态血药浓度,又称坪浓度。这时的平均血药浓度称为平均稳态血药浓度。恒速静脉滴注的稳态药浓度应没有波动,口服或肌内注射药物后的稳态血药浓度随着每次给药后的ADME过程会有一定的波动,波动的大小取决于药物的半衰期和给药间隔,半衰期短或给药间隔长,血药浓度的波动大,反之波动小。

8.清除率(CL)

清除率又称血浆清除率,是机体消除药物速率的另一种表示方法。指体内器官在单位时间内清除药物的血浆容积,是肝、肾及其他消除途径清除率的总和。低浓度时,清除率与血药浓度无关,当血药浓度较高时,清除率随血药浓度增高而减慢。

9.肝清除率

药物的肝清除率是指单位时间内肝脏清除药物的血浆容积,即单位时间内肝脏清除药物的总量与当时血浆药物浓度的比值。肝清除率是估计肝脏对药物体内过程影响程度的重要指标之一。

10.肾清除率

肾清除率是指单位时间内肾脏清除药物的血浆容积。肾清除率是机体总清除率中很重要的组成部分。肾清除率等于尿药排泄速率除以血药浓度。

11.生物半衰期($t_{1/2}$)

生物半衰期指体内的药量或血药浓度通过各种途径消除一半所需的时间,也就是药物在体内分布平衡后,血药浓度下降一半所需的时间,又称消除半衰期。生物半衰期是衡量一种药物从体内消除速度的参数。若为双室模型,其 $t_{1/2}$ 可分为两段,前段为分布相半衰期,以 $t_{1/2}\alpha$ 表示;后段为消除相半衰期,以 $t_{1/2}\beta$ 表示。

生物半衰期在临床给药方案设计中具有重要意义,可用于计算药物从体内的清除速率和达稳态时间,还可用于计算药物负荷剂量和维持剂量的关系,以及帮助确定适宜的给药间隔。若按半衰期给药,相当于5~6个半衰期的时间,体内即可达平均稳态血药浓度,此时不会发生蓄积。但给药时间短于半衰期时,就很容易产生蓄积作用;同理,在一次给药后,经过5~6个半衰期，亦可基本完成药物在体内的消除。

药物的半衰期是药物本身固有的常数，但在肝肾功能减退的情况下，或者是婴幼儿及老年人在使用药物时应考虑到由于机体对于药物代谢的影响，使得药物半衰期延长；或者由于药物联合应用时，药物之间相互作用的影响而使得半衰期改变，造成药物在体内的蓄积，可能会产生中毒现象。

(1)$t_{1/2}$低于 30 分钟的药物：维持治疗浓度有较大困难，如肝素的半衰期为 30 分钟，这类药物一般需要滴注，除非允许有一定的浓度波动。治疗指数高的药物给药间隔可以稍大，但给药间隔越大维持量也越大，以保证体内药物浓度保持高于最低有效浓度，如青霉素，它的给药间隔一般为 4～6 小时，而其半衰期只有 30 分钟，故其临床常用剂量比需要产生抗菌或抑菌作用的血浆浓度高得多。

(2)$t_{1/2}$在 30 分钟至 8 小时的药物：主要考虑其治疗指数和用药的方便性。治疗指数高的药物只需每 1～3 个半衰期给药一次，甚至频率还可以更低；治疗指数低的药物，必须几乎每个半衰期给药一次，或频率更高，或者滴注给药。例如，利多卡因($t_{1/2}$为 90 分钟)治疗心律失常有效血药浓度范围窄，治疗指数低，所以这一药物须滴注给药，以保证持续抑制心律失常及降低毒性反应。

(3)$t_{1/2}$在 8～24 小时的药物：最理想和最方便的给药方案是每个半衰期给药一次。如需立即达稳态，初始剂量必须 2 倍于维持剂量；体内的最小和最大量分别等于或 2 倍于维持剂量。

(4)$t_{1/2}$>24 小时的药物：一般每天给药一次即可，可以提高患者对医嘱的依从性。如需要立即达到治疗效应，则须给予一个初始的负荷量，也可以负荷量与维持量相同。一般根据病情而定。

总之，半衰期在临床方案设计中，可以帮助医师确定给药间隔、给药次数和给药剂量。

12.负荷剂量

负荷剂量为缩短药物达到治疗浓度的时间，在最初给药时即给予一略高剂量，使血中浓度立即达到有效药物浓度范围，此剂量称为负荷剂量。

13.首过效应

经胃肠道吸收的药物在到达体循环前，要经过门静脉进入肝脏，在首次通过肝脏的过程中，有相当大的一部分在肝组织代谢或与肝组织结合，药效降低，这种现象称为首过效应，或称为首次通过效应，也称第一关卡效应或首关代谢或首关消除、首关效应。

(三)给药方案设计

目前药理学和治疗学等教科书中推荐的药物剂量，大多是平均剂量，事实上只有少数安全、低毒的药物按平均剂量给药可以达到满意疗效，多数药物并非如此。给予同一剂量后，有一部分患者疗效满意，另外一些患者则因血药浓度不足而疗效不佳，或因血药浓度过高而出现不良反应。一个理想的治疗方案可以定义为维持药物的血浆浓度在治疗窗口之中，即使血药浓度保持在有效治疗水平上而不引起毒性反应。

合理用药的核心是个体化给药，个体之间存在许多差异，既有遗传特性的差异，也有生长环境的差异所造成的影响，这些差异可以影响药动学和药效学，因此，药物治疗方案不但要因病而异，也要因人而异。

个体化给药方案的设计主要依赖体液中药物浓度的测定，根据药物浓度的变化规律，以药动学原理计算药动学参数，设计个体化给药方案。这对于血药浓度与药效相一致的药物是可行的，但对于血药浓度与药效不相一致的药物尚不够可靠；而将药物基因组学应用到临床合理用药中，可以部分弥补根据血药浓度进行个体化给药的不足，为个体化给药开辟了一个新的途径。给药方案设计的方法从单纯的标准体重给药法、利用药动学原理设计给药方案到结合基因检测结果制订给药方案，使给药方案的设计方法得以不断完善。

临床给药方案的建立取决于两个因素：①药效学，即药物对机体的作用；②药动学，即机体对药物的处置。

1.个体差异与给药方案设计

不同患者之间药物的分布、代谢及排泄速率存在明显的个体差异，它不仅存在于药动学方面，也存在于药效学中。产生个体差异的原因是多方面的，按重要程度排序依次为遗传、疾病、年龄、合并用药及各种环境因素等。

(1)遗传因素：遗传因素可以解释大部分个体差异的原因，近年来运用分子生物学技术，尤其是药物基因组学的研究，逐渐可以解释遗传变异对药物代谢的影响，并可分析遗传特点对药物代谢的影响，达到预测个体药物代谢的目的。

药物基因组学是随着人类基因组研究产生的新的学科，是基于药物反应的多态性提出的，属于遗传药理学范畴。药物遗传多态性表现为药物代谢酶、药物转运体、药物受体和药物靶标的多态性等，这些多态性可能导致许多药物治疗中药效和不良反应的个体差异。因此，药物基因组学主要阐明药物代谢、转运和药物靶分子的基因多态性与药物作用之间的关系(疗效和不良反应)，研究基因变异、基因表达与药物作用之间的相互关系，探讨药物作用的基因变化规律。

遗传药理学主要研究个体遗传变异与药物代谢之间的关系；遗传多态现象是产生个体差异的重要基础，如代谢缺陷的人群服用正常剂量的原形药物后可发生不良反应。在药物代谢方面比较明确的几个遗传多态现象如氧化多态性、S-甲基多态性和乙酰化多态性，见表1-3，表1-4。

氧化多态性：许多小分子亲脂药物在体内被细胞色素 P_{450} 混合功能氧化酶系统所氧化。异喹胍是第一个被证明存在氧化作用方面遗传多态现象的药物，从而发现异喹胍羟化酶。美托洛尔、恩卡尼等也是这种酶的底物。

乙酰化多态性具有重要临床意义，如慢乙酰化者服用异烟肼易致末梢神经病，故应调整异烟肼剂量或同时服用维生素 B_6。

表 1-3 药动学的遗传变异

遗传变异	临床后果	有关的酶	弱代谢发生率	有关药物
异喹胍羟化酶多态性	弱代谢者可能出现中毒	CYP2D6	5%～10%白种人 3.8%黑种人 0.9%东方人 1%阿拉伯人	恩卡尼、氟卡尼、丁呋洛尔、噻吗洛尔、可待因、司巴丁、去甲替林、美托洛尔、右美沙芬、哌克昔林
S-美芬妥英羟化酶多态性	弱代谢者可能增加镇静作用	CYP2C19	3%～5%白种人 16%东方人	地西泮
6-巯嘌呤,S-甲基化酶多态性	快甲基化者可能导致治疗失败	巯嘌呤甲基转移酶	14%白种人慢甲基化	硫唑嘌呤
异烟肼乙酰化酶多态性	慢乙酰化者可能出现中毒	N-乙酰基转移酶(NAT2)	60%白种人 10%～20%东方人和因纽特人	p-氨基水杨酸、氨力农、氨鲁米特、氯硝西泮、氨苯砜、肼屈嗪、苯乙肼、氨噻砜、普鲁卡因胺、磺胺二甲嘧啶、柳氮磺胺吡啶
琥珀胆碱慢水解型	延长窒息作用	血浆胆碱酯酶	几种异常基因,最常见者为 1/2 500	琥珀胆碱

表 1-4 药效学的遗传变异

遗传变异	临床后果	有关的受体或酶	发生率	有关药物
华法林高耐受性	对抗凝药耐受	使肝内酶或受体对维生素 K 亲和力增加	白色人种较黄色人种发生率高	华法林
蚕豆病或药物引起的溶血性贫血	溶血	G-6-PD 缺乏	约 10 亿人受累,高发,马尼拉为流行区,80 种生化特异突变体	各种各样的药物,如乙酰苯胺、伯氨喹、呋喃妥因、氯霉素
青光眼	类固醇眼药水引起异常眼内压升高	不清楚	约 5%美国人	皮质类固醇类
恶性高热	不能控制的体温升高,伴随肌肉僵硬	钙结合蛋白	约 1/15 000 的麻醉患者	各种麻醉剂,氟烷尤其明显

药物代谢的遗传多态现象之临床意义依赖于有关底物或代谢物活性及其总消除途径的重要程度。对那些药物活性主要源于药物本身、消除几乎完全经由体内代谢的药物而言,当在代谢较差者中应用时,应减少给药剂量,否则,会出现更为明显持久的药效,伴随着更多的不良反应。可待因情形则相反,其镇痛活性源于其在体内经异喹胍羟化酶(CYP2D6)作用转化为吗啡,因此,缺乏异喹胍羟化酶的受药者,可待因不表现出镇痛效应。

(2)疾病:是药物反应变异性的另一个原因。当患者患有肾功能损害或肝病、充血性心力衰竭、甲状腺病、胃肠道病及其他一些疾病时,需对常规剂量进行较大调整。调整剂量既为病变器官的直接损害所需要,也为伴随疾病所致的继发损害所需要,如肾病患者可能发生药物代谢功能的改变，而尿毒症或肝病患者可能发生药物血浆蛋白结合和组织结合情况的改变。

(3)年龄、体重及合并用药：年龄、体重及合并用药在解释变异性来源方面也有重要意义。性别对变异性影响较小。

(4)食物：能减慢胃排空，特别是脂肪类食物，可降低某些药物的吸收率。另外，食物是复杂的化学混合体，其中的每一种物质都可能与药物发生相互作用，如四环素与牛奶同服，则四环素与钙离子结合生成难溶性复合物，影响四环素的吸收，使其生物利用度降低。饮食也可影响药物的代谢，高蛋白摄入可导致酶诱导，从而加速一些药物的代谢；长期蛋白摄入不足，则使得药物代谢减慢。

(5)吸烟：烟对肝药酶的抑制作用可降低某些药物疗效和毒性，如地西泮、茶碱等。

(6)环境因素、地理位置：环境因素、地理位置也可影响药物效应的变异性。许多环境污染物可刺激肝药酶的合成。生活在城市和农村的患者对一些药物的剂量需求有差异。

(7)给药时间：时辰药理学研究表明昼夜节律对药物效应有影响，这些研究对癌症的化疗及其他疾病的治疗具有重要意义。

2.群体药动学与给药方案设计

群体药动学是总结由个体构成的群体的药动学，并建立患者的个体特征和药动学参数之间相互关系的一门学科。也可以说，它是将经典的药动学模型与群体统计模型结合起来，研究药物在人体内的典型处置过程。群体药动学研究的目的在于试图解释和探讨药物效应个体差异的原因(如年龄、体重等)，为患者用药方案个体化提供定量的依据。

例如，要获得一位患者的个体药动学参数，就应按经典的药动学方法，完成一次个体药动学试验，一般需要取多个血样，然后根据药动学参数，调整给药方案；如用群体药动学方法，则只需要在治疗初期取一个或少量几个血样，用群体药动学程序估算个体药动学参数。但是在群体研究过程中，可能仅在某些时间点上有动力学数据，或者只是在常规治疗过程中所得数据。因此，得到的浓度-时间数据可能差异很大。但以下四种数据是必须考虑的。

(1)稳态谷浓度，包括每例患者的剂量间隔及多个稳态浓度值。

(2)平均稳态浓度及由其算得的浓度与清除率的关系。

(3)口服给药后任何时间的血药浓度，欲使所有测定的时间点均能随机化是困难的，可以把一个剂量划分为 n 个相等或不等的时间，然后在每个病例的每个时间区取 1 个或多个样本，但不必在同一间隔内。

(4)静脉或口服给药后任何时间的血药浓度。如果可同时测得静脉及口服给药后得数据，可算得分布体积、清除率及生物利用度的平均群体值。

为调整给药方案，一般是根据群体的药动学参数或常用剂量给予负荷剂量及维持剂量，在稳态后取血测定谷浓度，个别药物需同时测定峰浓度；然后根据个体的剂量-血药浓度关系或患者个体的药动学参数，设计合理的给药方案。故血药浓度监测是帮助实现个体化给药的重要手段之一，给药方案个体化则是提高临床疗效的重要保证。

第四节　药物相互作用

药物相互作用是指同时或相隔一定时间内使用两种或两种以上药物，一种药物的作用受另一种药物所影响。由于它们之间或它们与机体之间的作用，改变了一种药物原有的理化性质、体内过程(ADME)和组织对药物的敏感性，从而改变了药物药理效应和毒性效应。

近年来药物种类日益增多，新药品种不断涌现，用途交错。许多患者接受治疗时，往往联合应用两种或两种以上的药物。由药物相互作用引起的不良反应越来越受到医药工作者及社会各界的关注。

药物相互作用的结果对患者的治疗可以是有益的，疗效提高或毒性降低，如抗高血压药和利尿药伍用治疗高血压；磺胺甲噁唑和甲氧苄啶合用治疗细菌感染，效果都比单用好。但也可能是有害的，使疗效降低或毒性增大，有时会带来严重的甚至危及生命的后果，如服用华法林的患者，加用阿扎丙宗或保泰松，若华法林未适当减量，很可能发生出血；服用单胺氧化酶类抗抑郁药，再吃富含酪胺的食物，可能发生急剧的、甚至致命的高血压危象；抗酸药和奶类食品可明显减弱四环素的抗菌作用，故应避免同服。

统计资料表明服药种类越多，发生不良反应的可能性越大，见表1-5。

表1-5　伍用药物种类与不良反应发生率

伍用药物种类	用药人数	不良反应人数	不良反应发生率(%)
0～5	4 009	142	3.5
6～10	3 861	397	10
10～15	1 713	487	28
16～20	641	347	54

药物相互作用有发生在体内的药动学、药效学方面的相互作用，亦有发生在体外的相互作用。后者指注射剂之间或向静脉输液瓶加入药物，相互配伍引起的理化反应而使药效降低，甚至使药物毒性增加，亦即药物配伍禁忌。在此重点阐述体内药物的相互作用。

一、药动学的相互作用

(一)药物吸收相互作用

药物口服后经胃肠道吸收，在胃肠道内发生的相互作用多是减少吸收、影响吸收速度和生物利用度。须将吸收速度减慢和吸收总量改变加以明确区分。对长期、多剂量给药的药物(如口服抗凝药)如吸收总量无明显改变，吸收速度的改变一般并不重要。而单剂量给药的药物希望能很快吸收，迅速达到高浓度，发挥其药效(如催眠或镇痛药)，若吸收速度减慢，可能达不到所需浓度，影响疗效见表1-6。

表 1-6　一些影响吸收的药物相互作用

受影响的药物	影响吸收的药物	相互作用结果
四环素类	含 Al^{3+}、Ca^{2+}、Mg^{2+}、Bi^{2+} 的抗酸药；牛奶；Zn^{2+}、Fe^{3+}	形成难溶的螯合物，减少抗生素的吸收
地高辛、左甲状腺素、华法林	考来烯胺	形成络合物，减少地高辛、左甲状腺素和华法林的吸收
青霉胺	含 Al^{3+} 和 Mg^{2+} 的抗酸药、食物、铁剂	形成溶解性差的青霉胺螯合物，吸收减少
地高辛	甲氧氯普胺、溴丙胺太林	由于胃肠蠕动改变，减少或增加地高辛的吸收
青霉素	新霉素	引起吸收不良状态

胃肠道各部位 pH 的改变，可影响药物的解离度和吸收率。如应用抗酸药后，提高了胃肠道的 pH，此时同服弱酸性药物，由于弱酸性药物在碱性环境中解离部分增多，而药物透过胃肠道上皮的被动扩散能力取决于它们的非离子化脂溶形式的程度，故吸收减少；但如果考虑到其他作用，如螯合、吸附、胃肠蠕动改变等，最终结果将变得更为复杂。

有些药物同服时可互相结合而妨碍吸收，如抗酸药中的 Ca^{2+}、Mg^{2+}、和 Al^{3+} 可与四环素类形成难吸收的螯合物，铁制剂与四环素类同服亦能产生同样的反应；改变胃排空或肠蠕动速度的药物能影响其他口服药物的吸收，这类由于药物作用相互影响而产生的药物相互作用非常普遍，如阿托品、溴丙胺太林可延缓胃的排空，从而使口服的其他药物吸收也减慢。在临床实践中是需要特别重视的问题。

食物对药物的吸收亦有影响，饭后服药可使许多药物吸收减少，如铁剂等；有些药物与食物同服可改善吸收：如食用绿豆食品可明显降低肾移植患者血环孢素 A 谷浓度，另外高脂肪食品、苹果汁、橘汁、牛奶和巧克力等均可通过增加环孢素 A 在肠道的吸收而增加血环孢素 A 的浓度。葡萄柚汁可使小肠上皮细胞中 CYP3A4 含量特异性降低 62%，使环孢素 A 在小肠吸收进入血液前被代谢减少，因此葡萄柚汁与环孢素 A 同时服用可使血环孢素 A 的浓度增加；此外，一些胃肠疾病也可影响药物吸收，且无法预测，新霉素引起营养吸收障碍综合征，影响地高辛、青霉素等吸收。食物和营养物质与药物的相互作用，可参考有关专著。

(二)药物置换相互作用

药物吸收后进入血液循环，大部分药物以不同程度与血浆蛋白特别是清蛋白进行暂时性的可逆结合，只有非结合的、游离的药物分子才具有药理活性。每一蛋白分子与药物的结合量有限，因此，当药物合用时，可在蛋白结合部位发生竞争性相互置换现象，结果与蛋白结合部位亲和力较高的药物可将另一种亲和力较低的药物从蛋白结合部位上置换出来，使后一种药物游离型增多，药理活性增强。如保泰松、阿司匹林、氯贝丁酯、苯妥英钠等都是强力置换剂，与双香豆素合用时可将其从蛋白结合部位上置换出来，使其在血浆中游离型药浓度增加，有可能引起出血。

酸性药物与血浆蛋白的结合较碱性药物的结合要强得多，一般认为碱性药物与血浆蛋白的置换现象没有重要的临床意义。

(三)药物代谢相互作用

肝微粒体酶是催化许多药物代谢的重要酶系,该酶系的活性直接影响许多药物的代谢。有些药物反复服用,可诱导肝微粒体酶活性增加(酶促作用),从而使许多其他药物或诱导剂本身的代谢加速,导致药效减弱。如苯巴比妥反复应用可导致双香豆素、皮质激素、口服避孕药等作用减弱或消失。有些药物反复服用可抑制肝微粒体酶的活性(酶抑作用),从而使许多药物代谢减慢,导致药效增强,可能引起中毒,如异烟肼、氯霉素、香豆素类等均能抑制苯妥英钠的代谢,合并应用时,如不适当减小苯妥英钠的剂量,即可引起中毒。

1.酶的抑制

某些化学物质能抑制肝微粒体药物代谢酶的活性,减慢其他药物的代谢速率,这种现象称为酶的抑制。具有酶抑制作用的化学物质称为酶抑制剂。在体内灭活的药物经酶抑制剂作用后,代谢减慢,作用增强,甚至导致毒性反应。如西咪替丁能与 CYP 的血红素铁形成紧密结合的复合物,使 CYP 酶活性明显降低,进而抑制许多药物的氧化代谢,如普萘洛尔、茶碱、华法林及苯妥英钠等。

2.酶的诱导

某些化学物质能提高肝微粒体药物代谢酶的活性,增加自身或其他化学物质或其他药物的代谢速率,这种现象称为酶的诱导。具有酶诱导作用的化学物质称酶诱导剂。对于在体内灭活的药物来说,由于药酶诱导后代谢加快,血浆药物浓度降低,从而使得治疗效果降低。例如,苯巴比妥是典型的酶诱导剂,它能提高 CYP2C9 和 CYP2C19 几个同工酶的催化能力。华法林在体内经这些同工酶羟化失活,苯巴比妥可加速其代谢,使其抗凝效果降低。长期服用苯巴比妥者,需较大剂量华法林才能产生抗凝效果。当停用苯巴比妥后,血浆中华法林浓度迅速回升。因此,在两药合用的患者,在停用苯巴比妥时需相应减少抗凝剂用量,否则有出血危险。

(四)排泄过程的药物相互作用

大多数药物随尿及胆汁排出,干扰肾小管液 pH、主动转运系统及肾血流量的药物可影响其他药物的排泄。

有些药物服用后,对尿液的 pH 影响比较明显,故合并用药时应考虑到药物引起的尿液 pH 改变能影响某些药物的尿液排泄量,从而可使药效降低或增强。在服药过量的情况下,有意改变尿液 pH,可增加药物(如苯巴比妥和水杨酸)的排出。

作用于肾小管同一主动转运系统的药物可相互竞争,改变肾小管主动分泌,如丙磺舒和青霉素及其他药物竞争,减少它们的排出,使留在体内的药物增加,丙磺舒后来也因肾小管被动吸收增加,排出减少。双香豆素与醋磺己脲相互作用,使后者在体内发生蓄积作用,导致低血糖。

一些药物从胆汁排泄,或以原形或以结合形式使之成为水溶性,有的结合物被胃肠道菌丛代谢为母体化合物,再被吸收,这种再循环过程延长了药物在体内的存留时间。如果肠道菌丛被抗生素类药物杀死,该药就不再循环。如口服避孕药与四环素或青霉素同时应用可导致避孕失败。

二、药效学相互作用

药效学相互作用主要是指一种药物改变了另一种药物的药理效应。药动学相互作用影响机体对药物处置过程，即影响 ADME，而药效学相互作用则影响药物对机体的作用，影响药物与受体作用的各种因素。

（一）相加作用

相加作用是指等效剂量的两种药物合用的效应等于应用各药双倍剂量的效应。合用的两药作用于同一受体或部位，并对这个部位或受体作用的内在活性相等时，发生相互作用。凡能发生相加作用的两药合用时，各药剂量应减半，否则可能引起药物中毒。如氨基糖苷类抗生素与硫酸镁合用时，由于这类抗生素可抑制神经-肌肉接头的传递作用，故可加强硫酸镁引起的呼吸麻痹。

（二）敏感化现象

一种药物可使组织或受体对另一种药物的敏感性增强，即为敏感化现象，如排钾利尿药可使血钾减少，从而使心脏对强心苷敏感化，容易发生心律失常。

应用利血平或胍乙啶后能导致肾上腺素受体发生类似去神经性超敏感现象，从而使具有直接作用的拟肾上腺素药，如去甲肾上腺素或肾上腺素的升压作用增强。

（三）协同作用

两种药物分别作用于不同的作用部位或受体，而诱发出相同的效应，使两药合用时引起的效应大于各药单用的效应的总和，称协同作用。如单胺氧化酶抑制剂与氯丙嗪类合用，不仅可增强安定作用，并能增强降压效应。

（四）拮抗作用

两种或两种以上的药物合用后引起的药效降低称拮抗作用。从作用机制上分为竞争性拮抗与非竞争性拮抗。竞争性拮抗作用指两种药物在共同的作用部位或受体上拮抗。如甲苯磺丁脲的降糖作用是促进胰岛 β 细胞释放胰岛素的结果，这一作用可被氢氯噻嗪类药物拮抗。非竞争性拮抗作用：两种药物不作用于同一受体或部位，这种拮抗现象不被作用物的剂量加大所逆转。

具有临床意义的药物相互作用详见各章分述，对有临床重要性的药物相互作用应严密监控，包括血药浓度监测以指导用药。

第五节　药品不良反应

药品不良反应（ADR）广义地讲是指人类使用药物时所发生的与治疗目的无关的任何不良情况，包括正常医疗用药、有意识或无意识的超剂量服药、药物滥用或停药后所致的各种不良反应。

在 ADR 监测报告工作中，WHO 将 ADR 定义为质量检验合格的药品在正常用法用量情况下出现的与用药目的无关的或意外的有害反应。不良反应、毒性反应、变态反应、继发反应、药物的致畸、致癌、致突变、药物依赖性、菌群失调等均属药品不良反应范畴。

药品不良反应监测是指对上市药品不良反应的发现、报告、评价和控制。其目的是指导合理用药，减少相同 ADR 的再次发生。开展 ADR 监测工作的意义在于：①防止严重药害事件的发生、蔓延和重演；②为新药上市前审评、上市后再评价提供服务；③促进临床合理用药；④为遴选、整顿和淘汰药品提供依据；⑤促进新药的研制开发；⑥促进临床药学和药物流行病学研究。

一、ADR 相关概念

(一)非预期不良反应

非预期不良反应指性质和严重程度与文献或上市批文不一致，或者根据药物特性预料不到的不良反应。

(二)不良事件

不良事件是在治疗过程中可能发生的任何意外的有害反应，但不一定与用药有因果关系。

(三)严重不良反应/事件

严重不良反应/事件指与死亡、需住院诊治、延长住院时间、持久或显著性残疾或失能、威胁生命等相关联的事件。

(四)不良反应

不良反应是指药物在治疗剂量下发生的与治疗无关而对机体无明显危害的作用，这种作用根据治疗的需要在一定情况下可以转化为治疗作用。

(五)毒性反应

毒性反应是指药物引起机体的生理、生化功能或组织结构发生病理改变。其原因多属用药剂量过大、疗程过长或个体对某药物敏感性过高。根据中毒症状发生的快慢及接触药物的过程分为急性毒性、亚急性毒性和慢性毒性三种。①急性毒性指一次或突然使用中毒剂量立即发生危及生命功能的严重反应，如洋地黄过量引起心搏骤停、循环衰竭、死亡；②亚急性毒性是指反复给予非中毒剂量，于数小时或数天累积而产生的毒性反应，如氨基糖苷类抗生素引起的听神经损害；③慢性毒性，又称长期毒性，指长期反复用药或接触药物，长期蓄积后逐渐发生的毒性反应如生产有机磷农药的工人，常伴有胆碱酯酶活性降低而引起的胆碱能神经兴奋增高的症状。

(六)变态反应

变态反应又称变态反应，是指抗原(药物或其他致敏原)与抗体结合形成的一种对机体有损害的免疫反应。其特点是与用药剂量关系不大，而与药物种类及患者体质(过敏体质)有关。

(七)致癌

致癌是指化学物质诱发恶性肿瘤的作用。据报道，人类恶性肿瘤 80%～85%是化学物质所致，药物也有致癌的可能性。

(八)致畸

致畸是指药物影响胚胎发育形成畸胎的作用。

(九)致突变

致突变指引起遗传物质的损伤性变化，可能是致畸致癌作用的原因。

(十)耐受性和成瘾性

耐受性是指某些药物的敏感性特别低，在常用量下不出现生理反应，有的甚至到中毒量才出现作用。产生耐受性的原因有先天和后天两种，先天受遗传控制，后天则由于反复用药而获得。成瘾性是指有些药物患者长期应用可产生依赖性，停药后不但原有的病症加重，还出现一些与之无关的新体征，称戒断症状。

(十一)反跳现象

患者长期使用某些药物，并已对其产生适用性改变，一旦骤然停药，可造成反跳反应。如麻醉性镇痛药的骤停可出现一系列综合症状，称为戒断症状；巴比妥类药物骤停可产生烦躁不安、精神恍惚；苯二氮䓬类药物也有此现象；某些抗高血压药物骤停，可引起反跳性血压升高；β-肾上腺受体阻滞剂也可引起心肌缺血的反跳效应；皮质激素长期使用，干扰了下丘脑、垂体、肾上腺的正常反馈系统，突然停药则发生急性肾上腺皮质功能不足综合征。为防止反跳现象发生，长期用药停药时应逐渐减次减量，而不应突然停药。

(十二)特异质反应

特异质反应与变态反应不同，是先天就存在的一种遗传性生理、生化缺陷，而对药物产生特异性反应。如缺乏葡萄糖-6-磷酸脱氢酶(G-6-PD)的人，对伯氨喹、磺胺类、呋喃类、苯胺类药物敏感，甚至对某些食物(如蚕豆)敏感可导致急性溶血反应。

(十三)首剂效应

首剂效应是一种机体对药物的不适应反应，常发生于首次给药时。如哌唑嗪等按常规剂量常可致血压骤降。

(十四)后遗反应

后遗反应指药物停止进入人体后，遗留下来的功能性或器质性变化，如服用巴比妥类药物次晨的宿醉现象，氨基糖苷类抗生素引起的耳毒性等。

二、药品不良反应分类

(一)基本分类

药品不良反应基本上可分为以下三大类。

1.A 型反应

A 型反应是由药物的药理作用增强所引起，其特点是可预测，与用药剂量有关，发生率高，但死亡率低，时间关系较明确。

2.B 型反应

B 型反应是与药物正常药理作用完全无关的异常反应，常为免疫学或遗传学的反应。其特点是难预测，与剂量无关，常规药理毒理学筛选不能发现，发生率低，但死亡率高，时间关系明确。如药源性过敏性休克等。

3.C 型反应

C 型反应是患者长期用药后发生的反应，通常没有清晰的时间联系。其特点是背景发生率高，用药史复杂或不全，因而难以用试验重复，机制不清。

(二)细化分类

有学者认为，简单的分类不能完全体现药物不良反应的全部内容，所以对其更进一步进行细化，分为以下九类不同反应。

1.A 类反应

A 类反应即扩大的反应，是药物对人体呈剂量相关的反应，它根据药物或赋形剂的药理学和作用模式来预知。这些反应仅在人体接受该制剂时发生，停药或剂量减少时则可部分或完全改善。A 类反应是不良反应中最常见的类型，常由各种药动学和药效学因素决定。

2.B 类反应

B 类反应即由某些微生物生长引起的不良反应。该类反应在药理学上是可预测的，但与 A 类反应不同，因为其直接和主要的药理作用是针对微生物体而不是人体。如含糖药物引起龋齿，抗生素引起的肠道内耐药菌群的过度生长，广谱抗生素引起的鹅口疮，过度使用某种可产生耐药菌的药物而使之再次使用时无效。应注意，药物致免疫抑制而产生的感染不属于 B 类反应。

3.C 类反应

C 类反应即药物参与的化学反应，许多不良反应取决于药物或赋形剂的化学性质而不是药理学性质。它们以化学刺激为基本形式，这就使得在使用某些制剂时，大多数患者会出现相似的反应。C 类反应的严重程度主要与起因药物的浓度而不是剂量，此类典型的不良反应包括外渗物反应、接触性皮炎及局部刺激引起的胃肠黏膜损伤。

4.D 类反应

D 类反应即给药反应，许多不良反应是因药物特定的给药方式而引起的。这些反应不依赖于制剂成分的化学或药理性质，而是因剂型的物理性质或给药方式而发生的。这些反应不是单一的，给药方式不同，不良反应的特性也不同，其共同的特点是，如果改变给药方式，不良反应即可停止发生。如植入药物周围的组织发生炎症或纤维化，注射液中微粒引起的血栓形成或血管栓塞，片剂停留在咽喉部，用干粉吸入剂后的咳嗽，注射液经微生物污染引起的感染等。

5.E 类反应

E 类反应即撤药反应。通常所说的撤药反应是生理依赖性的表现。它们只发生在停止给药或剂量突然减小后。与其他继续用药会加重反应的所有不良反应不同，该药再次使用时，可使症状得到改善。反应的可能性更多与给药时程而不是剂量有关。此外，虽然这些反应一定程度上是药理学可预知的，但撤药反应的发生也不是普遍的，许多患者虽然持续大剂量使用也不一定会发生此类反应。

6.F 类反应

F 类反应即家庭性反应，某些不良反应发生在那些由遗传因子决定的代谢障碍的敏感个体中，此类反应不可混淆于人体对某种药物代谢能力的正常差异而发生的反应。例如，西方人群 10%以上缺乏细胞色素 CYP2D6，与其他人群相比，他们更容易发生受 CYP2D6 代谢的药物的已知的 A 类反应，因为他们对这些药物的消除能力较低。有上述代谢障碍的人群易发生的不良反应，在无此代谢障碍的其他人群中，发生不良反应的概率就会显著降低。如有 G-6-PD 缺陷的患者，使用奎宁时可能会出现溶血，而其他个体即使奎宁用量很大也不会发生。

7.G 类反应

G 类反应即基因毒性反应，许多药物能引起人类的基因损伤。值得注意的是，有些药物是潜在的致癌物或遗传毒物，致畸物在胎儿期即可使得遗传物质受损。

8.H 类反应

H 类反应即变态反应，可能是继 A 类反应后最常见的不良反应，类别很多，均涉及免疫应答的活化。它们不是在药理学上可预测的，也不是剂量相关的。因此，减少剂量通常不会改善症状，必须停药。如变态反应、过敏性皮疹、光变应性、急性血管性水肿、过敏性胆汁阻塞等。

9.U 类反应

U 类反应即未分类反应，为机制不明的反应，如药源性味觉障碍、辛伐他汀的肌肉不良反应及气体全身麻醉药物的恶心、呕吐等。

许多不良反应涉及一种易被识别、易治疗或易避免的简单机制，但有些不良反应涉及一种以上机制。不仅两种相同机制可产生相似的不良反应，而且一种药物可同时通过两种不同机制产生可观察到的反应。如非甾体抗炎药引起的胃肠刺激和溃疡，是由于对保护前列腺素生成的全身抑制(A 类反应)及对肠壁的局部刺激作用(C 类反应)而介导的。

三、药品不良反应的影响因素

(一)药品因素

1.化学成分和化学结构

药物所含的有效成分是药品不良反应基础，有时化学结构上的细微改变可使药品不良反应发生明显的变化，例如酮洛芬和氟比洛芬在化学结构上只相差一个氟离子和一个酮基，前者的药品不良反应发生率为 16.2%，后者可达 52.5%。

2.药物理化性质

口服药物的脂溶性越强，越容易在消化道吸收，越容易出现不良反应，如氯喹在肠道吸收快而充分，对黑色素的亲和力大，容易在有黑色素的眼组织里蓄积，引起视网膜变性。

3.给药剂量

主要表现在 A 型反应，如阿司匹林在少数人中引起耳聋，在剂量为 600～899 mg 时，发生率为 0.1%，当剂量为 900～1 199 mg 时，发生率可达 4.5%；螺内酯致男性乳房增生，剂量为 100 mg时发生率为 0，而 200 mg 时为 17%，300 mg 时则高达 27%。

4.给药途径和方法

氯霉素口服给药时，再生障碍性贫血的发生率高，胃肠道以外途径给药时少；抗生素类药注射给药时变态反应的发生率大于口服给药。

5.杂质

药物在生产、保管、运输过程中可能混进的杂质和药物本身的氧化、还原、分解、聚合等情况产生的杂质，也能影响药品不良反应的发生。如青霉素生产发酵过程中产生的青霉噻唑酸、青霉烯酸等在人体内可引起变态反应。

(二)机体因素

1.不同种族、民族

不同种族、民族的人有不同的遗传特点。慢乙酰化者在日本人、因纽特人中很少，欧美人口占50%～60%，中国人为26.5%。吡嗪酰胺的肝脏损害发生率在非洲为3.6%，在中国香港为27.3%。

2.性别

一般情况下女性药品不良反应发生率较男性高，调查1 160人其药品不良反应发生率男性为7.3%(50/682)，女性为14.2%(68/478)。如氯霉素引起的再生障碍性贫血，男女比例为1∶3。但也有相反的，不能一概而论。

3.年龄

一般儿童和老人药品不良反应发生率较高，如青霉素在体内的半衰期，青壮年约0.55小时，老年人可达1小时。调查1 160人，药品不良反应发生率60岁以下6.3%(42/667)，60岁以上15.4%(76/493)。

4.血型

有报道口服避孕药在少数人可引起静脉血栓，血型为A型的多发于O型。

5.食物、营养状态

食物中脂肪多，脂溶性药物吸收得多，吸收速度快，容易引起药品不良反应。食物中缺乏维生素B_6的患者，服用异烟肼后发生神经系统损伤的多。体内脂肪多的人，脂溶性药物容易在脂肪中储存和再释放，使半衰期延长。

6.机体的生理病理状态

原有肝功能损伤者，服用要经肝脏代谢转化的药物时易出现药品不良反应。原有肾功能损伤者，服用氨基糖苷类抗生素容易出现肾毒性。有心功能障碍者服用左旋多巴容易引起室性心律不齐。

7.个体差异

同是健康人每天口服同样药物后，血药浓度也可以有很大差别，药效也不尽相同，例如，多数人服用治疗苯巴比妥以后出现镇静作用，少数人则表现出兴奋作用。

(三)环境因素

人类生活环境中存在着诸多影响人体生理功能的化学、物理因素。这些因素或直接损害人体，或通过影响药物在体内的吸收、代谢和排泄，或通过影响药物代谢酶系统，或通过与药物发生不良相互作用而损害人体功能。如人体内胆碱酯酶可以被有机磷抑制；苯可抑制骨髓造血功能；铅能引起神经衰弱、溶血性贫血和末梢神经炎；苯巴比妥可引起粒细胞减少症、再生障碍性贫血和白血病；汞也可引起震颤、牙龈炎、牙齿脱落等症状；三硝基甲苯可引起肝损害和白内障等。

四、因果关系分析评价

(一)主要考虑因素

(1)用药与不良反应的出现有无合理的时间关系。

(2)反应是否符合该药已知的不良反应类型。

(3)停药或减量后反应是否消失或减轻。

(4)再次使用可疑药品是否再次出现同样反应。

(5)反应是否可用并用药物的作用、患者病情的进展或者其他治疗措施来解释。

(二)分级标准

各国采用标准不同,我国在药品不良反应监察报告试点期间把因果关系分为肯定有关、很可能有关、可能有关、可能无关、待评价、无法评价共 6 级。该分级标准也是相对的。根据上述 5 个因素(原则)进行判断,见表 1-7。

表 1-7 因果关系分级标准

评价分类	1	2	3	4	5
肯定有关	+	+	+	+	−
很可能有关	+	+	+	?	−
可能有关	+	−	±?	?	±?
可能无关	−	−	±?	?	±?
待评价	缺乏必须信息,需要补充材料才能评价				
无法评价	缺乏必须信息并无法获得补充资料				

第二章　神经系统疾病的药物治疗

神经系统常见疾病包括脑血管病（脑缺血、脑出血）、癫痫及神经退行性疾病（帕金森病、阿尔茨海默病）等。脑血管病是脑血管病变导致脑功能障碍的一类疾病的总称，包括血管腔狭窄或闭塞、血管破裂、血管畸形、血管壁损伤或通透性发生改变引发的局限性或弥漫性的脑功能障碍。脑卒中是脑血管病的主要临床类型，包括缺血性脑卒中和出血性脑卒中，以突然、迅速出现局限性或弥漫性的脑功能障碍为主要特征。癫痫是由于大脑神经元突发性异常放电，导致短暂的大脑功能障碍的一种慢性疾病；神经退行性疾病是由神经元或其髓鞘的丧失所致，随着时间的推移而恶化，导致运动、记忆或认知等功能障碍。近年来，随着医疗模式的转化，神经系统疾病的药物治疗也越来越规范化、科学化、个体化，药物的治疗效果有了很大的提高。

第一节　缺血性脑血管病

缺血性脑血管病是由于脑动脉硬化等原因，使脑动脉管腔狭窄或完全阻塞，血流减少，脑部血液循环障碍，脑组织受损而发生的一系列症状。主要分类包括短暂性脑缺血发作（TIA）和脑梗死等，后者又称为急性缺血性脑卒中，是最常见的卒中类型，占我国脑卒中的69.6%～70.8%。脑梗死可分为大动脉粥样硬化性脑梗死和脑栓塞等。

【病因和发病机制】

（一）短暂性脑缺血发作的病因及发病机制

短暂性脑缺血发作是指局部脑或视网膜缺血引起的短暂性神经功能损伤。TIA是一种多病因的综合征，与动脉粥样硬化、动脉狭窄、心脏病、血液成分改变及血流动力学的变化等多种病因有关。发病机制主要有以下两个方面：

1.微栓子栓塞

动脉粥样硬化斑块或附壁血栓的脱落、心源性栓子以及胆固醇结晶等阻塞脑内小血管，导致其供血区域脑组织缺血。当栓子破碎或发生自溶后，血流恢复，症状随即缓解。微栓子栓塞引起TIA的发生频率较低，但持续时间较长。

2.血流动力学改变

动脉硬化或动脉炎等原因引起的颈内动脉系统或椎.基底动脉系统的动脉严重狭窄，同时伴有血压急剧波动或下降时，可导致靠侧支循环维持血供的脑区发生一过性缺血。血流动力学改变引起TIA的发生频率较高，但持续时间较短。

（二）脑梗死的病因及发病机制

动脉粥样硬化是大动脉粥样硬化性脑梗死的主要病因，脑动脉粥样硬化斑块主要发生在管径500μm以上的动脉血管。其中，不稳定斑块破裂导致血管胶原暴露，血小板黏附于胶原表面，随着内源性和外源性凝血途径的启动，最终形成不可逆的血小板血栓。血栓性阻塞导致大动脉急性闭塞或严重狭窄，临床表现为大面积的脑梗死。

脑栓塞是指来自身体各部的栓子，通过颈动脉或椎动脉，阻塞脑血管，使其供血区缺血、坏死，产生脑功能障碍，又称栓塞性脑梗死。脑栓塞在临床上主要见于心源性脑栓塞，心源性栓子通常来源于心房、心室壁血栓以及心脏瓣膜赘生物。各种不能溶解于血液中的固体、液体或气体，如血凝块、脂肪滴、空气泡等均可形成栓子，但较少见。

【临床表现】

(一)短暂性脑缺血发作

本病好发于中老年人，男性多于女性。发作突然，症状在1分钟内达高峰，少数于数分钟内进行性发展，一般持续时间不超过15分钟，个别可达2小时。发作停止后，神经症状完全消失，但常有反复发作的趋势。临床上将短暂性脑缺血发作分为两类。

1.颈内动脉系统短暂性脑缺血发作

最常见的症状为对侧上肢或下肢无力，也可只限于一只手无力，很少累及面部。感觉障碍多为部分肢体麻木，感觉很少完全丧失。可产生感觉性或运动性失语。单侧视力丧失为其特有症状，发作时，在眼底可见动脉栓子。

2.椎-基底动脉系统短暂性脑缺血发作

最常见的症状为眩晕，伴视野缺损和复视，很少有耳鸣。可出现言语不清、单侧共济失调、双眼视物模糊、声音嘶哑、呃逆、呕吐。一侧脑神经麻痹伴对侧肢体瘫痪或感觉障碍为典型表现。跌倒发作为特有表现，患者突然跌倒在地，而无可觉察的意识障碍，虽有很短暂的四肢无力，但可以立即自行站起。

(二)脑血栓形成

本病多发生于中老年人，多伴有高血压、动脉粥样硬化病史。起病突然，但症状体征进展较缓慢，常需数小时，甚至1～2日达高峰。不少患者在睡眠中发病，清晨醒来时发现偏瘫或单瘫，以及失语等。部分患者发病前有短暂性脑缺血发作病史。多数患者意识清醒，如果起病时即意识不清，要考虑椎-基底动脉系统脑梗死可能。大脑半球较大区域梗死，缺血、水肿影响间脑和脑干功能，可于起病后不久出现意识障碍。

(三)脑栓塞

脑栓塞的起病年龄不一，因多数与心脏病有关，所以发病年龄以中青年居多。起病前无征兆，起病急骤，数秒或数分钟内症状发展到高峰，在所有脑血管病中起病最急。个别患者可在数日内呈阶梯式进行性恶化，系由反复栓塞所致。半数患者起病时有意识丧失，但意识丧失的时间远比脑出血短。常有突发的面瘫、上肢瘫、偏瘫、失语、偏盲、局限性癫痫发作，或偏身感觉障碍等局部脑病症状。多数抽搐为局限性，如为全身性大发作，提示栓塞范围广泛、病情较重。

【治疗原则】

(一)一般治疗原则

急性缺血性脑血管病分为超早期(指发病1～6小时以内)、急性期(发病48小时内)、恢复期三个阶段。应重视超早期和急性期的处理，对有指征的患者，应力争尽早实施再灌注治疗。注意整体综合治疗，加强监护和护理，预防和治疗并发症，加强对致病危险因素的治疗，预防复发。恢复期应积极开展康复治疗，促进功能恢复。具体治疗原则如下：

1.呼吸与吸氧

必要时吸氧，以维持氧饱和度＞94％。对于危重患者或有气道受累者，需要气道支持或辅助通气。

2.心脏监测与心脏病变处理

脑梗死24小时内进行常规心电图检查。根据病情，进行持续心电监护24小时或以上，以便早期发现阵发性心房纤颤或严重心律失常等心脏病变；避免或慎用增加心脏负担的药物。

3.体温控制

积极控制高热和抽搐。如存在感染，应给予抗感染治疗。

4.血压控制

对收缩压≥200mmHg或舒张压≥110mmHg、未接受静脉溶栓及血管内治疗、未做紧急降压处理的严重并发症的患者，可在发病后24小时内将血压降低15％。对准备接受静脉溶栓或计划进行动脉内治疗的患者，手术前应控制血压水平≤180/110mmHg。血管开通后对于高血压患者应控制血压低于基础血压20～30mmHg，但不应低于90/60mmHg。卒中后低血压很少见，原因有血容量减少以及心输出量减少等。应积极查明原因，给予相应处理。

5.血糖控制

血糖超过11.1mmol/L时可给予胰岛素治疗。应加强血糖监测，可将高血糖患者血糖控制在7.8～10mmol/L。血糖低于2.8mmol/L时，可给予10％～20％葡萄糖口服或注射治疗。

6.维持营养和水电解质平衡

确保每天摄入足量的水和营养物质，并定期检查电解质。

（二）药物治疗原则

早期进行溶栓治疗，恢复血氧供应；改善脑循环，降低脑组织代谢，减轻脑水肿；全身治疗要纠正高血糖，降低血黏度，维持水电解质平衡；预防脑栓塞再发，稳定病情，阻止脑梗死进一步加重，尽可能恢复神经功能，预防并发症的发生。

【药物治疗】

（一）治疗药物分类

缺血性脑血管病治疗药物分类见表2-1。

表2-1　缺血性脑血管病治疗药物分类

药物分类	代表药物	作用机制
溶栓药	组织型纤溶酶原激活物（t-PA）	通过其赖氨酸残基与纤维蛋白结合，激活与纤维蛋白结合的纤溶酶原，使其转变为纤溶酶，使纤维蛋白血块溶解
	尿激酶	直接使纤维蛋白溶酶原转变为纤维蛋白溶酶
抗凝药	肝素钠	含有大量负电荷，能与抗凝血酶Ⅲ（ATⅢ分子上带正电的赖氨酸结合，激活ATⅢ，ATⅢ使凝血因子失活，发挥抗凝血作用。可延长凝血时间、凝血酶原时间和凝血酶时间

续表

药物分类	代表药物	作用机制
降纤药	巴曲酶	分解纤维蛋白原，促使血中 t-PA 释放，降低血黏度，抑制红细胞凝集，增强红细胞的变形能力，改善微循环
脱水药	甘露醇	使组织间液水分向血浆转移，引起脑组织脱水
血容量扩充药	右旋糖酐 40(dextran 40)	增加血容量，稀释血液，降低血液黏度，抑制血小板聚集，增加脑血流量，改善脑微循环
抗血小板药	阿司匹林	抑制 COX，从而减少 PGG2、PGH2 及 TXA2 的生成，抑制血小板的聚集和释放反应
	氯吡格雷 替格瑞洛	选择性抑制 ADP 与血小板受体的结合，抑制 ADP 介导的糖蛋白 GPⅡb/Ⅲa 复合物的活化，抑制血小板聚集；也可抑制非 ADP 引起的血小板聚集
钙通道阻滞药	尼莫地平	易于通过血脑屏障，选择性地扩张脑血管，改善脑血循环，保护脑功能
抗氧化剂	维生素 E、维生素 C、银杏叶制剂	清除自由基
其他	神经节苷脂	通过血脑屏障，拮抗兴奋性氨基酸受体，增强内源性神经营养因子的作用，对急性缺血性脑损害有保护作用

(二)治疗药物的选用

1.超早期(指发病 1～6 小时以内)

多数脑缺血是由血栓堵塞动脉所致，理想的治疗方法是早期使堵塞的脑血管再通，在缺血组织出现坏死之前，尽早清除栓子，使缺血区的供血重建，减轻神经组织的损害。因此，超早期使用溶栓制剂，可使脑组织尽早恢复血流供应，最大程度保护脑功能。

常用药物有重组组织型纤溶酶原激活物(rt-PA，阿替普酶)，必须在发病 3 小时内或 3～4.5 小时内，按照适应证和禁忌证严格筛选患者，尽快给予 rt-PA 静脉溶栓治疗，国内推荐剂量为 0.7～0.9mg/kg，在最初 1 分钟内静脉推注总量的 10%，其余 90%静脉滴注，60 分钟滴完，最大剂量不超过 90mg。如不能应用 rt-PA 且发病在 6 小时内的患者可考虑静脉给予尿激酶。使用方法：尿激酶 100 万～150 万 IU，溶于 100～200ml 生理盐水，持续静脉滴注 30 分钟。小剂量阿替普酶(0.6mg/kg)静脉溶栓出血风险低于标准剂量，可以减少病死率，但并不降低残疾率，可结合患者病情严重程度、出血风险等因素个体化决策。注意事项如下：①溶栓治疗应同时给予胃黏膜保护剂，防止胃出血；②监测治疗前、中、后的血压变化，定期进行临床神经功能缺损评分，复查头颅 CT，注意有无出血倾向，检查出、凝血时间及血小板计数等；③一般出血发生于溶栓后 24 小时。

2.急性期(发病 48 小时内)

这一时期梗死周边区血供亦受影响，因此改善该区域的血液供应和微循环十分重要。由于该区域脑组织水肿，微血管将在不同程度上受到挤压，这种挤压可使血流速度进一步减慢，再加上红细胞变形能力降低，血管内皮细胞肿胀，白细胞在内皮细胞上的黏附和炎症介质释放，又可进一步加重血液的淤滞和缺血周边区的脑组织水肿，形成恶性循环。

(1)血液稀释疗法：对于低血压或脑血流低灌注所致的急性脑梗死可考虑扩容治疗。输入高渗液体可以预防血液的淤滞，常用药物为右旋糖酐 40，相对分子量在 40kD 左右的右旋糖酐，既属于高渗液体又可扩充血容量，若无心脏特殊疾病，每日成人用量可为 500～1 000ml，缓慢静脉滴注，10～14 天为一疗程。注意事项如下：①对老年患者，同时患有冠心病和高血压心脏病的患者，有引起心力衰竭和肺水肿的危险；②对伴有明显高颅内压者慎用；③偶可发生面色青紫，血压降低等过敏反应，一旦发生及时停用，并用肾上腺素和地塞米松 5mg 静脉注射。

(2)抗凝治疗：一般不推荐急性期应用抗凝药来阻止病情恶化或改善预后。但对于合并高凝状态，有形成深静脉血栓和肺栓塞风险的患者，可用预防剂量的抗凝药治疗。常用药物为肝素，每日 2 万～4 万 U，加入 0.9％氯化钠注射液中滴注。治疗中应测定凝血时间，正常为 7～10 分钟，一般控制在 20 分钟左右。每 1～2 小时做 1 次凝血酶原时间和凝血酶原活度测定，使凝血酶原时间控制在正常对照的 2～2.5 倍，凝血酶原活度为正常对照的 20％～30％。3～5 天后可同时口服华法林，首次剂量 6～12mg，同时给予肝素与华法林至少 5 天，然后单用华法林，通常维持量 1～6mg，每晚 1 次，病情稳定后逐渐减量。CYP2C9 为慢代谢者应注意调低华法林的使用剂量并监测凝血酶原时间。那屈肝素钙是由普通肝素通过分解纯化而得的低分子肝素钙盐，其平均分子量 4 500D。那屈肝素钙除抗凝作用外，还可溶解血栓和改善血流动力学，对血小板功能的影响明显小于肝素，很少引起出血并发症，是一种比较安全的抗凝药物，0.4ml/次(10 000AXaICU)皮下注射，每天 1 次，连用 7 天。注意不能用于肌内注射。尤以短暂性脑缺血发作效果最佳。注意事项：①治疗前进行头颅 CT 扫描，排除脑出血；②应注意排除胃溃疡、凝血时间异常等情况；③应注意有无肝病、尿毒症、活动性肺结核等；④治疗过程中应注意有无皮肤和黏膜出血等情况；⑤血压不宜过高，超过 24/15kPa 者不用；⑥有出血者可用维生素 K_1 或输新鲜血浆治疗，鱼精蛋白 1mg 可中和 100U 肝素。

(3)抗血小板治疗：血小板在血栓形成中起重要作用，抗血小板药在预防和治疗缺血性脑血管病方面愈来愈受重视。未行溶栓的急性脑梗死患者应在发病后尽早服用阿司匹林，用量至少 150～300mg/d。急性期后可改为预防剂量(50～300mg/d)。溶栓治疗者，阿司匹林等抗血小板药应在溶栓 24 小时后开始使用，如果患者存在其他特殊情况(如合并疾病)，在评估获益大于风险后可以考虑在阿替普酶静脉溶栓 24 小时内使用抗血小板药。对不能耐受阿司匹林者，可考虑选用氯吡格雷等抗血小板治疗。CYP2C19 为慢代谢者易产生氯吡格雷抵抗，可使用替格瑞洛抗血小板治疗。对于未接受静脉溶栓治疗的轻型缺血性卒中患者，推荐发病 24 小时内联合应用阿司匹林和氯吡格雷双联抗血小板治疗并维持治疗 21 天。

(4)降纤治疗：缺血性脑卒中急性期血浆纤维蛋白原和血液黏滞度增高，降纤制剂可显著降低血浆纤维蛋白原浓度，并有轻度溶栓和抑制血栓形成作用。对不适合溶栓并经过严格筛选的脑梗死患者，特别是高纤维蛋白原血症者可选用降纤治疗。降纤药巴曲酶(BTX)可以降低脑再梗死的可能性，该药对长病程的患者也有效。成人首次剂量通常为 10BU，维持量可视患者情况酌情给予，一般为 5BU，隔日 1 次，药液使用前用 100ml 以上的生理盐水稀释，静脉滴注1小时以上。下列情况首次使用量应为20BU,以后维持量可减为5BU:①给药前血纤维蛋白原浓度达400mg/dl以上时;②突发性耳聋的重症患者。通常疗程为1周,必要时可增至3周;慢性治疗可增至6周,但在延长期间内每次用量减至SBU,隔日静脉滴注。不良反应多为轻度,主要为出血。

(5)改善脑微循环治疗:血管扩张剂能改善侧支循环,增加缺血区域的血氧供给。常用药物有银杏叶制剂,其主要成分黄酮类有清除自由基的作用,银杏内酯可选择性拮抗血小板活化因子(PAF)对血小板的活化作用,对缺血性脑血管病有良好的治疗效果。每次口服80mg,3次/d,可连用3～6个月。注意事项如下:①不良反应有胃肠不适,头痛,血压降低,过敏反应等,一般不须特殊处理即可自行缓解;②长期静脉注射时,应常更换注射部位以减少静脉炎的发生;③对银杏有过敏体质者禁用。血管扩张剂罂粟碱作用于血管平滑肌,直接扩张脑血管,常用罂粟碱60mg加入5%葡萄糖注射液250ml中静脉滴注,1次/d,7～14天为一疗程。脑动脉中CO_2是极强的脑血管扩张剂,可用5% CO_2加上85%～90%,的混合气体吸入,1次/d,每次10～15分钟,10～15次为一疗程。

脑梗死区周围常伴有脑水肿(半暗带),尽早缓解此区域神经细胞的损伤对缩小梗死面积、预防病残具有重要的作用。常用的脱水药有20%甘露醇注射液,使用剂量为0.5～1g/kg,有人提出以0.25g/kg为宜,并强调应尽可能小剂量用药。用药后20分钟起效,2小时作用最明显,作用维持6小时。静脉滴注过快,可引起一过性头痛、视力模糊、眩晕、畏寒、发热、注射部位疼痛、肺水肿等;个别患者有过敏反应,于滴注药物3～6分钟后开始出现打喷嚏、流涕、呼吸困难、发绀、神志丧失等;本品有轻微反跳现象;可引起水电解质紊乱、肾功能衰竭、酸中毒等,剂量过大,可发生惊厥。复方甘油制剂系无毒、安全的高渗性脱水剂,降颅内压作用起效较甘露醇缓慢,但持续时间较长,无反跳,不引起水电解质紊乱,对肾功能影响较小。常用甘油果糖注射液(10%甘油加果糖和氯化钠组成),成人250～500ml/次,滴注时间为1～1.5小时,1～2次/d。与甘露醇注射液交替使用效果更好。本品无不良反应,滴注过快偶可出现溶血现象。

常用的钙通道阻滞药有:①尼莫地平为选择性扩张脑血管作用最强的钙通道阻滞药,口服每次40mg,每日3～4次。注射时每次10mg加入5%葡萄糖注射液中静脉滴注,10～14天为一疗程,显效后可改为口服。不良反应比较轻微,口服时可有一过性消化道不适、头晕、嗜睡和皮肤瘙痒等。静脉给药可有血压下降(尤其是治疗前有高血压者)、头痛、头晕、皮肤潮红、多汗、心率减慢或心率加快等。②尼卡地平对脑血管的扩张作用强于对外周血管的作用。每次口服20mg,每日3～4次,连用1～2个月。③其他钙通道阻滞药还有氟桂利嗪,每次5～10mg睡前服。桂利嗪每次口服25mg,每日3次。维拉帕米口服每次40～80mg,每日3次。维拉帕米注射液每次10～20mg加入5%葡萄糖250ml中静脉滴注,每日1次,10天为一疗程。

(6)改善脑代谢治疗:使用脑细胞代谢活化剂如胞磷胆碱0.5～1.0g加入5%葡萄糖注射液500ml静脉滴注,1次/d。神经节苷脂能拮抗兴奋性氨基酸受体,对脑缺血损伤有保护作用,肌内注射,60～100mg/次,每日1次,15～30天为一疗程。阿片受体拮抗剂纳洛酮能稳定溶酶体膜,减少炎症介质的释放,保护脑组织,用0.4～2.0mg加入5%葡萄糖溶液250ml静脉滴注,1次/d。

3.急性期并发症的处理

(1)脑水肿与颅内压增高：严重脑水肿和颅内压增高是急性重症缺血性脑卒中的常见并发症，是死亡的主要原因之一。应避免和处理引起颅内压增高的因素，如头颈部过度歪曲、冲动、用力、发热、癫痫、呼吸道不通畅、咳嗽、便秘等。甘露醇和高张盐水可明显减轻脑水肿、降低颅内压，减少脑疝的发生风险。必要时也可选用甘油果糖或呋塞米。对于60岁以下的恶性大脑中动脉梗死伴严重颅内压增高、内科治疗不满意且无禁忌证者，发病48小时内，可请脑外科会诊考虑是否行减压术。对压迫脑干的大面积小脑梗死患者可请脑外科会诊协助处置。

(2)梗死后出血性转化：脑梗死后出血转化发生率为8.5%～30%，其中有症状的为1.5%～5%。心源性脑栓塞、大面积脑梗死、年龄大于70岁、使用抗栓药(尤其是抗凝药)或溶栓药等会增加出血转化的风险。对于出现症状的出血转化患者，应停用抗栓(抗血小板、抗凝)治疗等致出血药物。对需要抗栓治疗的患者，可于症状性出血转化病情稳定后10天至数周后开始。对于再发血栓风险相对较低或全身情况较差者，可用抗血小板药替代华法林。

(3)癫痫：缺血性脑卒中后癫痫的早期发生率为2%～33%，晚期发生率为3%～67%。不推荐预防性使用抗癫痫药。孤立发作1次或急性期癫痫发作控制后，不建议长期使用抗癫痫药。脑卒中后2～3个月再发的癫痫，建议按癫痫常规治疗，即进行长期药物治疗。脑卒中后癫痫持续状态，建议按癫痫持续状态治疗原则处理。

(4)吞咽困难：约50%的脑卒中患者入院时存在吞咽困难，3个月时降为15%左右。可于患者进食前采用饮水试验进行吞咽功能评估。对于吞咽困难短期内不能恢复者早期可插鼻胃管进食，吞咽困难长期不能恢复者可请有关专家会诊处置。

(5)肺炎：约18%脑卒中患者合并肺炎，误吸是主要原因。意识障碍、吞咽困难是导致误吸的主要危险因素，其他危险因素包括呕吐、不活动等。肺炎是脑卒中患者死亡的主要原因之一，15%～25%脑卒中患者死于细菌性肺炎。因此，临床上应早期评估和处理吞咽困难和误吸问题，对意识障碍患者应特别注意预防肺炎。疑有肺炎的发热患者应给予抗菌药物治疗，但不推荐预防性使用抗菌药物。

(6)排尿障碍与尿路感染：排尿障碍在脑卒中早期很常见，主要包括尿失禁与尿潴留。住院时期40%～60%中重度脑卒中患者发生尿失禁，29%发生尿潴留。尿路感染主要继发于因尿失禁或尿潴留留置导尿管的患者，约5%出现败血症，与脑卒中预后不良有关。建议对排尿障碍进行早期评价和康复治疗，记录排尿情况，尿失禁者应尽量避免留置尿管，可定时应用便盆或便壶，白天每2小时1次，晚上每4小时1次。尿潴留者应测定膀胱残余尿，排尿时可在耻骨上施压促进排尿，必要时可间歇性导尿或留置导尿。有尿路感染者应给予抗菌药物治疗，但不推荐预防性使用抗菌药物。

4.恢复期

度过急性期后，患者病情趋于稳定，此时治疗的主要目的是改善受损神经细胞的功能，防止受累肌肉萎缩，防止反复发作。可口服维生素E、维生素C、银杏叶制剂等抗氧化剂，活血化瘀中药制剂，小剂量阿司匹林等达到恢复期治疗的目的。坚持主动或被动活动受累肢体，开展康复锻炼，有利于防止肌肉萎缩，促进功能恢复。

第二节　出血性脑血管病

脑出血是指原发于脑实质内的、非创伤性出血。常形成大小不等的脑内血肿，有时穿破脑实质形成继发性脑室内和(或)蛛网膜下腔出血。主要发生于高血压或脑动脉硬化的患者，是死亡或致残率极高的一种常见病。

【病因与发病机制】

高血压是脑出血的主要原因，故又称高血压性脑出血，其他原因包括脑血管畸形、动脉瘤、脑动脉炎、血液病、应用溶栓抗凝药后、淀粉样血管病等。长期高血压可出现小动脉平滑肌透明性变，小动脉壁变薄，局部可在高血流压力下膨出形成微小动脉瘤，在血压突然升高时发生破裂，这是引起脑出血最常见的原因。

出血部位常见于大脑中动脉系统，该动脉为颈内动脉的延续，管腔内压力高，易发生动脉硬化。大脑中动脉血流较大，常超过大脑前动脉和大脑后动脉的总和。豆纹动脉由大脑中动脉垂直发出，管径较细，最易破裂，故出血多发生于基底节处。

【临床表现】

患者大多在活动和情绪激动状态下急性发病，也可无明显诱因，一般情况下均有明显的全脑症状，如头痛、呕吐、意识障碍，同时有偏瘫、偏身感觉障碍、偏盲、失语、癫痫发作等神经功能障碍，进行性加重，发病时血压升高。临床表现取决于出血量和出血部位，其中意识变化是判断病情轻重的主要依据。多有神经系统的定位体征，部分患者可有脑膜刺激征。

1.基底节区出血

此病最多见，约占 60%～70%，壳核出血是高血压脑出血最常见的部位，多由外侧豆纹动脉破裂引起，血肿压迫内囊可引起典型的三偏征、两眼可向病灶侧凝视。丘脑出血典型症状是偏身感觉障碍，瘫痪较轻，可出现失语或失语综合征；出血量大，破入脑室时意识障碍重，两眼常向内或内下方凝视，双侧瞳孔不等大，一般为出血侧散大，提示已有小脑幕疝形成，可有去脑强直，中枢性高热、呕吐咖啡样胃内容物。尾状核头部出血多为 Heubner 返动脉破裂引起，临床症状轻。

2.脑叶出血

此病约占脑出血的 10%，年轻人多由血管畸形如动静脉畸形、肿瘤等引起，老年人常见于高血压动脉硬化，其次为类淀粉样血管病等。脑叶出血以顶叶最多见，依次为颞、枕、额叶，临床症状大致可分为三组：①无瘫痪及躯体感觉障碍者，可有头痛、呕吐、脑膜刺激征及血性脑脊液，需与蛛网膜下腔出血鉴别；②有瘫痪和(或)躯体感觉障碍者；③发病即昏迷者。出血量较大时可出现各脑叶功能受损的征象，额叶有精神症状、强握摸索等；颞叶有幻觉、感觉性失语等；顶叶有感觉运动障碍(多为单肢)，体向障碍；枕叶出现皮质盲等。出血易破入蛛网膜下腔，应予以鉴别。

3.脑桥出血

此病占脑出血 10%左右，小量出血(轻型)：意识清楚，面、展神经交叉瘫，双眼向病灶对侧凝视。大量出血(＞5ml,重型):昏迷早且重,四肢弛缓性瘫,双侧瞳孔呈针尖样,中枢性高热,呼吸不规则,多于24～48小时内死亡。

小脑出血约占脑出血的10%,发病突然,眩晕明显,呕吐频繁,枕部疼痛,病变侧共济失调,可见眼球震颤,同侧周围性面瘫,颈项强直,颅内压增高明显,昏迷加深,枕大孔疝,死亡。小量出血症状轻、恢复快。

4.脑室出血

原发性脑室出血指脉络丛血管出血及室管膜下1.5cm内动脉破裂出血破人脑室者,占脑出血的3%～5%。轻型:头痛,呕吐,颈项强直,Kernig征(＋),酷似蛛网膜下腔出血;重型:全部脑室均被血液充满,发病即深度昏迷,呕吐,瞳孔极度缩小,两眼分离斜视或眼球浮动,四肢弛缓性瘫,可有去脑强直,呼吸深,鼾声明显,体温明显升高,面部充血多汗,预后严重,多迅速死亡。

原发性脑室出血症状个体差异较大,脑脊液循环不畅者大多预后不良,小量出血预后较好。

【治疗原则】

脑内血肿压迫脑组织引起脑水肿和颅内高压导致脑疝是主要死因,脑组织损伤导致长期昏迷并发呼吸道和泌尿道感染也是早期死亡的主要原因。急性期主要治疗原则是防止进一步出血,降低颅内压;保持安静,尽量减少不必要的活动;保持呼吸道通畅;吸氧,防止脑缺氧加重,如痰液分泌较多,应早做气管切开;纠正水、电解质平衡紊乱,并积极对症治疗,如烦躁者给予镇静药。

【药物治疗】

(一)治疗药物分类

甘露醇通过渗透性脱水作用减少脑组织的含水量,也能减少脑脊液分泌,使脑脊液容量减少,从而降低颅内压。甘露醇还是一种较强的自由基清除剂,能清除毒性强、作用广泛的羟自由基,减轻迟发性脑损伤。

尼莫地平是选择性作用于颅内血管的钙通道阻滞药,能阻滞钙流入血管平滑肌细胞内,逆转血管痉挛,改善脑血流,且对灌注不足部位的血流量增加高于正常部位,同时也减少钙离子进入脑细胞内,降低钙超载,保护脑组织。

大剂量维生素C可明显增强血浆超氧化物歧化酶的活力,有效清除自由基,减轻脑水肿。N-乙酰肝素作为一种没有抗凝活性的肝素同型体,可抑制补体的激活,减轻脑出血后的脑水肿。

(二)治疗药物的选用

1.控制脑水肿,降低颅内压

颅内压升高是脑出血急性期患者的主要死亡原因,及时应用脱水药,控制脑水肿,是抢救患者的关键。有颅内高压症状时可用脱水药如20%甘露醇注射液,每次125～250ml,静脉滴注,必要时4～6小时重复使用一次。短期内反复用药,要防止心脏负荷过重,有严重心功能不全患者,可先静脉注射呋塞米,能防止心脏负担过重,但易引起电解质紊乱。甘露醇注射液治疗脑水肿疗效快,效果肯定,但剂量大、用药时间长,可引起心、肾功能损害和电解质紊乱。复方甘油注射液或甘油果糖注射液是一种高渗性降低颅内压、治疗脑水肿的药物,可弥补甘露醇注射液的以上缺陷。甘露醇注射液与复方甘油注射液可同时或交替使用,复方甘油注射液或甘油果糖注射液500ml静脉滴注,每日1～2次,可以降低颅内压并减少甘露醇注射液的用量。七叶皂苷钠治疗脑出血和颅内血肿有明显效果,此药有抗渗出、消水肿、改善微循环和促进脑功能恢复的作用。每次25mg加至250～500ml葡萄糖氯化钠注射液中静脉滴注,1次/d,10～14天为一疗程。

2.适度降低血压,防止进一步出血

高血压脑动脉硬化合并脑出血,血压很高且有波动,对止血不利,有促发再出血和血肿破人脑室的危险。但降低血压应首先以进行脱水降颅内压治疗为基础。对于收缩压150～220mmHg的住院患者,在没有急性降压禁忌证的情况下,数小时内降压至130～140mmHg是安全的;对于收缩压＞220mmHg的脑出血患者,在密切监测血压的情况下,持续静脉输注药物控制血压以达到收缩压160mmHg的目标值是合理的。可肌内注射利血平静脉滴注硝普钠或硝苯地平等,必要时可静脉滴注多巴胺等药物以调整血压至正常或病前水平。为了防止动脉瘤周围的血块溶解引起再度出血,可用抗纤维蛋白溶解药,以抑制纤溶酶原的形成。常用6.氨基己酸,初次剂量4～6g溶于100ml生理盐水或者5%葡萄糖中静脉滴注(15～30分钟)后,一般维持静脉滴注1g/h,12～24g/d,使用2～3周或到手术前,也可用氨甲苯酸(止血芳酸)或氨甲环酸(止血环酸)。抗纤溶治疗可降低再出血的发生率,但同时也增加脑血管痉挛和脑梗死的发生率,建议与钙通道阻滞药同时使用。

3.人工冬眠头部降温疗法

脑出血患者早期可出现中枢性发热,特别易在大量脑出血、丘脑出血或脑干出血者中出现。人工冬眠头部降温疗法可以降低脑组织的基础代谢率,提高脑组织对缺氧的耐受力,减轻脑水肿,降低颅内压,对脑组织有保护作用,还有利于患者保持安静,减少或避免发生再出血,减轻由于颅内出血所致的后遗症状。如体温在34℃以下容易并发肺部感染,有肝、肾功能损害者不宜应用人工冬眠疗法。方法:头置于冰帽中,采用1号冬眠合剂,即氯丙嗪50mg、异丙嗪50mg、哌替啶100mg,第一次用上述冬眠合剂的1/3量,肌内注射。如无特殊反应,则每次1/4量,4～6小时一次。对轻症患者可口服氯丙嗪和异丙嗪每次各25mg,每日3～4次。每次注射冬眠合剂前要观察血压、呼吸、体温和意识。

4.应激性上消化道出血的处理

如果脑出血累及脑干或丘脑下部自主神经中枢,则容易引起应激性溃疡。可放置胃管密切观察出血量,选用奥美拉唑、西咪替丁或雷尼替丁治疗,也可以从胃管注入凝血酶,能显著降低上消化道出血的发生率及其严重程度。

5.抗癫痫药使用

脑叶出血及有癫痫发作者可用苯妥英钠或卡马西平,缓慢静脉注射。尽量不用地西泮类和巴比妥类,以免影响意识观察。

第三节　癫　痫

癫痫是一组反复发作的脑神经元异常放电所致的暂时性中枢神经系统功能失常的慢性疾病。癫痫发作不仅有可能使患者遭到意外伤害，影响日常工作，而且长期反复频繁地发作，也可能使患者智能减退，产生精神障碍。癫痫的治疗包括病因治疗、药物治疗、手术治疗、物理治疗和心理治疗。无论是何种病因或何种类型的癫痫发作，药物治疗都是目前最常用、最重要的手段。

【病因和发病机制】

按有无明确病因将癫痫分为原发性癫痫和继发性癫痫两大类。

(一)原发性癫痫

其又称"特发性"或"隐源性"癫痫，指无脑部器质性或代谢性疾病表现，是致病原因不明的一类癫痫，可能与遗传因素密切相关。起病多在儿童期和青春期(5～20岁)。其发作形式多为全身性发作，如全身强直-阵挛性发作、失神发作和肌阵挛性发作等。

(二)继发性癫痫

其又称症状性癫痫或获得性癫痫，占癫痫的大多数。此类癫痫是指根据病史或检查，癫痫发作有明确的病因可寻，有局限性或弥散性中枢神经系统病变，相当一部分患者有神经影像学方面的异常或有相应的神经系统阳性体征，部分患者还有智力智能的障碍。可见于各个年龄组，脑电图除有癫痫样放电以外还有背景活动的异常。一小部分患者病因可能非常隐蔽，称为隐源性癫痫。比起原发性癫痫来说，这一组癫痫治疗比较复杂，有些成为难治性癫痫。引起继发性癫痫的病因有以下几种：

1.脑先天性疾病

如神经元异位症、巨脑症、脑小症、脑积水、透明隔缺损或囊肿、各种遗传性代谢病等。

2.颅脑外伤

产伤是新生儿、婴儿和儿童期继发性癫痫最常见的原因。成人常见的颅脑外伤有脑挫裂伤、硬膜撕裂伤、颅内出血、硬膜外或下血肿、颅内异物、外伤后瘢痕等。

3.脑部感染

各种脑炎、脑膜炎及脑脓肿的急性期可有癫痫发作，恢复期因愈合后瘢痕和粘连，亦可诱发癫痫。脑寄生虫病可导致癫痫发作，尤以脑囊虫病多见且顽固。

4.脑血管病

脑血管畸形致癫痫多为青壮年，脑血管意外、脑动脉硬化导致癫痫则多见于中、老年期。急性脑血管病中以蛛网膜下腔出血、脑出血、脑栓塞等引起癫痫较多见；脑梗死中又以颈内动脉所致的癫痫发生率较高。

5.其他

脑内肿瘤、脑部变性疾病等。

癫痫的发病机制非常复杂，至今尚未完全阐明。神经元异常放电是癫痫发作的电生理基础。致痫灶神经元在每次动作电位之后出现阵发性去极化漂移，同时产生高频高幅放电，并反复通过突触联系和强直后的易化作用诱发周边及远处神经元同步放电。异常放电可因发生的部位不同而表现出不同的癫痫发作类型。

【临床表现和分类】

(一)癫痫发作的分类

国际上将癫痫发作主要分为两大类，即部分性发作和全面性发作。其中，部分性发作主要有单纯部分性发作和复杂性部分性发作，全面性发作则主要包括失神发作、全身强直-阵挛性发作等。

(二)临床表现

癫痫的临床表现形式多种多样，但都有共同的特性，即发作性、短暂性、重复性和刻板性。临床上最常见的发作形式为大发作、小发作、局限性发作和精神运动性发作。

1.全身强直-阵挛性发作(大发作)

症状发展可分以下三个阶段：

(1)先兆期：约50%的患者在发作开始前有某种先兆，如"麻木""触电感""恐惧感"等难以形容的感觉，先兆持续的时间可以极短，亦可有足够的时间使患者能先躺下，以免跌伤。

(2)痉挛发作期：患者突然尖叫一声，跌倒在地，意识丧失，并立即发生四肢抽搐。肌肉抽搐分为两期，即强直期和阵挛期。强直期除了四肢肌肉强直外呼吸肌也强直收缩，无法进行正常换气，面部与皮肤呈青紫色，舌头有时被咬破，强直期持续20秒左右随即进入阵挛期。阵挛期全身肌肉由持续收缩转变为一弛一张的交替抽动，形成阵挛。由于胸部的阵挛活动，气体反复从口中进出，形成白沫，若舌尖咬破则口吐血沫，阵挛期持续1分钟左右即停止。

(3)痉挛后精神模糊期或昏迷期：患者抽搐停止后即进入昏迷或昏睡状态，昏睡3～4小时或经一段精神错乱或精神模糊时期后，才逐渐清醒。醒后对发作经过不能回忆，往往感到头痛、头昏、全身酸痛和乏力。有些患者可连续发生大发作，患者在两次发作的间歇期意识也一直不恢复，称为癫痫持续状态。

2.失神发作(小发作)

其可分为单纯失神发作、复杂性失神发作、肌阵挛性发作、不典型小发作。

(1)单纯失神发作：最多见，多在6～12岁发病，表现为突然发生和突然停止的意识障碍(神志丧失)，持续5～20秒，很少超过30秒。患者无任何先兆，突然中止正在进行的动作，呆立不动，呼之不应，手持物件可能跌落，但从不跌倒，对发作不能回忆。诊断标准为：①反复发生的短暂失神，深呼吸很易诱发；②脑电图上有阵发性对称、同步的3Hz棘.慢波发放。

(2)复杂性失神发作：患者除神志丧失外，还可有咀嚼、双手摩擦、吞咽等无意识动作。

(3)肌阵挛性发作：表现为短暂的局部如面部、单侧或双侧、躯干的肌肉抽动。

(4)不典型小发作：与典型失神发作很相似，但发作的开始和恢复均较缓慢，不易由深呼吸诱发，脑电图上没有双侧同步的3Hz棘-慢波发放。

3.部分性发作

其又称为局限性发作，发作常局限在身体的某一部分，主要见于继发性癫痫，如继发于颅内肿瘤、脑血管病变等。部分性发作大多短促，自数秒到数十秒，发作时抽搐常自一侧肢体的远端,如手指或足趾开始,按大脑皮质运动区的分布顺序扩展,如一侧手指开始,随即传到腕、前臂、上臂、面部,随后至同侧下肢,患者意识不丧失。局限性发作,除运动性发作外,尚可表现为感觉性发作,可以有麻感、针刺感、冷感、触电感等,亦按大脑皮质感觉区的分布顺序扩散。

4.复杂部分性发作

其也称精神运动性发作,主要见于继发性癫痫,是有意识障碍的部分性发作。发作多由颞叶病变引起,又称颞叶癫痫。发作常有嗅幻觉,如不愉快的臭味;视幻觉如闪光或视物变大、变小、变形;听幻觉如噪声、音乐声等。发作时还常有心悸、腹痛、记忆障碍、思维障碍、情感障碍等。患者常先表现为一些自主神经症状,如面色潮红或苍白,然后做出无意识的动作如咀嚼、流涎、吞咽等进食性动作。有时表现为兴奋,如无理吵闹、爬墙跳楼等.每次持续数分钟或更长时间后逐渐清醒,醒后对发作毫无所知。

【治疗原则】

(一)病因治疗

目前认识到大部分的癫痫属于症状性的。针对病因积极治疗原发性疾病是关键,如低血糖、低血钙等代谢紊乱应予纠正,维生素 B_6 缺乏者予以补充,颅内占位性病变和脑血管畸形者则首先考虑手术治疗。

(二)药物治疗原则

1.早期治疗

一旦癫痫诊断成立,就应给予治疗,治疗越早越好,但对以下情况可暂缓给药:①首次发作,有明显环境因素,脑电图正常;②每次发作间隔大于12个月以上者。

2.根据发作类型选择药物

原则上应根据发作类型、癫痫及癫痫综合征类型来选择药物。常以单一用药为主,单药治疗疗效可靠,便于观察副作用,又能减少慢性中毒。当单药治疗增量后效果不满意时,或确认为难治性癫痫、非典型小发作、婴儿痉挛以及混合性发作,可考虑联合用药。联合用药一般限于两种,最好不超过3种药物。要避免合用化学结构相近、作用机制相似(如苯巴比妥和扑米酮)、毒副作用相似的药物(如氯硝西泮和苯巴比妥)。

3.用药方案的制定

药物的代谢特点、作用原理和不良反应的特点决定了药物的使用方法。一般从低剂量开始,耐受后再缓慢加量,直至完全控制发作或产生毒性反应。药物显效时间一般为1～2周,常需监测血药浓度,当药量增至有效浓度上限仍无效时,应更换新药。如有发热、疲劳、睡眠不足、月经期等诱发因素时,可暂时适当增加剂量。

4.药物更换原则

一种抗癫痫药经过一定时间应用(不少于1～2个月)确认无效,或毒性反应明显而需要换用另一种药物时,宜逐步替换,过渡时间一般是药物半衰期的5～7倍,至少要3～7天。切忌突然停药和更换药物,否则会使癫痫发作加频,甚至诱发癫痫持续状态。

5.减量或停药原则

①原发性大发作和简单部分性发作,在完全控制2～5年后,失神发作在完全控制1年后可考虑停药。而复杂部分性发作多需长期或终生服药。②脑电图异常无改善或脑部病变处于

活跃期不停药。③青春期应持续至青春期以后再考虑停药。有明确的脑部疾病、神经系统有阳性体征、有精神障碍或持续存在的脑电图阵发性异常均影响停药时间。有器质性病因的癫痫患者，则需终生服药。停药前应缓慢减量，病程越长，剂量越大，用药越多，减量越要缓慢。也可参考脑电图变化，全身强直-阵挛性发作停药过程不少于1年，失神发作不少于6个月，如有复发，则需恢复原药量。

6.密切注意不良反应

大多数的抗癫痫药通常会出现不同程度的不良反应，其中与剂量相关的不良反应尤易发生。在用药前后应检查肝肾功能和血、尿常规，用于对照比较，用药后需定期做相应检查。出现异常时应结合血药浓度结果及时调整剂量。

7.长期坚持，定期复查

让患者及家属了解规律性服药和长期治疗的重要性，随意停药或换药是造成难治性癫痫持续状态的原因之一。服药应定时、定量，用药期间应定期做血、尿常规及肝、肾功能检查，有条件可做血药浓度监测，防止药量过大引起毒性反应。

【药物治疗】

(一)常用的治疗药物

1.传统抗癫痫药

苯妥英有膜稳定作用，可降低细胞膜对Na^+和Ca^{2+}的通透性，抑制Na^+和Ca^{2+}的内流，导致动作电位不易产生。苯妥英不能抑制癫痫病灶异常放电，但可阻止异常放电向正常脑组织扩散。苯妥英还可增加脑内抑制性递质γ-氨基丁酸浓度，起抗惊厥作用。对全面强直-阵挛性发作和部分性发作有效，但可加重失神和痉挛性发作。

苯巴比妥能增强γ-氨基丁酸介导的Cl^-内流，导致膜超极化，降低膜兴奋性。阻断突触前膜Ca^{2+}的摄取，减少Ca^{2+}依赖性神经递质(如NE、ACh)释放。苯巴比妥既能抑制病灶的异常放电，又能抑制异常放电的扩散。常作为儿童癫痫的首选药物，对全面强直-阵挛性发作疗效好，也用于单纯和复杂性部分性发作。

扑米酮的分子结构及抗癫痫作用与苯巴比妥相似，适用于全面强直-阵挛性发作，以及单纯和复杂性部分性发作。与苯妥英或卡马西平合用有协同作用。

卡马西平作用机制类似苯妥英，能降低神经细胞膜的Na^+通透性，恢复膜的稳定性，抑制癫痫灶及其周围神经元放电，增强γ-氨基丁酸在突触后的作用，降低神经元的过度兴奋。卡马西平是部分性发作的首选药物，对复杂部分性发作的治疗效果优于其他抗癫痫药。但可加重失神和肌阵挛发作。

丙戊酸能增强谷氨酸脱羧酶的活性，促进γ-氨基丁酸的合成；能抑制γ-氨基丁酸转氨酶和琥珀酸半醛脱氨酶的活性，减少γ-氨基丁酸降解；能防止γ-氨基丁酸的再摄取，增加脑内γ-氨基丁酸含量。丙戊酸还能增强γ-氨基丁酸能神经突触后抑制作用，阻止病灶异常放电的扩散。丙戊酸是一种广谱的抗癫痫药，可作为全面强直-阵挛性发作合并典型失神发作的首选药物。

乙琥胺能使低阈值钙电流降低，抑制丘脑皮魇兴奋性。乙琥胺还可能增强抑制性神经递质的作用，耗竭兴奋性神经递质的贮备。此药仅用于单纯失神发作。

地西泮能促进 γ-氨基丁酸诱导的 Cl^- 内流，导致细胞膜超极化，增强 γ-氨基丁酸对中枢神经系统的抑制效应。地西泮静脉注射是目前治疗癫痫持续状态的首选药。

2.新型抗癫痫药

托吡酯可阻滞电压依赖性 Na^+ 通道；提高 GABAA 受体的激活频率，增加 γ-氨基丁酸诱导的 Cl^- 内流。可单独用于治疗难治性部分性癫痫发作及继发全面强直-阵挛性发作，也可作为其辅助治疗药物。

拉莫三嗪作用与苯妥英钠、卡马西平相似，能阻滞电压依赖性 Na^+ 通道，稳定膜电位。抑制以谷氨酸盐为主的兴奋性神经递质的病理性释放而发挥抗癫痫作用，用作成人部分性发作的辅助治疗药物。

非尔氨酯为甲丙氨酯的衍生物，对多种癫痫有效，安全范围大，能抑制Ⅳ-甲基-D-天冬氨酸诱导的癫痫发作，增强 γ-氨基丁酸的抑制性作用。主要用于治疗难治性癫痫的部分性与全身性发作。

加巴喷丁结构类似 γ-氨基丁酸，但无 γ-氨基丁酸样作用。未发现其能抑制脑异常放电，对 Ca^{2+} 通道亦无任何作用，其抗癫痫作用机制未明。主要用作成人难治性部分性发作的辅助治疗药，尤其对复杂性部分性发作和继发性扩散的部分性发作效果显著。

氨己烯酸是 γ-氨基丁酸转氨酶不可逆性抑制药，可使脑内 γ-氨基丁酸浓度成倍增加，治疗难治性癫痫可使发作频率明显减少。

奥卡西平通过阻滞电压敏感性钠通道而发挥抗癫痫作用，可降低细胞膜对 Na^+、Ca^{2+} 的通透性，增强 γ-氨基丁酸的抑制功能，对边缘系统脑部癫痫样放电有选择性作用。用于部分性发作及继发全面性发作的附加或单药治疗。

(二)治疗药物的选用

1.全面强直-阵挛性发作(大发作)

主要代表药物是苯妥英钠、苯巴比妥和扑米酮。

苯妥英钠抗癫痫效果明显，而镇静作用轻微。苯妥英钠的用量须因人而异，成人口服通常200～300mg/d，1 次顿服(入睡前)，或分 2 次服，必要时应做血药浓度监测。儿童开始服药每日 3～5mg/kg，最大量为 7mg/kg，总量不超过 300mg/d，分 2～3 次服，以免血药浓度波动过大。新生儿及婴儿对本药的代谢慢而不稳定，多不主张在此年龄段服用。苯妥英钠的有效血药浓度范围是 40～80μmol/L，即 10～20mg/L。血药浓度大于 20mg/L 可出现眼球震颤，大于 30mg/L 可出现共济失调，大于 40mg/L 则可有精神活动障碍。不良反应有：①神经系统反应如眼球震颤、共济失调，构音不清，甚至出现意识模糊，剂量减少时，这些症状可在 1～2 周消失。临床上癫痫发作加频也是苯妥英钠中毒的一种表现。②与剂量无关的不良反应如牙龈增生，多毛，痤疮，鼻、唇变粗厚等。③巨幼红细胞贫血可能与叶酸缺乏有关。④加速维生素 D 分解代谢，引起钙磷代谢紊乱和骨质软化，但很少引起明显的佝偻病。⑤开始服药数周内可有皮疹，可伴发热及淋巴结肿，停药后消失。

苯巴比妥是一种有效、低毒、价廉的抗癫痫药，成人维持量为每日 1～3mg/kg，开始先用小剂量，15～30mg/次，3 次/d，最大剂量 60mg/次，3 次/d。老年人应减量，儿童用量为每日

2～4mg/kg。苯巴比妥的半衰期较长，在成人连续规律服用2～3周后达稳态血浓度，儿童为8～15天。儿童频繁发作时，可将口服量加倍，持续服3～4天，然后按一般维持量用药。治疗癫痫持续状态时，每次静脉缓慢注射0.1～0.2g。有效血药浓度为15～40mg/L，大于40mg/L时可出现毒性反应。不良反应有：①神经精神系统反应，如头晕、共济失调、眼震、构音障碍等。儿童可见反常反应，如多动、兴奋、注意力涣散、冲动、行为异常。②过敏性皮疹多轻微，停药后消失，也可出现罕见剥脱性皮炎等严重不良反应。③对钙、磷、维生素D代谢的影响主要见于多年用药、饮食不当、日光照射不足者，可补充维生素D。④有精神依赖性，长期大量用药而突然停用时会出现失眠、焦虑、发作加频甚至癫痫持续状态，故应逐渐撤药。

扑米酮的抗癫痫谱同苯巴比妥，特别是对苯巴比妥和苯妥英钠不能控制的发作有效。扑米酮的治疗血药浓度个体差异很大，在儿童尤为明显，一般是8～12mg/L。成人口服，起始剂量每次50mg，1周后逐渐增至每次250mg，每日2～3次。儿童口服，每日12.5～25mg/kg，分2～3次。应用扑米酮初期有镇静作用，继续服用自然消失，血药浓度12mg/L时，可出现共济失调。

2.复杂部分性发作（精神运动性发作）

卡马西平是安全、有效、广谱的抗癫痫药。成人口服每次100～200mg，1～2次/d，逐渐增加至每次400mg，2～3次/d。儿童每日10～20mg/kg，分次服用。卡马西平的优点是较少有精神、行为功能方面的不良反应。可有胃肠反应（腹痛、腹泻、口干）和皮肤反应（瘙痒、光敏、脱发、多汗、皮疹），偶见心律失常，肝功能损害。用药过程中应定期检查血、尿常规和肝、肾功能等。

3.失神发作（小发作）

丙戊酸对小发作疗效优于乙琥胺，但因其肝脏毒性较大，常不作为首选药物。成人口服丙戊酸，每次200～400mg，每日600～1 200mg，将全日药量分为3～4次，在饭后和入睡前服用。儿童开始每日5～15mg/kg，以减少镇静作用和胃肠反应，以后每周增加5～10mg/kg，直到疗效满意，儿童最高用量可达到每日50～60mg/kg。丙戊酸与剂量有关的不良反应是可逆的，其有效血药浓度为30～100mg/L，血药浓度达120mg/L以上则不良反应增多，如嗜睡、共济失调、易激惹等，减量后可消失；胃肠道刺激症状有恶心、呕吐、胃部不适等，小剂量开始和餐后服药可使症状减轻；严重的不良反应为肝脏受损，常与年龄小（2岁以下）、多种抗癫痫药合用、家族易感性等有关，肝毒性多在用药后3～6个月发生。用丙戊酸6个月以内应每月检查肝功能及血常规，肝病患者禁用，肾病和血液病患者慎用，孕妇慎用。

乙琥胺是治疗失神发作的首选药物。成人开始口服500mg/d，必要时每周增加250mg/d，维持量每日15～30mg/kg，最大用量1.5g/d。3～6岁儿童开始剂量250mg/d，必要时逐渐增量，维持量每日5～40mg/kg，分2～4次服。主要的不良反应是胃肠道症状，偶见嗜睡、头痛、共济失调、头晕。有效血药浓度为40～100mg/L，血药浓度过高可有行为改变、欣快感；剂量过大可致失神发作的频率增加。

4.癫痫持续状态

癫痫持续状态是指癫痫发作频繁，间歇期意识障碍不恢复，或1次发作持续30分钟以上者。癫痫持续状态威胁生命,尽快控制抽搐是抢救成功的关键;减轻脑水肿,维护呼吸循环功能,防治肺部感染,纠正水、电解质及酸碱失衡,降低高热等,也都与抢救成败密切相关。控制抽搐的原则:先用抗癫痫药静脉注射,以迅速控制抽搐,再给予静脉滴注,使血药浓度维持在有效水平,以防止抽搐再发。首先选择快速有效的抗癫痫药静脉注射,如苯二氮䓬类的地西泮、劳拉西泮、咪达唑仑和氯硝西泮,必要时可用异戊巴比妥,以上药物缺乏时可以选用利多卡因。为防止出现呼吸抑制,静脉注射速度不宜过快。当抽搐控制后,立即静脉滴注或鼻饲长效抗癫痫药,如苯妥英钠、丙戊酸钠、苯巴比妥等,以维持疗效。待癫痫持续状态被完全控制并稳定后,再酌情过渡到患者以往使用的有效治疗药物。

地西泮在1~3分钟内即可生效,成人用10~20mg不稀释,静脉注射,速度每分钟不超过2mg,直到发作终止或总量达30mg。儿童静脉注射用量:出生30天至5岁每2~5分钟0.2~0.5mg,最大限量5mg;5岁以上每2~5分钟1.0mg,最大限量10mg,必要时在2~4小时内可重复使用。地西泮半衰期短,注射20分钟后其血药浓度下降50%以上,停药后常有复发,为维持疗效可用地西泮50~100mg加至5%葡萄糖注射液500ml中,以每小时40ml的速度滴注,24小时内总量不超过100mg。也可用苯巴比妥钠0.1~0.2g肌内注射,以后酌情每6~8小时重复0.2g肌内注射;或苯妥英钠250~500mg稀释成5%溶液静脉注射,速度不超过50mg/min。使用地西泮时要密切患者观察呼吸、心率、血压,注意翻身和吸痰。

5.难治性癫痫

难治性癫痫又称顽固性癫痫,目前国内外还没有统一确切的定义。有学者定义为频繁的癫痫发作,至少每月4次以上,应用适当的一线抗癫痫药正规治疗且药物的血浓度在有效范围内,至少观察2年,仍不能控制发作且影响日常生活;无进行性中枢神经系统疾病或占位性病变。难治性癫痫的药物治疗策略是应用大剂量抗癫痫药或联合用药。先按发作类型,选用一种抗癫痫药,还渐增加剂量至发作控制或出现药物副作用,此时血药浓度往往高于一般治疗有效水平。此外,可应用新型抗癫痫药。

第四节 帕金森病

帕金森病(PD)是一种神经系统退行性疾病,也称为震颤麻痹多见于中老年人,是一种较常见的锥体外系疾病,临床表现为缓慢发展的静止性震颤、肌肉强直、运动迟缓和姿势步态异常。其主要病变部位是黑质.纹状体多巴胺神经通路,黑质多巴胺能神经元变性,导致纹状体内的多巴胺含量不足,而乙酰胆碱相对占优势,胆碱能神经元功能相对亢进造成多巴胺能神经功能和胆碱能神经功能失衡,产生帕金森病症状。

【病因和发病机制】

PD的病因与发病机制至今尚未完全明了,目前认为与遗传因素、环境因素、氧化应激、兴奋性神经毒素等密切相关。

1.遗传因素

大约15%的PD患者有家族史，基因突变与个人患此病风险之间的相互关系尚未完全了解。在PD患者的神经元中，*snca* 编码 α—突触核蛋白，这种蛋白质聚集称为路易小体，*snca* 基因突变可发生于早发型PD。*park2* 基因编码蛋白质parkin，参与分解蛋白质及蛋白质再利用。*park7* 基因编码DJ-1蛋白，可以抵抗线粒体氧化应激损伤，其突变导致一种罕见的早发型PD。*pinkl* 可产生一种蛋白激酶，可以保护线粒体功能。*pinkl* 突变发生于早发型PD。lrrk2产生的蛋白质也是一种蛋白激酶，此基因的突变与晚发型PD有关。在遗传性PD的病例中，遗传模式因涉及的基因而不同。如果与lrrk2或 *snca* 基因有关，呈常染色体显性遗传模式。如果涉及 *park2*、*park7* 或 *pinkl* 基因，呈常染色体隐性遗传模式。

2.环境因素

与PD发病密切相关。神经毒素MPTP(1-甲基-4-苯基-1,2,3,6-四氢吡啶)制备的动物模型或误用MPTP造成的PD患者，在许多方面如行为症状、生化改变、药物治疗反应和某些病理变化与原发性PD患者的改变十分相似。MPTP造成的慢性损害使细胞线粒体呼吸链中复合物Ⅰ、Ⅲ含量减少，ATP合成受到抑制，还原型辅酶I(NADH)及乳酸堆积，细胞内游离钙急剧增加，谷胱甘肽形成减少。这些改变使氧自由基生成过度，导致细胞凋亡和坏死。与MPTP结构类似的化合物如除草剂百草枯、异喹啉等，这些物质都有可能是PD发病的危险因素。长期接触锰尘、一氧化碳中毒也可引起帕金森综合征。

3.氧化应激增强和线粒体功能障碍

自由基可使不饱和脂肪酸发生脂质过氧化(LPO)反应，对蛋白质和DNA产生氧化损伤，导致细胞变性死亡。正常情况下，机体存在自由基清除系统，在脑内主要有谷胱甘肽(GSH)、谷胱甘肽过氧化物酶(GSH-PX)、超氧化物歧化酶(SOD)等，保护机体免遭自由基的损伤。PD患者黑质部位的自由基清除能力下降，谷胱甘肽(GSH)含量明显下降，较正常减少达50%。PD患者脑黑质中铁含量较正常增高50%，而铁蛋白(有结合铁的能力)含量减少，铁能造成细胞内钙的聚集和脂质过氧化反应加剧。PD患者黑质线粒体呼吸链中复合物I功能缺损，使黑质细胞对自由基损伤更加敏感。

4.兴奋性神经毒作用

在丘脑和基底神经节传出核团中，多巴胺减少可增加兴奋性氨基酸能神经元(主要是谷氨酸能神经元)的活性，这些核团的过度兴奋导致PD发生。动物研究表明，向苍白球内侧部或黑质网状结构内注射竞争性N-甲基D-天冬氨酸(NMDA)受体拮抗剂，可明显改善运动功能等PD样症状。

【临床表现】

多于50～60岁起病，男性略多于女性。起病缓慢，症状逐渐加重，主要表现为震颤、肌强直、运动迟缓和姿势反射减少。

1.震颤

由相互拮抗的肌群发生节律性的交替收缩所致。多从一侧上肢的远端开始，逐渐扩展至同侧下肢及对侧上、下肢，最后累及舌、唇、腭及头部。典型的震颤为手指呈“搓丸样”，安静或休息时出现静止性震颤，情绪紧张时加重，睡眠时消失。

2.肌强直

四肢、躯干、颈部、面部的肌肉均可发生强直，患者表现出一种特殊姿势：头部前倾，躯干俯屈，前臂内收，下肢髋及膝关节略为弯曲，手指内收，腕关节和指间关节伸直，拇指对掌，称“帕金森手”。

3.运动徐缓

随意运动缓慢、减少，加上肌张力增高、姿势反射障碍等而表现出一系列的运动障碍：患者的面肌活动减少，双眼常凝视，瞬目少，面部表情呆板，称“面具脸”；患者手指进行精细动作如扣钮、穿鞋袜比较困难，书写也困难，字愈写愈小，称“写字过小症”；讲话慢，语音低沉且单调，口、咽部的肌肉活动障碍而致唾液难于咽下，大量流涎，严重时吞咽食物也困难。

4.姿势反射减少

走路时双上肢前后摆动的“联合动作”减少，甚至不摆动。步态障碍表现为起步较难，一旦迈步，即以碎步向前冲，不能及时停步，称为“慌张步态”。姿势转变也有障碍，如患者正在走路时令其立即转身，头部及躯干往往同时转动。久坐后站起来也感困难，久卧于一个姿势也难转身。

【治疗原则】

PD 的运动症状和非运动症状都会影响患者的工作和日常生活能力，因此，用药原则应该以达到有效改善症状、提高工作能力和生活质量为目标。

1.早期诊断、早期治疗

不仅可以更好地改善症状，而且可能会达到延缓疾病进展的效果。

2.坚持“剂量滴定”

为避免产生药物的急性副作用，应力求“尽可能以小剂量达到满意临床效果”的用药原则，避免或降低运动并发症的发生率。

3.遵循循证医学的证据，并强调个体化用药

不同患者的用药选择需要综合考虑患者的疾病特点（是以震颤为主，还是以强直少动为主）和疾病严重程度、有无认知障碍、发病年龄、就业状况、有无共患病、药物可能的副作用、患者的意愿、经济承受能力等因素，尽可能避免、推迟或减少药物的副作用和运动并发症。

4.避免突然停药

进行抗 PD 药物治疗时，特别是使用左旋多巴及大剂量多巴胺受体激动药时不能突然停药，以免发生撤药恶性综合征。

【药物治疗】

（一）治疗药物分类

帕金森病治疗药物分类见表 2-2。

表 2-2 帕金森病治疗药物分类

药物分类	代表药物	作用机制
抗胆碱药	苯海索、苯扎托品、丙环定	拮抗 M 胆碱受体,减弱黑质纹状体通路中乙酰胆碱的作用。此类药物抗震颤和强直效果较好,可用于少数不能接受 L-dopa 或多巴胺受体激动药的患者
拟多巴胺类药		
1.多巴胺前体药	左旋多巴(L-dopa)	直接增加脑内多巴胺浓度,至今仍是治疗 PD 最有效、最基本的药物
2.促多巴胺释放药	金刚烷胺	能促进 L-dopa 进入脑循环,增加多巴胺的合成、释放,使突触间隙多巴胺的浓度增加;还能拮抗兴奋性氨基酸受体(NMDA 受体)发挥抗 PD 作用
3.多巴胺受体激动药	溴隐亭、吡贝地尔、普拉克索、罗匹尼罗	可直接选择性作用于多巴胺受体,提高多巴胺功能
4.左旋多巴增效药		
(1)外周氨基酸脱羧酶抑制药	卡比多巴、苄丝肼	使 L-dopa 在外周的脱羧反应被抑制,进入中枢的量增加
(2)单胺氧化酶 B 抑制药	司来吉兰	可选择性抑制中枢神经系统单胺氧化酶,降低脑内 DA 降解代谢,使 DA 浓度增加
(3)儿茶酚胺氧位甲基转移酶抑制药	托卡朋、恩他卡朋	抑制外周 L-dopa 的降解,使更多的 L-dopa 进入脑组织发挥作用

(二)治疗药物的选用

根据临床症状严重度的不同,可以将 PD 的病程分为早期和中晚期,即将 Hoehn-Yahr 1～2.5 级定义为早期,Hoehn-Yahr 3～5 级定义为中晚期。

1.早期 PD 的治疗

PD 一旦发生将随着时间的推移而渐进性加重,有证据提示在疾病早期阶段的病程进展较后期阶段要快。因此,一旦早期诊断,即应早治疗。早期的药物治疗,一般多予单药治疗,但也可采用优化的小剂量多种药物(体现多靶点)的联合应用,力求达到疗效最佳、维持时间更长而运动并发症发生率最低的目标。

(1)复方 L-dopa:L-dopa 是 PD 最有效的对症治疗药物,对强直、运动减少和震颤等运动症状均有很好的疗效。虽然随着疾病进展和 L-dopa 长期使用会产生症状波动和运动并发症,但早期应用小剂量 L-dopa (400mg/d 以内)并不增加异动症的产生。因此,应在满足控制症状的前提下尽可能使用低的有效剂量,初始剂量一般为 62.5～125mg,2～3 次/d。高剂量的 L-dopa 和病程的长期发展引起异动症的可能性更大。因此,早期并不建议刻意推迟使用 L-dopa,特别对于晚发型 PD 病患者或者运动功能改善需求高的较年轻患者,复方 L-dopa 可以作为首选。复方 L-dopa 包括多巴丝肼片和卡左双多巴,前者为苄丝肼和 L-dopa 的复方制剂，后者为卡比多巴和L-dopa的复方制剂。卡比多巴和苄丝肼均为氨基酸脱羧酶(AADC)抑制药，与L-dopa合用时仅能抑制外周AADC，由于L-dopa在外周的脱羧作用被抑制，进入中枢神经系统的L-dopa增加，使用量可减少75%，而使不良反应明显减少，症状波动减轻。复方L-dopa常释剂起效快，而缓释片维持时间相对长，但起效慢、生物利用度低，在使用时，尤其是两种不同剂型转换时需加以注意。

(2)多巴胺受体激动药：此类药物根据其化学结构不同可分为两类，麦角类[包括溴隐亭、培高利特、α-二氢麦角隐亭、卡麦角林和麦角乙脲]和非麦角类[包括普拉克索、罗匹尼罗、吡贝地尔、罗替戈汀和阿扑吗啡]。由于麦角类多巴胺受体激动药易引起心脏瓣膜病变和肺胸膜纤维化，故临床已使用较少，其中培高利特在国内已停用。非麦角类多巴胺受体激动药的长半衰期制剂能避免对纹状体突触后膜的多巴胺受体产生"脉冲"样刺激，从而可预防或减少运动并发症，因此，目前非麦角类多巴胺受体激动药推荐为首选药物，尤其适用于早发型PD患者的病程初期。此类药物均应从小剂量开始，逐渐增加剂量至获得满意疗效而不出现不良反应。其不良反应与L-dopa相似，但它的症状波动和异动症发生率较L-dopa低，而直立性低血压、脚踝水肿和精神异常(幻觉、食欲亢进、性欲亢进等)的发生率较L-dopa高。

(3)单胺氧化酶B(MAO-B)抑制药：第一代MAO-B抑制药司来吉兰为选择性MAO-B抑制药，能迅速通过血脑屏障，降低脑内多巴胺降解代谢，使多巴胺浓度增加，有效时间延长。与L-dopa合用后，能增加疗效，降低L-dopa用量，减少外周不良反应，并能消除长期使用L-dopa出现的"开关反应"。此类药物主要推荐用于治疗早期PD患者，特别是早发型或者初治的PD患者，也可用于进展期的PD患者的附加治疗。在改善运动并发症方面，第二代MAO-B抑制药雷沙吉兰相对于司来吉兰证据更充分。同类药物沙芬酰胺对MAO-B具有较高的选择性，能够可逆性地抑制其作用，从而增加脑内多巴胺水平。沙芬酰胺对MAO-B的选择性较MAO-A强5 000倍，远大于司来吉兰和雷沙吉兰。

(4)儿茶酚-O-甲基转移酶抑制药(COMTI)：抑制COMT可降低L-dopa的降解，并减少COMT代谢途径产物3-0-甲基多巴对L-dopa转运入脑的竞争性抑制作用，可增加L-dopa的生物利用度和提高纹状体中L-dopa和多巴胺浓度。此类药物主要有恩他卡朋、托卡朋和奥匹卡朋以及与复方L-dopa组合的恩他卡朋双多巴片(恩他卡朋/左旋多巴/卡比多巴复合制剂)。在疾病早期首选恩他卡朋双多巴片治疗可以改善症状，恩他卡朋须与复方L-dopa同服，单用无效。

(5)抗胆碱药：本类药物可阻断中枢M受体，减弱纹状体中乙酰胆碱的作用，疗效不如L-dopa。用于轻症患者和不能耐受L-dopa或禁用L-dopa的患者。苯海索和苯扎托品抗震颤效果好，也能改善运动障碍和肌肉强直，对无震颤的患者不推荐应用此类药物。对60岁以下的患者要定期筛查认知功能，一旦发现认知功能下降则应立即停用；对60岁以上的患者尽可能不用或少用，若必须应用则应控制剂量。

(6)金刚烷胺：可通过多种方式加强多巴胺的功能，如促进L-dopa进入脑循环，增加多巴胺合成、释放和减少多巴胺重摄取等，表现出多巴胺受体激动药的作用。近年来认为其作用机制与阻断兴奋性氨基酸受体(NMDA-Glu敏感)有关。它对PD的肌肉强直、震颤和运动障碍的缓解作用较强，见效快，作用时间短，连用数天即可获最大疗效，但连用6～8周后疗效逐渐减弱。

2.中晚期 PD 的治疗

中晚期 PD 的临床表现更为复杂，除了有疾病本身的进展以外，还包括药物不良反应或运动并发症的出现。对中晚期 PD 患者的治疗，既要继续力求改善运动症状，又要处理一些运动并发症和非运动症状。

(1)运动并发症的治疗：

1)症状波动及其处理：长期服用 L-dopa 或复方 L-dopa 后，一些患者出现症状波动，常见的有：①剂末恶化现象：每次服药后有效时间缩短，在下一次服药前 1～2 小时症状恶化，再服药则恶化症状消失，常因清晨症状加重而被患者首先注意，应将每日 L-dopa 的剂量分成多次小剂量服用；②开关现象："开"的时相 PD 症状减弱，伴有多动；"关"的时相症状加重。此现象不能预知，与药物剂量无关，可能与受体敏感度有关。一旦产生，则 L-dopa 制剂应减量或停用 7～10 天，使多巴胺受体复敏后再从小剂量开始服用，亦可改用多巴胺受体激动药、抗胆碱药、MAO-B 抑制药、COMT 抑制药等。要注意改善 L-dopa 吸收、转运，减少蛋白摄入(每日小于 lg/kg)，促进胃肠运动(西沙必利等)，稳定 L-dopa 血浆浓度，增加用药次数，使用控释制剂等。

2)运动障碍及其处理：①剂量高峰多动症，表现为剂量高峰期躯干和肢体的舞蹈样动作。常出现在用药 2～3 小时后，可能与用药过量或受体超敏有关，不能预知，减量或停药可改善或消失，也可用舒必利或硫必利治疗。②晨僵，表现为清晨不能运动，以腿、足痉挛多见，与 L-dopa 浓度有关，可睡前改用 L-dopa 控释片或多巴胺受体激动药，也可使用巴氯芬、锂剂治疗。③双相多动，有些患者的不随意运动与 L-dopa 作用出现和消退相关联，这种双相多动常表现为较突出的肌张力障碍，并与肢体抽动、投掷样动作混合在一起。双相多动主要见于起病年龄较轻的患者，较剂量高峰多动少见，但比剂量高峰多动严重，处理起来极为棘手。有报道氯氮平能改善 PD 的不随意运动和开关现象，对静止性震颤有一定疗效，开始每日 25mg，逐渐增量，每日剂量最高可达 200～300mg。

3)PD 治疗药物引起精神症状的处理：①减少 PD 治疗药物用量；②减少或停用抗胆碱药或金刚烷胺，减少或停用多巴胺受体激动药，将左旋多巴减至最低有效剂量；③给予抗精神病药，如氯氮平等。

(2)非运动症状的治疗：非运动症状在整个 PD 的各个阶段都可能出现，主要包括睡眠障碍、感觉障碍、自主神经功能障碍和精神及认知障碍。有些非运动症状如嗅觉减退、快速眼球运动期睡眠、便秘和抑郁等比运动症状出现得更早。非运动症状严重影响患者的生活质量，因此在治疗 PD 患者的运动症状的同时也需要治疗患者的非运动症状。

1)睡眠障碍：PD 患者中有 60%～90%的伴有睡眠障碍，睡眠障碍是最常见的非运动症状。主要包括失眠、快速动眼睡眠行为障碍(RBD)、白天过度嗜睡(EDS)，其中约 50%以上的患者伴有 RBD。伴有 RBD 患者，发作频繁时可在睡前给予褪黑素或氯硝西泮。患者的失眠若与服用的 PD 治疗药物如司来吉兰和金刚烷胺有关，尤其在傍晚服用者，首先需改变服药时间；若与 PD 病夜间运动症状有关，主要是多巴胺能药物的夜间血药浓度过低，应加用多巴胺受体激动药的缓释片、复方 L-dopa 缓释片或 COMTI，则能够改善患者的睡眠质量。RBD 和失眠患者常常合并 EDS，如果患者在每次服药后出现嗜睡，提示药物过量，应适当减小剂量，或用控释剂代替常释剂将有助于改善 EDS。

2)感觉障碍:主要包括嗅觉减退、疼痛或麻木和不宁腿综合征。其中嗅觉减退最为常见,一般可早于运动症状出现之前多年发生,但目前尚无有效改善措施。疼痛在PD患者中也较为常见,引起疼痛的病因有多种,可以是由PD本身引起,也可能是关节病变引起。如果PD治疗药物"开期"疼痛减轻或消失,"关"期再次出现,则提示由PD本身所致,可以调整多巴胺能药物治疗以延长"开"期。反之则由其他原因引起,需要根据疼痛的类型予以相应的治疗。对不宁腿综合征的PD患者,可在入睡前服用多巴胺受体激动药或复方L-dopa治疗。

3)自主神经功能障碍:包括便秘、泌尿障碍和直立性低血压等。治疗便秘,可通过摄入足够的液体、高纤维饮食或温和的导泻药及促进胃动力药物可有效缓解,同时停用抗胆碱药。对泌尿障碍的治疗,可采用如奥昔布宁、溴丙胺太林、托特罗定和莨菪碱等外周抗胆碱药。对伴有直立性低血压患者应增加盐和水的摄入量,睡眠时抬高头位,并避免快速地变换体位,药物治疗可首选α-肾上腺素受体激动药米多君治疗。

4)精神及认知障碍:主要包括抑郁和(或)焦虑、幻觉和妄想、冲动强迫行为和认知减退及痴呆。引起精神及认知障碍的病因可能是由PD治疗药物诱发,也可能是由疾病本身导致,治疗时应注意区分。若是前者因素则应依次逐减或停用:抗胆碱药、金刚烷胺、MAO-B抑制药、多巴胺受体激动药,若症状无明显缓解,最后可减少复方L-dopa剂量,但有增加PD运动症状的风险。若为后者因素,就要考虑对症用药。

第五节　痴　呆

痴呆是大脑皮质功能衰退的一种临床综合征,主要表现为进行性记忆,认知和行为障碍。根据病因不同,可分为以下几种类型:阿尔茨海默病(AD)、血管性痴呆(vVD),以及其他神经系统疾病引起的痴呆等。

【病因和发病机制】

(一)阿尔茨海默病发病机制

AD患者大脑表现出脑萎缩,中枢神经系统内神经元和神经突触明显减少或消失,这种改变在与认知能力相关区域如海马及相关皮质部位尤为明显。脑组织布满神经元内纤维缠结、老年斑并沉积大量β淀粉样蛋白(Ap)。神经元内纤维缠结由处于超磷酸化状态的微管相关T蛋白组成的双螺旋纤维丝组成,老年斑存在于细胞外基质部分,β淀粉样蛋白主要沉积于细胞外。许多神经递质,如乙酰胆碱、5-羟色胺(5-HT)、去甲肾上腺素NE)、多巴胺、P物质等减少也与AD发病关。在复杂的AD病因学研究中发现,高龄及遗传因素与AD发病有关。

(二)血管性痴呆发病机制

VD是在脑动脉硬化的基础上,伴有多发性脑梗死所导致的痴呆综合征,又名多发梗死性痴呆。另一种情况是有慢性脑缺血但不一定伴有明显脑梗死,如皮质下动脉硬化性脑病。VD的根本原因是脑动脉硬化引起脑组织长期供血不足,以高血压脑动脉硬化和糖尿病性脑动脉硬化最为常见。VD中以皮质或皮质下梗死性痴呆最常见,痴呆的发生与梗死的容积和部位都有密切关系。脑血流降低也是引起VD的重要因素,造成脑血流下降的原因,一是脑动脉狭窄或闭塞导致脑组织灌流量降低,二是脑组织的兴奋性降低,导致脑代谢率的降低和脑血流量的下降。

(三)其他痴呆

神经系统许多疾病均可出现痴呆,最常见的有以下三种:

1.正常颅内压性脑积水

临床主要特征为进行性痴呆,伴共济失调、步态不稳和尿失禁。颅脑影像显示,两侧脑室扩大,两前角交叉在120。以上。腰穿脑脊液压力正常,侧脑室引流可改善症状。

2.克罗伊茨费尔特-雅各布病

是由朊病毒感染引起的慢性进行性疾病。主要临床特点除痴呆外,还表现四肢肌张力升高、手肌萎缩、肌阵挛发作、脑电图出现正向棘波及三相波,目前无特殊治疗方法。

3.锥体外系疾病伴发痴呆

如帕金森病晚期、慢性进行性舞蹈病(亨廷顿病)等都可伴发痴呆。这类伴发痴呆诊断没有困难,以治疗本身原发疾病为主,痴呆治疗为辅。

【临床表现】

1.记忆障碍

记忆力减退,是痴呆的最早表现,尤其是近事记忆减退更明显。经常遗失东西,忘记约会,无法学习新鲜事物。随着记忆障碍的明显加重,常会出现定向障碍,离家后找不到回家的道路。

2.认知障碍

表现出对时间、地点的认知错误,对社会、家庭人员关系的认知错误,如将儿子当兄弟等。有些患者还可出现语言障碍,不能准确表达,亦不能理解别人的讲话等。疾病严重时,可出现一般常识性认知困难,直至完全丧失生活能力。

3.行为障碍

轻者表现出性格改变,或是夸夸其谈、言过其实,或是退缩孤独、自言自语。常有无目的动作如独自房内行走、外出不能回家、不能睡到自己床上等表现。部分患者可有精神症状,如幻觉、躁狂、兴奋、冲动。后期患者常有衣衫褴褛、不修边幅、言语不能、行为退缩或冲动等表现,但一般无昏迷。

【治疗原则】

1.阿尔茨海默病

AD的治疗主要从以下几个方面着手:①治疗行为症状和心理症状,应治疗的靶症状包括躁动、攻击、压抑、焦虑、冷漠、睡眠或食欲改变、记忆减退、语言障碍、注意力分散、定向错误、智能减退等,常针对特定的靶症状采用相应的抗精神病药治疗;②采用中枢胆碱酯酶抑制药改善患者的记忆功能和认知功能;③采用脑血管扩张药或钙通道阻滞药,改善脑循环,减轻脑缺血损伤,保护神经功能;④采用改善脑代谢剂如胞磷胆碱、脑蛋白水解物(脑活素)等,改善脑组织的营养和能量供给,促进脑内葡萄糖和氨基酸的代谢利用;⑤采用β分泌酶抑制药、γ分泌酶抑制药能减少兴奋性氨基酸含量,改善关键病理蛋白代谢。

2.血管性痴呆

对VD的治疗类似于AD,但更重视改善脑循环,增加脑血流量,改善脑缺血缺氧,既有利于防治衰老,又利于促进记忆和智能的康复。脑细胞代谢活化剂和钙通道阻滞药的应用也受到重视,有提高智能、增强记忆和抗衰老作用。

【药物治疗】

(一)治疗药物分类

痴呆治疗药物分类见表2-3。

表2-3　痴呆治疗药物分类

药物分类	代表药物	作用机制
中枢乙酰胆碱酯酶抑制药	多奈哌齐、卡巴拉汀、石杉碱甲	抑制乙酰胆碱酯酶,延缓ACh代谢,增加ACh功能
M_1受体激动药	占诺美林	选择性激动胆碱M_1受体发挥作用
NMDA受体拮抗剂	美金刚	是兴奋性NMDA受体拮抗剂
促脑功能恢复药	双氢麦角毒碱、尼麦角林、茴拉西坦、银杏叶制剂	刺激尚存活的脑细胞充分发挥代偿功能,扩张脑血管,改善大脑血液循环,增加脑血流量和对葡萄糖的利用,促进脑组织代谢
分泌酶抑制药	β分泌酶抑制药、γ分泌酶抑制药	抑制水解淀粉样前体蛋白的β分泌酶、γ分泌酶的活性,减少β淀粉样蛋白的产生
钙通道阻滞药	尼莫地平	清除自由基,降低脂质过氧化反应。选择性作用于脑血管,改善脑血管痉挛

(二)治疗药物的选用

1.痴呆行为和心理症状用药

痴呆行为和心理症状的治疗应包括环境治疗、行为和心理症状药物治疗。

(1)环境治疗:指医护人员和照料者在内的一切环境因素对痴呆行为和心理症状的治疗作用。要求医务人员或照料者尊重患者,保持一种始终如一的、宽容大度的关心体贴。

(2)行为和心理症状治疗:主要针对的靶症状包括徘徊倾向、暴力倾向、睡眠日夜颠倒、进食障碍等。痴呆行为和心理症状虽可治疗,但有很大的难度。首先,要根据患者的靶症状来选择药物。其次,还要考虑到治疗药物的副作用对患者可能造成的影响,如传统抗精神病药的锥体外系副作用,要用抗胆碱药治疗,而抗胆碱药会影响患者的意识水平并加重认知功能障碍。

抑郁症状在痴呆患者的出现率可高达80%。痴呆患者伴发抑郁症状时,应首选选择性5-羟色胺再提取抑制药如舍曲林,氟西汀、帕罗西汀等。新一代的单胺氧化酶抑制药,可选择性抑制MAO-A如吗氯贝胺,或MAO-B如司来吉兰,对AD患者伴发的抑郁症状有效。

AD患者伴发轻度焦虑与夜间失眠时,可应用苯二氮䓬类药物,如奥沙西泮、劳拉西泮、阿普唑仑等,详见焦虑症的药物治疗。

经典抗精神病药如氯丙嗪、替沃噻吨、氟哌啶醇、硫利达嗪等一直是治疗痴呆行为和心理症状的主要药物,经典抗精神病药的主要缺点是易产生锥体外系副作用且反应严重。

新型抗精神病药包括利培酮、奥氮平、舍吲哚等,这些药物对多种行为和心理症状的疗效要优于经典抗精神病药,而且其锥体外系反应轻微,对老年患者更为合适。

丙戊酸钠和卡马西平对痴呆患者躁狂样症状、攻击行为有一定的治疗作用。不恰当的性行为多发生于男性老年痴呆患者,使用雌激素可以减少患者在生理方面和性方面的攻击行为。

2.改善痴呆用药

(1) AD 治疗药物的选用:轻至中度 AD 患者可使用双氢麦角毒碱、茴拉西坦、银杏叶制剂等,它们能够促进脑代谢,对提高患者注意力、稳定情绪有一定的作用,对部分轻度记忆力减退有一定的改善作用。盐酸多奈哌齐和盐酸他克林都是可逆性胆碱酯酶抑制药,区别在于多奈哌齐对中枢胆碱酯酶,如乙酰胆碱酯酶,有高度特异性,可明显改善患者记忆和认知功能。多奈哌齐的有效剂量是 5mg 或 10mg,每日 1 次,连服 14 天达稳态血药浓度。多奈哌齐可引起失眠,应在白天服用。本品口服吸收良好,饮食不影响对其吸收,老年人或肝、肾病患者不需要调整剂量。不良反应是胆碱能兴奋症状,包括恶心、腹泻、失眠、呕吐、肌痉挛、疲乏和厌食,经常是轻度且一过性的,没有肝毒性。多奈哌齐与同时应用的拟胆碱药或其他胆碱酯酶抑制药(如琥珀胆碱)有协同作用,与抗胆碱药有拮抗作用。

中至重度 AD 患者可使用卡巴拉汀治疗。研究表明,AD 患者日常生活能力、行为和认知功能的损害与脑中乙酰胆碱不足有关。人脑中乙酰胆碱的水平由两种酶即乙酰胆碱酯酶(AChE)和丁酰胆碱酯酶(BuChE)共同调节,卡巴拉汀的独特之处在于既能抑制乙酰胆碱酯酶,也抑制丁酰胆碱酯酶,升高脑内 ACh 作用明显。本品采用阶梯渐进式服药法,先每日服用 3mg(1.5mg,2 次/d),4 周后增到每日 6mg,如能耐受,隔 4 周后可再加到每日 9mg,甚至达到每日 12mg,应针对患者的具体反应,缓慢增加。早晚各一次服药,与食物同服效果更好。恶心、呕吐、食欲缺乏等不良反应一般为轻至中度,持续时间短,可自行消失。卡巴拉汀能影响抗胆碱药的活性,所以不应与其他抗胆碱药合用。

占诺美林是毒蕈碱 M_1 受体选择性激动药,对 M_2、M_3、M_4、M_5 受体作用很弱,易透过血脑屏障,且皮质和纹状体的摄取率较高,是目前发现的选择性最高的 M_1 受体激动药之一。服用本品后,AD 患者的认知功能和动作行为有明显改善。但因胃肠不适以及心血管方面的不良反应,部分患者中断治疗。

美金刚为 NMDA 受体的非竞争性拮抗剂,可与 NMDA 受体结合。谷氨酸以病理量释放时,美金刚可减少谷氨酸的神经毒性作用,当谷氨酸释放过少时,美金刚可改善记忆过程所需谷氨酸的传递。它是第一个用于晚期阿尔茨海默病的 NMDA 受体的非竞争性拮抗剂,将美金刚与 AChE 抑制药合用效果更好。该药的用法为口服,第 1 周剂量为每日 5mg(晨服),第 2 周每日 10mg(每次 5mg,每日 2 次),第 3 周每日 15mg(早上服 10mg,下午服 5mg),第 4 周开始以后服用推荐的维持剂量每日 20mg(每次 10mg,每日 2 次)。服后有轻微眩晕、不安、头重、口干等。饮酒可加重不良反应。

(2) VD 治疗药物的选用:尼莫地平口服吸收快,1 小时达血药浓度峰值,但肝脏首过效应明显,口服生物利用度仅 13%左右。VD 患者口服每次 40mg,3~4 次/d,连续使用 1 个月。尼莫地平注射剂每日 10~20mg 加入 5%葡萄糖注射液中静脉滴注,开始宜缓慢滴注,如果耐受性良好，尤其无明显血压下降时，2 小时后可酌情加快滴速，使用 5～14 天后改为口服。口服可有一过性消化道不适、头晕、嗜睡和皮肤瘙痒等反应，静脉给药可致血压轻微下降，头痛、头晕等。

尼麦角林能阻断 1α 受体，增加脑血流供应，改善脑细胞能量代谢，促进脑细胞蛋白质合成。治疗缺血性脑血管病，改善短期及长期记忆，促进记忆和智能的恢复。口服易吸收，生物利用度高，每次 5～10mg，3 次/d。本品能增强普萘洛尔对心脏的抑制作用，应避免合用。

双氢麦角碱能阻断交感神经 α 受体，兴奋多巴胺和 5-羟色胺受体，增加脑血流量和脑细胞对氧的利用，适用于治疗慢性脑血管病后期的脑功能减退、轻至中度血管性痴呆，预防偏头痛和血管性头痛。本品口服吸收不完全，肝脏首过效应明显，生物利用度仅 10%左右。成人口服或含服，每次 1～2mg，3 次/d，餐前用，12 周为一疗程。

第三章　精神障碍的药物治疗

第一节　失　眠

失眠是指无法入睡或无法保持正常睡眠状态，导致睡眠缺乏，又称入睡和维持睡眠障碍，为各种原因引起的入睡困难、睡眠深度或频度过短、早醒及睡眠时间不足或质量差等，是一种常见的亚健康状态。失眠往往导致机体免疫力低下、记忆力减退和精力不足，长期失眠可能会导致高血压、冠心病、脑出血、乳腺癌、偏瘫、糖尿病等多种疾病发生。

【病因和发病机制】

(一)病因

1.年龄

年龄增长是失眠的显著危险因素。随着年龄的增加，失眠的发生率逐渐增高。曾经存在失眠发作人群的再次发病率比未发生过失眠的普通人群高。

2 性别女性患病风险高于男性，在大于 45 岁人群中女性患病率更高。

3.遗传因素

有家族史的普通人群的新发病率是无家族史人群的 3 倍；家系研究和双生子研究显示失眠的遗传率在 30%～60%。

4.负性应激事件

失眠主要是由于一过性的兴奋、焦虑、精神紧张、身体不适或睡眠环境改变而导致。负性应激事件是新发失眠的危险因素，若得不到及时纠正，也可转化为慢性失眠的维持因素。

5.个性特征

过于细致的个性特征，如对健康状况要求过高、过分关注、追求完美、过分悲观等，对失眠的发生会有一定的作用。

6.精神障碍

约 70%～80%的精神障碍患者有失眠状。精神疾病引起的失眠，如躁狂症引起的昼夜不安而导致的少眠或不眠，以及抑郁症导致的早醒。

7.躯体疾病

慢性躯体疾病患者往往有失眠状，而失眠人群罹患躯体疾病的发生率显著高于非失眠人群。

(二)发病机制

目前对于失眠的发病机制尚不完全清楚，现存在以下两种假说：

1.过度觉醒假说

此学说是以神经生物学为基础，认为失眠是由于生理一认知.大脑皮层的活动增强，以中枢神经系统高觉醒状态或觉醒时间增多为主要表现。失眠患者大脑皮层觉醒表现为睡眠脑电图脑电波频率的增快，由于脑电图频率的增加会影响睡眠开始时记忆的形成，所以失眠患者无法区分睡眠和觉醒，无法确定睡前等待时间和总睡眠时间。慢性失眠患者认知觉醒模式发生改变，对睡眠的关注以及努力入睡成为失眠持续并发展的循环恶化因素，使得发生失眠的患者对睡眠产生担忧及恐惧感，对睡眠更为关注，因此加重失眠。

2. 3P 假说

3P 指的是易感因素、促发因素和维持因素。易感因素包括年龄、性别、遗传及性格特征等，可使个体对失眠易感。促发因素包括急性应激事件等，可引起失眠状的急性发生。维持因素包括应对短期失眠所导致的不良睡眠行为（如延长在床时间）及由短期失眠所导致的焦虑和抑郁症状等，尤其是对失眠本身的焦虑和恐惧。该假说认为失眠的发生和维持是由 3P 因素累积超过了发病阈值所致。

【临床表现及分类】

失眠的主要表现为入睡困难，入睡时间超过 30 分钟；睡眠深度或时间长度过短，夜间觉醒次数超过 2 次或凌晨早醒；多噩梦；总的睡眠时间少于 6 小时；次日出现日间功能障碍，机体免疫力低下，记忆力减退和精力不足，伴有紧张、不安、强迫、情绪低落。按病程可分为：①一过性或急性失眠，病程小于 4 周；②短期或亚急性失眠，病程大于 4 周小于 3～6 月；③长期或慢性失眠，病程大于 6 个月。

【药物治疗原则】

由于镇静催眠药长期使用会产生依赖性和停药反应，所以用药剂量应从小剂量开始，一旦达到有效剂量后不得轻易调整药物剂量。按需、间断、短期给药，每周服药 3～5 天而不是连续每天用药，常规用药不超过 3～4 周。长期药物治疗的患者应根据患者睡眠情况来调整用药剂量和维持时间，每个月需要对患者进行定期评估，必要时变更治疗方案，或者根据患者的睡眠改善状况适时采用间歇治疗。对于特殊人群，如儿童、孕妇、哺乳期妇女、肝肾功能损害患者、重度睡眠呼吸暂停综合征患者、重症肌无力患者不宜服用催眠药物治疗。

【药物治疗】

（一）治疗药物分类

目前临床上用于治疗失眠的药物包括苯二氮䓬受体激动药、褪黑素受体激动药、具有催眠效果的抗抑郁药以及食欲素受体拮抗剂等。

1. 苯二氮䓬受体激动药

此类药物是使用最为广泛的镇静催眠药，包括传统的苯二氮䓬类药物和新型作用于苯二氮䓬受体的药物。可促进-γ 氨基丁酸（GABA）与 GABAA 受体结合，通过增加 Cl^- 通道开放的频率，增强 GABA 对 GABAA 受体的作用而显示中枢抑制效应，起到镇静催眠作用。传统的苯二氮䓬类药物可缩短睡眠潜伏期、减少觉醒次数及增加总睡眠时间等，睡眠质量指标均有不同程度改善。但缺点是大多数药物不能优化睡眠结构，可显著减少慢波睡眠，导致睡后恢复感下降。根据药物半衰期的长短可分为三类。①短效类（半衰期＜6 小时）：三唑仑、奥沙西泮，主要用于入睡困难和觉醒后难以再次入睡的患者；②中效类（半衰期 6～24 小时）：艾司唑仑、劳拉西泮、阿普唑仑、替马西泮和氯硝西泮，主要用于睡眠浅、易醒的患者；③长效类（半衰期＞

24小时）：地西泮（安定）、氟西泮、氯氮革，主要用于早醒的患者。新型作用于苯二氮革受体的药物的催眠作用与传统的苯二氮䓬类药物类似，无镇静和抗惊厥作用。可改善失眠患者的睡眠结构，同时具有起效快、半衰期短，日间困倦和其他不良反应少等优点。在治疗剂量内，基本不产生失眠反弹和戒断症状。代表药物包括佐匹克隆、唑吡坦、扎来普隆等。

2.褪黑素受体激动药

代表药物有雷美替胺，与褪黑激素 MT1 和 MT2 受体有较高的亲和力，对 MT1 和 MT2 受体呈特异性完全激动作用，且不与 MT3 受体作用。主要用于治疗以入睡困难为主诉的失眠及昼夜节律失调导致的失眠。能有效缩短患者入睡的时间，增加总的睡眠时间，提高睡眠效率，且对次日工作、学习的负面影响较小。雷美替胺是一种接近理想化的失眠治疗药物，它可诱导生理性睡眠，不影响记忆，无耐药性，不会出现过度使用等问题，无药物依赖性，不会引起过度镇静、反跳性失眠以及停药反应。

3.抗抑郁药

适用于失眠伴有抑郁和（或）焦虑患者的治疗，此类药物包括：①5-羟色胺（5-HT）受体拮抗/再摄取抑制药：曲唑酮适合合并抑郁症、重度睡眠呼吸暂停综合征及有药物依赖史的患者；②去甲肾上腺素能和特异性 5-HT 抗抑郁药：米氮平通过阻断 $5\text{-}HT_{2A}$ 受体、组胺 H.受体而改善睡眠，可以增加睡眠的连续性和慢波睡眠，缩短入睡潜伏期，增加睡眠时间，改善睡眠质量；③选择性 5-HT 再摄取抑制药：氟伏沙明具有镇静作用，可以通过延缓体内褪黑素代谢，升高内源性褪黑素的浓度来改善睡眠，缩短快动眼睡眠期时间，同时不增加觉醒次数，延长抑郁患者的快动眼睡眠潜伏期，改善抑郁和焦虑患者的睡眠；④三环类抗抑郁药：多塞平可阻断 5-HT 和去甲肾上腺素的再摄取而发挥抗抑郁作用，同时可拮抗胆碱能受体、α_1 肾上腺素受体和组胺 H_1 受体，低剂量的多塞平（3～6mg/d）就可以发挥镇静催眠作用，适用于睡眠维持困难和短期睡眠紊乱的患者。

4.食欲素受体拮抗剂

苏沃雷生为新型催眠药，是第一个批准用于治疗失眠的食欲素受体拮抗剂，可同时阻断食欲素受体 OX_{1R} 和 OX_{2R} 以促进睡眠，可以缩短入睡潜伏期，减少入睡后觉醒时间，增加总睡眠时间。用于入睡或睡眠维持困难的治疗。

（二）治疗药物的选用

药物治疗过程中，应根据临床症状、治疗目的、既往治疗疗效、患者的倾向性意见、费用、可获得性、共患疾病、禁忌证、联合用药之间的相互作用以及不良反应等来选择药物种类。用药顺序通常为：①短、中效的苯二氮䓬受体激动药或褪黑素受体激动药（如雷美替胺）；②其他苯二氮䓬受体激动药或褪黑素受体激动药；③具有镇静作用的抗抑郁药（如曲唑酮、米氮平、氟伏沙明、多塞平），尤其适用于伴有抑郁和（或）焦虑症的失眠患者；④联合使用苯二氮䓬受体激动药和具有镇静作用的抗抑郁药。

第二节 精神分裂症

精神分裂症是一组病因未明的精神疾病，具有知觉、思维、情感和行为等方面的障碍，以精神活动和环境不协调为特征。多数患者通常意识清晰，智能尚好，部分患者可出现认知功能损害。多起病于青壮年，常缓慢起病，病程迁延，有慢性化倾向，但部分患者经合理治疗能痊愈或基本痊愈。抗精神病药主要用于治疗精神分裂症和其他具有精神病症状的精神障碍。这类药物通常在治疗剂量下并不影响患者的智力和意识，却能有效地控制患者的精神运动性兴奋、幻觉妄想、敌对情绪、思维障碍和行为紊乱等精神症状。新一代抗精神病药还可以改善动力低下和社会退缩等精神分裂症的阴性症状。

【病因和发病机制】

精神分裂症的病因还不清楚。许多基础研究中的新发现应用于解释精神分裂症的病因、发病机制、临床表现，提出了一系列理论和假设，如分子遗传理论、神经生化假说、大脑病理和结构改变、神经发育异常等生物学因素方面的假说。目前临床上使用的抗精神分裂症药物主要以神经生化假说为基础。多巴胺(DA)假说认为精神分裂症患者中枢DA功能亢进，阻断多巴胺D_2受体的药物可用来治疗精神分裂症的阳性症状。5.羟色胺(5-HT)假说认为$5\text{-}HT_{2A}$受体可能与情感、行为控制及DA释放调节有关，$5\text{-}HT_{2A}$受体拮抗剂可使DA神经元放电减少，并能减少大脑皮层及边缘系统DA的释放。谷氨酸(Glu)假说认为谷氨酸是大脑皮层神经元重要的兴奋性递质，谷氨酸受体拮抗剂可在受试者身上引起幻觉及妄想，同时也会导致情感淡漠、退缩等阴性症状。γ-氨基丁酸(GABA)假说认为前额叶皮层GABA能神经元传递减弱会导致精神分裂症患者记忆过程出现障碍，前额叶皮层GABA水平与早期精神分裂症患者发病呈负相关。另外，近年来的研究发现：心理社会因素不仅对这些精神障碍的发生有影响，而且对复发也有重要的作用。因此，生物学因素(内在因素)和心理社会因素(外在因素)在精神障碍发生发展过程中均起着重要作用。

【临床表现和分型】

(一)临床表现

1.感知觉障碍

此病症表现为错觉、幻觉、感知综合障碍等。最突出的是幻觉，以言语性幻听最为常见。

2.思维障碍

(1)思维内容障碍：主要指妄想，很常见，以被害妄想和关系妄想最多见，可见于各个年龄层。

(2)思维形式障碍：主要表现为思维联想过程缺乏连贯性和逻辑性，这是精神分裂症最具特征性的症状。患者可出现思维散漫、思维破裂、病理性象征性思维、词语新作、逻辑倒错性思维、内向性思维、思维贫乏等。

3.情感障碍

主要表现为情感迟钝或平淡。对客观刺激内心体验做出不相称或截然相反的情绪反应，即情感不协调或情感倒错。

4.意志与行为障碍

(1)意志减退：较发病前显得明显孤僻、懒散，常闭门不出、社交退缩。

(2)行为障碍：可表现为行为怪异、愚蠢幼稚，也可表现为紧张症状群，如刻板、模仿动作、违拗、作态，甚至木僵或突然兴奋冲动。

(二)临床分型

1.根据精神分裂症的临床特征分型

(1)偏执型:最为常见,多在青壮年或中年起病,起病形式缓慢。以相对稳定的妄想为主要临床表现,常伴有幻觉(特别是幻听)。预后多较好。

(2)青春型:多在青春期发病,起病较急,病情进展快,多在2周之内达到高峰。以联想障碍为主,突出表现为精神活动的全面紊乱。思维破裂或明显松弛,行为不可预测,缺乏目的。病情较易恶化,预后欠佳。

(3)紧张型:常急性发作,以明显的精神运动紊乱为主,外观呆板。可交替出现紧张性木僵与紧张性兴奋,或被动性顺从与违拗,预后较好。

(4)单纯型:不多见,起病隐匿,缓慢发展,病程至少2年,以思维贫乏、情感淡漠、意志缺乏和社会性退缩等阴性症状为主要表现,预后较差。

(5)未定型(混合型或未分化型):通常指符合精神分裂症诊断标准,具有明显的阳性精神病症状,如妄想、幻觉等,但又不符合上述各型诊断标准或为其混合形式者。

(6)其他:如儿童或晚发性精神分裂症,或残留型、慢性衰退型等。

2.以生物学和现象学相统一的观点分型

将精神分裂症按阳性症状和阴性症状进行分型。阳性症状指精神功能的异常亢进,包括幻觉、妄想、明显的思维障碍、反复的行为紊乱和失控。阴性症状指精神功能的减退或缺失,包括情感平淡、言语贫乏、意志缺乏、无快感体验、注意障碍。

(1)Ⅰ型精神分裂症:以阳性症状为主,对抗精神病药反应良好,无认知功能改变,预后良好,生物学基础是多巴胺功能亢进。

(2)Ⅱ型精神分裂症:以阴性症状为主,对抗精神病药反应差,伴有认知功能改变,预后差,生物学基础是脑细胞丧失、退化(额叶萎缩),多巴胺功能没有特别变化。

【治疗原则】

精神分裂症的治疗主要包括三个方面,即药物治疗、心理治疗和社会康复治疗。对于部分药物治疗不佳的患者,在急性期可单用或合用电抽搐疗法(ECT)。一般说来应坚持早期发现、早期诊断、早期治疗的原则。患者首次治疗时患精神病时间的长短与疗效及远期预后之间有密切相关性,发现越早,治疗针对性越强,预后越好。“三早”是本病预后的关键。

(一)药物治疗原则

1.单一药物治疗

一般从小剂量开始,缓慢加量,2周内加至治疗量。如已达治疗剂量仍无效者,酌情加量或考虑换用另一种化学结构的抗精神病药。

2.足剂量治疗

只要病情未达临床治愈,就应坚决加量,若加至最高治疗量仍无效,再考虑换药。高剂量时应密切注意不良反应。一般情况下不能突然停药。

3.足疗程治疗

每种药物至少用足疗程,若仍无效才考虑换药。①急性期治疗:经治疗量系统治疗4～6周无效可考虑换药;②恢复期治疗:以原有效药物、原有效剂量继续坚持巩固治疗,疗程至少

3～6个月；③维持期治疗：有研究表明，首次发作的精神分裂症患者，5年内的复发率超过80%，中断药物治疗者的复发风险是持续药物治疗者的5倍。因此，抗精神病药在维持治疗中起重要作用。应根据个体及所用药物情况，确定是否减少剂量，把握预防复发所需剂量。第1次发作维持治疗2～5年，第2次或多次复发者维持治疗时间应更长一些，甚至是终生服药。

4.个体化治疗

根据患者对药物的反应，摸索个体化的用药剂量。

5.定期评价疗效，指导治疗方案

定期评定药物不良反应，并对症治疗。

(二)心理治疗

可以帮助患者改善精神症状，增强治疗依从性，改善患者人际关系，特别是恢复期给予心理解释，可改变其病态认知，提高重返社会的适应能力。

(三)社会康复治疗

对临床痊愈的患者，应当鼓励其参加社会活动和从事力所能及的工作。对慢性精神分裂症有退缩表现的患者，可进行日常生活能力、人际交往技能的训练和职业劳动训练，使患者尽可能保留一部分社会生活功能，减轻残疾程度。同时还要对患者亲属进行健康教育，让他们多给患者一些关爱和理解，还应向公众普及精神卫生知识，使全社会的人尽可能给精神分裂症患者更多的帮助和理解，少一些歧视和指责。总之，对精神分裂症要进行系统的综合治疗和持续治疗。

【药物治疗】

(一)治疗药物分类

抗精神病药主要用于精神分裂症和其他具有精神病性症状的精神障碍。根据药物的药理作用特点及开发上市的先后，世界精神病协会于2000年提出了以下分类。

1.第一代抗精神病药

其又称典型抗精神病药、传统抗精神病药、神经阻滞药、多巴胺受体拮抗剂。主要为脑内多巴胺D_2受体拮抗剂，还对α_1、α_2肾上腺素受体、胆碱M_1受体、组胺H_1受体等有拮抗作用。临床上治疗幻觉、妄想、思维障碍、行为紊乱、兴奋、激越、紧张综合征具有明显疗效。对阴性症状及伴发抑郁症状疗效不确切。不良反应以锥体外系反应(EPS)和催乳素水平升高为主。代表药物有氯丙嗪、奋乃静、氟哌啶醇等。

2.第二代抗精神病药

其又称非典型抗精神病药、非传统抗精神病药。非典型抗精神病药除与典型抗精神病药共同作用在皮质下结构的靶点(D_2受体)外，还作用在大脑皮质前额叶和边缘叶，主要阻断$5\text{-}HT_{2A}$受体和多巴胺D_2受体，激动多巴胺D_2受体等。具有$5\text{-}HT_{2A}$受体与多巴胺D_2受体的高阻滞比，是非经典抗精神病药的重要特征。与典型抗精神病药相比，非经典抗精神病药具有以下几个特点：①对精神分裂症阳性和阴性症状都有效；②能够明显改善患者的认知功能；③不引起或者较少引起EPS；④不导致催乳素水平升高等不良反应。代表药物有利培酮、氯氮平、奥氮平、喹硫平、齐拉西酮及阿立哌唑等。

(二)治疗药物的选用

目前,精神分裂症还不能彻底治愈,药物治疗的目的是降低发作频率、减轻症状的严重程度、减少对社会心理功能的不良影响,最大限度地维持缓解期的社会功能,使患者能够良好地回归社会。治疗上以抗精神病药为主,部分情况下可合并使用心境稳定剂、抗抑郁药和其他药物。

选用治疗药物时,应考虑到药物的作用特点和不良反应,精神分裂症的临床特点、临床类型、病程、病期(急性或慢性阶段),以及患者的躯体状况、年龄、经济情况等。根据当今国内外包括美国、欧洲、世界精神卫生协会治疗规则系统的建议,一般推荐第二代抗精神病药作为一线药物选用,第一代及第二代抗精神病药的氯氮平作为二线药物使用。根据我国目前实际用药情况调查,第一代抗精神病药氯丙嗪、奋乃静、氟哌啶醇和舒必利也可作为首选药物使用。氯氮平在国内应用比较广泛,医生有一定的临床用药经验,但考虑氯氮平引起不良反应(EPS除外)较其他抗精神病药多见,特别是粒细胞缺乏症及致痉挛发作,建议谨慎使用。

1.急性期(首次发作)用药

宜采用积极的强化性药物治疗,争取最大限度地缓解精神症状,防止病情波动。

(1)以幻觉、妄想为主要临床表现的患者

1)对于不合作患者:选择第一代抗精神病药氯丙嗪或与等量异丙嗪混合注射,或肌内注射齐拉西酮,或氟哌啶醇 5～10mg,肌内注射,每 4～6 小时一次,疗程 3～7 天。对于伴有躁动、兴奋的患者,可采用氯丙嗪、异丙嗪等量溶于生理盐水中,缓慢静脉注射或静脉滴注。或者口服第二代抗精神病药,合并注射苯二氮䓬类药物如氯硝西泮、劳拉西泮或地西泮等。小剂量开始,快速增加至治疗剂量,维持治疗 7～10 天。如果治疗有效,可继续口服治疗,药物治疗过程同合作患者;

2)对于合作患者:①第一步治疗,口服一种第二代抗精神病药如利培酮、奥氮平、喹硫平、齐拉西酮、阿立哌唑或第一代抗精神病药如氯丙嗪、氟哌啶醇、奋乃静或舒必利治疗。小剂量起始,1～2 周逐渐增加至治疗剂量,剂量增加速度过快易出现不良反应。并向患者及家属交代可能会出现的不良反应,如何预防和处理,保证药物疗效和降低药物不良反应的发生。达治疗剂量后,持续治疗 6～8 周,定期评定疗效,根据疗效和不良反应对剂量进行适当调整,进行个体化治疗。如治疗无效,换用另一种第二代抗精神病药或另一种第一代抗精神病药,也可谨慎使用氯氮平。②第二步治疗:第一步治疗无效,进行第二步治疗。采用合并治疗如第二代抗精神病药合并第一代抗精神病药,或合并第一代抗精神病药长效制剂,如氟奋乃静癸酸酯、氟哌啶醇癸酸酯或氯氮平。③第三步治疗:如第二步治疗无效,考虑进行 ECT 治疗。根据临床表现,如果是 ECT 治疗适应证,可用在各个治疗步骤。

(2)以兴奋、激越为主要临床表现的患者:宜选用控制兴奋和躁动作用较强的药物,首选第一代抗精神病药如氯丙嗪或氟哌啶醇肌内注射;或口服第二代抗精神病药合并注射苯二氮䓬类药物。治疗有效,继续口服药物治疗,同幻觉妄想症状合作患者。如上述治疗无效,换用氯氮平或合并心境稳定剂如丙戊酸钠。如上述治疗仍无效,考虑进行 ECT 治疗。

(3)以紧张症状群为主要表现的患者:在进行治疗前,需要明确诊断,排除器质性脑病、恶性综合征或药源性紧张症。首选注射舒必利,3～5 天内增加至治疗剂量(200～600mg/d),持续1～2周。治疗有效，继续口服舒必利，或第二代抗精神病药。治疗过程同幻觉妄想症状合作患者。对于紧张症患者应重视躯体营养状况及水、电解质平衡，应合并躯体支持治疗。根据临床表现，可在各个治疗步骤采用ECT治疗。

(4)以阴性症状为主要表现的患者：首选第二代抗精神病药或者谨慎使用氯氮平。如果无效，考虑换用另一种第二代抗精神病药。如上述治疗无效，采用联合治疗，如合并使用氯氮平和其他第二代抗精神病药。

(5)以阳性症状为主要表现，同时伴有情感症状的患者

1)伴有抑郁症状的患者：首选一种第二代抗精神病药如利培酮、奥氮平或喹硫平，或第一代抗精神病药如舒必利、硫利达嗪，或谨慎使用氯氮平。如果治疗无效，换用另一种抗精神病药或第二代抗精神病药。如上述治疗无效，可在此基础上合并抗抑郁药(详见本章第三节)。根据临床表现，可在各个治疗步骤采用ECT治疗。

2)伴有躁狂症状的患者：首选第二代抗精神病或第一代抗精神病药。如治疗无效，在此基础上，加心境稳定剂如碳酸锂、丙戊酸钠或卡马西平，或者换用另一种第一代或第二代抗精神病药。如果上述治疗仍无效，考虑第一代和第二代抗精神病药合并使用。根据临床表现，可在各个治疗步骤采用ECT治疗。

(6)以突出的自杀或自伤行为为主要表现的患者：首选第二代抗精神病药奥氮平、阿立哌唑、氨磺必利、齐拉西酮等，可联合改良电抽搐治疗，有利于迅速控制症状。若上述治疗无效，评估自杀或自伤行为如果与抑郁症相关，可联合新型抗抑郁药或米氮平治疗；如果与精神病性症状有关，可换用另一种第二代抗精神病药氯氮平。

2.慢性精神分裂症患者急性恶化或复发的用药

对于慢性精神分裂症患者急性恶化或复发，需立即接受抗精神病药治疗，并遵循以下原则：

(1)应用第一代和第二代抗精神病药均能有效控制慢性精神分裂症患者急性恶化或复发。

(2)每一种抗精神病药的选择需遵循个体化原则，取决于患者曾使用过的某类药物以及患者曾体验过的不良反应。

(3)重视所有抗精神病药的不良反应，特别是锥体外系、代谢及心血管不良反应。

(4)相较于第一代抗精神病药，选用第二代抗精神病药可减少神经系统不良反应的发生风险。

(5)换用另一种抗精神病药之前，每位患者应用最佳治疗剂量治疗的时间不得小于2周，但不超过8周。出现严重耐受性或禁忌证者除外。

(6)由于不依从性导致复发的患者，以改善其依从性为主。

3.恢复期治疗和维持治疗

(1)恢复期治疗：急性期患者经上述治疗有效，继续以该有效药物和有效剂量治疗，合并适当的心理治疗，促进患者对疾病的认识，增强患者对治疗的依从性，促进患者社会功能的恢复。疗程至少3～6个月，慢性患者疗程可适当延长6个月～1年。难治性精神分裂症患者以最有效药物的有效剂量继续治疗，以稳定疗效，疗程1～2年。

(2)维持治疗：患者精神症状消失3个月(慢性复发性患者，精神症状消失6个月)以上，患

者自知力恢复，对自己精神状态认识客观，对将来有适当的计划，可以考虑降低药物剂量。减药过程需缓慢，维持剂量为最小有效剂量，继续治疗1～2年（多次复发患者可能需要更长时间）。对长期治疗依从性不好者，或难以保证按医嘱服药者可选用第一代抗精神病药长效制剂。

4.难治性精神分裂症的用药

首选第二代抗精神病药氯氮平（可试选用利培酮、奥氮平、喹硫平或注射第一代长效抗精神病药如氟奋乃静癸酸酯等，目前这些药物治疗难治性精神分裂症还在临床试验中）；或合并使用抗精神病药增效剂，如苯二氮䓬类药、心境稳定剂或抗抑郁药；或换用其他第二代抗精神病药。上述治疗无效，采用ECT治疗。

5.药物更换

对疗效不满意或不良反应不能耐受的患者需要更换药物。换药方法如下，①骤停原药换药法：适用于出现严重不良反应的情况。立即停用原来的治疗药物，待缓解后再开始新的药物治疗。这种换药方法建议住院换药。但氯氮平不宜骤停，因可能出现疗效空档导致复发或撤药综合征。②骤停原药、骤加新药：适用于有较严重的EPS者，两药重叠短时间，氯氮平不宜骤减。③缓减原药、缓加新药：可减少撤药反应及症状复燃，但可能增加两药合用引发的不良反应。

(三)常见不良反应及处理

1.锥体外系反应

与药物阻断多巴胺受体作用有关，为第一代抗精神病药治疗最常见的副作用，其中又以含氟化合物的发生较多，如氟奋乃静、三氟拉嗪、五氟利多等，发生率为25%～60%，多在用药后3～4周发生，最早可在0.5～48小时发生。锥体外系反应有如下四种表现形式。

(1)急性肌张力障碍：机制未知，治疗1～5天发生，表现为舌、面、颈、背部肌肉痉挛，类似癫痫发作。治疗：肌内注射东莨菪碱0.3mg或异丙嗪25～50mg，可迅速缓解。有时须减少药物剂量，加服抗胆碱药苯海索，或换服锥体外系反应低的药物。

(2)类PD症状：可能与多巴胺的阻断作用有关，最常见。治疗的最初1～2个月发生，发生率高达56%。最初表现为运动过缓，体征上主要为手足震颤和肌张力增高，严重者有协调运动的丧失、僵硬、佝偻姿势、拖行步态、面具脸、震颤、流涎和皮脂溢出。治疗给予抗胆碱药如苯海索2～12mg/d，应在使用2～3个月后逐渐停用。抗精神病药的使用应缓慢加药或使用最低有效量。

(3)静坐不能：机制未知，治疗1～2周出现，发生率约为20%。表现为无法控制的激越不安、不能静坐、反复走动或原地踏步。苯二氮䓬类药物和普萘洛尔(20～80mg/d)有效，而抗胆碱药通常无效。同时减少抗精神病药剂量或选用锥体外系反应低的药物。

(4)迟发性运动障碍(TD)：可能与多巴胺活动增强有关，持续治疗数月或数年后（停药后加重）出现，特点为口.面部运动障碍、舞蹈、手足徐动症或肌张力障碍。TD最早体征常是舌或口唇周围的轻微震颤。口部运动在老年患者中最具特征，肢体运动在年轻患者中较常见。尚无有效治疗药物，关键在于预防、使用最低有效量或换用锥体外系反应低的药物。抗胆碱药会促进和加重TD，应避免使用。早期发现、早期处理有可能逆转TD。

2.精神方面的不良反应

(1)过度镇静:抗精神病药治疗早期最常见的不良反应是镇静、乏力、头晕,发生率超过10%。氯丙嗪、氯氮平和硫利达嗪等多见,与药物阻断组胺 H_1 等受体作用有关。多见于治疗开始或增加剂量时,治疗几天或几周后常可耐受,也有不少长期服用氯丙嗪、硫利达嗪和氯氮平者表现多睡和白天嗜睡。将每日剂量的大部分在睡前服用,可以避免或减轻白天的过度镇静。严重者应该减药,并告诫患者勿驾车、操纵机器或从事高空作业。

(2)焦虑、激越作用:吩噻嗪类如氯丙嗪、苯甲酰胺类如舒必利和利培酮有轻度振奋作用,可以产生焦虑、激越。

(3)认知缺陷:镇静作用较强的吩噻嗪类倾向于抑制精神运动,但一般不影响高级认知功能。如果加上抗胆碱药,记忆功能可能暂时受影响。

(4)撤药反应:抗胆碱能作用强的药物如氯氮平、氯丙嗪等较易出现撤药反应,如失眠、焦虑和不安,应予注意。

3.自主神经系统不良反应

(1)抗胆碱能的不良反应:表现为口干、视力模糊、排尿困难和便秘等。硫利达嗪、氯丙嗪和氯氮平等多见。严重反应包括尿潴留、麻痹性肠梗阻和口腔感染,尤其是抗精神病药合并抗胆碱药及三环类抗抑郁药治疗时更易发生。

(2)抗肾上腺素能的不良反应:表现为直立性低血压、反射性心动过速以及射精的延迟或抑制。直立性低血压在治疗初期最为常见,氯丙嗪肌内注射时最容易出现,有心血管疾病的患者,剂量增加应缓慢。应让患者头低脚高位卧床,严重病例应输液并给予去甲肾上腺素、间羟胺(阿拉明)等升压,禁用肾上腺素。

4.内分泌和代谢不良反应

(1)内分泌功能异常:第一代抗精神病药常引起催乳素水平升高及高催乳素血症相关的功能障碍如闭经和溢乳、性功能改变。舒必利多见,第一代高效价抗精神病药较常见。第二代抗精神病药利培酮也可导致催乳素水平增高及相关的功能障碍。奥氮平也有暂时性催乳素水平升高(呈剂量依赖性)的报道。氯氮平、喹硫平对血浆催乳素水平无明显影响。该不良反应发生与药物阻断下丘脑一垂体结节漏斗区 DA 受体有关。目前尚无有效治疗方法,可通过减药、停药和(或)应用中药、DA 激动药和激素治疗。

(2)代谢异常:体重增加及其相关并发症(2 型糖尿病、高血压和高脂血症)一般与抗精神病药的长期应用相关,氯氮平和奥氮平明显增加体重,目前尚无有效方法预防和治疗抗精神病药诱发的体重增加。建议患者应节制饮食,酌情增加活动。

5.药物过量中毒

临床常见于误服或自杀等原因引起的急性中毒,抗精神病药的毒性比巴比妥和三环类抗抑郁药低,死亡率低。过量的最早征象是激越或意识混浊。可见肌张力障碍、抽搐和癫痫发作,脑电图显示突出的慢波。常有严重低血压以及心律失常、低体温。采用对症治疗,大量输液,注意维持正常体温,应用抗癫痫药控制癫痫。由于多数抗精神病药蛋白结合率较高,血液透析用处不大。抗胆碱能作用使胃排空延迟,所以即使过量用药数小时后都应洗胃。由于低血压是同时阻断 α 和 β 肾上腺素受体,只能用作用于 α 肾上腺素受体的升压药如间羟胺和去甲肾上腺素等升压,禁用肾上腺素。

第三节 心境障碍

心境障碍,又称情感性精神障碍,是以显著而持久的情感或心境改变为主要特征的一组疾病。临床上主要表现为情感高涨或低落,伴有相应的认知和行为改变,可有精神病性症状,如幻觉、妄想。大多数患者有反复发作的倾向,部分可有残留症状或转为慢性。根据 CCMD-3,心境障碍包括抑郁症、躁狂症和双相障碍等几个类型。抑郁症或躁狂症是指仅有抑郁或躁狂发作,习惯上称为单相抑郁或单相躁狂。双相情感障碍指既有躁狂或轻躁狂发作,又有抑郁发作的一类心境障碍。临床上单纯的躁狂症极为少见,故躁狂发作应视为双相情感障碍。双相Ⅰ型障碍的患者交替出现明显且严重躁狂和严重抑郁,常以抑郁形式起病。双相Ⅱ型障碍的患者中,严重抑郁和轻度躁狂交替发作。多数人认为心境障碍的发病与遗传因素、神经生物学因素和心理社会因素等有关。

【病因和发病机制】

(一)神经递质假说

1.去甲肾上腺素(NE)假说

单胺氧化酶抑制药和三环类抗抑郁药通过增加大脑内的 NE 而逆转利血平的致抑郁效应。此假说认为抑郁症是因为大脑 NE 过少所致,而躁狂症则相反。

2.5-羟色胺(5-HT)假说

5-HT 功能活动降低与抑郁症患者的抑郁心境、食欲减退、失眠、昼夜节律紊乱、内分泌功能紊乱、性功能障碍、焦虑不安、不能对付应激、活动减少等密切相关。

5-HT 受体包括 $5\text{-}HT_1$～$5\text{-}HT_7$,亚型达 14 种,具有明显临床意义的主要是 $5\text{-}HT_1$～$5\text{-}HT_4$受体。与抑郁和焦虑有关的受体亚型主要是 $5\text{-}HT_{1A}$和 $5\text{-}HT_{2A}$受体,$5\text{-}HT_{1A}$受体激动药可抗抑郁、焦虑,促进性唤醒,是选择性 5-HT 再摄取抑制药的作用靶点。$5\text{-}HT_{2A}$受体激动药可引起失眠、焦虑、抑郁、抑制性功能。若拮抗 DA 能神经突触前膜的 $5\text{-}HT_{2A}$受体可抑制多巴胺释放。

3.多巴胺(DA)假说

神经化学和药理学研究发现抑郁症脑内 DA 功能降低,躁狂症 DA 功能增高。其主要依据是:多巴胺前体左旋多巴可以改善部分单相抑郁症患者的症状,使双相抑郁转为躁狂;多巴胺激动药如吡贝地尔和溴隐亭等有抗抑郁作用,可使部分双相抑郁转为躁狂。多巴胺的主要降解产物是高香草酸,抑郁发作时尿中高香草酸水平降低。

4.γ-氨基丁酸(GABA)假说

GABA 是中枢神经系统主要的抑制性神经递质,临床研究发现很多抗癫痫药如卡马西平、丙戊酸钠具有抗躁狂和抗抑郁作用,其药理作用与升高脑内 GABA 浓度有关。有研究发现:双相障碍患者血浆和脑脊液中 GABA 水平下降。

(二)心理社会因素

抑郁症发作具有“应激.心理”模式,其中心理因素的作用很明显,该模式主要包括三个方面的作用:个体内在因素(心理动力学和认知假说、病前人格)、人际交往因素(与他人的相互作用、社会支持网)、社会环境因素(早期不幸、近期生活事件)。这些因素可以促发抑郁或使个体的抑郁易感性增加,如早期丧母或近期失业会影响个体自尊或自信的保持和发展。

另外,还有遗传因素、神经内分泌功能异常、脑电生理变化和神经影像变化也对心境障碍的发生有明显影响。

一、抑郁症

【临床表现】

1.情绪低落

情绪低落是抑郁的中心症状,表现为显著而持久的情感低落、悲观失望,对日常活动丧失兴趣和愉快感,精力明显减退,无明显原因的持续疲乏感。

2.思维迟钝

其表现为主动言语明显减少,语速减慢,声音低沉,患者感到大脑不能用了,思考问题困难,工作和学习能力下降。

3.意志活动减退

其表现为动作缓慢,严重者可达木僵程度;生活被动、懒散。伴有焦虑的患者可有坐立不安等症状。严重者甚至反复出现自杀念头或行为。

4.其他症状

其他症状主要有睡眠障碍、食欲减退、体重下降、性欲减退、便秘、身体任何部位的疼痛、阳痿、闭经、乏力等。抑郁发作时也可出现人格解体、现实解体及强迫症状。

病程及严重标准:以情绪抑郁为主要特征,持续至少 2 周,并达到社会功能受损或给患者造成痛苦、不良后果的严重程度。

【治疗原则】

抑郁症为高复发性疾病,目前倡导全程治疗。抑郁症的全程治疗分为:急性期治疗、恢复期(巩固期)治疗和维持期治疗三期。单次发作的抑郁症 50%～85%会有第 2 次发作,因此常需维持治疗以防复发。①临床痊愈:指症状完全消失(汉密尔顿抑郁量表评分 HAMD≤7)。②复燃:治疗急性症状部分缓解(HAMD 减分率≥50%)或达到临床痊愈,因过早减药或停药后症状的再现,故常需巩固治疗和维持治疗以免复燃。③复发:指临床痊愈后一次新的抑郁发作,维持治疗可有效预防复发。抑郁症的治疗方法有药物治疗、心理治疗及康复治疗。药物治疗是抑郁症治疗的主要手段,药物主要用来改善脑部神经递质不平衡。抑郁症的治疗原则与精神分裂症的治疗原则基本相同,包括早期发现、早期诊断、早期治疗;一般采用单一药物治疗,足剂量、足疗程治疗,个体化治疗。

1.急性期治疗

推荐 6～8 周,控制症状,尽量达到临床痊愈。治疗抑郁症时,一般药物治疗 2～4 周开始起效。如果患者用药治疗 4～6 周无效,可改用同类其他药物或作用机制不同的药物。

2.恢复期(巩固期)治疗

治疗至少4～6个月,在此期间患者病情不稳,复燃风险较大,原则上应继续使用急性期治疗有效的药物且剂量不变。

3.维持期治疗

抑郁症为高复发性疾病,因此需要维持治疗以防止复发。维持治疗结束后,病情稳定,可缓慢减药直至终止治疗,但应密切监测复发的早期征象,一旦发现有复发的早期征象,迅速恢复原治疗。维持治疗期抗抑郁药剂量可适当减低,维持治疗时间长短则可因人而异,短者半年左右,一般来说,发作次数越多,维持治疗时间应越长,发作一次,至少要维持治疗6个月～1年,发作2次,至少要维持治疗2～3年,病情多次复发者甚至需要终生治疗。

抑郁症既是生理性也是心理性疾病,药物治疗和心理治疗相结合的综合治疗会使效果更好。心理治疗一般建议选择轻至中度的患者,且在治疗过程中密切观察,防止自杀。以下几种情况比较适用心理治疗:①患者自愿首选心理治疗或坚决排斥药物治疗者;②有明显的抗抑郁药使用禁忌;③发病有明显的心理社会原因。

【药物治疗】

抗抑郁药是指治疗各种抑郁障碍和能够预防抑郁症复发的一类药物。但抗抑郁药不是中枢神经兴奋剂,不会提高正常人的情绪。

(一)治疗药物分类

1.三环类抗抑郁药(TCA)

为突触前摄取抑制药,使突触间隙中NE和5-HT浓度增高从而达到治疗目的。阻断突触后α_1、H_1、M_1受体,分别导致低血压、镇静、口干和便秘等不良反应。此类药物疗效好,适用于各种类型及不同严重程度的抑郁障碍,但不良反应大,现已少用。代表药物有丙米嗪、氯米帕明、阿米替林、多塞平。

2.单胺氧化酶抑制药(MAOI)

抑制DA、5-HT、NE的代谢,使单胺类神经递质的浓度升高。新一代MAOI为可逆性单胺氧化酶抑制药RIMA),主要抑制单胺氧化酶A,对酶的抑制半衰期少于8小时,因此,不良反应少于老一代MAOI.适用于各类抑郁症。代表药物有吗氯贝胺。

3.选择性5十IT再摄取抑制药(SSRI)

选择性抑制5-HT再摄取,使突触间隙5-HT浓度增高而达到治疗目的。适用各种类型和不同严重程度的抑郁障碍。抗胆碱能不良反应和心血管不良反应比TCA轻,是近年临床上应用广泛的抗抑郁药。主要有6种:氟西汀、帕罗西汀、舍曲林、氟伏沙明、西酞普兰和艾司西酞普兰。SSRI的疗效与TCA无显著差异,其6个品种对抑郁症患者疗效大体相当,但不同品种对CYP450酶作用不同,因而要注意药物间的相互作用。

4.选择性5-HT及NE再摄取抑制药(SNRI)

主要抑制突触前膜对5-HT和NE的再摄取,对DA再摄取也有轻度抑制作用。疗效与丙米嗪相当或更优,起效时间较快,对难治性抑郁也有较好的治疗作用。不良反应较少。代表药物有文拉法辛、度洛西丁、米那普仑。文拉法辛和度洛西丁在低剂量时与SSRI疗效相当,在高剂量时疗效优于SSRI。米那普仑在普通剂量时疗效与TCA相当,优于SSRI。

5.选择性 NE 再摄取抑制药(NRI)

主要抑制突触前膜对 NE 的重摄取与阻滞 α_2 受体,升高突触间隙的 NE 浓度而发挥抗抑郁作用。抗抑郁症疗效与氟西汀相似,但对严重抑郁症似乎更有效,对社会功能、动力缺乏及负性自我感觉的改善更好。代表药物为瑞波西汀。

6.去甲肾上腺素能及特异性 5-HT 能抗抑郁药(NaSSA)

阻断中枢去甲肾上腺素能神经元突触前膜 α_2 自身受体,增加 NE 和 5-HT 的释放;既能激活突触后的 5-HT,受体而介导 5-HT 能神经元的传导,又通过阻断突触后的 5-HT_2 受体和 5-HT3 受体而较少引起焦虑、激越、性功能障碍和恶心等消化道不良反应。此外,对 H_1 受体也有一定的亲和力,对外周去甲肾上腺素能神经元突触 α_1 受体有中等拮抗作用,与引起的直立性低血压有关。有镇静作用,而抗胆碱能作用小。适用于各种抑郁症,尤其适用于重度抑郁症和明显焦虑、激越及失眠的患者。代表药物为米氮平。

7.α_2 受体拮抗剂和 5-HT_1、5-HT_2 受体拮抗剂

其能选择性抑制突触前膜上的 α_2 受体,促进 NE 释放,并拮抗脑内 5-HT_1、5-HT_2 受体。在外周,可对抗组胺和 5-HT 的作用,但无抗胆碱作用。抗抑郁疗效与 TCA 相近或稍逊。特别适用于有焦虑、失眠的抑郁症患者。代表药物为米安色林。

8.5-HT 受体拮抗和再摄取抑制药(SARI)

阻断 5-HT_{2A}受体,从而兴奋其他受体特别是 5-HT_{1A}受体对 5-HT 的反应,也抑制突触前 5-HT 的再摄取。同时具有抗组胺作用和阻断 α_1 受体的作用,故镇静作用较强,并能引起直立性低血压。适用于伴焦虑、失眠的轻至中度抑郁,对重度抑郁效果稍差。代表药物为曲唑酮和奈法唑酮。

9.去甲肾上腺素及多巴胺再摄取抑制药(NDRI)

如安非他酮,其本身对 NE 和 DA 的再摄取抑制作用很弱,但它的活性代谢产物是很强的再摄取抑制药,且在脑内浓度很高。适用于对其他抗抑郁药疗效不明显或不耐受的抑郁患者的治疗。

10.其他

(1)阿莫沙平:为苯二氮䓬类衍生物,对 NE 摄取抑制作用强,5-HT 摄取抑制作用弱,代谢产物对 D_2 受体有较强抑制作用。适用于精神病性抑郁。

(2)噻奈普汀:可增加突触前 5-HT 递质的再摄取,增加囊泡中 5-HT 的储存,且改变其活性;在大脑皮质水平,增加海马锥体细胞的活性,增加皮质及海马神经元再摄取 5-HT。长期服药可减少抑郁的复发;对老年抑郁症具有较好的疗效;能改善抑郁伴发的焦虑症状。

(3)圣·约翰草提取物:主要成分为金丝桃素,从植物圣约翰草中提取而得。对 5-HT、NE、DA 的再摄取有抑制作用。不良反应少,适用于轻、中度抑郁症,同时能改善患者的失眠和焦虑。

(4)氟哌噻吨美利曲辛:每片含 0.5mg 氟哌噻吨和 10mg 美利曲辛。适用于轻、中度抑郁症,尤其是心因性抑郁、躯体疾病伴发抑郁、更年期抑郁、酒精依赖及药瘾伴发的抑郁。

(5)阿戈美拉汀:为褪黑素受体激动药和 5-HT_2C 受体拮抗剂,能特异性地增加前额皮质去甲肾上腺素和多巴胺的释放,而对细胞外 5-HT 水平未见明显影响。适用于治疗成人抑郁症。

(二)治疗药物的选用

抗抑郁药的疗效和不良反应均存在个体差异,这种差异在治疗前很难预测。一般而言,几种主要抗抑郁药疗效大体相当,又各具特点,药物选择主要取决于患者躯体状况、疾病类型和药物不良反应。抗抑郁药的选用,要综合考虑下列因素。①既往用药史:如有效仍可用原药,除非有禁忌证;②药物遗传学:近亲中使用某种抗抑郁药有效,该患者也可能有效;③药物的药理学特征:如有的药镇静作用较强,对明显焦虑激越的患者可能较好;④药物—药物相互作用:无药效学或药动学相互作用;⑤患者躯体状况和耐受性:如非典型抑郁可选用 SSRI 或 MAOI,精神病性抑郁可选用阿莫沙平;⑥药物的可获得性及药物的价格和成本问题。

1.伴有明显激越的抑郁症的治疗

抑郁症患者可伴有明显激越,激越是女性更年期抑郁症的特征。在治疗中可考虑选用有镇静作用的抗抑郁药,如 SSRI 中的氟伏沙明、帕罗西汀,NaSSA 中的米氮平,SARI 中的曲唑酮,以及 TCA 中的阿米替林、氯米帕明等,也可选用 SNRI 中的文拉法辛。在治疗的早期,可考虑抗抑郁药合并苯二氮䓬类的劳拉西泮(1～4mg/d)或氯硝西泮(2～4mg/d)。当激越焦虑的症状缓解后可逐渐停用苯二氮䓬类药物,继续用抗抑郁药治疗。

2.伴有强迫症状的抑郁症的治疗

抑郁症患者可伴有强迫症状,强迫症的患者也可伴有抑郁,两者相互影响。有人认为,伴有强迫症状的抑郁症患者预后较差。药物治疗常使用 TCA 中的氯米帕明,以及 SSRI 的氟伏沙明、舍曲林、帕罗西汀和氟西汀。通常使用的剂量较大,如氟伏沙明可用至 200～300mg/d,舍曲林 150～250mg/d,氯米帕明 150～300mg/d。

3.伴有精神病症状的抑郁症的治疗

精神病一词传统上强调患者检验现实的能力丧失,伴有幻觉、妄想、阳性思维形式障碍或木僵等精神病性症状。精神障碍程度严重,属于精神病范畴。使用抗抑郁药治疗的同时,可合并第二代抗精神病药或第一代抗精神病药,如利培酮、合乃静、舒必利等,剂量可根据精神病性症状的严重程度适当进行调整,当精神病性症状消失后,继续治疗 1～2 个月,若症状未再出现,可考虑减药,直至停药,减药速度不宜过快,避免出现撤药综合征。

4.伴有躯体疾病的抑郁症的治疗

伴有躯体疾病的抑郁症,其抑郁症状可为脑部疾病的症状之一,如脑卒中,尤其是左额叶、额颞侧的卒中;抑郁症状也可能是躯体疾病的一种心因性反应,也可能是躯体疾病诱发的抑郁障碍。躯体疾病与抑郁症状同时存在,相互影响。抑郁症常常会加重躯体疾病,甚至使躯体疾病恶化,导致死亡,如冠心病、脑卒中等。躯体疾病也会引起抑郁症状的加重,故须有效地控制躯体疾病,并积极地治疗抑郁。抑郁症的治疗可选用不良反应少,安全性高的 SSRI 或 SNRI。如有肝肾功能障碍者,抗抑郁药的剂量不宜过大。若是躯体疾病伴发抑郁症,经治疗抑郁症状缓解,可考虑逐渐停用抗抑郁药。若是躯体疾病诱发的抑郁症,抑郁症状缓解后仍须继续治疗至足疗程。

5.难治性抑郁症的药物治疗

难治性抑郁症约占抑郁症患者的 10%～20%。治疗策略如下:

(1)增加抗抑郁药的剂量:增加原用的抗抑郁药的剂量至最大治疗剂量。在加药过程中应注意药物的不良反应,有条件的应监测血药浓度。但对 TCA 的加量,应持慎重态度,严密观察心血管的不良反应,避免过量中毒。

(2)抗抑郁药与其他类别的药物联用:抗抑郁药与锂盐合用,锂盐的剂量不宜太大,通常在 750～1 000mg/d。一般在合用治疗后的 7～14 天见效,抑郁症状可获缓解。TCA 与甲状腺素联用:加服三碘甲状腺素(T3) 25μg/d,1 周后加至 37.5～50μg/d。可在 1～2 周显效,有效率约 20%～50%,疗程 1～2 个月。不良反应小,但可能有心动过速、血压升高、焦虑、面红。抗抑郁药与丁螺环酮联用:丁螺环酮的剂量逐渐增加至 20～40mg/d,分 3 次口服。抗抑郁药与苯二氮䓬类药物联用:可缓解焦虑,改善睡眠,有利于疾病康复。抗抑郁药与新型抗精神病药联用:如利培酮(1～2mg/d)、奥氮平(5～10mg/d),主要用于精神病性的难治性抑郁。抗抑郁药与抗癫痫药联用:如卡马西平(0.2～0.6g/d)、丙戊酸钠(0.4～0.8g/d)。

(3)两种不同类型或不同药理机制的抗抑郁药的联用:①TCA 与 SSRI 联用,如白天用 SSRI,晚上用多塞平、阿米替林。SSRI 和 TCA 联用因药动学相互作用,可引起 TCA 血药浓度升高,诱发中毒,联用时 TCA 的剂量应适当减小。②TCA 与 MAOI 联用:一般不主张将两药联用,因为有发生严重并发症的可能。但有报道,两药联用对部分难治性抑郁症患者有效,剂量都应比常用的剂量为小,加量的速度也应较慢,通常在 TCA 治疗无效的基础上加用 MAOI,同时严密观察药物的不良反应。③TCA 与安非他酮联用。④抗抑郁药合并电休克治疗,或采取生物心理社会综合干预措施。

6.联合用药

一般不推荐两种以上抗抑郁药联用,但对难治性病例在足量、足疗程、同类型和不同类型抗抑郁药治疗无效或部分有效时才考虑联合用药,以增强疗效,弥补某些单药治疗的不足和减少不良反应。联合用药的方法详见难治性抑郁症的药物治疗建议。

7.药物过量中毒的处理

抗抑郁药中以 TCA 过量中毒危害最大,一次吞服 2.5g 即可致死,尤其是老人和儿童。其他抗抑郁药的危险性相对较小。

TCA 过量中毒的临床表现主要为神经、心血管和外周抗胆碱能症状(阿托品中毒症状)、昏迷、痉挛发作、心律失常,还可有兴奋、谵妄、躁动、高热、肠麻痹、瞳孔扩大、肌阵挛和强直、反射亢进、低血压、呼吸抑制、心搏骤停而死亡。处理方法包括支持疗法和对症疗法。如发生中毒,可试用毒扁豆碱缓解抗胆碱能作用,每 0.5～1 小时重复给药 1～2mg。及时洗胃、输液、利尿、保持呼吸道通畅、吸氧等支持疗法。积极处理心律失常,可用利多卡因、普萘洛尔和苯妥英钠等。控制癫痫发作,可肌内注射苯妥英钠 0.25g 或缓慢静注地西泮 10～20mg。由于 TCA 在胃内排空迟缓,故即使服人 6 小时以后,洗胃措施仍有必要。

二、躁狂症

【临床表现】

1.情绪高涨

其是躁狂症的主要症状,常表现为自我感觉良好,自我评价过高,有夸大,可达妄想程度。有的以易激惹、发怒为主要症状。

2.思维奔逸

其表现为联想迅速，意念飘忽，言语明显增多，注意力不集中，可有音联、意联或随境转移表现。

3.活动增多

其表现为整日忙碌不停，好管闲事，行为轻率，甚至不顾后果或冒险。

4.其他症状

常有睡眠需求减少，且不感到疲乏；性欲亢进；也可出现妄想、幻觉等精神病性症状，但一般与思维、情感相一致。

病程及严重标准：以情绪高涨或易激惹为主要症状，持续至少1周，并达到严重损害社会功能，或给别人造成危险或不良后果的程度。

【治疗原则】

治疗原则是减少发作频率，减轻发作程度，改善发作间期的心理功能。具体如下：①综合治疗原则：包括药物治疗、躯体治疗、物理治疗、心理治疗和危机干预等措施综合运用。②长期治疗原则：一般急性期治疗6～8周，巩固期治疗2～3个月，维持期治疗2～3年或更长。③患者和家属共同参与治疗。

【药物治疗】

(一)治疗药物分类

心境稳定剂也称抗躁狂药，是指对躁狂发作具有治疗作用，并对躁狂或抑郁发作具有预防复发的作用，且不会引起躁狂与抑郁互相转相或导致频繁快速循环发作的药物。目前，比较公认的心境稳定剂包括碳酸锂及抗惊厥药丙戊酸盐、卡马西平。已有临床证据显示，其他一些抗惊厥药也具有抗躁狂作用，如拉莫三嗪、托吡酯、加巴喷丁。某些抗精神病药，如氯氮平、奥氮平、利培酮与喹硫平等，可能也具有一定的心境稳定剂作用，可列为候选的心境稳定剂。

1.常用心境稳定剂

(1)碳酸锂：以锂离子形式发挥作用，其抗躁狂发作的机制是能抑制神经末梢钙离子依赖性的去甲肾上腺素和多巴胺释放，促进神经细胞对突触间隙中去甲肾上腺素的再摄取，增加其转化和灭活，从而使去甲肾上腺素浓度降低。碳酸锂还可促进5-HT的合成和释放，有助于情绪稳定。为治疗躁狂发作的首选药物，既可用于躁狂的急性发作，也可用于缓解期的维持治疗，总有效率约70%。锂盐对躁狂的复发也有预防作用，一般锂盐对轻症躁狂比重症躁狂效果好。

(2)丙戊酸盐：主要药物有丙戊酸钠和丙戊酸镁。能促使GABA的合成并阻止其分解，使脑内抑制性递质GABA的含量增加，对部分躁狂症有效。用于治疗双相情感障碍的躁狂发作，特别是快速循环发作及混合性发作效果较好，对双相情感障碍有预防复发的作用。疗效与碳酸锂相仿，对碳酸锂反应不佳或不能耐受者是较为理想的替换药物。常见不良反应有消化道反应，如恶心、呕吐、腹泻等；少数患者可出现嗜睡、震颤、共济失调、脱发、异常兴奋与烦躁不安等症状。药物过量出现肌无力、共济失调、嗜睡、意识模糊或昏迷。一旦发现中毒征象，应立即停药，并依病情给予对症治疗及支持疗法。

(3)卡马西平：用于急性躁狂发作的治疗，适用于碳酸锂治疗无效或快速循环发作或混合发作患者,对双相情感障碍有预防复发的作用。最常见的副作用是恶心、眩晕、共济失调和复视。严重的中毒反应有粒细胞减少症、再生障碍性贫血、Stevens-Johnson 综合征(多形糜烂性红斑)。卡马西平可使抗利尿激素减少,继发低钠血症和水中毒,严重者可致昏迷、痉挛等。应定期做血常规和电解质检查,如发生低钠血症,或白细胞总数低于 3 000 个/mm^3,应停用卡马西平。卡马西平和锂盐合用时,易引起甲状腺功能减退症。血药浓度监测有助于调整卡马西平的治疗剂量,但根据临床表现来调整剂量更具价值,血药浓度与抗躁狂疗效之间没有明确的联系。

2.候选心境稳定剂

在常规心境稳定剂疗效不好时,可以考虑换用或加用以下候选药物。

(1)拉莫三嗪:为兴奋性氨基酸谷氨酸受体拮抗剂,可抑制谷氨酸的释放。可与其他心境稳定剂合用治疗双相快速循环型及双相抑郁发作。也可作为难治性抑郁的增效剂。主要不良反应有皮疹、共济失调、抑郁、复视、困倦、无力、呕吐及眼球震颤。

(2)托吡酯:为电压敏感性钠离子通道调节剂。可与其他心境稳定剂合用治疗双相障碍患者。常见不良反应有食欲减退、认知损害、乏力、嗜睡等。

(3)加巴喷丁:可与其他心境稳定剂合用治疗双相躁狂发作。不良反应主要有嗜睡、眩晕、共济失调。

(4)第二代抗精神病药:氯氮平、利培酮、奥氮平与喹硫平也具有抗躁狂与抗抑郁的心境稳定作用,在双相障碍躁狂发作的急性期治疗阶段,可作为补充或辅助治疗措施与常规心境稳定剂联合使用。

(二)治疗药物的选用

药物治疗之前或用药初期,应进行全面体格检查,并检查血液和尿液常规、肝肾功能和甲状腺功能等。药物选择应结合临床症状特点、双相障碍的发作类型、躯体状态、年龄、过去治疗反应、药物相互作用及经济状况来考虑。躁狂发作的治疗方案如下:

第一步:以心境稳定剂单药治疗为主,有以下三种治疗方案。

方案 1:首选锂盐治疗。碳酸锂的剂量为 600～2 000mg/d,一般从小剂量开始,3～5 天内逐渐增加至治疗剂量,分 2～3 次服用,一般 1 周见效。维持治疗剂量为 500～1 500mg/d。老年及体弱者剂量适当减少,与抗抑郁药或抗精神病药合用时剂量也应减少。血锂的有效浓度与中毒浓度非常接近,要对血锂的浓度进行动态监测,并根据病情、治疗反应和血锂浓度调整剂量。急性期治疗血锂浓度应维持在 0.8～1.2mmol/L,维持治疗时为 0.4～0.8mmol/L,血锂浓度的上限不宜超过 1.4mmol/L,以防锂盐中毒。许多中毒症状反映的是细胞内而非细胞外锂盐浓度过高,因此在评价毒性和疗效时,临床判断比血药水平重要得多。早期中毒表现为频发的呕吐和腹泻、无力、淡漠、肢体震颤由细小变得粗大、反射亢进。血锂浓度 2.0mmol/L 以上可出现严重中毒,表现为意识模糊、共济失调、吐字不清、癫痫发作乃至昏迷、休克、肾功能损害。血锂浓度 3.0mmol/L 以上可危及生命。一旦发现中至重度的锂中毒征象,应立即停药,注意水电解质平衡,用氨茶碱碱化尿液,以甘露醇渗透性利尿排锂,不宜使用排钠利尿剂。严重病例必要时行血液透析,并给予对症治疗及支持疗法。

方案 2:混合性发作对锂盐反应差,可选用丙戊酸盐、卡马西平或奥氮平中的一种药物治疗。丙戊酸盐应从小剂量开始,每次 200mg,每日 2～3 次,有效血药浓度范围为 50～100μg/ml。卡马西平治疗剂量为 600～1 200mg/d,分 2～3 次口服,治疗血药浓度为 6～12μg/ml,维持剂量为 300～600mg/d,血药浓度 6μg/ml。

方案 3:对躁狂及混合性发作伴严重兴奋、行为紊乱及精神病性症状,采用一种第二代抗精神病药治疗。若兴奋性症状突出,也可在方案 1、2 或 3 中临时加用苯二氮草类药物,如氯硝西泮口服或肌内注射,控制症状后逐渐减量后停用。

一般情况下,各方案中所有药物均应在患者可以耐受的条件下尽快达到有效治疗剂量。如经 2～3 周治疗无明显效果,应将该药加至最大治疗剂量。经上述治疗,多数患者可逐渐缓解,尤其是轻躁狂患者。若加大剂量 1～2 周后仍无明显效果,经检查如无治疗方案以外因素影响疗效,则应转入第二步骤,选择适当方案继续治疗。

第二步:联合治疗方案。一般继续沿用第一步所选择的方案加用另一种药物(包括第一代抗精神病药)进行联合治疗。因第一代抗精神病药不良反应多,且可能促转抑郁,因此原则上以合用第二代抗精神病药为宜,建议在症状缓解后逐渐停用,然后以心境稳定剂维持治疗。联合用药时应注意药物相互作用对药效和安全性的影响。绝大多数患者经联合治疗可以充分缓解,但也有极少数患者联合治疗 2 周后仍无效或仅部分缓解,此时应采用更积极的手段加强治疗。

第三步:加用 ECT 或 MECT(modlfied ECT,无抽搐电痉挛)强化治疗,可每周治疗 3 次,一般多在 6 次以内可达到完全缓解。以后可用第一步中的药物进行维持治疗。临床上严重兴奋状态可能导致严重后果,为尽快控制症状,也可以在治疗的第一、第二步便施行 ECT。在合并电休克治疗时,由于锂盐具有加强肌肉松弛的作用,使呼吸恢复缓慢,故剂量宜小。

躁狂症复发的预防:经药物治疗病情缓解者,应继续原治疗方案 2～3 个月,以防复燃,然后给予维持治疗以防复发。此期间可在密切观察下适当减少药量或种类。在躁狂相痊愈的至少数月内,锂盐或其他可供选择的抗躁狂药通常需持续使用,因为在 12 个月内复发和转为抑郁症的风险很高。在预防躁狂症复发的长期治疗中,锂盐一直是已确定的治疗措施中最安全的,但锂盐维持治疗间断数月后,躁狂症状极易复发,可通过合理减少锂盐用量来降低复发风险。卡马西平和丙戊酸盐也用作双相障碍的预防剂,当双相情感障碍患者经过单药治疗后还不能完全预防复发时,常将锂盐和具有心境稳定作用的抗惊厥药联合使用。

第四节 焦虑症

焦虑症是一组以焦虑为主要临床相的精神障碍,包括惊恐障碍和广泛性焦虑两种。焦虑症的焦虑症状是原发的,凡继发于高血压、冠心病、甲状腺功能亢进等躯体疾病的焦虑应诊断为焦虑综合征。由其他精神病理状态如幻觉、妄想、强迫症、抑郁症、恐惧症等伴发的焦虑,不应诊断为焦虑症。

【病因和发症机制】

焦虑症的发生发展是生物.心理.社会因素综合作用的结果。研究表明,焦虑症与遗传因素明显有关，如单卵双生的焦虑症的发病一致性高于双卵双生，焦虑症患者一级亲属中焦虑障碍的患病率很高，其中女性亲属的焦虑症患病危险率最高，这可能因为焦虑症在女性的患病率本来就比较高。

惊恐发作是少见几种能够通过实验来诱发的精神障碍之一，乳酸盐和咖啡因对易感个体可以诱发焦虑发作。儿茶酚胺（肾上腺素和去甲肾上腺素）能够诱发出相似于焦虑的感觉，氢化麦角新碱为 α_2 肾上腺素受体拮抗剂，能够引起惊恐发作，估计可能通过中枢的蓝斑核发挥作用。地西泮和可乐定均能够阻断氢化麦角新碱诱发的焦虑。

焦虑症状与一些具有威胁或伤害的事件有较大的相关性。在患病人群中，焦虑症的发生与生活事件的联系非常紧密。惊恐症与疾病方面的生活事件有特别紧密的关系，例如，自己患严重疾病，或者近亲患严重疾病和（或）死亡等，生活事件常出现在惊恐症发病前的1个月之内。

在焦虑症发病机制的研究中，各种神经递质（GABA、5-HT、NE、DA 等）的功能和代谢异常已日益成为研究的焦点。目前临床研究认为，抗焦虑药及 5-HT 再摄取抑制药是治疗焦虑症最有效的措施，脑内 GABA 和 5-HT 递质系统的功能异常可能在焦虑症的发病机制中起关键作用。

【临床表现】

焦虑症起病可急可缓，精神性焦虑是核心症状，包括担忧、紧张、不安全感、焦虑不安和害怕等不同程度的焦虑情绪的表现，常伴有容易激惹、注意力集中困难和对声、光敏感等表现。

（一）惊恐障碍

1.症状标准

惊恐障碍符合神经症的诊断标准，发作时须符合以下四项：①发作无明显诱因、无相关的特定情境，发作不可预测；②在发作间歇期，除害怕再发作外，无明显症状；③发作时表现强烈的恐惧、焦虑，及明显的自主神经症状，并常有人格解体、现实解体、濒死恐惧，或失控感等痛苦体验；④发作突然开始，迅速达到高峰，发作时意识清晰，事后能回忆。

2.严重程度标准

患者因难以忍受又无法解脱而感到痛苦。

3.病程标准

1个月内至少发作3次，或在首次发作后继发害怕再发作的焦虑持续1个月。

4.排除标准

①排除其他精神障碍，如恐惧症、抑郁症，或躯体障碍等继发的惊恐发作；②排除躯体疾病如癫痫、心脏病发作、嗜铬细胞瘤、甲状腺功能亢进或自发性低血糖等继发的惊恐发作。

（二）广泛性焦虑障碍

广泛性焦虑障碍是一种以缺乏明确对象和具体内容的提心吊胆，及紧张不安为主的焦虑障碍，并有显著的自主神经症状、肌肉紧张及运动性不安。患者因难以忍受又无法解脱而感到痛苦。

1.症状标准

符合神经症的诊断标准，以持续的原发性焦虑症状为主，并符合下列两项：①经常或持续的无明确对象和固定内容的恐惧或提心吊胆；②伴自主神经症状或运动性不安。

2.严重程度标准

社会功能受损，患者因难以忍受又无法解脱而感到痛苦。

3.病程标准

符合症状标准至少已6个月。

4.排除标准

①排除甲状腺功能亢进、高血压、冠心病等躯体疾病的继发性焦虑；②排除兴奋药物过量、镇静催眠药或抗焦虑药的戒断反应，强迫症、恐惧症、神经衰弱、躁狂症、抑郁症，或精神分裂症等伴发的焦虑。

【治疗原则】

(一)一般治疗原则

一旦确诊后，可以根据患者年龄、既往治疗反应、自杀自伤风险、患者对治疗药物的偏好、就诊环境、药物的可获得性、药物治疗费用等因素，选择适当的治疗药物，及早开始药物治疗和心理治疗。

心理治疗是焦虑症的主要治疗方法之一。其方法的选择，一方面要考虑患者的受教育水平、人格特点、领悟能力、对心理治疗的了解程度以及个人喜好和治疗期望；另一方面，心理治疗师受训的背景不同，能够提供的心理治疗方法也会有所不同。这需要在开始心理治疗之前，有一个对患者的充分评估和协商性讨论，做到因人而异，灵活应用。

(二)药物治疗原则

明确诊断，尽早治疗，应根据焦虑症的不同亚型和临床特点选择用药。要考虑患者具体情况如妊娠和哺乳期，注意潜在风险，可能合并躯体疾病，以及药物相互作用、药物耐受、有无并发症等情况，施以个体化治疗。药物治疗前，应告知患者及其家属的药物起效时间、疗程和可能的不良反应，教育患者需要遵医嘱服药，不可突然停药，否则可能出现停药反应。一般不主张联用两种以上的抗焦虑药，应尽可能单一用药，足剂量和足疗程治疗。单一药物治疗无效时，可联用两种作用机制不同的抗焦虑药。急性期治疗12周，如果有效，继续巩固和维持治疗6～12个月。如果一线药物治疗效果差，选择二线药物或其他药物治疗。治疗过程中，监测疗效、耐受性，评估患者对治疗方案的依从性。药物治疗合并心理治疗的疗效优于单一治疗。

【药物治疗】

抗焦虑药是指在不明显或不严重影响中枢神经其他功能的前提下，能选择性地消除焦虑症状的一类药物。临床上分为抗焦虑药和有抗焦虑作用的药物，目前使用最多的抗焦虑药有苯二氮䓬类药物和5-HT_{1A}受体部分激动药，有抗焦虑作用的药物包括化学结构不同的抗抑郁药等。苯二氮䓬类药物由于有依赖性、镇静作用和认知损害，故仅限于短期应用，但在严密监控下使用是安全有效的。

(一)治疗药物分类

1.苯二氮䓬类药物

苯二氮䓬类药物可促进主要的抑制性神经递质GABA与GABAA受体的结合，从而增强这些受体介导的氯离子内流，产生抑制中枢神经系统的作用。小剂量苯二氮䓬类药物有抗焦虑作用，可以使患者的焦虑、恐惧、紧张、烦躁等症状缓解，其机制可能与药物作用于大脑边缘系统如海马、杏仁核等有关。当苯二氮䓬类药物剂量加大时，可引起镇静、催眠，与药物抑制脑干网状结构的上行激活系统.使大脑皮质的兴奋性下降有关，也与该系统GABA能神经传导增强有关。

苯二氮䓬类药物从小剂量开始使用，1～2周后加量，在治疗1周时评估患者的耐受性、对医嘱的依从性和治疗效果，疗程一般不宜超过6周。一般为口服，短效类2～3次/d，长效类1次/d。睡前服用，既有抗焦虑作用，又有催眠作用。停药时应当缓慢减量，经数周才完全停掉，否则可能出现停药综合征。

苯二氮䓬类药物的最大缺点是容易产生耐受性，最常见和最突出的不良反应是中枢性不良反应，如镇静、白天困倦、药物过量时出现共济失调或言语不清。对有药物依赖的患者应首先考虑选用其他类的抗焦虑药，对此类药物过敏者、孕妇和哺乳期妇女禁用。

中毒的处理：一般处理为催吐，服用温开水500ml后刺激咽后壁催吐，有明显意识障碍者不宜催吐。洗胃，以服药后6小时内为佳，洗胃后从胃管注入10～20g的药用炭可减少药物吸收量。导泻，常用的导泻药有甘露醇、硫酸钠。促药物排泄的措施有补充血容量、碱化尿液、服用利尿药等方法。解毒剂可用纳洛酮静脉注射，但高血压和心功能障碍患者慎用。其他包括对症和支持治疗。

2.非苯二氮䓬类药物

目前临床常用的药物有丁螺环酮和坦度螺酮。它们与5-HT_{1A}受体具有较强的亲和力，能够激活突触前5-HT_{1A}受体，抑制神经元放电，减少5-HT的合成与释放，同时对突触后5-HTIA受体具有部分激动作用，产生抗焦虑作用。适用于急、慢性焦虑状态，对焦虑伴有轻度抑郁者也有效。这类药物的优点是镇静作用轻，不易引起运动障碍，无呼吸抑制作用，对认知功能影响小；但起效慢，需要2～4周，个别需要6～7周。常见不良反应有头晕、头痛、恶心、不安等，孕妇及哺乳期妇女不宜使用，心、肝、肾功能不全者慎用，禁止与MAOI联用。

3.其他药物

(1)抗抑郁药(详见本章第三节)：研究资料显示，各种抗抑郁药包括SSRI、SNRI、NaSSA、TCA和RIMA对焦虑障碍均有不同程度的治疗效果，目前前三种应用较多。

(2)抗精神病药(详见本章第一节)：经典和非经典抗精神病药用于治疗焦虑障碍时，仅作二线或三线药物使用，且最好和一线抗抑郁药合并使用。

(3)β受体拮抗剂：以普萘洛尔为代表，该药单独用于治疗广泛性焦虑障碍的作用有限，常用剂量为10～60mg/d，分2～3次服用。

(二)治疗药物的选用

1.惊恐障碍

根据《焦虑障碍防治指南》，一线药物选择帕罗西汀、艾司西酞普兰；二线药物选择氯米帕明，早期可以合并苯二氮䓬类药物。如上述治疗无效，换用其他抗抑郁药如SSRI、SNRI、TCA，联合心理治疗。

帕罗西汀的剂量一般为40mg/d，从小剂量10mg/d开始，逐渐加量，每周增加幅度为10mg/d，最大剂量为5 0mg/d。艾司西酞普兰起始剂量为5mg/d，持续1周后增加至10mg/d，最大剂量 20mg/d,治疗约 3 个月可取得最佳疗效,疗程一般持续数月。舍曲林起始剂量 50mg/d,平均治疗剂量 100mg/d,最大剂量 200mg/d。氟西汀起始剂量 5～10mg/d,根据患者反应逐渐增加至 20mg/d,最大剂量 60mg/d。氟伏沙明起始剂量 50mg/d,平均治疗量 100～150mg/d,最大剂量可达 300mg/d。氯米帕明可显著降低惊恐发作频率和焦虑程度,起始剂量为 10mg/d,剂量范围为 25～150mg/d。治疗至少持续 6 个月。非苯二氮䓬类药物通常起效较慢,处于惊恐发作期的患者由于对疗效的迫切需要,常在发作期或治疗初期需要合并使用苯二氮䓬类药物。苯二氮䓬类药物的使用不应超过 3～4 周,应及早减量,直至停药。对使用苯二氮䓬类药物时间长剂量大者,减量需要 8～24 周。

2.广泛性焦虑障碍

治疗广泛性焦虑障碍的主要药物有抗焦虑药、5-HTIA 受体部分激动药、具有抗焦虑作用的抗抑郁药以及其他药物。与 TCA 相比,SSRI、SNRI 不良反应较轻,常被推荐为治疗广泛性焦虑障碍的一线药物。

《焦虑障碍防治指南》指出:一线药物选择文拉法辛、帕罗西汀、艾司西酞普兰,二线药物选择度洛西汀。急性期坚持治疗 12 周,定期评价疗效;早期可以合并苯二氮䓬类药物。如无效,换用其他 SSRI、TCA。如仍无效,采用联合治疗的方法,用药物治疗加心理治疗,药物治疗为 SSRI/SNRI 加苯二氮䓬类药物,或 SSRI 加非典型抗精神病药。

文拉法辛的起始剂量为 75mg/d,单次服药,最大剂量可达 225mg/d,需要增加剂量者,建议加药间隔最短 4 天。度洛西汀起始剂量 60mg/d,治疗剂量 60～120mg/d。

第四章　心血管系统疾病的药物治疗

心血管系统疾病是现代社会严重危害人类健康的常见疾病，无论是在发达国家还是在我国，其在所有死亡病因构成中均居首位。近30多年来，很多心血管系统疾病的发病机制和危险因素被阐明，新的诊疗技术或新的治疗药物被不断应用于临床。根据循证医学原则，正确选择防治心血管系统疾病的有效药物及治疗方法是心血管系统疾病治疗的重要原则。

第一节　原发性高血压

基于目前的医学发展水平和检查手段，能够发现导致血压升高的确切病因，称之为继发性高血压；反之，不能发现导致血压升高的确切病因，则称为原发性高血压。当导致继发性高血压的原发病治愈后，血压也会随之下降或恢复正常，本节主要讨论原发性高血压的病因、临床表现及药物治疗。

高血压定义为在未使用降压药物的情况下，非同日3次测量诊室血压，收缩压（SBP）≥140mmHg和（或）舒张压（DBP）≥90mmHg。SBP≥140mmHg而DBP＜90mmHg为单纯收缩期高血压。患者既往有高血压史，目前正在使用降压药物，血压虽然低于140/90mmHg，仍应诊断为高血压。

《中国心血管病报告2018》显示，2012-2015年我国18岁及以上居民高血压患病粗率为27.9%（标化率23.2%），整体呈现出男性高于女性、北方高南方低、大中型城市高血压患病率较高等特点。

【病因和发病机制】

（一）病因

高血压危险因素包括遗传、年龄、不良生活方式等。人群中普遍存在危险因素的聚集，且随着高血压危险因素聚集的数目和严重程度增加，血压水平呈现升高的趋势，高血压患病风险增大。

1.遗传

高血压发病有明显的家族性，若父母均有高血压者，则其子女的患病率约为45%，可能与遗传性基因的突变、缺失、重排和表达的差异有关。

2.饮食

高钠、低钾的膳食习惯是我国人群重要的高血压发病危险因素。INTERSALT研究发现人群24小时尿钠排泄量中位数增加2.3g（100mmol/d），SBP/DBP中位数平均升高5～7/2～4mmHg。与欧美人群相比，中国人群普遍对钠敏感。

3.体重

超重或肥胖是高血压患病的重要危险因素。中国成年人超重和肥胖与高血压发病关系的随访研究结果发现，随着体重指数(BMI)的增加，超重组和肥胖组的高血压发病风险是体重正常组的1.16～1.28倍。内脏型肥胖与高血压的关系较为密切，随着内脏脂肪指数的增加，高血压患病风险增加。

4.长期精神紧张

长期精神过度紧张也是高血压发病的危险因素，精神紧张可激活交感神经从而使血压升高。

5.饮酒

过量饮酒也是高血压发病的危险因素，人群高血压患病率随饮酒量增加而升高。虽然少量饮酒后短时间内血压会有所下降，但长期少量饮酒可使血压轻度升高；过量饮酒则使血压明显升高。如果每天平均饮酒>3个标准杯(1个标准杯相当于12g酒精)，收缩压与舒张压分别平均升高3.5mmHg与2.1mmHg，且血压上升幅度随着饮酒量增加而增大。

6.其他危险因素

除以上高血压发病危险因素之外，其他危险因素还包括年龄、高血压家族史、缺乏体力活动，以及糖尿病、血脂异常等。

(二)发病机制

原发性高血压的发病机制目前尚无共识。从血流动力学角度，血压的形成取决于心输出量和外周血管阻力。高血压的血流动力学特征主要是总外周血管阻力直接或间接增高。对其发病机制的解释有以下几个方面。

1.交感神经活性亢进

交感神经活性亢进是高血压形成和维持过程中最重要的机制。长期精神紧张、焦虑等可促使多种神经介质释放，如去甲肾上腺素、肾上腺素、多巴胺、抗利尿激素等，导致交感神经兴奋性增强，引起阻力小血管收缩，血压升高。

2.肾素-血管紧张素-醛固酮系统(RAAS)激活

肾小球入球动脉的球旁细胞分泌肾素，激活肝脏产生的血管紧张素原，生成血管紧张素Ⅰ(ATⅠ)，再经血管紧张素转换酶(ACE)作用，使ATⅠ转化成ATⅡ，后者具有强大的血管活性，使血管收缩，醛固酮分泌增加，交感神经兴奋性增强，以上因素均可使血压升高。

3.肾性水钠潴留

当某些因素如肾脏排钠激素分泌减少时，引起肾性水钠潴留，血压升高。但不同个体对钠盐的敏感性不同，有遗传性排钠障碍者则对钠盐高敏感。

4.血管内皮功能损伤及细胞膜离子转运异常

当血管内皮损伤时，前列环素I_2(PGI_2)、一氧化氮(NO)等血管舒张物质合成减少，内皮素(ET)、血栓素A_2(TXA_2)等缩血管物质释放增加，导致血管收缩，血压升高。正常的血管平滑肌有许多特异的离子通道，维持细胞内外的离子浓度平衡。当细胞膜离子转运异常，细胞内的钠.钙离子浓度升高，易致高血压。

5.胰岛素抵抗(IR)

机体对胰岛素的敏感性及反应性降低，继发高胰岛素血症。后者使肾小管钠重吸收增加，交感神经活性亢进，Na^+-K^+-ATP酶和Ca^{2+}-ATP酶活性降低等，导致血压升高，诱发动脉粥样硬化。

【分类和临床表现】

(一)高血压的分类与分层

1.按血压水平分类

目前我国采用正常血压(SBP＜120mmHg 和 DBP＜ 80mmHg)、正常高值[SBP 120～139mmHg 和(或)DBP 80～89mmHg]和高血压[SBP≥140mmHg 和(或)DBP≥90mmHg]进行血压水平分类。以上分类适用于 18 岁以上任何年龄的成人。根据血压升高水平,又进一步将高血压分为 1 级、2 级和 3 级。

急进型或恶性高血压:少数患者病情急剧发展,舒张压持续≥130mmHg,伴剧烈头痛,视力迅速下降,眼底出血、渗出,伴或不伴视神经乳头水肿(眼底Ⅲ～Ⅳ级),常迅速出现肾衰竭,亦可有心、脑功能障碍。病理改变是以肾小动脉纤维样坏死为特征。

由于诊室血压测量的次数较少,血压又具有明显波动性,需要数周内多次测量来判断血压升高情况,尤其对于 1 级、2 级高血压。如有条件,应进行 24 小时动态血压监测或家庭血压监测。

2.按心血管风险分层

高血压及血压水平是影响心血管事件发生和预后的独立危险因素,但是并非唯一的决定因素,大部分高血压患者还有血压升高以外的心血管危险因素。因此,高血压患者的诊断和治疗不能只根据血压水平,必须对患者进行心血管风险的评估并分层。高血压患者的心血管风险分层有利于确定启动降压治疗的时机、选择优化的降压治疗方案、确立合适的血压控制目标和实施危险因素的综合管理。心血管风险分层根据血压水平、心血管危险因素、靶器官损害、临床并发症和糖尿病,分为低危、中危、高危和很高危四个层次。

(二)症状及体征

高血压按起病缓急和病程进展分为缓进型和急进型两类。绝大多数高血压为缓进型,其起病隐匿,早期多无症状,体检时偶然发现,有些患者可有头痛、头晕、失眠、乏力等症状,类似于自主神经功能失调的表现。体征表现为主动脉瓣第二心音亢进,甚至呈金属音,可伴有主动脉瓣收缩期杂音。长期高血压可引起心、脑、肾等重要脏器并发症。

(三)靶器官损害症状

1.心脏

高血压的心脏损害症状主要与血压持续升高有关,后者可加重左心室后负荷,导致心肌肥厚,继之引起心腔扩大和反复心力衰竭发作。此外,高血压是冠心病主要危险因子,可出现心绞痛、心肌梗死等并发症。高血压早期左室多无肥厚,且收缩功能正常,随病情进展可出现左室向心性肥厚,此时其收缩功能仍多属正常,随着高血压性心脏病变和病情加重,可出现心功能不全的症状,诸如心悸、劳力性呼吸困难,若血压和病情未能及时控制,可发生夜间阵发性呼吸困难、端坐呼吸、咳粉红色泡沫样痰,肺底出现水泡音等急性左心衰竭和肺水肿的征象,心力衰竭反复发作,左室可产生离心性肥厚,心腔扩大,此时,左室收缩舒张功能均明显损害,甚至可发生全心衰竭。

2.肾脏

原发性高血压肾损害主要与肾小动脉硬化有关，与肾脏自身调节紊乱也有关。早期无泌尿系症状，随病情进展可出现夜尿增多伴尿电解质排泄增加，表明肾脏浓缩功能已开始减退。继之可出现尿液检查异常，如蛋白尿、管型、红细胞。肾功能明显减退时尿相对密度(比重)常固定在1.010左右，由于肾小管受损使尿内P2微球蛋白增多。

高血压有严重肾损害时可出现慢性肾衰竭症状，患者可出现恶心、呕吐、厌食、代谢性酸中毒和电解质紊乱的症状，由于氮质潴留和尿毒症，患者常有贫血和神经系统症状，严重者可嗜睡、谵妄、昏迷、抽搐、口臭尿味，严重消化道出血等，但高血压患者死于尿毒症者在我国仅占高血压死亡病例的1.5%～5%，且多见于急进型高血压。

【治疗原则】

高血压治疗的根本目标是降低高血压的心、脑、肾与血管并发症发生和死亡的总危险。应根据高血压患者的血压水平和总体风险水平，决定给予改善生活方式和降压药物的时机与强度；同时干预检出的其他危险因素、靶器官损害和并存的临床疾病。

原发性高血压目前尚无根治方法，但大规模临床试验证明，SBP下降10～20mmHg或DBP下降5～6mmHg，脑卒中、心脑血管病死亡率、冠心病事件、心力衰竭显著下降。坚持健康的生活方式和服用降压药物是治疗高血压的主要方法，两者缺一不可。改善生活方式是基础，合理用药是血压达标的关键。

降压治疗的最终目的是减少高血压患者心脑血管病的发生率和死亡率。降压治疗应该确立血压控制的目标值。一般高血压患者应将血压(SBPIDBP)降至140/90mmHg以下；伴有糖尿病、蛋白尿等的高危患者的血压可控制在130/80mmHg以下；对于老年患者，医生应根据患者并发症的严重程度，对治疗耐受性及坚持治疗的可能因素进行评估，综合决定患者的降压目标。

(一)一般治疗原则

1.减少钠盐摄入，增加钾盐摄入

每日食盐量不超过6g；多食含钾和钙盐丰富的水果、蔬菜和牛奶。

2.合理膳食

饮食以水果、蔬菜、低脂奶制品、富含食用纤维的全谷物、植物来源的蛋白质为主，减少饱和脂肪和胆固醇摄入。

3.控制体重

将体重维持在健康范围内(BMI 18.5～23.9kg/m^2，男性腰围＜90cm，女性＜85cm)。建议所有超重和肥胖患者减重，包括控制能量摄入、增加体力活动和行为干预。建议将目标定为一年内体重减少初始体重的5%～10%。

4.不吸烟

吸烟是一种不健康行为，是心血管系统疾病和癌症的主要危险因素之一。被动吸烟显著增加心血管系统疾病风险。戒烟虽不能降低血压，但戒烟可降低心血管系统疾病的风险。

5.限制饮酒

过量饮酒显著增加高血压的发病风险，且其风险随着饮酒量的增加而增加，限制饮酒可使血压降低。建议高血压患者不饮酒，或饮用少量低度酒，避免饮用高度酒。每日酒精摄入量男性不超过 25g，女性不超过 15g；每周酒精摄入量男性不超过 140g，女性不超过 80g。

6.增加运动

运动可以改善血压水平，队列研究发现，高血压患者定期锻炼可降低心血管死亡和全因死亡风险。建议非高血压人群（为降低高血压发生风险）或高血压患者（为降低血压），除日常生活的活动外，每周 4～7 天，每天累计 30～60 分钟的中等强度运动（如步行、慢跑、骑自行车、游泳等）。

7.保持良好心态

长期精神压力和心情抑郁是引起高血压和其他一些慢性病的重要原因之一，这种精神状态常使他们采取不健康的生活方式，如酗酒、吸烟等，并降低对治疗的依从性。应正确对待自己、他人和社会，积极参加社会和集体活动，保持良好心态。

8.关注睡眠

睡眠差者 24 小时动态血压监测发现大多数无昼夜节律，夜间血压未低于白天，夜间血压高使全身得不到充分休息，靶器官易受损。高血压患者失眠后，次日血压升高、心率增快。睡眠是最好的养生，良好的睡眠有助于降压。睡眠差者应找医师帮助调理，服用催眠药或助眠药，提高睡眠质量。

9.其他

应尽量避免需暂时屏气一蹴而就的运动，如搬重物等，因为这些运动可使血压瞬间剧烈上升，引发危险；排便时用力过度会引起血压的巨大波动，引发心肌梗死或脑卒中；平时要注意摄入含粗纤维的食物，预防便秘；急剧的温度变化会引起血压的剧烈波动，甚至有致命的危险；洗澡前后及洗澡时环境和水温的差别太大，会使血压波动太大。

（二）药物治疗原则

1.降压药物应用指征

降压药物治疗的时机取决于心血管风险评估水平，在改善生活方式的基础上，血压仍超过 140/90mmHg 和（或）目标水平的患者应给予药物治疗。高危和很高危的患者，应及时启动降压药物治疗，并对并存的危险因素和合并的临床疾病进行综合治疗。中危患者，可观察数周，评估靶器官损害情况，改善生活方式，如血压仍不达标，则应开始药物治疗。低危患者，可进行 1～3 个月的观察，密切随诊，尽可能进行诊室外血压监测，评估靶器官损害情况，改善生活方式，如血压仍不达标可开始降压药物治疗。

2.降压药物应用的基本原则

降压药物的应用应遵循以下五项原则。①起始剂量：一般患者采用常规剂量；老年人及高龄老年人初始治疗时通常应采用较小的有效治疗剂量。根据需要，可考虑逐渐增加至足剂量。②优先应用长效制剂：以有效控制 24 小时血压，更有效预防心脑血管并发症发生。如使用中、短效制剂，则需每天 2～3 次给药，以达到平稳控制血压。③联合用药：对血压≥160/100mmHg、高于目标血压 20/10mmHg 的高危患者，或单药治疗未达标的高血压患者应进行联合降压治疗，包括自由联合或单片复方制剂。对血压≥140/90mmHg 的患者，也可起始小剂量联合治疗。④个体化治疗：患者的体质各有差异，高血压的发病原因不同。根据患者并发症的不同和药物疗效及耐受性，以及患者个人意愿或长期承受能力，选择适合患者个体的降压药物。⑤药物经济学：高血压是终生治疗，需要考虑成本/效益。

【药物治疗】

(一)治疗药物分类

目前常用的降压药物有五大类，即利尿药、β受体拮抗剂、钙通道阻滞药(CCB)、血管紧张素转换酶抑制药ACEI)、血管紧张素Ⅱ受体阻滞药(ARB)。以及由上述药物组成的固定配比复方制剂。此外，α受体拮抗剂或其他种类的降压药物有时亦可应用于某些高血压人群。

(二)治疗药物的选用

1.常见降压药物的作用特点及选择

常用的五大类降压药物均可作为初始治疗用药，应根据特殊人群的类型、并发症选择针对性的药物，进行个体化治疗。

一般患者采用常规剂量；老年人及高龄老年人初始治疗时通常应采用较小的有效治疗剂量。根据需要，可考虑逐渐增加至足剂量。优先使用长效降压药物，以有效控制24小时血压，更有效预防心脑血管并发症发生。

2.降压药物的联合应用

应根据血压水平和心血管风险选择初始单药或联合治疗。对血压≥160/100mmHg、高于目标血压20/10mmHg的高危患者，或单药治疗未达标的高血压患者应进行联合降压治疗，包括自由联合或单片复方制剂。对血压≥140/90mmHg的患者，也可起始小剂量联合治疗。

(1)联合用药的意义：联合应用降压药物已成为降压治疗的基本方法，为了达到目标血压水平，大部分高血压患者需要使用2种或2种以上降压药物。

(2)联合用药的适应证：2级高血压和(或)伴有多种危险因素、靶器官损害或临床疾患的高危人群，往往初始治疗即需要应用2种小剂量降压药物，如仍不能达到目标水平，可在原药基础上加量或可能需要3种，甚至4种以上的降压药物。

(3)联合用药的方法：两药联合时，降压作用机制应具有互补性，具有相加的降压作用，并可互相抵消或减轻不良反应。例如，在应用ACEI或ARB的基础上加用小剂量噻嗪类利尿药，降压效果可以达到甚全超过将原有的ACEI或ARB剂量翻倍的降压幅度。同样，加用二氢吡啶类钙通道阻滞药也有相似效果。

(三)特殊人群高血压的处理

1.合并冠心病

合并稳定型心绞痛者首选β受体拮抗剂和CCB；既往有心肌梗死者，应选择ACEI、ARB和β受体拮抗剂，预防心室重塑；急性冠脉综合征(包括不稳定型心绞痛和心肌梗死)者选择β受体拮抗剂和RAS抑制剂。

2.合并心功能不全

高血压合并心功能不全多为舒张功能不全，由于心室肥厚和(或)合并冠心病，使左室舒张功能减退，ACEI、ARB均有助于逆转左室肥厚或阻止肥厚加重。轻至中度心功能不全者使用ACEI或ARB加β受体拮抗剂；重度心功能不全或终末期心脏病患者另可加用醛固酮受体拮抗剂或袢利尿药。

3.合并糖尿病

我国高血压在糖尿病人群中的患病率为40%～55%，高血压患者常有代谢综合征的表现，如高血压、糖耐量减低、高胰岛素血症、中心性肥胖及血脂异常，这些患者更易发展成为糖尿病。合并糖尿病的高血压患者多伴有较严重的靶器官损害，常需要联合应用2种以上的降压药物，首先考虑使用ACEI或ARB；如需联合用药，应以ACEI或ARB为基础。

4.合并慢性肾衰竭

选用ACEI或ARB，可延缓糖尿病肾病进展；但晚期（血清肌酐≥265μmol/L）需慎用，必要时严密监测；同时增加袢利尿药的剂量。

5.老年人

常有较多危险因素、靶器官损害和心血管病，血压控制较困难，常需多种药物联合；自小剂量开始，密切观察，避免直立性低血压；利尿药、CCB、ACEI或ARB，均可作为初始或联合药物治疗；合并前列腺肥大者优选α受体拮抗剂。

6.儿童与青少年高血压

儿童高血压的药物治疗原则是从小剂量、单一用药开始，同时兼顾个体化，视疗效和血压水平变化调整治疗方案和治疗时限，必要时联合用药。ACEI是最常使用的儿童降压药之一，被批准的儿童用药仅有卡托普利；利尿药被批准的儿童用药有氨苯蝶啶、氯噻酮、氢氯噻嗪、呋塞米；二氢吡啶类CCB被批准的儿童用药有氨氯地平；β受体拮抗剂被批准的儿童用药有普萘洛尔、阿替洛尔及哌唑嗪；ARB目前尚无被批准的儿童用药。

7.妊娠高血压

妊娠高血压患者母亲与胎儿的危险性均增加，最常用的口服药物有拉贝洛尔、甲基多巴和硝苯地平，必要时可考虑小剂量噻嗪类利尿药。妊娠期间禁用ACEI和ARB，有妊娠计划的慢性高血压患者，也应停用上述药物。

（四）高血压急症的治疗

高血压急症是指原发性或继发性高血压患者在某些诱因作用下，血压突然和显著升高（一般超过180/120mmHg），同时伴有进行性心、脑、肾等重要靶器官功能不全的表现。包括高血压脑病、高血压伴颅内出血（脑出血和蛛网膜下隙出血）、脑梗死、心力衰竭、急性冠脉综合征（不稳定型心绞痛、急性心肌梗死）、主动脉夹层、嗜铬细胞瘤危象、使用毒品（如安非他明、可卡因、裸盖菇素）等、围手术期高血压、子痫前期或子痫等。高血压急症需立即进行降压治疗，以阻止靶器官进一步损害。

1.降压目标

1小时内使平均动脉血压迅速下降但不超过25%，在以后的2～6小时内血压降至约160/100mmHg。注意血压过度降低可引起肾、脑或冠状动脉缺血。如果临床情况稳定，在随后的24～48小时内逐步使血压降低至正常水平。静脉用药的同时加用口服药物，之后渐停用静脉制剂，保持血压长期稳定。

2.常用药物

①硝普钠：直接扩张动、静脉，起效快，作用强。开始以0.25～10μg/（kg·min）静脉滴注，严密监测IflL压，根据需要逐渐增加剂量，使血压控制在正常水平，停药后3～5分钟作用

消失。由于该药遇光易分解，故应避光输注。副作用轻微，如恶心、呕吐、肌肉颤动，长期大量应用时可发生硫氰酸盐中毒，尤其在肾功能受损时。②硝酸甘油：以扩张静脉及冠状动脉血管为主，轻度扩张动脉，减轻心脏前后负荷，增加冠状动脉供血，故特别适合伴有急性左心衰竭、急性冠状动脉功能不全及手术过程中的高血压。开始以 5～100μg/min 静脉滴注，根据需要逐渐增加剂量，停药后数分钟作用消失。不良反应有心悸、面红、头痛等，多可耐受。③其他：如尼卡地平、地尔硫䓬、拉贝洛尔等临床均较少应用。

3.高血压急症的药物选择

①高血压脑病：首选硝普钠，一旦血压控制满意，其临床情况将逐渐好转，亦可选用硝酸甘油、拉贝洛尔等。②脑出血：原则上应密切监护，暂不予以降压治疗，避免血压过低而引起脑组织血流灌注减少，加重脑缺血和脑水肿；当血压极度升高达 200/120mmHg 以上时，可选用静脉降压药，如硝普钠、拉贝洛尔等。③急性冠脉综合征：急性大面积心肌梗死患者其血压常明显下降，故不急于快速强力降压，常选硝酸甘油，使血压控制在 130/90mmHg 左右，血压过低常由于冠状动脉灌注不足而诱发心室颤动。④急性左心衰竭：若血压明显增高，选硝普钠；若轻度增高，选硝酸甘油，必要时静脉注射袢利尿药。⑤主动脉夹层：应将收缩压迅速降至 100mmHg 左右(如能耐受)、心率控制在 60 次/min 左右，以尽量减慢和停止夹层进展，稳定病情；同时加用口服药物，之后渐停用静脉制剂，维持口服药物，保持血压长期稳定。

(五)高血压预防

1.减少钠盐摄入

钠盐可显著升高血压，增加高血压的发病风险，而钾盐则可对抗钠盐升高血压的作用。我国各地居民的钠盐摄入量均显著高于目前世界卫生组织每日应少于 6g 的推荐，而钾盐摄入则严重不足，因此，应采取各种措施尽可能减少钠盐的摄入量，并增加食物中钾盐的摄入量。主要措施包括：①尽可能减少烹调用盐，建议使用可定量的盐勺；②减少味精、酱油等含钠盐的调味品用量；③少食或不食含钠盐量较高的各类加工食品，如咸菜、火腿、香肠以及各类炒货；④增加蔬菜和水果的摄入量；⑤肾功能良好者，使用含钾的烹调用盐。

2.控制体重

适当降低升高的体重，减少体内脂肪含量，可显著降低血压。衡量超重和肥胖最简便和常用的生理测量指标是体重指数和腰围。前者通常反映全身肥胖程度，后者主要反映中心型肥胖的程度。成年人正常体重指数为 18.5～23.9kg/m²，在 24～27.9kg/m² 为超重，提示需要控制体重；BMI≥28kg/m² 为肥胖，应减重。成年人正常腰围＜ 90/85cm(男/女)，如腰围≥90/85cm(男/女)，同样提示需控制体重，如腰围≥95/90cm(男/女)，也应减重。最有效的减重措施是控制能量摄入和增加体力活动。

3.不吸烟

吸烟可导致血管内皮损害，显著增加高血压患者发生动脉粥样硬化性疾病的风险。戒烟的益处十分肯定，而且任何年龄戒烟均能获益。因此，医生应强烈建议并督促高血压患者戒烟，并鼓励患者寻求药物辅助戒烟(使用尼古丁替代品、安非他酮缓释片和伐尼克兰等)，同时也应对戒烟成功者进行随访和监督，避免复吸。

4.限制饮酒

长期大量饮酒可导致血压升高，限制饮酒量则可显著降低高血压的发病风险。每日酒精摄入量男性不应超过25g；女性不应超过15g。相当于白酒、葡萄酒(或米酒)与啤酒的量分别少于50ml、100ml、300ml。

5.体育运动

一般的体力活动可增加能量消耗，对健康十分有益。而定期的体育锻炼则可产生重要的治疗作用，可降低血压、改善糖代谢等。因此，建议每天应进行适当的30分钟左右的体力活动；而每周则应有1次以上的有氧体育锻炼，如步行、慢跑、骑车、游泳等。运动的形式和运动量均应根据个人的兴趣、身体状况而定。

第二节 冠状动脉粥样硬化性心脏病

冠状动脉粥样硬化性心脏病是指冠状动脉发生粥样硬化导致管腔狭窄或阻塞和(或)因冠状动脉痉挛所引起的心肌缺血缺氧或坏死的心脏病，统称为冠状动脉性心脏病(CHD)，简称冠心病，亦称缺血性心脏病。本病是严重危害人类健康的常见病，多发生于中老年人，男性多于女性。

【病因和发病机制】

(一)病因

冠状动脉粥样硬化是动脉粥样硬化中最重要的一种类型。动脉粥样硬化的病因目前尚未完全清楚，大量研究表明本病是多种因素共同作用所致，这些因素称为危险因素。主要包括：①血脂异常：脂代谢异常是动脉粥样硬化最重要的危险因素，总胆固醇(TC)、甘油三酯(TG)、低密度脂蛋白胆固醇LDL-C)、极低密度脂蛋白胆固醇(VLDL-C)和载脂蛋白B(ApoB)的异常升高，高密度脂蛋白胆固醇(HDL-C)和载脂蛋白A(ApoA)的降低，均使动脉粥样硬化的危险性增加。②高血压：高血压患者的冠心病患病率较血压正常者高3～4倍。流行病学资料显示，血压在115/75～185/115mmHg的个体，收缩压每增加20mmHg或舒张压每增加10mmHg，其心血管事件的危险将增加1倍。③糖尿病：冠心病是糖尿病的重要并发症，冠心病、脑血管病和周围血管病在成年糖尿病患者的死亡原因中占70%～80%。④其他因素：中老年男性及绝经后女性常见；有家族聚集倾向，为多基因相关性疾病，家族性高脂蛋白血症与一定的基因缺陷有关；吸烟者的发病率和死亡率是不吸烟者的2～6倍，且与吸烟的数量成正比；肥胖、体力活动较少、性格急躁、血中的同型半胱氨酸及尿酸升高等均可促使其发生。

(二)发病机制

动脉粥样硬化发病机制的解释较多，如脂质浸润学说、血栓形成学说、平滑肌细胞增生学说等，目前多支持损伤—反应学说。由于多种因素造成血管内膜损伤，内膜通透性增加，异常血脂(主要是LDL-C)进入内膜，氧化修饰成为氧化LDL (ox-LDL)，后者被进入内膜的单核细胞(进入内膜后转化为巨噬细胞)吞噬，吞噬了大量脂质后的巨噬细胞变为泡沫细胞，形成脂质条纹。因氧化修饰的脂质有细胞毒性作用，使单核细胞变性、坏死、崩解，以致局部产生脂质的分解产物，这些物质与局部载脂蛋白等共同形成粥样斑块并诱发局部炎症反应，最终形成动脉粥样硬化。

正常情况下，巨噬细胞合成和分泌大量物质能杀灭吞入的微生物和灭活毒性物质；巨噬细胞吞噬脂质后能产生大量氧化代谢产物，如过氧化物和超氧阴离子，造成内皮细胞进一步损伤；活化的巨噬细胞还能分泌多种生长因子，刺激平滑肌细胞和成纤维细胞增生和迁移，进一步参与病变进展。

急性冠脉综合征(CS)的病理基础是冠状动脉内不稳定斑块的存在，继而发生了痉挛、破裂、出血及血栓形成，临床上很多患者会进展为明确的心肌梗死，甚至发生心脏性猝死。

【临床表现和分型】

(一)冠心病分型

近年来，为适应冠心病诊疗理念的不断更新、便于治疗策略的制定，临床上提出两种综合征的分类，即慢性心肌缺血综合征和急性冠脉综合征。

1.慢性心肌缺血综合征

其又被称为稳定型冠心病，包括隐匿型冠心病、稳定型心绞痛及缺血性心肌病(ICM)等，其最具代表性的病种是稳定型心绞痛。心绞痛，即由于冠状动脉供血不足，心肌急剧的、暂时的缺血与缺氧所引起的临床综合征。

(1)隐匿型冠心病：隐匿型冠心病是无临床症状，但有心肌缺血客观证据(心电活动、心肌血流灌注及心肌代谢等异常)的冠心病，亦称无症状性冠心病。其心肌缺血的心电图表现可见于静息时，或在增加心肌负荷时才出现，常被动态心电图记录所发现，又被称为无症状性心肌缺血(SMI)。这些患者经冠状动脉造影或尸检，几乎均证实冠状动脉有明显狭窄病变。

(2)稳定型心绞痛：稳定型心绞痛(SAD)即稳定型劳力性心绞痛，亦称普通型心绞痛，是最常见的心绞痛。指由心肌缺血缺氧引起的典型心绞痛发作，其临床表现在1～3个月内相对稳定，即每日和每周疼痛发作次数大致相同，诱发疼痛的劳力和情绪激动程度相同，每次发作疼痛的性质和疼痛部位无改变，疼痛时限相仿，服用硝酸甘油后也在相近时间内产生疗效。

(3)缺血性心肌病：ICM属于冠心病的一种特殊类型或晚期阶段，是指由于长期心肌缺血导致心肌局限性或弥漫性纤维化，从而产生心脏收缩和(或)舒张功能受损，引起心脏扩大或僵硬、充血性心力衰竭、心律失常等一系列临床表现的综合征。

2.急性冠脉综合征

ACS指冠心病中急性发病的临床类型，包括ST段抬高心肌梗死(STEMI)、非ST段抬高心肌梗死(NSTEMI)及不稳定型心绞痛(UA)。近年有将前者称为ST段抬高ACS，约占1/4(包括小部分变异型心绞痛)，将后两者合称为非ST段抬高ACS (NSTE-ACS)，约占3/4。

(1) ST段抬高心肌梗死：若冠状动脉管腔急性完全闭塞，血供完全停止，导致所供血区域心室壁心肌透壁性坏死，临床上表现为典型的STEMI，即传统的Q波性心肌梗死。

(2)不稳定型心绞痛：UA指介于稳定型心绞痛和AMI之间的临床状态，包括除稳定型劳力性心绞痛以外的初发型、恶化型劳力性心绞痛和各型自发性心绞痛。UA是在粥样硬化病变的基础上，发生了冠状动脉内膜下出血、斑块破裂、斑块糜烂、破损处血小板与纤维蛋白凝集形成血栓、冠状动脉痉挛以及远端小血管栓塞，引起了急性或亚急性心肌供氧减少，是ACS中的常见类型。

(3)非 ST 段抬高心肌梗死：若 UA 伴有血清心肌坏死标志物水平明显升高，此时可确诊为 NSTEMI，UA 和 NSTEMI 是紧密相连的两种情况，两者的主要差别在于缺血是否严重到心肌损伤所产生的心肌坏死标志物足以被检测到。

(二)典型症状和体征

1.症状

与心肌缺血相关的胸部不适(心绞痛)通常从以下四个方面描述。①部位：心肌缺血引起的胸部不适通常位于胸骨体之后，可波及心前区，有手掌大小范围，常放射至左肩、左臂内侧达无名指和小指，或至颈、咽或下颌部。②性质：胸痛常为压迫、发闷、紧缩或胸口沉重感，有时被描述为颈部扼制或胸骨后烧灼感，但不像针刺或刀扎样锐性痛。可伴有呼吸困难，也可伴有非特异性症状如乏力或虚弱感、头晕、恶心、坐立不安或濒死感。呼吸困难可能为稳定型冠心病(stable coronary arterydisease，SCAD)的唯一临床表现，有时与肺部疾病引起的气短难以鉴别。胸痛发作时，患者往往被迫停止正在进行的活动，直至症状缓解。③持续时间：通常持续数分钟至 10 余分钟，大多数情况下 3～5 分钟，很少超过 30 分钟，若症状仅持续数秒，则很可能与心绞痛无关。④诱因：与劳累或情绪激动相关是心绞痛的重要特征。当负荷增加如走坡路、逆风行走、饱餐后或天气变冷时，心绞痛常被诱发。疼痛多发生于劳累或激动的当时，而不是劳累之后。含服硝酸酯类药物常可在数分钟内使心绞痛缓解。

提示 ACS 的典型胸痛特征包括：①胸痛为压迫性、紧缩性、烧灼感、刀割样或沉重感；②无法解释的上腹痛或腹胀；③放射至颈部、下颌、肩部、背部、左臂或双上臂；④"烧心"，胸部不适伴恶心和(或)呕吐；⑤伴持续性气短或呼吸困难；⑥伴无力、眩晕、头晕或意识丧失；⑦伴大汗。

2.体征

心绞痛通常无特异性体征。胸痛发作时常见心率增快、血压升高、表情焦虑、皮肤冷或出汗，有可能出现第三、四心音和轻度的二尖瓣关闭不全，但均无特异性。

3.心电图

心电图对 STEMI 的诊断有特殊价值：①至少两个相邻导联 J 点后新出现 ST 段弓背向上抬高，伴或不伴病理性 Q 波、R 波减低；②新出现的完全左束支传导阻滞；③超急性期 T 波改变。当原有左束支传导阻滞患者发生心肌梗死时，心电图诊断困难，需结合临床情况仔细判断。NSTE-ACS 和稳定型冠心病可出现各种类型的心电图，单次心电图对 NSTE-ACS 诊断价值有限，宜连续、动态记录。

4.生物学标记

物心肌肌钙蛋白 I/T(cTnl/T)是用于 AMI 诊断的特异性高、敏感性好的生物学标记物，cTn＞ 99th 正常参考值上限(ULN)提示心肌损伤，有诊断意义，但应注意非冠脉事件的 cTn 升高。高敏感方法检测的 cTn 称为高敏肌钙蛋白(hs-cTn)。有条件时，首选 hs-cTn 检测，如果结果未见增高(阴性)，应间隔 1～2 小时再次采血检测，并与首次结果比较，若增高超过 20%，应考虑急性心肌损伤的诊断。若初始两次检测结果仍不能明确诊断而临床提示 ACS 的可能，则在 3～6 小时后重复检测。若不能检测 cTnl/T，应用肌酸激酶同工酶(CK-MB)质量检测来替代，后者还可评价溶栓治疗效果以及在 AMI 早期 cTn(hs-cTn)水平增高阶段评价有无再梗死或梗死病灶扩大。

【治疗原则】

UA 和 NSTEMI 的治疗原则为迅速缓解症状;避免发生心肌梗死和死亡;改善预后和提高患者生活质量。

AMI 的治疗原则为:①尽快再灌注缺血心肌,防止梗死范围扩大,缩小心肌缺血范围;②及时处理恶性心律失常、心力衰竭、休克及各种并发症,防止猝死;③保护和维持心功能,提高患者的生活质量。ACS 的急救措施包括发生疑似急性缺血性胸痛症状时应立即停止活动,休息,并尽早向急救中心呼救。无禁忌证的 ACS 患者应立即舌下含服硝酸甘油 0.3~0.6mg,每 5 分钟重复 1 次,总量不超过 1.5mg。对于 STEMI 患者,采用溶栓或经皮冠状动脉介入治疗(PCI)尽早开通梗死相关动脉,可明显降低死亡率,减少并发症,改善患者的预后。

SCAD 的治疗原则为缓解症状、改善预后、阻止病情进展。包括调整生活方式、控制危险因素、循证药物治疗、血运重建、患者教育等。

【药物治疗】

(一)治疗药物分类

1.溶栓药物

溶栓药物依据其化学结构的改进分为以下三个研发阶段。

第一代溶栓药物以链激酶(SK)和尿激酶(UK)为代表。SK 可促使游离的纤溶酶原转变为纤溶酶溶解纤维蛋白,特点是溶栓能力强,缺点为特异性差,易发生出血、过敏等不良反应。常用剂量为尿激酶 150 万~200 万 U+5%葡萄糖溶液 100ml,30 分钟内静脉滴注;链激酶皮试阴性后,用 150 万 U+5%葡萄糖溶液 100ml,60 分钟内静脉滴注。

第二代溶栓药物以组织型纤溶酶原激活物(t-PA)为代表,包括重组人组织型纤溶酶原激活物(rt-PA)、尿激酶原(pro-UK)等,此类药物常与抗凝药物联用,溶栓能力较第一代溶栓药物进一步提高,且特异性好,不良反应少。阿替普酶目前国内采用 50mg 给药方法,即 8mg 静脉注射,随后 42mg 静脉滴注,共 90 分钟。用药前需肝素 5 000U 静脉注射,继之 700~1 000U/h静脉持续滴注 48 小时,随后皮下注射 7 500U,每 12 小时 1 次,连用 2~3 天或低分子量肝素 5 000U,皮下注射每 12 小时 1 次,连用 1 周。

第三代溶栓药物在特异性溶栓方面进一步改进,代表药物包括瑞替普酶(r-PA)、替奈普酶(FNK-tPA)等,特点为溶栓开通快速、有效率高、半衰期长等。瑞替普酶用法常为 10MU 溶于注射用水 5~10ml 内,静脉推注时间大于 2 分钟,30 分钟后再重复上述剂量 1 次。

2.抗栓药物

(1)抗血小板药物:①TXA_2 抑制剂,如阿司匹林,通过抑制环氧合酶和血栓烷 A_2(TXA_2)的合成发挥抗血小板聚集的作用,所有患者如无用药禁忌证均应服用。②$P2Y_{12}$受体拮抗剂,如氯吡格雷和替格瑞洛。氯吡格雷为无活性前体药物,需经肝脏活化后通过选择性不可逆地抑制血小板 ADP 受体而阻断 $P2Y_{12}$ 依赖激活的血小板膜糖蛋白(GP)Ⅱb/Ⅲa 复合物,有效减少 ADP 介导的血小板激活和聚集。替格瑞洛为新型 $P2Y_{12}$受体拮抗剂,替格瑞洛为非前体药,无须经肝脏代谢激活即可直接起效,直接作用于血小板 ADP 受体。③GPⅡb/Ⅲa 受体拮抗剂,为强效抗血小板聚集药物,主要通过阻断血小板表面的 GPⅡb/Ⅲa 受体,抑制其与纤维蛋白原的交联，从而抑制血小板的聚集。此类药物包括阿昔单抗、替罗非班等。④吲哚布芬通过抑制 ADP、5-羟色胺、血小板因子 4、β-凝血球蛋白等的释放而起抗血小板聚集的作用。

(2)抗凝药物：普通肝素、低分子量肝素、磺达肝癸钠、华法林、比伐芦定、新型口服抗凝药物等，可用于不同类型冠心病抗凝、溶栓的辅助治疗和血栓高危患者的预防。①普通肝素：为常用抗凝药物，主要通过激活抗凝血酶Ⅲ(ATⅢ)而发挥抗凝作用。在使用中需要监测活化部分凝血酶原时间(APTT)。②低分子量肝素(LMWH)：是从普通肝素中衍生出的小分子复合物，可以皮下注射，无须监测 APTT，使用方便，其疗效等于或优于普通肝素。临床常用制剂包括达肝素、依诺肝素和那屈肝素。③直接凝血酶抑制剂：不依赖于ATⅢ，直接抑制溶解状态或与血栓结合的凝血酶发挥抗凝作用。临床常用制剂包括水蛭素、水蛭素衍生物(比伐芦定)和合成的凝血酶抑制剂(阿加曲班)。比伐芦定是凝血酶直接、特异、可逆性的抑制剂，无论凝血酶是处于血液循环中，还是与血栓结合，比伐芦定均可直接抑制其活性，其作用特点是短暂、可逆的。④磺达肝癸钠：是一种人工合成的、活化因子 X 选择性抑制剂，通过选择性结合于ATⅢ，磺达肝癸钠增强了(约 300 倍)ATⅢ对因子 Xa 原来的中和活性。对因子 Xa 的中和作用阻断了凝血级联反应，并抑制了凝血酶的形成和血栓的增大。磺达肝癸钠不能灭活凝血酶(活化因子Ⅱ)，并对血小板没有作用。⑤口服抗凝制剂：包括间接凝血酶抑制剂华法林和直接口服抗凝药物如Ⅱ因子抑制剂达比加群，X 因子抑制剂利伐沙班、阿哌沙班等。

3.改善缺血、减轻症状的药物

应与预防心肌梗死和死亡的药物联合使用，主要包括 β 受体拮抗剂、硝酸酯类药物、钙通道阻滞药，还包括曲美他嗪、尼可地尔和伊伐布雷定。

β 受体拮抗剂能够抑制心脏 β 肾上腺素受体，从而减慢心率，减弱心肌收缩力，降低血压，减少心肌耗氧量和心绞痛发作，增加运动耐量。硝酸酯类药物为内皮依赖性血管扩张剂，能够减少心肌耗氧量，改善心肌灌注，缓解心绞痛症状。CCB 通过改善冠状动脉血流和减少心肌耗氧量发挥缓解心绞痛的作用，对变异性心绞痛或以冠状动脉痉挛为主的心绞痛，CCB 是一线治疗药物。曲美他嗪通过调节心肌能源底物，抑制脂肪酸氧化，优化心肌能量代谢，改善心肌缺血及左心功能，缓解心绞痛。尼可地尔是一种钾通道开放剂，其冠状动脉扩张作用与 ATP 敏感性钾通道开放及鸟苷酸环化酶有关。伊伐布雷定通过选择性抑制窦房结起搏电流达到减慢心率的作用，从而延长心脏舒张期改善冠状动脉灌注、降低心肌氧耗，对心肌收缩力和血压无影响。

4.调脂药物

他汀类药物以降低血清、肝脏、主动脉中的 TC、VLDL-C、LDL-C 水平为主，具有降血脂、保护血管内皮细胞功能、稳定粥样斑块等作用。其他调脂药物包括：贝特类药物、缓释烟酸、胆固醇吸收抑制剂依折麦布、PCSK-9 抑制剂等。

5.其他药物

(1) ACEI 和 ARB：除有效降压外，ACEI 和 ARB 还具有心肾保护作用，可减少各类心血管事件的发生。

(2)醛固酮受体拮抗剂：包括对 STEMI 后左室射血分数(LVEF)≤40%、有心功能不全或糖尿病、无明显肾功能不全[血清肌酐：男性≤221μmol/L (2.5mg/dl)，女性≤177μmol/L

(2.0mg/dl);血钾≤5mmol/L]的患者,应给予醛固酮受体拮抗剂。

(3)洋地黄制剂:AMI 24 小时内一般不使用洋地黄制剂。对于 AMI 合并左心衰竭的患者 24 小时后常规服用洋地黄制剂是否有益也一直存在争议。目前一般认为,AMI 恢复期在 ACEI 和利尿药治疗下仍存在充血性心力衰竭的患者,可使用地高辛。对于 AMI 左心衰竭并发快速心房颤动的患者,使用洋地黄制剂较为适合。

(二)治疗药物的选用

1.急性冠脉综合征的药物选择

ACS 指冠状动脉内不稳定的动脉粥样斑块破裂或糜烂引起血栓形成所致的心脏急性缺血综合征,即急性心肌缺血引起的一组临床症状,包括 STEMI 与 NSTEMI(Q 波与非 Q 波)以及 UA。由于 NSTEMI 和 UA 有时在临床上难以鉴别,而治疗上并不需要严格区别,故合并为一个概念被提出。

(1)溶栓治疗:对于 STEMI,溶栓治疗具有快速、简便、经济、易操作的特点,对于不能开展急诊 PCI 的基层医院或急诊 PCI 禁忌的患者可首选静脉溶栓。

溶栓的适应证为:①2 个或 2 个以上相邻导联 ST 段抬高,或提示 STEMI 病史伴左束支传导阻滞,起病时间<12 小时,年龄<75 岁可选择溶栓治疗,对前壁心肌梗死、低血压(收缩压<100mmHg)或心率增快(>100 次/min)患者治疗意义更大。②ST 段抬高,年龄>75 岁,对此类患者,无论是否采取溶栓治疗,AMI 死亡的危险性均很大,建议对于 75 岁及以上高龄患者,TNK-tPA 剂量减半使用。③ST 段抬高,发病时间 12~24 小时,溶栓治疗获益不大,但在有进行性缺血性胸痛和广泛 ST 段抬高并经过选择的患者中,仍可考虑溶栓治疗。④高危心肌梗死,就诊时收缩压>180mmHg 和(或)舒张压>110mmHg,此类患者颅内出血的危险性较大,应认真权衡溶栓治疗的益处与出血性脑卒中的危险性。对此类患者应首先镇痛、降低血压(如静脉滴注硝酸甘油、应用β受体拮抗剂等),将血压降至 150mmH/90mmHg 时再行溶栓治疗,但是否能降低颅内出血的危险性尚未得到证实。对此类患者若有条件应考虑直接行经皮冠状动脉腔内成形术(PTCA)或支架置入术。⑤虽有 ST 段抬高,但起病时间>24 小时,缺血性胸痛已消失或仅有 ST 段压低者不主张采取溶栓治疗。

溶栓的禁忌证为:①既往任何时间发生过颅内出血或未知区域脑卒中;②近 6 个月发生过缺血性脑卒中;③中枢神经系统损伤、肿瘤或动静脉畸形;④近期有严重创伤/手术/头部损伤(近 2 个月内);⑤近 1 个月内有胃肠道出血;⑥已知原因的出血性疾病(月经除外);⑦主动脉夹层;⑧24 小时内接受非可压迫性穿刺术(如肝脏活检、腰椎穿刺)。对于 NSTE-ACS 的患者,溶栓为禁忌证。

溶栓是否再通可根据冠状动脉造影直接判断,亦可间接判断,指标为:①胸痛迅速缓解(2 小时内基本消失);②ST 段迅速下降,2 小时内下降>50%;③心肌酶学检测峰值前移,CK-MB 峰值<14 小时;④出现再灌注心律失常,此为再灌注损伤的表现,主要为非阵发性室性心动过速。具备上述 2 项(除外 2、3 项组合)或 2 项以上者可判定为再通。再通后 1 周内再闭塞,若无禁忌可再次溶栓,但链激酶不能重复应用,可改用其他溶栓剂。

(2)抗栓治疗:抗血小板治疗,阿司匹林为首选抗血小板药物,所有患者如无禁忌证,均应立即口服水溶性阿司匹林或嚼服肠溶阿司匹林 300mg,继以 75~100mg/d 长期维持;在阿司匹林基础上，联合应用一种 $P2Y_{12}$ 受体抑制剂至少 12 个月，除非有极高出血风险等禁忌；$P2Y_{12}$ 受体抑制剂首选替格瑞洛(180mg 负荷量，以后 90mg/次，每天 2 次)；不能使用替格瑞洛的患者，应用氯吡格雷(300～600mg 负荷量，以后 75mg/次，每天 1 次)；接受溶栓治疗的患者，应尽早在阿司匹林基础上联用替格瑞洛或氯吡格雷；在有效的双联抗血小板及抗凝治疗情况下，冠状动脉造影前不常规应用 GPⅡb/Ⅲa 受体拮抗剂，而仅在出现无复流或血栓并发症等紧急情况下才考虑使用。

抗凝治疗：确诊为 ACS 时，应尽快启动肠道外抗凝治疗，并与抗血小板治疗联合进行，但应警惕并观察出血风险；如果患者在早期接受介入性治疗，建议选用普通肝素或比伐芦定，比伐芦定使用剂量为静脉注射 0.75mg/kg，继而 1.75mg/(kg.h)静脉滴注维持 4 小时。对于接受静脉溶栓治疗的患者，至少接受 48 小时抗凝治疗，至多 8 天或至血运重建，如果患者拟行非介入治疗，宜先选用磺达肝癸钠或低分子量肝素。

(3)抗缺血治疗：可舌下或静脉使用硝酸酯类药物缓解心绞痛，如患者有反复心绞痛发作，难以控制的高血压或心力衰竭，静脉使用硝酸酯类药物，硝酸甘油 10～50μg/min，静脉滴注，注意监测血压。存在持续缺血症状的 ACS 患者，如无禁忌证，早期(24 小时内)应用β受体拮抗剂，并建议继续长期使用，争取达到静息目标心率 55～60 次/min，除非患者心功能处于 Killip 分级Ⅲ级或以上。持续或反复缺血发作，并且存在β受体拮抗剂禁忌的 ACS 患者，二氢吡啶类 CCB 应作为初始治疗，但除外临床有严重左心室功能障碍，心源性休克，P-R 间期＞0.24 秒或二、三度房室传导阻滞而未置入心脏起搏器的患者。在应用β受体拮抗剂和硝酸酯类药物后患者仍然存在心绞痛症状或难以控制的高血压，可加用长效二氢吡啶类 CCB；可疑或证实血管痉挛性心绞痛的患者，可考虑使用 CCB 和硝酸酯类药物，避免使用β受体拮抗剂。在无β受体拮抗剂治疗时，短效硝苯地平不能用于 ACS 患者。尼可地尔用于对硝酸酯类药物不能耐受的 ACS 患者。所有 LVEF＜40％的患者，以及高血压、糖尿病或稳定的慢性肾脏病患者，如无禁忌证，应开始并长期持续使用 ACEI，ACEI 不耐受的 LVEF＜40％的心力衰竭或心肌梗死患者，使用 ARB，心肌梗死后正在接受治疗剂量的 ACEI 和β受体拮抗剂且合并 LVEF＜40％、糖尿病或心力衰竭的患者，如无明显肾功能不全(男性血清肌酐＞212.5μmol/L 或女性血清肌酐＞170μmol/L)或高钾血症(K^+＞5.0mmol/L)，使用醛固酮受体拮抗剂。

(4)他汀类药物：他汀类药物除了能降低 TC、LDL-C、TG 水平和升高 HDL-C 水平外，还能稳定斑块，减轻斑块炎症，改善内皮功能。因此应该及早应用，长期维持。由于亚洲其他国家和我国研究结果均显示 PCI 术前使用负荷量他汀类药物不优于常规剂量，因此不建议 PCI 术前使用负荷量他汀类药物；但是对于所有无禁忌证的 STEMI 患者入院后应尽早开始他汀类药物治疗，且无须考虑胆固醇水平。他汀类药物治疗的益处不仅见于胆固醇水平升高患者，也见于胆固醇水平正常的冠心病患者。所有心肌梗死后患者都应使用他汀类药物，将 LDL-C 水平控制在 1.8mmol/L (70mg/dl)以下，对于基础 LDL-C 在 1.8～3.5mmol/L 的患者应将其降低 50％以上，在已达到他汀类药物最大耐受剂量的情况下，如果 LDL-C 仍未达标，如高危患者 LDL-C＞1.8mmol/L (70mg/dl)，应加用其他调脂药物，其中他汀类药物仍为一线药物，可联合依折麦布，两者联合治疗后仍有较高水平的 LDL-C 者，可考虑应用 PCSK-9 抑制剂；若 ACS 患者存在他汀类药物应用禁忌，可单独用 PCSK-9 抑制剂或 PCSK-9 抑制剂联合依折麦布。

2.稳定型心绞痛的药物治疗

(1)缓解症状、改善缺血的药物:主要包括β受体拮抗剂、硝酸酯类药物和钙通道阻滞药，应与预防心肌梗死和死亡的药物联合使用，只要无禁忌证，β受体拮抗剂应作为SCAD患者的初始治疗药物。目前更倾向于选择性β受体拮抗剂，如琥珀酸美托洛尔、比索洛尔。建议初始选择β受体拮抗剂，并逐步增加至维持剂量，当β受体拮抗剂禁忌或出现难以接受的不良反应时，建议使用CCB或长效硝酸酯类药物。当起始使用β受体拮抗剂效果不佳时，建议CCB或长效硝酸酯类与β受体拮抗剂联用。对既往心肌梗死史，或合并LVEF下降的慢性心力衰竭的SCAD患者，建议调整β受体拮抗剂剂量以使静息心率控制在55～60次/min(在患者可耐受的情况下)。心肌缺血面积较大(>10%)且无症状的患者应考虑采用β受体拮抗剂。SCAD患者缓解急性心绞痛症状时可舌下含服硝酸甘油或硝酸甘油喷雾，如舌下含服硝酸甘油0.3～0.6mg，每5分钟含服1次直至症状缓解，15分钟内含服最大剂量不超过1.2mg。心绞痛发作时，长效硝酸酯类不适用于心绞痛急性发作，而适用于慢性长期治疗。每天用药时应注意给予足够的无药间期(8～10小时)，以减少耐药性的发生。当使用β受体拮抗剂禁忌、效果不佳或出现不良反应时，可使用伊伐布雷定/尼可地尔缓解症状。曲美他嗪可考虑用作二线药物。

(2)抗血小板药物:抗血小板药物在预防缺血性事件中起着重要作用。建议所有SCAD患者每天服用小剂量阿司匹林，若不能耐受阿司匹林，建议每日服用氯吡格雷。既往1～3年前有心肌梗死史且合并高缺血风险的患者，可考虑采用阿司匹林联合替格瑞洛(60mg、2次/d)治疗，最长至36个月。药物洗脱支架(DES)置入后接受6个月双联抗血小板治疗(dDAPT)，经药物涂层球囊治疗的SCAD患者，考虑6个月DAPT，能耐受DAPT且无出血并发症，其出血风险低而血栓风险高，可考虑DAPT(氯吡格雷+阿司匹林》6个月且≤30个月，高出血风险患者，DES置入后可考虑缩短DAPT (<6个月)。替格瑞洛可考虑用于择期PC1的特定高风险患者(如支架内血栓史或左主干支架置入)，高出血风险、需接受不能推迟的非心脏外科手术或同时接受口服抗凝剂治疗者，DES置入后可给予1～3个月DAPT。对应用3个月DAPT仍需担心安全问题的SCAD患者，可考虑DAPT 1个月。

(3)调脂药物:已有大量证据表明缺血风险的下降和LDL-C的降幅有关。SCAD患者如无禁忌，需依据其血脂基线水平首选起始剂量中等强度的他汀类调脂药物，根据个体调脂疗效和耐受情况，适当调整剂量，以LDL-C为首要干预靶点，目标值LDL-C< 1.8mmol/L。若LDL-C水平不达标，可与其他调脂药物(如依折麦布10mg、1次/d)联合应用。如果LDL-C基线值较高，现有调脂药物标准治疗3个月后难以降至基本目标值，可考虑将LDL-C至少降低50%作为替代目标。

(4)β受体拮抗剂:对心肌梗死后患者，β受体拮抗剂能显著降低30%死亡和再发梗死风险。对合并慢性心力衰竭的SCAD患者，琥珀酸美托洛尔、比索洛尔和卡维地洛与ACEI、利尿药伴/不伴洋地黄同时应用，能显著降低死亡风险，改善患者生活质量。除非禁忌，对所有SCAD左心室收缩功能障碍(LVEF≤40%)并伴有心力衰竭或心肌梗死史的患者使用β受体拮抗剂，并长期使用(如琥珀酸美托洛尔、比索洛尔或卡维地洛)。

(5) ACEI或ARB:ACEI能使无心力衰竭的稳定型心绞痛患者或高危冠心病患者的主要

终点事件(心血管死亡、心肌梗死、卒中等)风险降低。对SCAD患者,尤其是合并高血压、LVEF≤40%、糖尿病或慢性肾病的高危患者,只要无禁忌证,均可考虑使用ACEI或ARB。

3.冠心病二级预防常用药物

冠心病二级预防用药应遵从"ABCDE"方案,防止已诊断的冠心病患者原有冠状动脉病变加重,降低相关死亡率。随着抗血小板药物在冠心病治疗中的作用越来越重要,对冠心病二级预防用药方案中的"A"也进行了不断充实和更新。"ABCDE"方案分别为A:ACEI、抗血小板治疗(如用阿司匹林及$P2Y_{12}$受体拮抗剂等)及抗心绞痛治疗(如用硝酸酯类药物及非二氢吡啶类CCB);B:β受体拮抗剂与控制血压;C:戒烟与控制血脂;D:合理饮食与控制糖尿病;E:运动与教育。涉及药物治疗请参见前文(ACEI、β受体拮抗剂、控制血压及他汀类药物、硝酸酯类药物、抗血小板药物)。

第三节　心力衰竭

心力衰竭简称心衰,是多种原因导致心脏结构和(或)功能的异常改变,使心室收缩和(或)舒张功能发生障碍而引起的一组复杂临床综合征,主要表现为呼吸困难、疲乏和液体潴留(肺淤血、体循环淤血及外周水肿)等。

【病因和发病机制】

(一)病因

1.基本病因

几乎所有类型的心脏、大血管病均可引起心力衰竭。从病理生理的角度看,心肌舒缩功能障碍大致可分为由原发性心肌损害和心脏长期容量和(或)压力负荷过重,导致心肌功能由代偿最终发展为失代偿。具体如下①原发性心肌损害:心肌梗死、心肌缺血、弥漫性心肌炎、原发性及继发性心肌病以及糖尿病心肌病等均可引起心力衰竭,其中以心肌梗死、扩张型心肌病最常见;②心脏负荷过重:高血压、主动脉瓣狭窄、肺动脉高压及肺动脉瓣狭窄等疾病导致心室后负荷过重;主动脉瓣关闭不全、二尖瓣关闭不全、室间隔缺损及动脉导管未闭等疾病导致心室前负荷过重;长期负荷过重,代偿性心肌肥厚和扩大,导致心力衰竭。

2.诱因

心力衰竭发作常在心脏负担增加时诱发,最常见的为感染和劳累,尤其肺部感染和过度体力活动;其他如过多过快的静脉输液、各种快速性心律失常、妊娠、分娩及情绪激动、治疗不当如洋地黄中毒或量不足、原有心脏病加重或并发其他疾病如甲状腺功能亢进(简称甲亢)或贫血等均可诱发心力衰竭。

(二)发病机制

心肌收缩力下降,代偿机制启动,神经内分泌系统激活,心室重塑,心功能进一步恶化,形成恶性循环。

1.Frank-Starling机制

前负荷增加反映心脏舒张末期容量增多,心室做功增加。根据Frank-Starling机制,在一定范围内，随着心脏前负荷增加，心室充盈压升高，舒张末期心肌纤维拉长，每搏输出量可相应增加；但当舒张压超过 18mmHg 时，每搏输出量不但不增加反而下降，当达到一定程度时则出现心脏排血量低及静脉系统淤血的症状和体征。

2.心肌肥厚

心脏后负荷持续增加，代偿性心肌肥厚，收缩力加强，以维持心输出量；但随着疾病进展，心肌顺应性下降，舒张功能减退，更加使心肌能量供应不足，心肌细胞结构破坏，心功能进一步恶化。

3.神经体液代偿

当心脏排血量不足或心室舒张末压升高时，机体启动以下神经体液机制进行代偿：①交感-肾上腺素系统(SAS)活性增强，去甲肾上腺素(NE)及肾上腺素水平升高，作用于心脏 β_1 受体，心肌收缩力增强，心率加快，以增加心输出量；但此时心肌耗氧量增加，且 NE 具有细胞毒性作用，促使心肌细胞凋亡。②肾素-血管紧张素系统(RAS)激活，与心输出量降低，导致肾血流量减少有关。RAS 激活后使血管紧张素Ⅱ(ATⅡ)生成增多，醛固酮分泌增加，从而维持血压，保证心、脑、肾等重要脏器的血液供应。但 ATⅡ促使血管强烈收缩，加重心脏后负荷；RAS 亦可使血管平滑肌细胞增生，管腔变窄，血管内皮细胞分泌 NO 减少。以上均更进一步促使心力衰竭加重，形成恶性循环。③其他体液因子如心房利钠肽(ANP)和脑利钠肽(BNP)分泌增多，内皮素(ET)及精氨酸加压素(AVP)水平升高。ANP 和 BNP 均具有扩张血管、排钠利尿等生理作用，目前临床常用于评价心力衰竭的严重程度。ET 和 AVP 均具有较强的血管收缩作用，使心脏后负荷增加，心功能进一步恶化。

4.心肌损害和心室重塑

心肌损害时的神经体液代偿机制导致心肌的结构、功能改变，包括心肌细胞肥大、凋亡，细胞外基质增加等，即称为心室重塑。心室重塑使心功能进一步恶化。

5.心脏舒张功能不全

当高血压及肥厚型心肌病时，心肌纤维化，导致心室肌顺应性减退及充盈障碍，心室舒张末压增高，引起心脏舒张功能不全。心肌缺血、贫血及维生素 B_1 缺乏等的情况下，心肌能量生成不足，钙泵功能障碍，使细胞内钙潴留也会影响主动舒张功能。

【临床表现和分类】

(一)典型症状和体征

由于心力衰竭的代偿程度和受累心室不同，心力衰竭患者的症状和体征有较大的个体差异，代偿良好的心力衰竭患者无症状和体征。

1.左心衰竭

由于心输出量减少，导致肺循环淤血，出现呼吸困难，表现为劳力性呼吸困难、阵发性夜间呼吸困难、端坐呼吸、急性肺水肿等；夜间阵发性呼吸困难又称为心源性哮喘。急性肺水肿是左心衰竭最严重的表现，是由于肺毛细血管楔嵌压＞25～30mmHg，血浆、红细胞外渗至肺泡内所致，表现为极端呼吸困难、面色苍白、烦躁不安、皮肤湿冷、冷汗淋漓、频频咳嗽、咳粉红色泡沫血痰，严重者可合并心源性休克。轻度肺淤血还可表现为咳嗽、咳痰、咯血等。其他尚有乏力、少尿、头晕、心悸等与心输出量减少、组织灌注不足有关。主要体征除了基础心脏病的原有体征外，可有心脏扩大、肺部湿性啰音，严重时两肺满布湿性啰音及哮鸣音、肺动脉瓣区第二心音亢进及舒张期奔马律。

2.右心衰竭

其以体循环淤血为主，可有恶心、呕吐、腹胀和食欲缺乏等，与肝脏及胃肠道淤血有关；以及继发于左心衰竭的劳力性呼吸困难。单纯右心衰竭主要见于肺部疾患、肺栓塞或先天性心脏病继发肺动脉高压者，主要体征有体位性水肿、肝大和触痛、颈静脉怒张、肝一颈静脉反流征阳性；晚期可出现腹水，常与心源性肝硬化有关。

(二)客观检查结果

1.生物标志物

利钠肽[B型利钠肽(BNP)或N末端B型利钠肽原(NT-proBNP)]测定：利钠肽检测用于心力衰竭筛查、诊断和鉴别诊断、病情严重程度及预后评估。BNP＜100ng/L、NT-proBNP＜300ng/L时通常可排除急性心力衰竭。BNP＜35ng/L、NT-proBNP＜125ng/L时通常可排除慢性心力衰竭，但其敏感度和特异度较急性心力衰竭低。诊断急性心力衰竭时NT-proBNP水平应根据年龄和肾功能进行分层：50岁以下的患者NT-proBNP水平＞450ng/L，50岁以上＞900ng/L，75岁以上应＞1 800ng/L，肾功能不全(肾小球滤过率＜60ml/min)时应＞1 200ng/L。经住院治疗后利钠肽水平无下降的心力衰竭患者预后差。脑啡肽酶抑制剂使BNP降解减少，而NT-proBNP不受影响。

2.经胸超声心动图

经胸超声心动图是评估心脏结构和功能的首选方法，可提供房室容量、左右心室收缩和舒张功能、室壁厚度、瓣膜功能和肺动脉高压的信息。

3.心脏磁共振(CMR)

CMR是测量左右心室容量、质量和射血分数的“金标准”，当经胸超声心动图未能作出诊断时，CMR是最好的替代影像检查。CMR也是复杂性先天性心脏病的首选检查方法。

(三)心力衰竭的分期分级

1.心力衰竭的分类

根据左心室射血分数(LVEF)，分为射血分数降低的心力衰竭(HFrEF)、射血分数保留的心力衰竭(HFpEF)和射血分数中间值的心力衰竭(HFmrEF)。根据心力衰竭发生的时间、速度，分为慢性心力衰竭和急性心力衰竭。

2.心力衰竭的分级分期

目前，心力衰竭患者的心功能评价仍按纽约心脏病学会(NYHA)制定的标准分级，根据患者主观感觉的活动能力分为四级。

Ⅰ级：活动不受限。日常活动不引起明显的气促、疲乏或心悸。

Ⅱ级：活动轻度受限。休息时无症状，日常活动可引起明显的气促、疲乏或心悸。

Ⅲ级：活动明显受限。休息时可无症状，轻于日常活动即引起显著的气促、疲乏或心悸。

Ⅳ级：休息时也有症状，任何体力活动均会引起不适。如无须静脉给药，可在室内或床边活动者为Ⅳa级；不能下床并需要静脉给药支持者为Ⅳb级。

为了更好地减少和延缓心力衰竭的发生，近年来提出将心力衰竭分为4期，此种分类方法强调了早期干预的重要性。

【治疗原则】

(一)一般治疗原则

1.积极治疗原发病

由于心力衰竭是各种器质性心脏病发展的终末阶段,故及时进行原发病治疗甚为重要,如高血压、糖尿病及甲状腺功能亢进的药物治疗,冠心病的介入治疗,风湿性心脏瓣膜病及先天性心血管病的介入或手术治疗等。

2.去除诱因

如控制感染、纠正心律失常等。调整生活方式,避免过度劳累及情绪激动是减轻心脏负荷的重要方法,待症状好转后适当活动,以避免下肢静脉血栓形成;控制水、钠摄入有利于减轻水肿,一般轻度心力衰竭食盐摄入量应限制在 5 g/d 以内、中度 2.5 g/d 以内、重度 1g/d 以内,水量摄入在 1.5～2L/d;其他如戒烟、限酒及控制体重均对心力衰竭的防治有利。

(二)药物治疗原则

体内循环或组织中的儿茶酚胺、血管紧张素Ⅱ、醛固酮、内皮素、抗利尿激素等水平增高,加重血流动力学紊乱,且对心肌细胞有直接毒性作用,并刺激心肌纤维化,进一步损害心脏结构和功能。故神经内分泌拮抗剂是治疗心力衰竭的基石,可预防进一步心血管事件的发生。强心药物增强心肌收缩力,扩血管药物及利尿药减轻心脏前后负荷、减少血容量,在改善症状、降低心力衰竭住院率、提高生活质量方面至关重要,临床须根据患者的具体情况选用药物。

【药物治疗】

(一)治疗药物分类

1.利尿药

利尿药是心力衰竭治疗中唯一能够控制体液潴留的药物,但不能作为单一治疗;原则上在慢性心力衰竭急性发作和明显的体液潴留时应用。常用的有:①噻嗪类:氢氯噻嗪 25～50mg,口服,每日 1～2 次;其他如氯噻酮的剂量及用法同上,适用于轻、中度心力衰竭;②袢利尿药:如呋塞米 20～100mg,静脉注射,每日 1～2 次,适用于急性心力衰竭或慢性心力衰竭加重期;布美他尼 1～3 mg,口服或静脉注射,每日 1～2 次,其利尿作用为呋塞米的 20～60 倍,排钾作用小于呋塞米,使肾血流量尤其肾皮质深部血流量增加;托拉塞米是新一代高效袢利尿药,利尿作用强大且持久,具有醛固酮拮抗作用,耳毒性低,长期应用不易产生利尿抵抗,为顽固性心力衰竭的一线用药;③保钾利尿药:螺内酯 20～40mg,口服,每日 2～4 次;氨苯蝶啶 50～100mg,口服,每日 2 次,常与排钾利尿药合用以加强利尿效果并预防低血钾;阿米洛利 5～20mg,口服,每日 1 次,其利尿作用较强而保钾作用较弱;④抗利尿激素 V_2 受体拮抗剂:托伐普坦,7.5～15mg,口服,每日 1 次,对顽固性水肿或低钠血症者疗效更显著,用于常规利尿药治疗效果不佳、有低钠血症或有肾功能损害倾向患者。

2.RAS 抑制剂

ACEI 或 ARB 或血管紧张素受体脑啡肽酶抑制剂(ARNI)联合应用β受体拮抗剂及在特定患者中应用醛固酮受体拮抗剂的治疗策略,可降低心力衰竭的发病率和死亡率。ACEI 通过改善血流动力学,降低心力衰竭患者神经一体液代偿机制的不利影响,改善心室重塑。但心力衰竭未合并高血压时，其用量应从小剂量开始，如依那普利 2.5mg/d，渐增加至目标剂量。开始用药 1～2 周内监测肾功能与血钾，后定期复查，长期维持用药。有威胁生命的不良反应（血管性水肿和无尿性肾衰竭）、孕妇及对 ACEI 过敏者应禁用；低血压、双侧肾动脉狭窄、血清肌酐明显升高（>265μmol/L）、高血钾（>5.5mmol/L）者慎用。非甾体抗炎药（NSAID）会阻断 ACEI 的疗效并加重其不良反应，避免联合使用。当 ACEI 引起干咳、血管性水肿不能耐受时，可改用 ARB，已使用 ARB 且症状控制良好者无须换为 ACEI。ARNI 有 ARB 和脑啡肽酶抑制剂的作用，可升高利钠肽、缓激肽和肾上腺髓质素及其他内源性血管活性肽的水平。ARNI 的代表药物是沙库巴曲缬沙坦钠。患者由服用 ACEI/ARB 转为 ARNI 前血压需稳定，并停用 ACEI 36 小时，因为脑啡肽酶抑制剂和 ACEI 联用会增加血管神经性水肿的风险。自小剂量开始，每 2～4 周剂量加倍，逐渐滴定至目标剂量。ARNI 主要的不良反应是低血压、肾功能恶化、高钾血症和血管神经性水肿。

3.β 受体拮抗剂

可抑制交感神经激活对心力衰竭代偿的不利作用，临床试验已证实 HFrEF 患者长期应用 β 受体拮抗剂（琥珀酸美托洛尔、比索洛尔及卡维地洛），能改善症状和生活质量，降低死亡、住院、猝死风险。临床自小剂量开始（如酒石酸美托洛尔 6.25mg/d），每 2～4 周可剂量加倍，逐渐达到指南推荐的目标剂量或最大可耐受剂量，并长期使用。静息心率降至 60 次/min 左右的剂量为 β 受体拮抗剂应用的目标剂量或最大耐受剂量。在已接受 ACEI 治疗的患者中仍能观察到 β 受体拮抗剂的上述益处，说明此两种药物联合应用具有叠加效应。使用时应避免过快或突然撤药，以防引起病情恶化；同时亦要避免发生低血压、心动过缓及房室传导阻滞。

4.醛固酮受体拮抗剂

醛固酮受体拮抗剂通过抗醛固酮效应，起到抑制心血管重塑、改善心力衰竭远期预后、降低总死亡率的作用。利尿药螺内酯属于非选择性醛固酮受体拮抗剂，使用时必须注意血钾的监测，近期有肾功能不全、血清肌酐升高或高钾血症者不宜使用。依普利酮（eplerenone）是一种新型选择性醛固酮受体拮抗剂，适用于老年、糖尿病、肾功能不全患者。血浆肾素活性是动脉粥样硬化、糖尿病和心力衰竭等患者发生心血管事件和预测死亡率的独立危险因素。

5.伊伐布雷定

伊伐布雷定通过特异性抑制心脏窦房结起搏电流（If），减慢心率。起始剂量 2.5mg，2 次/d，治疗 2 周后，根据静息心率调整剂量，每次剂量增加 2.5mg，使患者的静息心率控制在 60 次/min 左右，最大剂量 7.5mg，2 次/d。最常见的不良反应为光幻症和心动过缓。如发生视觉功能恶化，应考虑停药。心率<50 次/min 或出现相关症状时应减量或停用。

6.血管扩张剂

常用的血管扩张剂包括硝酸酯类、硝普钠、重组人脑利钠肽及 β 受体拮抗剂。

7.正性肌力药物

（1）洋地黄类：①适应证，适用于各种原因引起的心力衰竭，尤其伴心脏扩大、快速性室上性心律失常者；②常用制剂及用法，：口服地高辛 0.125～0.25mg/d，老年人、肾功能受损者、低体重患者可 0.125mg，1 次/d 或隔天 1 次，应监测地高辛血药浓度，建议维持在 0.5～0.9μg/L；毛花苷 C 每次 0.2～0.4mg，稀释后缓慢静脉注射，必要时重复；毒毛花苷 K 每次 0.125～

0.25mg，稀释后缓慢静脉注射；③中毒表现及处理：洋地黄应用的安全窗小，其中毒量为有效治疗量的2倍。低钾、低镁、肾功能减退、心肌缺氧及严重的心肌病变等更易出现中毒，此时可有恶心、呕吐等胃肠道症状，头痛、黄绿视等神经症状以及各种心律失常。不良反应常出现于地高辛血药浓度＞2.0μg/L时，也见于地高辛血药浓度较低时，如合并低钾血症、低镁血症、心肌缺血、甲状腺功能减退。使用该类药物可以减轻轻至中度收缩性心力衰竭患者的临床症状，改善生活质量，提高运动耐量，减少住院率，但对生存率无明显改变。

(2)非洋地黄类：①肾上腺素受体激动剂，其作用与剂量相关，多巴胺2～5μg/(kg·min)维持静脉滴注；多巴酚丁胺对心率及血压的影响较小，常用剂量同多巴胺。②磷酸二酯酶抑制剂，如氨力农静脉注射，2分钟内生效，一般为50mg(0.5～1mg/kg)加入生理盐水20ml中缓慢静脉注射，之后以150mg溶于生理盐水250ml中缓慢静脉滴注(忌用含有右旋糖酐或葡萄糖的液体稀释)。米力农增加心肌收缩力的作用较氨力农强10～20倍，其用法为50μg/kg加入生理盐水20ml中静脉注射10分钟，后以0.25～1.0μg/(kg-min)维持静脉滴注；不宜与呋塞米混合应用。该类药物主要用于经洋地黄、利尿药及血管扩张剂治疗无效的慢性难治性心力衰竭。③钙离子增敏剂，如左西孟旦，负荷量6～12μg/kg静脉注射(＞10分钟)，继以0.05～0.2μg/(kg·min)静脉注射维持24小时。

8.钠-葡萄糖共转运蛋白2抑制剂(SGLT2i)

SGLT2i是一种新型口服降糖药，其基本作用是阻断肾脏近端小管中的SGLT2转运蛋白和促进尿糖、尿钠排泄。但近年来，SGLT21已逐步从糖尿病领域用药成为心力衰竭领域的一线用药。研究表明，SGLT2i不仅对糖尿病患者有效，还能显著降低非糖尿病患者的主要终点风险，包括心血管死亡、心力衰竭住院或紧急救治。常用的药物包括达格列净和恩格列净，其在心力衰竭中的起始剂量和目标剂量均为10mg，q.d.，使用时应注意泌尿系统感染、低血糖、脱水、低血压等情况的发生。

(二)治疗药物选用

1.慢性心力衰竭

对所有新诊断的HFrEF患者应尽早使用ACEI/ARB和β受体拮抗剂(除非有禁忌证或不能耐受)，有淤血症状和(或)体征的心力衰竭患者应先使用利尿药以减轻液体潴留。先用β受体拮抗剂和先用ACEI/ARB并无区别。当患者处于淤血状态时，ACEI/ARB耐受性更好；若患者无明显水肿而静息心率比较快时，β受体拮抗剂耐受性会更好。部分HFrEF患者可同时给予小剂量β受体拮抗剂和ACEI/ARB。两药合用后可交替和逐步增加剂量，分别达到各自的目标剂量或最大耐受剂量。在2021年版加拿大指南中推荐，无论是否合并糖尿病，均推荐HFrEF患者应用达格列净或恩格列净，以改善患者临床症状与生活质量、降低因心力衰竭住院的情况和(或)减少心血管死亡。患者接受上述治疗后应进行临床评估，根据临床情况选择以下方法治疗：①若仍有症状，eGFR≥30ml/(min·1.73m^2)、血钾＜5.0mmol/L，加用醛固酮受体拮抗剂；②若仍有症状，血压能耐受，建议用ARNI代替ACEI/ARB；③若β受体拮抗剂已达到目标剂量或最大耐受剂量，窦性心律≥70次/min，LVEF≤35%，可考虑加用伊伐布雷定；以上治疗方法可联合使用，不分先后。若患者仍持续有症状，可考虑加用地高辛。

2.急性左心衰竭

严重者表现为急性肺水肿，伴或不伴心源性休克。对其的处理方法有：①一般治疗：患者取坐位，双腿下垂，以减少静脉回流，高流量吸氧6～8L/min，吗啡3～5mg静脉注射，以达到镇静和减少静脉回流的作用，老年患者可酌情减量应用。②利尿药：选用强效利尿药呋塞米20～40mg静脉注射，必要时重复；该药通过强大的利尿作用降低血容量，同时还具有扩张静脉血管、减少回心血量、减轻肺水肿的作用，故其肺水肿的缓解常在利尿作用发生之前；但在急性心肌梗死出现的急性左心衰竭时应慎用，因为可能诱发心源性休克。③血管扩张剂：首选硝普钠静脉滴注，从10μg/min开始，血压低者加用多巴胺2～10μg/(kg·min)，以使血压维持在100/60mmHg为宜；硝酸甘油静脉滴注从5～10μg/min开始，根据治疗反应调整剂量。④正性肌力药物：适用于低血压（收缩压＜90mmHg）和（或）组织器官低灌注的患者。多巴酚丁胺和多巴胺通过兴奋心脏β受体产生正性肌力作用，正在应用β受体拮抗剂的患者不推荐应用多巴酚丁胺和多巴胺。磷酸二酯酶抑制剂通过升高细胞内cAMP浓度，增强心肌收缩力，同时有直接扩张血管的作用，主要药物为米力农。左西孟旦是钙增敏剂，与心肌肌钙蛋白C结合产生正性肌力作用，不响心室舒张，还具有扩张血管的作用。⑤血管收缩药：对外周动脉有显著缩血管作用，如去甲肾上腺素、肾上腺素等，适用于应用正性肌力药物后仍出现心源性休克或合并明显低血压状态的患者，升高血压，维持重要脏器的灌注。心源性休克时首选去甲肾上腺素维持收缩压。⑥洋地黄类：可轻度增加心输出量、降低左心室充盈压和改善症状。主要适应证是房颤伴快速心室率（＞110次/min）的急性心力衰竭患者。使用剂量为毛花苷C 0.2～0.4mg缓慢静脉注射，2～4小时后可再用0.2mg。急性心肌梗死后24小时内应尽量避免使用。

3.难治性终末期心力衰竭

此症状是指经合理的最佳治疗，心力衰竭仍不能控制甚至继续恶化。对此应做以下处理：①重新评价心脏病病因诊断的正确性，积极寻找并纠正可能引起顽同性心力衰竭的原因，如风湿活动、感染性心内膜炎、贫血、甲状腺功能亢进、电解质紊乱、洋地黄类过量、反复发生的小面积肺栓塞等；②重新分析治疗措施的合理性，如血压太低不能耐受ACEI和β受体拮抗剂，或体液潴留不能使用β受体拮抗剂等；③积极纠正体液潴留，更严格控制钠盐摄入（每日2g以下），进一步加强利尿，必要时进行血液超滤；④加强血管扩张剂和正性肌力药物的应用，如连续静脉滴注硝普钠或硝酸甘油，多巴胺、多巴酚丁胺或米力农等可改善心功能，稳定病情；⑤其他，扩张性心肌病伴QRS时间≥0.12秒的患者植入三腔心脏起搏器，恢复心脏同步收缩功能，可取得明显疗效。

4.舒张性心力衰竭

对其治疗如下：①积极控制原发病，如高血压和冠心病的有效治疗、缩窄性心包炎的心包剥脱术、梗阻性肥厚型心肌病的介人性化学消融术等。②改善舒张功能，如钙通道阻滞药地尔硫䓬或维拉帕米可降低心肌细胞内的钙浓度，改善心肌的主动舒张功能；β受体拮抗剂改善心肌顺应性，使舒张功能改善；ACEI可改善心肌重塑，有利于舒张功能的改善。③维持窦性心律以保持房室同步，控制心室率以增加心室充盈。④对肺淤血较重者，给予硝酸酯类降低静脉压，给予利尿药减少血容量，以减轻心脏前负荷；但用量不宜过大，因前负荷过度减少，使心输出量下降。⑤无收缩功能障碍时，禁用正性肌力药物。

总之，心力衰竭的治疗要根据不同患者原发性心脏病的病因、心力衰竭的类型、心力衰竭的不同阶段、合并存在的情况等进行个体化治疗，要严密观察治疗反应，及时调整治疗方案；同时要注意患者的合并用药情况，如抗心律失常药维拉帕米、胺碘酮、普罗帕酮等与地高辛联用时使地高辛的肾清除率下降、血药浓度增高，故联用以上药物时应调整地高辛的剂量。

第四节　心律失常

心律失常是由于窦房结激动异常或激动产生于窦房结以外，激动的传导缓慢、阻滞或经异常通道传导，即心脏活动的起源和(或)传导障碍导致心脏搏动的频率和(或)节律异常。心律失常是心血管系统疾病中重要的一组疾病。它可单独发病，亦可与其他心血管系统疾病伴发。其预后与心律失常的病因、诱因、演变趋势、是否导致严重血流动力障碍有关，可突然发作而致猝死，亦可持续累及心脏而致其衰竭。

【病因和发病机制】

(一)病因

生理情况下可出现心律失常，如窦性心动过速、窦性心动过缓、期前收缩等。各种心脏病如心肌缺血缺氧、炎症损伤、原发性离子通道病等、电解质紊乱、药物毒性作用以及全身其他系统疾病等也可直接或间接地诱发心律失常。遗传性心律失常多为基因突变所致，如长 Q-T 综合征、短 Q-T 综合征、Brugada 综合征等。

(二)发病机制

1.自律性增强

正常情况下窦房结的自律性最高，规律地发放冲动，其他组织的自律性均被抑制，形成正常窦性心律。当窦房结的自律性过高、过低或冲动发放不规律时，则形成窦性心动过速、过缓、心律不齐，甚至窦性停搏等窦性心律失常。若其他心肌细胞的自律性超过窦房结时，则形成异位心律失常，如期前收缩、室上性或室性心动过速、心房扑动或颤动等。

2.触发活动

触发活动是指由一次动作电位所触发的后除极，常见于低血钾、高血钙、洋地黄中毒及儿茶酚胺浓度增高时。后除极若发生于动作电位第 2 相或第 3 相时，称为早期后除极，是由于 Ca^{2+} 内流所触发；若发生于动作电位第 4 相时，称为延迟后除极，是细胞内 Ca^{2+} 过多诱发 Na^{+} 内流所引起。

3.折返激动

折返是所有快速性心律失常最常见的发生机制。折返的基本条件为：①心脏内有两个或多个部位的不应期与传导性不一致；②其中一条通道存在单向阻滞；③另一条通道传导缓慢，使阻滞侧有足够的时间恢复兴奋性；④原阻滞侧再激动，形成一次折返；单次折返引起一次期前收缩，连续折返则形成心动过速。

4.传导阻滞

当冲动下传适逢心肌的相对不应期或绝对不应期时，则冲动传导延缓或中断，此为不完全或完全性传导阻滞。此不应期若为生理性不应期，则为生理性传导阻滞；若为病理性延长的不应期，则为病理性传导阻滞。

【临床表现和分类】

(一)窦性心律失常

1.窦性心动过速

正常窦性心律的冲动起源于窦房结，频率为 60～100 次/min。若成人安静时窦性心律的频率超过 100 次/min，便可诊断为窦性心动过速。可见于正常人饮酒、情绪激动和体力活动时，亦见于发热、甲状腺功能亢进、贫血、心力衰竭等疾病，以及肾上腺素、阿托品等药物应用时。

2.窦性心动过缓

刺激迷走神经可使窦房结频率逐渐减慢，停止刺激后又可逐渐加快至原水平，若频率低于 60 次/min，称为窦性心动过缓。可见于正常情况下，尤其是运动员、睡眠状态、迷走神经张力增高等；部分老年人即便无器质性心脏病，亦可随年龄增高而出现心率过缓；病理状态时，如黄疸、黏液性水肿、颅内压增高、急性下壁心肌梗死、病态窦房结综合征等；药物影响，如应用拟胆碱药、β 受体拮抗剂、胺碘酮、非二氢吡啶类 CCB 以及洋地黄类药物等。

3.窦性停搏

窦房结在一段时间内停止发放冲动，表现为规则的 P-P 间距之间突然出现一长 P-P 间距，该长 P-P 间距与短 P-P 间距之间不呈倍数关系，则称为窦性停搏或窦性静止。可见于迷走神经张力增高、颈动脉窦过敏等；各种器质性心脏病、窦房结病变、纤维化、脑血管意外等；应用洋地黄类或乙酰胆碱类药物及钾盐等。可表现为偶发短暂的窦性静止，患者可无症状；频发长时间的窦性停搏如无逸搏发生，可致患者出现黑曚、短暂意识丧失或晕厥，严重者可发生阿一斯综合征，甚至死亡。

4.窦房传导阻滞

若窦房结冲动传导至心房的途中发生延缓或中断，则称为窦房传导阻滞，表现为长 P-P 间距是短 P-P 间距的整倍数。可见于迷走神经张力增高、颈动脉窦过敏等；各种器质性心脏病、脑血管意外等；应用洋地黄类或乙酰胆碱类药物等。临床上可无症状，或有心悸、心跳停搏感等；阻滞次数多、间歇长者可有黑曚、晕厥等严重症状。

5.病态窦房结综合征

病态窦房结综合征(SSS)简称病窦综合征，表现为严重的窦性心动过缓，心率＜45 次/min，频频窦房传导阻滞或窦性静止；或过缓型窦性心律与阵发性房颤、房扑、阵发性室上性心动过速(简称“室上速”)交替出现，即为慢快综合征。SSS 是一种缓慢进展的疾病，常见于各种器质性心脏病、手术、创伤等引起的窦房结局部及周围缺血、变性、坏死、纤维化等，更多见于特发性窦房结退行性变。临床上主要表现为脑、心、肾等重要脏器供血不足，如头晕、失眠、记忆力减退、黑曚等，严重者出现心源性晕厥，称为阿-斯综合征，甚至猝死。

(二)房性心律失常

1.房性期前收缩

房性期前收缩又称房性过早搏动(PAC),简称房性早搏,指起源于窦房结以外的心房任何部位提前出现的激动。心电图表现为提前出现的 P 波,其形态与窦性 P 波不同,QRS 波为正常型。房性期前收缩的发生率低于室性期前收缩,且临床意义也不如室性期前收缩重要。情绪变化、吸烟、饮酒、饮茶或咖啡等可能诱发;各种器质性心脏病均可发生房性期前收缩,并可能是快速性房性心律失常的先兆。患者可无症状或有心悸不适感,听诊可有心律不齐等。

2.房性心动过速

房性心动过速(AT)简称房速,是指起源于心房的心动过速。根据房速的发生机制和心电图表现,可分为自律性、折返性及紊乱性房速。

(1)自律性房性心动过速:是房速中最常见的一种,与自律性增高有关,可呈慢性持续性或短暂性发作。在儿童多无明显的器质性心脏病;在成人多由器质性心脏病变引起,如急性心肌梗死、心肌病、慢性阻塞性肺疾病等,尤其是在有心肌缺血缺氧、洋地黄中毒、代谢紊乱等诱因时更易发生。发作呈短暂性、间歇或持续性,患者有心悸等相关症状。心电图表现包括心房率通常为150～200次/min;异常 P 波形态与窦性者不同;可出现二度Ⅰ或Ⅱ型房室传导阻滞;刺激迷走神经不能终止心动过速,但可加重房室传导阻滞。

(2)折返性房性心动过速(RAT):是房速中较为少见的类型,发生与折返机制有关。多发生在伴有心脏病的患者,也可见于正常人。患者多有突然发作的心悸症状,且可突然停止,若不伴有房室传导阻滞,听诊心律规整。心电图除符合房速的有关标准外,房速发作开始时心率无逐渐加速的表现。

(3)紊乱性房性心动过速(CAT):也称为多源性房性心动过速(CAT),常发生于患慢性阻塞性肺疾病或充血性心力衰竭的老年人,也见于洋地黄中毒与低血钾患者等。心房内多部位的异常自律性可能是其发生的机制,此类心律失常最终可发展为心房颤动。心电图表现为通常有≥3 种形态各异的异常 P 波,P-R 间期各不相同;心房率为 100～130 次/min(多＞120 次/min)。

3.心房扑动

心房扑动(AFL)简称房扑,是一种频率比阵发性房性心动过速更快而规则的快速性房性异位心律失常,多为阵发性,较心房颤动少见。绝大多数房扑为器质性心脏病引起,包括肺源性心脏病、二尖瓣及三尖瓣病变和任何原因引起的心房扩大者等。患者的症状和体征主要取决于潜在的心脏病变以及房扑时心室率的快慢。心电图表现为正常 P 波消失,代之以大小及形态相同、间距一致的锯齿形扑动波(f 波),f 波的频率为 240～340 次/min,QRS 波为正常型,其节律和频率与房室传导比例相关,最常见的为 2∶1 下传,此时心室率为150 次/min 左右,快而整齐。

4.心房颤动

心房颤动(AF)简称房颤,是一种常见的心律失常,发生率随年龄增加而增加。绝大多数房颤见于器质性心脏病或其他器质性疾病患者,发生在无心脏病变的青年中的房颤称为孤立性房颤,约占房颤的 5%。最常见的症状是心悸,但有些患者尤其是心室率不快时无症状。房颤最显著的体征是心脏听诊第一心音强弱不等、心律极不规则；另一特征是脉搏短绌，即听诊的心率多于触诊的脉率。心电图表现为正常P波消失，代之以大小不等、形态不同、间距不一致的极不规则的颤动波(f波)，f波的频率为350～600次/min，心室律绝对不整，QRS波为正常型。

(三)房室交界性心律失常

1.房室交界性期前收缩及交界性心律

房室交界性期前收缩简称交界性期前收缩，也称交界性早搏，其冲动起源于房室交界区。连续3次或3次以上的交界性期前收缩，其频率在70～130次/min时为非阵发性房室交界性心动过速，最常见的病因是洋地黄中毒，亦见于下壁心肌梗死、心肌炎、急性风湿热或心瓣膜手术。当窦房结自律性低下或窦性冲动不能下传时，出现交界性逸搏，其连续发生形成交界性逸搏心律。持续存在的交界性心律多见于器质性心脏病引起的窦房结功能衰竭，常是病窦综合征的一种表现。

2.房室结折返性心动过速

阵发性室上性心动过速(PSVT)简称阵发性室上速，90%以上为房室结折返性心动过速(AVNRT)或房室折返性心动过速(AVRT)2种类型，患者常无明显的器质性心脏病，发作时可有心悸、头晕等，严重者可有血流动力学影响，甚至晕厥。心电图表现为：①心率为150～200次/min，节律规则；②QRS波呈室上性；③P波与QRS波常重叠，或出现于QRS波之末尾。

3.预激综合征

在房室正常传导途径以外，尚存在由普通心肌组成的异常房室旁道或Kent束，当室上性激动下传时，部分激动沿旁道快速下传，使部分心室肌提前激动，其余心室肌仍接受正常途径下传的激动。心电图表现为P-R间期缩短＜0.12秒，QRS时间加宽≥0.12秒，QRS波初始顿挫，形成δ波。常伴有阵发性室上速或阵发性房颤发作，此类患者称为预激综合征。由于房室间存在双通道，易形成反复发作的AVRT。

(四)室性心律失常

1.室性期前收缩

异位起搏点来自心室的期前收缩称为室性期前收缩，简称室性早搏，是希氏束分叉以下部位的心肌提前激动，使心室提前除极引起的。室性期前收缩是最常见的一种心律失常，既可见于器质性心脏病患者，也可见于无器质性心脏病的正常人。心悸是室性期前收缩最常见的症状，听诊时发现节律不齐，有提前出现的心脏搏动，其后有较长的间歇。心电图表现为提前出现的宽大畸形QRS波，其前无相关P波，QRS时间≥0.12秒，代偿间隙完全。若QRS波形态不同、联律间期不等，则为多源性室性期前收缩。若与窦性搏动形成联律形式，如1个窦性搏动后出现1个室性期前收缩称之为二联律、2个窦性搏动后出现1个室性期前收缩称之为三联律。

2.室性心动过速

连续3次或3次以上的室性期前收缩即为室性心动过速，简称室速。心电图表现为：①QRS波宽大畸形。②房室分离)、心室夺获及室性融合波。室速发作时，有2个节律点分别控制心房和心室活动，当窦性激动下传，恰遇房室交界区（或心室）正处于前一激动不应期时，此激动被干扰而中断，出现P波与QRS波无关的"房室分离"现象；当窦性激动下传，恰遇非不应期时，激动下传，P波后有一相关正常形态的QRS波，此称为"心室夺获"；若窦性激动下传到心室时，心室内异位节律点已经开始激动，形成室性融合波，此为部分心室夺获。③心室率为150～200次/min。

3.特殊类型的室速

尖端扭转型室速（Tdp）是一种特殊类型的室速，多由于电解质紊乱（血钾、血镁降低）、药物如胺碘酮中毒、弥散性心肌病变等引起。此类室速常短阵发作，QRS波的形态、振幅均不相同，围绕基线上下扭转；但易复发，可恶化为室扑、室颤。

4.心室扑动（VF）与心室颤动（Vf）

其分别简称为室扑与室颤，是最严重的心律失常，两者的血流动力学均相当于心室停搏。室扑为心室快而微弱无效的收缩，室颤为心室极快而无规则的乱颤。心电图表现为正常P-QRS-T波消失，若代之以较规则的正弦曲线样扑动波，则为室扑；若为小而极不规则的颤动波，则为室颤。

（五）心脏传导阻滞

当激动在心肌的任何部位传导受阻，使得传导延缓或中断时，称为心脏传导阻滞。当激动自心房到心室的传导过程中受到障碍，使得传导延缓或中断，称为房室传导阻滞（AVB），简称房室阻滞。根据阻滞程度不同，分为3度。常见于器质性心脏病，亦见于原发传导束退化症（Lenegre病）、手术损伤、高血钾、洋地黄中毒等。一度及二度Ⅰ型房室阻滞可见于正常人、迷走神经张力增高者，临床常无症状；二度Ⅱ型房室阻滞可有头晕、乏力、气促，甚至晕厥，出现阿-斯综合征。症状轻重与房室间传导比例有关。

1.一度房室阻滞

由于相对不应期延长导致传导延缓，但心房激动均可下传心室，称为一度房室阻滞。

2.二度房室阻滞

房性冲动不能完全传导至心室，出现心室漏搏时称为二度房室阻滞。分为：①二度Ⅰ型房室阻滞：心电图表现为P-R间期逐渐延长，直至P波后无QRS波的心室漏搏现象，此称为一个文氏周期，如此周而复始；②二度Ⅱ型房室阻滞：周期性出现QRS波脱漏，房室间呈一定比例下传，如4:3下传、3:2下传等，亦可传导比例不固定；当传导比例≥3:1时称为高度房室阻滞。

3.三度房室阻滞

其又称为完全性房室阻滞，心房激动完全不能下传心室，P波与QRS波无关，各按自身的规律出现，心房率快于心室率。心室逸搏点在His束分叉以上，QRS波形态正常，心室率为40～60次/min；若在His束分叉以下，QRS波宽大畸形，心室率在40次/min以下。

4.室内传导阻滞

室内传导阻滞又称室内阻滞，是指His束分叉以下的传导阻滞，包括左、右束支阻滞，左束支分支（左前分支、左后分支及左间隔分支）阻滞等。室内传导阻滞多见于器质性心脏病，冠心病在室内阻滞中居第二位，由于冠状动脉供血不足、束支缺血受损所致。病毒性心肌炎、风湿性心脏病、房间隔缺损、心脏手术等均可引起室内阻滞。右束支阻滞亦可见于部分正常人。

【治疗原则】

抗心律失常的治疗主要有兴奋迷走神经、应用抗心律失常药物、心脏电复律术、人工心脏起搏、射频消融和外科手术等方法。不同的心律失常所选择的治疗方法不同，即使同一种心律失常病因不同，治疗原则也不同。

1.明确心律失常的病因

要明确基础心脏病及其严重程度，对于无明显器质性心脏病且无症状的偶发期前收缩、一度及二度Ⅰ型房室阻滞等，一般不需要抗心律失常治疗。频发期前收缩且症状明显者，尤其对于器质性心脏病如心肌梗死伴室性期前收缩、阵发性室速等需积极选用抗心律失常药物。

2.消除诱因

有些心律失常仅靠消除诱因和进行病因治疗就可以达到治疗目的，如低血钾、药物中毒等，及时纠正低血钾及停用所用药物，可能使心律失常消失。对症状明显、持续发作和威胁生命的心律失常，应积极治疗。

3.制定合理的治疗方案

通过去除病因或诱因仍不能消除的心律失常，伴有明显的临床症状者，需根据心律失常类型和药物作用特点选药。在抗心律失常治疗中，应注意药物对心功能的影响、致心律失常作用等。致心律失常作用是指在抗心律失常药物应用过程中所导致的新的心律失常，或使原有的心律失常加重；故在治疗中应密切观察，及时调整治疗方案，进行合理治疗。对于反复发作的某些心律失常如阵发性室上速，药物疗效差时，则选用介入方法，以达到根治目的。

【药物治疗】

(一)治疗药物分类

目前临床常用的抗心律失常药物以药物的电生理效应为依据，主要分为四类。

1.Ⅰ类抗心律失常药

为钠通道阻滞药，其又分为三个亚类：

(1) ⅠA类：能减慢动作电位0相上升速度(V_{max})，延长动作电位时程(APD)，包括奎尼丁、普鲁卡因胺等，对房性、室性心律失常以及正道、旁道折返性心律失常均有效，但因其副作用较大，目前极少应用。

(2) ⅠB类：不减慢V_{max}，缩短APD，包括利多卡因、美西律、苯妥英钠等，主要对室性心律失常有效。

(3) ⅠC类：减慢V_{max}，轻度延长APD，包括普罗帕酮、莫雷西嗪等，其作用与IA类雷同，对房性、室性心律失常及正道、旁道折返性心律失常均有效。

2.Ⅱ类抗心律失常药

为β受体拮抗剂，主要对室上性心律失常有效，对交感神经兴奋所致的室性心律失常亦有效。

3.Ⅲ类抗心律失常药

为动作电位延迟剂，包括胺碘酮、索他洛尔、维纳卡兰、伊布利特、多非利特等；胺碘酮是目前临床应用较多的广谱抗心律失常药，尤其合并心肌梗死或心力衰竭的患者可选用。ⅠA、

ⅠC及Ⅲ类药物均同时延长房室结与旁路的不应期,能有效终止预激综合征合并室上性心律失常的发作。

4.Ⅳ类抗心律失常药

为钙通道阻滞药,通过抑制钙内流发挥抗心律失常作用,包括维拉帕米、地尔硫䓬等,对室上性心律失常疗效较好。

5.其他抗心律失常药

如决奈达隆,决奈达隆兼有四类抗心律失常药的作用,适用于阵发性或持续性心房颤动(AF)或心房扑动(AFL)患者,减低住院风险,维持窦性心律作用弱于胺碘酮。

(二)治疗药物选用

1.窦性心律失常

(1)窦性心动过速:一般无须特殊治疗,部分患者的治疗应针对病因和去除诱发因素,如治疗心力衰竭、纠正贫血、控制甲状腺功能亢进等。少数患者必要时可应用镇静药、选用β受体拮抗剂等。

(2)窦性心动过缓:无症状者不必治疗。对因心率过慢,出现心输出量不足相关症状者针对病因治疗,并可选用阿托品、茶碱或β受体激动剂等药物。但长期应用效果不确定,且易发生严重不良反应。

(3)窦性停搏:偶然出现的窦性停搏可恢复正常,一般不需治疗,应注意随访观察;有症状的窦性停搏针对病因治疗,如停用有关药物、纠正高血钾等;有晕厥发作且病因不能去除者应予以起搏治疗。

(4)窦房传导阻滞:偶见的、无症状的窦房传导阻滞可由短暂的迷走神经张力增高所致,一般无须处理。对于病因不能去除而频繁发作的、有症状的窦房传导阻滞,多需心脏起搏治疗。

(5)病态窦房结综合征(病窦综合征):如患者无心动过缓有关的症状,不必治疗,仅需定期随访观察;有症状者应接受心脏起搏治疗。慢快综合征患者发作心动过速,单用抗心律失常药物时可能加重心动过缓,应用起搏治疗后,若仍有心动过速发作,可同时应用抗心律失常药物。

2.房性心律失常

(1)房性期前收缩:偶发者一般不需药物治疗;当频繁发作、有明显的症状或因房性期前收缩触发室上性心动过速或其他类型的快速性室上性心律失常时,应给予治疗,主要包括避免诱因、消除症状、控制房性期前收缩或室上性心动过速发作等。患者应注意休息,避免精神紧张、情绪激动,以及过度吸烟、喝酒、饮用浓茶和咖啡等,可适当给予镇静药;有器质性心脏病或其他心外疾病等因素者应积极治疗原发病及控制相关因素,可使用β受体拮抗剂、普罗帕酮及莫雷西嗪等药物。

(2)房性心动过速:自律性房性心动过速患者的治疗应根据房性心动过速发作有无症状、发作特点,选择是否治疗及治疗药物。对于短暂性发作且无明显症状者可不必治疗,若需用药.如无禁忌证,β受体拮抗剂应为一线治疗药物。对于心室率过快(≥140次/min)、由洋地黄中毒所致或临床上有严重充血性心力衰竭或休克征象的房性心动过速患者,应进行紧急治疗。

(3)房扑与房颤:治疗包括:①病因治疗:如甲亢性心脏病及二尖瓣狭窄,必须于甲亢控制或二尖瓣狭窄已解除后,方考虑房颤的处理,否则房颤不易纠正或纠正后亦难以维持。②节律控制：节律控制适用于经充分室率控制治疗后仍有症状的房颤患者，其他适应证还包括心室率不易控制的房颤患者、年轻患者、心动过速性心肌病、初发房颤、患者节律控制的意愿。房颤转复为窦性心律的方式有自动复律、药物复律、电复律及导管消融。对于血流动力学稳定的新近发生的房颤（通常指房颤持续时间1周内）患者，药物复律可先于电复律。目前用于房颤复律的主要药物是Ic类（氟卡尼、普罗帕酮）和Ⅲ类（胺碘酮、伊布利特、多非利特、维纳卡兰）抗心律失常药物，它们分别通过减慢传导速度和延长有效不应期终止折返激动而达到房颤复律的目的。选择药物时需考虑患者是否有基础疾病、药物作用特点和安全性及治疗成本等因素。对于无器质性心脏病患者，可静脉应用氟卡尼、普罗帕酮、伊布利特、维纳卡兰复律。多非利特也可用于新发房颤的复律治疗。上述药物无效或出现不良作用时，可选择静脉应用胺碘酮。伴有器质性心脏病的患者应根据基础病的程度选用药物。伴有中等程度器质性心脏病的患者可以选择静脉伊布利特、维纳卡兰。维纳卡兰可用于轻度心力衰竭的患者（心功能Ⅰ或Ⅱ级），包括缺血性心脏病患者，但要除外伴有低血压或严重主动脉瓣狭窄的患者。上述方法无效可选用胺碘酮。伴有严重器质性心脏病、心力衰竭患者以及缺血性心脏病患者应选择静脉滴注胺碘酮。在恢复窦性心律方面，胺碘酮和氟卡尼均显示比索他洛尔更有效。③控制心室率：心室率控制是目前房颤管理的主要策略，也是房颤治疗的基本目标之一，通常可明显改善房颤相关症状。a)口服β受体拮抗剂、非二氢吡啶类CCB（维拉帕米、地尔硫䓬）或地高辛可用于LVEF≥40%的房颤患者心室率控制；b)口服β受体拮抗剂或地高辛可用于LVEF＜40%的房颤患者心室率控制；c)静脉使用β受体拮抗剂（艾司洛尔、美托洛尔）或非二氢吡啶类CCB（维拉帕米、地尔硫䓬）用于急症但不伴有预激综合征房颤患者的心室率控制。若血流动力学不稳定，可直接同步电复律。④抗凝治疗：房颤是脑卒中的独立危险因素，与房颤相关的脑卒中与无房颤者相比，其病死率、致残率以及住院天数均显著升高。因此，预防房颤引起的血栓栓塞事件，是房颤治疗策略中重要环节。预防房颤患者血栓栓塞事件的经典抗凝药物是维生素K拮抗剂华法林，其在房颤患者脑卒中一级与二级预防中的作用已得到多项临床研究肯定。新型口服抗凝药物（NOAC），为口服Xa因子和Ⅱa直接抑制剂，前者包括阿哌沙班、利伐沙班、依度沙班等，后者有达比加群，有用药方法简单、大出血和致命性出血风险较低等特点。普通肝素或低分子量肝素为静脉和皮下用药，一般用于华法林开始前或停用华法林期间的短期替代抗凝治疗。口服抗血小板药物有阿司匹林和氯吡格雷等。a)对所有房颤患者应用CHA_2DS_2-VASc积分进行血栓栓塞危险评估；b) CHA_2DS_2-VASc评分≥2的男性或≥3的女性房颤患者应长期接受抗凝治疗；c)在抗凝药物选择中，如无NOAC的禁忌，可首选NOAC，也可选用华法林抗凝；d)应用华法林抗凝时，应密切监测INR，并尽可能使INR在2.0～3.0；e)中度以上二尖瓣狭窄及机械瓣置换术后的房颤患者应选用华法林进行抗凝，INR维持在2.0～3.0；f)不同类型房颤的抗凝治疗原则一样；g)房扑的抗凝治疗原则与房颤相同。

3.房室交界性心律失常

(1)交界性期前收缩与交界性心律：交界性期前收缩一般无须治疗，交界性逸搏及逸搏心律的治疗主要包括病因治疗及其原发性心律失常的治疗，必要时可起搏治疗。非阵发性房室交界性心动过速多能自行消失，故可动态观察；除病因治疗外，对洋地黄中毒者可给予钾盐、利多卡因或苯妥英钠；对其他引起者亦可选用ⅠA、ⅠC与Ⅲ类抗心律失常药物。

(2)阵发性室上速：对其处理主要是控制发作及预防复发。由于房室结是其折返环路的必需部分，故对减慢房室结前传导有效的药物和方法对此均有效。①机械刺激：反射性迷走神经兴奋，使PSVT转复，如刺激咽喉、压迫眼球等方法。②药物治疗：对于反复发作者，可选用毛花苷C、升压药物、三磷酸腺苷(ATP)等，通过不同机制，反射性兴奋迷走神经，使心律转复；若仍无效可选用抗心律失常药物普罗帕酮、维拉帕米、普萘洛尔、胺碘酮等；预激合并旁道下传的室上速禁用毛花苷C、普萘洛尔及维拉帕米。③电治疗：发作期经食管心房调搏超速或亚超速抑制，可使大部分患者心律转复；预激合并房扑、房颤或室上速，且出现明显的血流动力学影响时，可紧急行电复律；射频消融术(RFCA)是目前治疗PSVT的一种安全、有效的根治措施，它利用可控制的高频电流(频率在100kHZ～1.5MHZ)所产生的热度(50～70℃)使靶点组织产生凝固性坏死，从而阻断折返途径的通道，彻底治愈。该措施主要用于折返机制参与的心动过速。近年来，该方法在临床已广泛应用，其成功率已达95%以上。

4.室性心律失常

(1)室性期前收缩：①无器质性心脏病者，室性期前收缩多为功能性的，如果为偶发或无症状者可不处理，频发且症状明显者可选用β受体拮抗剂或IB类药物美西律，IC类药物普罗帕酮、莫雷西嗪等。②器质性心脏病者，除积极治疗原发病外，基本心率缓慢伴室性期前收缩者可选用阿托品对抗迷走神经作用，亦可选用氨茶碱对抗腺苷作用，使基础心率增快，室性期前收缩可能随之消失。基本心率较快伴频发室性期前收缩者常有交感神经兴奋性增强，可优先选用β受体拮抗剂，尤其合并心绞痛或心肌梗死者，可降低猝死发生率；亦可选用胺碘酮。其他尚有美西律、普罗帕酮、莫雷西嗪等，其剂量均为口服100～200mg，每日3～4次，期前收缩控制后渐减量，每日100～300mg。③心功能差者，可选用低剂量的胺碘酮。

(2)室性心动过速：①单形性室速，发作时首选利多卡因静脉注射1～2mg/kg，必要时每3～5分钟可重复，总量半小时内不超过300mg；亦可选用普罗帕酮静脉注射。合并心力衰竭或心肌梗死时首选胺碘酮；若病情危急，药物无效，应尽早选用直流同步电复律，电功率选择150～200J。若为洋地黄中毒者，需补充钾盐、镁盐，同时选用苯妥英钠或利多卡因，禁忌电复律，因电击致心肌损伤，对洋地黄更敏感，导致室扑和室颤。②尖端扭转型室速，临床发作前多有先兆，以心悸、头晕开始，继之黑矇(发作时间<4秒)；若发作时间较长(>10秒)，则出现晕厥，甚至抽搐。发作时补充钾盐、镁盐，必要时静脉注射硫酸镁，若无效选用异丙基肾上腺素，用量为0.5mg/500ml，缓慢静脉滴注，通过增快心率，使心肌复极缩短、复极均一。对于冠心病、老年人应慎用，必要时联合应用利多卡因，禁用延迟复极药物。先天性Q-T间期延长综合征者应避免紧张、噪声等，坚持服用β受体拮抗剂，若有晕厥史者，加用苯妥英钠每日0.3g；若反复发作，药物无效者，可行左侧胸1～5交感神经节切除术。一般不主张电复律，因其具有反复发作、自动终止倾向，且往往伴低钾、传导阻滞，而电击造成心肌损伤，可使病情恶化。但若恶化为室扑、室颤，可电击除颤。③预防复发，若室速有复发倾向时，应根据情况适当选用抗心律失常药物，一般选择转复心律时所用的同类药物。

(3)心室扑动与心室颤动：临床表现为突然意识丧失、心脏停搏、抽搐等时，需紧急非同步电复律，电功率选择300J。原发性室扑与室颤对电除颤一般反应较好，必要时可静脉注射利多卡因，后者可保持心脏电生理稳定性，协助电除颤。若为细颤波，可静脉注射肾上腺素，使细颤变为粗颤，再次行非同步电复律。也可用多巴胺或多巴酚丁胺等正性肌力作用较强的药物代替肾上腺素。一旦复律成功，应持续静脉滴注利多卡因或胺碘酮，降低室颤阈值。其他治疗包括维持有效循环和呼吸功能，维持水、电解质和酸碱平衡，防治脑水肿、急性肾衰竭和继发性感染等。

5.心脏传导阻滞

(1)房室传导阻滞：治疗方法有以下三个方面。①病因治疗：解除迷走神经张力过高，若为急性心肌炎、心脏手术损伤或急性心肌梗死引起的二度Ⅱ型以上者，必要时选用糖皮质激素地塞米松每日10mg，短期应用。②增快心率，促进传导药物：阿托品对His束以上的传导阻滞有一定作用，必要时2mg/500ml静脉滴注；异丙肾上腺素0.5mg/500ml缓慢滴注，严密监护心率，调整用量，使心室率维持在50次/min左右。③起搏治疗：适用于二度Ⅱ型及三度房室阻滞，尤其对于器质性心脏病、原发传导系统退行性变等，起搏治疗是目前治疗房室阻滞最有效的方法。

(2)室内传导阻滞：本身不需特殊处理，主要治疗原发病。对于双分支病变伴有晕厥史者，经治疗不能恢复时，宜早期安装人工心脏起搏器。

第五节 血脂异常

血脂是血清中的胆固醇(CH)、甘油三酯(TG)和类脂(如磷脂)等的总称，与临床密切相关的血脂主要是CH和TG。在人体内CH主要以游离胆固醇及胆固醇酯的形式存在；TG是甘油分子中的3个羟基被脂肪酸酯化而形成。血脂不溶于水，必须与特殊的蛋白质即载脂蛋白(Apo)结合形成脂蛋白才能溶于血液，被运输至组织进行代谢。脂蛋白是由蛋白质与TG、CH和磷脂(PL)共同组成的大分子复合体，利用超速离心法将其分类如下。

1.乳糜微粒(CM)

颗粒最大，密度最低，富含TG。食物中的脂类在肠壁中合成TG、CH和PL，与同时合成的ApoA和ApoB等载脂蛋白结合形成CM，其作用是将外源性TG运送至肝外组织供利用。由于颗粒大，不能进入动脉壁，一般不致动脉粥样硬化，但易诱发胰腺炎。CM过高的血浆置4℃冰箱过夜后，可在表面形成乳白色奶油状层。

2.极低密度脂蛋白(VLDL)

VLDL颗粒较CM小，密度较CM高，主要成分是TG(TG主要在CM和VLDL中)，在肝和小肠内合成，其主要作用是将内源性TG运送至肝外组织。血浆中的VLDL含量增高时，因其分子不能上浮，血浆呈均匀浑浊。VLDL水平升高是冠心病的危险因素。

3.低密度脂蛋白(LDL)

LDL是VLDL的降解产物，故颗粒较VLDL小、密度较VLDL高，主要含内源性胆固醇，ApoB为其主要的载脂蛋白(占95%)，其作用是将胆固醇从肝内转运到肝外组织。甲状腺素和雌激素可增加LDL受体，故甲状腺功能减退及绝经期女性LDL分解代谢降低，LDL胆固醇(LDL-C)升高。纯合子家族性高胆固醇血症(HoFH)患者亦因缺乏LDL受体，导致LDL升高。LDL进入动脉壁并氧化修饰，是致动脉粥样硬化的最重要的脂蛋白。

4.高密度脂蛋白(HDL)

HDL是颗粒最小的脂蛋白,蛋白质和脂肪含量各一半,其载脂蛋白主要是ApoAⅠ和ApoAⅡ。HDL主要在肝内合成,其作用是将肝外组织中的CH转运至肝脏,然后被肝分解代谢,阻止游离的CH在动脉壁和其他组织中的积聚。高碳水化合物饮食引起VLDL升高,HDL降低。烟酸可抑制VLDL合成,使HDL升高。总之,HDL可以促进CH自周围组织向肝脏转移,从而发挥抗动脉硬化作用。

血脂异常通常指血清中TC和(或)TG水平升高,俗称高脂血症。实际上血脂异常也泛指包括低HDL-C血症在内的各种血脂异常。

【临床表现和分类】

(一)血脂异常的临床表现

1.临床表现

异常脂质在真皮内沉积可引起黄色瘤,多表现为两眼睑内眦扁平黄色斑块;在血管内沉积可引起动脉粥样硬化以及继发的冠心病、脑血管病及周围血管病。高脂蛋白血症是心血管系统疾病的主要危险因素之一,其中TC、TG、LDL、VLDL升高,HDL降低尤为重要。调整血脂使其达到理想水平是防治心血管系统疾病的重要内容。

2.实验室检查

血脂异常是通过血液生化检查发现的。

(二)血脂异常的分类

血脂异常分类比较复杂,最简单的有病因分类和临床分类两种,最实用的是临床分类。

1.病因分类

(1)继发性高脂血症:继发性高脂血症是指由于其他疾病所引起的血脂异常。可引起血脂异常的疾病主要有:肥胖、糖尿病、肾病综合征、甲状腺功能减退症、肾衰竭、肝脏疾病、系统性红斑狼疮、糖原累积症、骨髓瘤、脂肪萎缩症、急性卟啉病、多囊卵巢综合征等。此外,某些药物如利尿剂、非心脏选择性β受体拮抗剂、糖皮质激素等也可能引起继发性血脂异常。

(2)原发性高脂血症:除了不良生活方式(如高能量、高脂和高糖饮食、过度饮酒等)与血脂异常有关,有部分原发性高脂血症是由于单一基因或多个基因突变所致。由于基因突变所致的高脂血症多具有家族聚集性,有明显的遗传倾向,特别是单一基因突变者,故临床上通常称为家族性高脂血症。

2.临床分类

从临床实用角度,血脂异常可进行简易的临床分类,见表4-1。

表4-1 血脂异常的临床分类

分型	TC	TG	HDL-C	相当于WHO表型
高胆固醇血症	增高			Ⅱa
高甘油三酯血症		增高		Ⅳ、Ⅰ
混合型高脂血症	增高	增高		Ⅱb、Ⅲ、Ⅳ、Ⅴ
低HDL-C血症			降低	

【治疗原则】

(一)血脂异常治疗的宗旨及ASCVD发病风险评估

血脂异常治疗的宗旨是防控ASCVD,降低心肌梗死、缺血性卒中或冠心病死亡等心血管疾病临床事件发生危险。由于遗传背景和生活环境不同,个体罹患ASCVD危险程度显著不同,调脂治疗能使ASCVD患者或高危人群获益。临床应根据个体ASCVD危险程度,决定是否启动药物调脂治疗。

LDL-C或TC水平对个体或群体ASCVD发病风险具有独立的预测作用。但个体发生ASCVD危险的高低,不仅取决于胆固醇水平高低,还取决于同时存在的ASCVD其他危险因素的数目和水平。相同LDL-C水平个体,其他危险因素数目和水平不同,ASCVD总体发病危险可存在明显差异。

(二)血脂异常的治疗方法

血脂异常明显受饮食及生活方式的影响,饮食治疗和生活方式改善是治疗血脂异常的基础措施。无论是否进行药物调脂治疗,都必须坚持控制饮食和改善生活方式。良好的生活方式包括坚持心脏健康饮食、规律运动、远离烟草和保持理想体重。生活方式干预是一种最佳成本/效益比和风险/获益比的治疗措施。

调脂治疗需设定目标值,将降低LDL-C水平作为防控ASCVD危险的首要干预靶点,非HDL-C可作为次要干预靶点。临床调脂达标,首选他汀类调脂药物。起始宜应用中等强度他汀类药物治疗,根据个体降胆固醇疗效和耐受情况,适当调整剂量,若胆固醇水平不能达标,与其他调脂药物联合使用。

【药物治疗】

(一)调脂目标值的设定

应根据ASCVD的不同危险程度,确定调脂治疗需要达到的胆固醇基本目标值。推荐将LDL-C降至某一界点(目标值)主要是基于危险获益程度来考虑:未来发生心血管事件危险度越高者,获益越大。尽管将LDL-C降至更低,心血管临床获益会更多些,但药物相关不良反应会明显增多。

(二)治疗药物分类及选用

1.主要降低胆固醇的药物

这类药物的主要作用机制是抑制肝细胞内胆固醇的合成,加速LDL分解代谢或减少肠道内胆固醇的吸收,包括他汀类药物、胆固醇吸收抑制剂、普罗布考、胆酸螯合剂及其他调脂药物(脂必泰、多廿烷醇)等。

(1)他汀类药物:亦称羟甲基戊二酸单酰辅酶A(HMG-CoA)还原酶抑制剂,是一类以降低胆固醇为主的调脂药物。HMG-CoA还原酶是肝脏合成胆固醇的限速酶,该酶受抑制后,肝脏合成胆固醇显著减少,反馈性上调肝细胞表面LDL受体数目,使循环中的LDL和VLDL残粒被肝细胞摄取增多,血浆TC和LDL-C下降。因此他汀类药物能显著降低血清TC、LDL-C和ApoB水平,也能降低血清TG水平和轻度升高HDL-C水平。此外,他汀类药物还具有改善内皮功能、稳定斑块、抗脂质过氧化等作用,在减少心血管事件方面独具优势。

他汀类药物适用于高胆固醇血症、混合型高脂血症和ASCVD患者。目前国内临床上有洛伐他汀、辛伐他汀、普伐他汀、氟伐他汀、阿托伐他汀、瑞舒伐他汀和匹伐他汀等。不同种类与剂量的他汀类药物降胆固醇幅度有较大差别，但任何一种他汀类药物剂量倍增时，LDL-C进一步降低幅度仅约6%，即所谓"他汀类药物疗效6%效应"。他汀类药物可使TG水平降低7%～30%，HDL-C水平升高5%～15%。

他汀类药物可在任何时间段每天服用1次，但在晚上服用时LDL-C降低幅度可稍有增多。他汀类药物应用取得预期疗效后应继续长期应用，如能耐受应避免停用。有研究提示，停用他汀类药物有可能增加心血管事件。如果应用他汀类药物后发生不良反应，可采用换用另一种他汀类药物、减少剂量、隔日服用或换用非他汀类调脂药物等方法处理。

绝大多数人对他汀类药物的耐受性良好，其不良反应多见于接受大剂量他汀类药物治疗者，常见表现如下：①肝功能异常：主要表现为转氨酶升高，发生率约0.5%～3.0%，呈剂量依赖性。血清谷丙转氨酶(GPT)和(或)谷草转氨酶(GOT)升高达正常值上限3倍以上及合并总胆红素升高患者，应减量或停药。对于转氨酶升高在正常值上限3倍以内者，可在原剂量或减量的基础上进行观察，部分患者经此处理转氨酶可恢复正常。失代偿性肝硬化及急性肝衰竭是他汀类药物应用禁忌证。②他汀类药物相关肌肉不良反应包括肌痛、肌炎和横纹肌溶解。患者有肌肉不适和(或)无力，且连续检测肌酸激酶呈进行性升高时，应减少他汀类药物剂量或停药。③长期服用他汀类药物有增加新发糖尿病的危险，发生率约10%～12%，属他汀类药物效应。他汀类药物对心血管系统疾病的总体益处远大于新增糖尿病危险，无论是糖尿病高危人群还是糖尿病患者，有他汀类药物治疗适应证者都应坚持服用此类药物。④他汀类药物治疗可引起认知功能异常，但多为一过性，发生概率不高。荟萃分析结果显示他汀类药物对肾功能无不良影响。他汀类药物的其他不良反应还包括头痛、失眠、抑郁以及消化不良、腹泻、腹痛、恶心等消化道症状。

(2)胆固醇吸收抑制剂：依折麦布是目前已经上市的唯一一种胆固醇吸收抑制剂，主要在小肠和肝脏与葡萄糖苷酸结合，然后由胆汁及肾脏排出。此药几乎不经CYP450酶系代谢，很少与其他药物相互影响。常规剂量口服时其生物利用度不受食物影响。初步研究显示，该药能使小肠吸收胆固醇的数量降低50%以上。依折麦布的推荐剂量为10mg/d，其安全性和耐受性良好，不良反应轻微且多为一过性，主要表现为头疼和消化道症状，与他汀类药物联用也可发生转氨酶增高和肌痛等不良反应，禁用于孕妇和哺乳期妇女。

(3)普罗布考：降脂作用弱，但具有较强的抗氧化作用。有较高的脂溶性，能结合到脂蛋白之中，从而抑制LDL的氧化修饰，进而抑制动脉粥样硬化斑块的形成，并使病变消退。普罗布考常用剂量为0.5g/次，2次/d。主要适用于高胆固醇血症，尤其是纯合性家族性高胆固醇血症(HoFH)及黄色瘤患者，有减轻皮肤黄色瘤的作用。常见不良反应为胃肠道反应，也可引起头晕、头痛、失眠、皮疹等，极为少见的严重不良反应为Q-T间期延长。室性心律失常、Q-T间期延长、血钾过低者禁用。

(4)胆酸螯合剂：胆酸螯合剂为阴离子交换树脂，在肠道内不溶于水，与胆酸结合形成络合物排出体外，故能阻止胆酸及TC的重吸收。肝中的TC水平下降后，上调肝细胞表面LDL受体数目，加速LDL分解，使LDL-C和TC降低。临床用法：考来烯胺5g/次，3次/d；考来替泊5g/次，3次/d；考来维仑1.875g/次，2次/d。与他汀类药物联用，可明显提高调脂疗效。常见不良反应有胃肠道不适、便秘、影响某些药物的吸收。此类药物的绝对禁忌证为异常β脂蛋白血症和血清 TG＞4.5mmol/L(400mg/dl)。

(5)其他调脂药物:如多廿烷醇是从甘蔗蜡中提纯的一种含有8种高级脂肪伯醇的混合物,常用剂量为10～20mg/d,调脂作用起效慢,不良反应少见。

2.主要降低TG的药物

有3种主要降低TG的药物:贝特类、烟酸类和高纯度鱼油制剂。

(1)贝特类(fibrates):亦称苯氧芳酸类、氯贝丁酯类、贝丁酸类或纤维酸类,该类药物通过增强脂蛋白酯酶活性,促进VLDL中的TG水解,减少肝内VLDL和TG的合成和分泌,导致血浆VLDL和TG减少。主要降低TG,轻度降低TC和升高HDL-C。常用的贝特类药物有:非诺贝特片0.1g/次,3次/d;微粒化非诺贝特0.2g/次,1次/d;吉非贝齐0.6g/次,2次/d;苯扎贝特0.2g/次,3次/d。常见不良反应与他汀类药物类似,包括肝脏、肌肉和肾毒性等,血清肌酸激酶和GOT水平升高的发生率均＜1%。临床试验结果荟萃分析提示贝特类药物能使高TG伴低HDL-C人群心血管事件危险降低10%左右,以降低非致死性心肌梗死和冠状动脉血运重建为主,对心血管死亡、致死性心肌梗死或卒中无明显影响。

(2)烟酸类:烟酸类药物属B族维生素,也称作维生素B3,属人体必需维生素。当用量超过其作为维生素作用的剂量时,可有明显的降脂作用。该类药物是脂肪组织中的脂酶抑制剂,可抑制脂肪分解,抑制肝脏合成VLDL和LDL,使TG和TC水平下降,可升高HDL-C和ApoA Ⅰ水平。烟酸有普通和缓释2种剂型,以缓释剂型更为常用。缓释片常用量为1～2g/次,1次/d。建议从小剂量(0.375～0.5g/d)开始,睡前服用;4周后逐渐加量至最大常用剂量。最常见的不良反应是颜面潮红,其他有肝脏损害、高尿酸血症、高血糖、棘皮症和消化道不适等,慢性活动性肝病、活动性消化性溃疡和严重痛风者禁用。早期临床试验结果荟萃分析发现,烟酸无论是单用还是与其他调脂药物合用均可改善心血管预后,心血管事件减少34%,冠状动脉事件减少25%。由于在他汀类药物基础上联合烟酸的临床研究提示与单用他汀类药物相比无心血管保护作用,欧美多国已将烟酸类药物淡出调脂药物市场。

(3)高纯度鱼油制剂:鱼油主要成分为n-3多不饱和脂肪酸,即ω-3多不饱和脂肪酸。常用剂量为0.5～1.0g/次,3次/d,主要用于治疗高TG血症。不良反应少见,发生率约2%～3%,包括消化道症状,少数病例出现转氨酶或肌酸激酶轻度升高,偶见出血倾向。早期有临床研究显示高纯度鱼油制剂可降低心血管事件,但未被随后的临床试验证实。

3.新型调脂药物

(1)前蛋白转化酶枯草溶菌素9/kexin9型(PCSK9)抑制剂:PCSK9是肝脏合成的分泌型丝氨酸蛋白酶,可与LDL受体结合并使其降解,从而减少LDL受体对血清LDL-C的清除。通过抑制PCSK9,可阻止LDL受体降解,促进LDL-C的清除。PCSK9抑制剂以PCSK9单克隆抗体发展最为迅速,其中,依洛尤单抗和阿利西尤单抗已在国内上市。依洛尤单抗用于HoFH的剂量为420mg皮下注射,每月1次。研究结果显示PCSK9抑制剂无论单独应用或与他汀类药物联合应用均明显降低血清LDL-C水平,同时可改善其他血脂指标,包括HDL-C、Lp(a)等。

(2)微粒体TG转移蛋白抑制剂:洛美他派主要用于治疗HoFH。可使LDL-C降低约

40%。该药不良反应发生率较高，主要表现为转氨酶升高或脂肪肝。

(三)调脂药物的联合应用

调脂药物联合应用可能是血脂异常干预措施的趋势，其优势在于提高血脂控制达标率，同时降低不良反应发生率。由于他汀类药物作用肯定、不良反应少、可降低总死亡率，联合调脂方案多由他汀类药物与另一种作用机制不同的调脂药物组成。针对调脂药物的不同作用机制，有不同的药物联合应用方案。

1.他汀类药物与依折麦布联合应用

两种药物分别影响胆固醇的合成和吸收，可产生良好的协同作用。联合治疗可使血清LDL-C在他汀类药物治疗的基础上再下降18%左右，且不增加他汀类药物的不良反应。

2.他汀类药物与贝特类药物联合应用

两者联用能更有效降低LDL-C和TG水平及升高HDL-C水平，降低小而密低密度脂蛋白胆固醇(sLDL-C)。贝特类药物包括非诺贝特、吉非贝齐、苯扎贝特等，以非诺贝特研究最多，证据最充分。

3.他汀类药物与PCSK9抑制剂联合应用

他汀类药物与PCSK9抑制剂联合应用已成为欧美国家治疗严重血脂异常尤其是家族性高胆固醇血症(FH)患者的联合方式，可较任何一种单一的药物治疗带来更大程度的LDL-C水平下降，提高达标率。

4.他汀类药物与n-3脂肪酸联合应用

他汀类药物与鱼油制剂n-3多不饱和脂肪酸联合应用可用于治疗混合型高脂血症，且不增加各自的不良反应。由于服用较大剂量n-3多不饱和脂肪酸有增加出血的危险，并增加糖尿病和肥胖患者热量摄入，不宜长期应用。此种联合是否能够减少心血管事件尚在探索中。

(四)预防

生活要规律，保证充足的睡眠；居住环境力求清幽，避免喧闹，多种花草，有利于怡养性情；注意劳逸结合，根据自身的情况选择合适的体育锻炼，如散步、太极拳、气功等，节制房事，预防感冒；尽力保持标准体重，勿贪饮食，因为发胖会使心脏负荷加重。

第五章　呼吸系统疾病的药物治疗

呼吸系统疾病是常见病，近年来，由于空气污染、病原体耐药、人口密度和流动性增大、人口老龄化等原因，肺癌、支气管哮喘、呼吸道感染的发病率都呈上升趋势。慢性阻塞性肺疾病的患病率逐年升高，已位居全球疾病负担单病种第三位；肺结核的发病率虽有所控制但仍居高不下；由各种粉尘、药物或病毒感染引起的肺部弥漫性间质纤维化的发病也日渐增多。有些病原体引起的呼吸系统感染性疾病有很强的传染性，容易引起暴发流行，使呼吸系统疾病的防控任务仍然很艰巨。本章主要介绍急性上呼吸道感染、肺炎、支气管哮喘、慢性阻塞性肺疾病、肺结核的药物治疗。

第一节　急性上呼吸道感染

急性上呼吸道感染是指病毒或细菌引起的鼻腔、咽或喉部急性炎症，简称上感。广义的上感是一组疾病，包括普通感冒、疱疹性咽峡炎、细菌性口因一扁桃体炎、流行性感冒（简称流感）等。上感发病率没有性别和种族差异，且全年皆可发病，以冬、春季节多发。多数为散发性，但流感有传染性，可在局部地区或广大区域流行。

【病因和发病机制】

普通感冒大部分是由病毒引起的，占70%～80%，细菌感染占20%～30%。病毒包括鼻病毒、冠状病毒、副流感病毒、呼吸道合胞病毒、腺病毒、柯萨奇病毒等。细菌以溶血性链球菌最为多见，其次为流感嗜血杆菌、肺炎球菌和葡萄球菌等，偶见革兰氏阴性杆菌。流感是由流感病毒（甲、乙、丙型）引起，其中甲型流感病毒的致病力最强，常以流行形式出现，能引起世界性流感大流行。根据感染发生的部位可分为鼻炎、咽喉炎及扁桃体炎等，但感染部位常不易界定，因此统称为上呼吸道感染。上呼吸道感染主要通过空气飞沫传播，也可通过口腔、鼻腔、眼睛等处的黏膜直接或间接接触传播。

感冒的危险因素包括季节变化、人群拥挤的环境、体弱、吸烟、营养不良、应激、过度疲劳、失眠、免疫力低下等。

【临床表现】

普通感冒患者早期见鼻塞、流涕、打喷嚏、流泪等局部症状，严重者可出现发热、咳嗽、头痛、全身乏力等全身症状。流感通常起病急骤，有畏寒、高热、头痛、全身肌肉关节酸痛、气急、乏力等症状，也可出现食欲减退、呕吐、腹痛、腹泻等症状。

普通感冒为自限性疾病，一般预后良好；一般流感或冠状病毒感染也具有自限性，重症者或有基础疾病者可引起继发性感染，或可致病毒性肺炎，或出现心脏损害或多器官功能受损，甚至导致死亡。

【治疗原则】

轻度无并发症的上呼吸道感染者包括单纯性流感病毒感染者可自行恢复，无须进行特殊治疗，注意休息，多饮水，避免受凉和劳累。

对于普通感冒的主要治疗目标是改善症状，以对症治疗为主。流感的治疗目标主要是改善症状、缩短病程、减少并发症或传播，对确诊或者高度疑似病例存在并发症危险者，应予抗病毒治疗。症状严重，提示细菌感染者，给予抗菌治疗，但不要预防性或无适应证使用抗菌药物。

对于流感确诊者应及时进行隔离治疗。预防流感的有效手段是阻断传播和接种流感疫苗，但须与本地区、当前流行毒株的类型基本相同。

【药物治疗】

(一)治疗药物分类

急性上呼吸道感染的常用治疗药物分类见表 5-1。

表 5-1　急性上呼吸道感染的常用治疗药物分类

药物分类	代表药	作用和作用机制
非甾体抗炎药	对乙酰氨基酚 阿司匹林	抑制环氧合酶(COX)，减少前列腺素的生成，产生解热镇痛和抗炎作用
抗组胺药	氯苯那敏 苯海拉明	阻断组胺 H_1 受体，降低血管通透性，缓解鼻痒、打喷嚏、流鼻涕、眼鼻刺激等症状
黏膜减充血药	伪麻黄碱	使鼻黏膜和鼻窦的血管收缩，缓解感冒引起的鼻塞、流鼻涕和打喷嚏等症状
镇咳药	右美沙芬 可待因 喷托维林	中枢性镇咳药，直接抑制咳嗽中枢，缓解剧烈干咳和刺激性咳嗽。治疗剂量不抑制呼吸
抗病毒药	奥司他韦 扎那米韦 帕拉米韦	抑制神经氨酸酶，阻止流感病毒由被感染细胞释放和入侵邻近细胞，减少病毒在体内的复制
	金刚烷胺 金刚乙胺	能阻滞流感病毒 M_2 蛋白的离子通道，从而抑制病毒复制，仅对甲型流感病毒有抑制作用
	利巴韦林	干扰病毒的三磷酸鸟苷合成，抑制病毒依赖 RNA 的 RNA 聚合酶和病毒 mRNA 合成，具有广谱抗病毒活性
	法匹拉韦	抑制依赖 RNA 的 RNA 聚合酶(RdRp)，属于广谱抗流感病毒药物，用于治疗新型和复发型流感
	巴洛沙韦	抑制流感病毒中的帽依赖性核酸内切酶，令病毒失去自我复制能力

(二)治疗药物选用

1.对症治疗

针对发热、头痛、肌肉酸痛等症状可选用解热镇痛药，如对乙酰氨基酚、布洛芬等。针对剧烈干咳可以选择成瘾性低的中枢性镇咳药，如右美沙芬、喷托维林等。针对鼻塞等症状可选择黏膜减充血药物，常用伪麻黄碱。针对鼻痒、打喷嚏、流泪、流涕等症状可选择抗组胺药，如氯苯那敏、苯海拉明、氯雷他定、赛庚啶等。

多数感冒患者服用盐酸伪麻黄碱和马来酸氯苯那敏(扑尔敏)后，鼻塞、流涕、打喷嚏、流眼泪等症状即有明显缓解，因此，伪麻黄碱和氯苯那敏常作为经典复方组合推荐用于治疗轻症感冒。当出现发热、头疼时，可以选用对乙酰氨基酚或含对乙酰氨基酚等解热镇痛药的复方制剂；当难以忍受的干咳与上述症状并存时可应用含有中枢性镇咳药如右美沙芬在内的复方制剂。治疗感冒的常用复方制剂其成分有相同又有不同处，使用前有必要充分了解其成分和特性，针对主要症状选用适当的药物，避免同时服用2种或2种以上的抗感冒复方制剂。重复使用复方制剂可能导致某些药物成分的过量摄入，引起严重的药物不良反应。

感冒的对症治疗药物多较安全，但仍须注意患流感的儿童禁用阿司匹林或水杨酸类制剂，此类药物与病毒感染时肝脏和神经系统并发症即Reye综合征有关。年老体弱者要避免大剂量使用非甾体抗炎药，以免出汗过多造成体内失水。有高血压、心脏病、糖尿病、甲状腺功能亢进、肺气肿的患者慎用含有盐酸伪麻黄碱的抗感冒药。从事驾驶、高空作业或精密操作者避免服用含有氯苯那敏等具有中枢抑制作用的传统抗组胺药。氯苯那敏具有抗M胆碱受体作用，幽门十二指肠梗阻、前列腺肥大、青光眼、甲状腺功能亢进症状明显者慎用。

2.抗病毒治疗

下列情况推荐使用抗病毒药：①凡实验室病原学确认或高度怀疑流感，且有发生并发症高危因素的成人和儿童患者，不论基础疾病、流感疫苗免疫状态以及流感病情严重程度如何，都应当在发病后的48小时内给予抗病毒治疗；②实验室确认或高度怀疑流感以及需要住院的成人和儿童患者，不论基础疾病、流感疫苗免疫状态如何，如果发病48小时后样本流感病毒检测阳性，亦推荐应用抗病毒药物治疗。

3.抗菌治疗

普通感冒是一种自限性疾病，多由病毒感染引起，故不建议用抗菌药物治疗，滥用抗菌药物易诱导细菌耐药发生。只有当感冒合并细菌感染时，如鼻窦炎、中耳炎、肺炎、化脓性扁桃体炎等，才考虑应用抗菌药物治疗。经验性治疗常应用青霉素、阿莫西林(或阿莫西林/克拉维酸钾)、头孢拉定、左氧氟沙星、阿奇霉素等。

4.支持治疗

重症患者在积极治疗原发病的同时，还要注意防治并发症，并进行有效的器官功能支持。重症肺炎是流行性感冒最常见的严重并发症，低氧血症患者应及时给予氧疗，保证血氧饱和度(SpO_2》90%。在一些特殊情况下，比如孕妇，SpO_2 维持在92%～95%以上。若氧疗后患者的氧饱和度未得到预期改善、呼吸困难加重或肺部病变进展迅速，应及时评估并给予机械通气，视情况给无创通气或有创通气。有感染性休克或肾衰竭表现时，要进行抗休克治疗或肾脏支持治疗。其他还要重视营养支持，注意预防如胃肠功能紊乱，纠正体内水、电解质和酸碱平衡紊乱。

5.预防

坚持锻炼身体能提高机体的抗病能力及适应能力；勤洗手、在人群聚集处戴口罩也是减少罹患上呼吸道感染的有效方法。对易患人群，在疾病流行季节可注射抗病毒疫苗，可以提高机体的防御能力，或避免发病。注意与呼吸道感染患者的隔离，防止交叉感染。

第二节 肺炎

肺炎是由病原微生物或其他因素引起的肺实质炎症。细菌性肺炎最为常见，也是常见的感染性疾病，在儿童和老年人群中多见。

【病因和发病机制】

引起肺炎的病原体主要有细菌、病毒、衣原体、支原体、真菌等微生物，其中细菌性肺炎占全部肺炎的半数左右，在我国成人肺炎中约占80%。

现在肺炎非但没有被消灭，反而由于病原体的变迁、人口老龄化、特定高危人群的增加[如机械通气、器官移植、久驻重症监护室(ICU)等]，以及抗菌药物的不合理应用、耐药菌株的不断增加等因素而更加难治。肺炎的发病取决于宿主和病原体两个方面。

1.宿主防御功能减弱

任何原因造成全身免疫功能和呼吸道局部防御功能受损都是发生肺炎的高危因素。在院外肺炎的发病中上呼吸道感染、受凉、疲劳、醉酒等都是常见的诱因；儿童和老年人的机体防御功能弱，是细菌性肺炎的好发人群；一些慢性疾病患者，如癌症、慢性阻塞性肺疾病、心力衰竭、高血压、糖尿病、肾病等患者好发肺炎；久驻ICU，应用广谱抗菌药物、糖皮质激素、免疫抑制剂、细胞毒性药物时可引起机体内菌群失调、免疫功能低下，也易发生肺炎；建立人工气道和机械通气可破坏呼吸道的局部防御功能，可促发通气相关性肺炎。

2.病原体侵入下呼吸道

(1)吸入污染的空气：患者咳嗽、打喷嚏、说话时口鼻溅出飞沫，将呼吸道中的病原体播散到空气中，携带病原体的空气飞沫由他人吸入呼吸道中可引起感染。支原体肺炎、病毒性肺炎等常流行于学校等集体或家庭中，空气飞沫是主要传播途径。

(2)误吸上呼吸道病原菌：健康人熟睡时可能不同程度地吸入咽喉部分泌物，但通常不至于发生感染性疾病。当上呼吸道有病原体大量繁殖，再加上昏迷、多痰、气管插管、雾化吸入治疗等因素，易使病原体侵入下呼吸道，这是院内肺炎发病的重要途径。

(3)血源播散或直接蔓延：病原体亦可从身体其他部位的感染病灶，通过血源播散或直接蔓延而浸入肺部。

【临床表现和分类】

(一)分类

1.按解剖分类

(1)大叶性肺炎：炎症起始于肺泡，并经肺泡间孔向其他肺泡扩散，引起肺段或肺叶广泛实变，支气管一般不受累，故又称肺泡性肺炎。X线显示呈叶、段或片状分布阴影。

(2)小叶性肺炎：炎症起始于支气管或细支气管，继而累及肺泡，又称为支气管肺炎。X线显示沿肺纹理分布的不规则斑片阴影。

(3)间质性肺炎：炎症主要侵犯肺间质，多由于病毒、支原体感染或非感染因素引起。X线显示肺内网状条索样分布阴影。

2.按病因分类

(1)细菌性肺炎

1)需氧革兰氏阳性球菌：常见的有肺炎链球菌、金黄色葡萄球菌、溶血性链球菌等。

2)需氧革兰氏阴性杆菌：常见的有肺炎克雷伯菌、铜绿假单胞菌、大肠埃希菌、鲍曼不动杆菌、流感嗜血杆菌等。

3)厌氧菌：如棒状杆菌、梭状杆菌等。

(2)真菌性肺炎：致病真菌如组织胞浆菌、皮炎芽生菌等，条件致病真菌如念珠菌属、隐球菌属、曲霉菌属等。卡氏肺孢子菌也是一种真菌，常在免疫力低下的宿主中引起肺炎，是获得性免疫缺陷综合征(AIDS)患者最常见的致死原因。

(3)病毒性肺炎：病毒性肺炎多为病毒性上呼吸道感染向下蔓延所致，在非细菌性肺炎中占25%～50%，好发于冬、春季节，儿童多见，其中以流感病毒和冠状病毒危害最大，其他有呼吸道合胞病毒、副流感病毒、腺病毒、鼻病毒、疱疹病毒、巨细胞病毒等。

(4)非典型病原体肺炎：由嗜肺军团菌、肺炎支原体和肺炎衣原体等感染引起。

3.按获病方式分类

(1)社区获得性肺炎(CAP)：是指在社会环境中患的感染性肺实质炎症，包括病原体在院外感染而在入院后发病的肺炎。肺炎链球菌感染占40%～70%，其次为金黄色葡萄球菌等。

(2)医院获得性肺炎(HAP)：是指患者入院时不存在、也不处于感染潜伏期，而是入院48小时后在医院内发生的肺炎。HAP还包括呼吸机相关性肺炎(VAP)和卫生保健相关性肺炎(HCAP)。我国的医院获得性肺炎发病率为1.3%～3.4%，是第一位的医院内感染。需氧革兰氏阴性杆菌感染占70%，其次为金黄色葡萄球菌等。

(二)临床表现

新近出现的咳嗽、咳痰，或原有呼吸道疾病症状加重，并出现脓性痰，伴或不伴有胸痛；病变范围大者可有气急、乏力、呼吸困难甚至呼吸窘迫；多数患者有发热，血白细胞计数增多；有肺实变体征和湿性啰音；胸部X线检查显示片状、斑片状浸润性阴影或间质性改变，伴或不伴有胸腔积液。上述系肺炎的典型表现，但是医院获得性肺炎的临床表现往往不典型，如粒细胞缺乏、严重脱水患者并发医院获得性肺炎时X线检查可以阴性，卡氏肺孢子菌肺炎有10%～20%的患者X线检查完全正常。

【治疗原则】

肺炎的治疗主要包括抗感染治疗、支持治疗和并发症治疗。抗感染治疗又按是否根据病原学诊断及体外药敏试验结果选用抗菌药物而分为经验性治疗和特异性病原学治疗。由于肺炎的病原学检查通常需要一定时间，而肺炎的治疗应尽早开始，不允许等待病原学检查结果，因此，肺炎的初始治疗常是经验性治疗，即根据本地区的流行病学资料并结合患者的临床表现、年龄、获得方式、严重程度、肝肾功能状态、是否有基础性疾病等因素综合分析而采取的治疗措施。经验性抗菌治疗要求所选药物对可能的病原体有较好的覆盖面，同时应尽量减少或避免抗菌药物的毒副作用，避免诱导耐药及诱发双重感染。

经验性治疗的成功率达60%～90%，但这绝不意味着可以忽视或放弃病原学检查，尤其对院内获得性肺炎、免疫低下宿主肺炎以及经验性治疗失败的病例，病原学检查更显得重要。应在经验性治疗前合理安排标本采样及病原学检测，一旦确定感染病原体时，应参考体外药敏试验结果，选用高效抗菌药物进行特异性病原学治疗。

【药物治疗】

(一)治疗药物分类

国内目前CAP的常见病原体仍是肺炎链球菌，HAP的常见病原体是革兰氏阴性杆菌，有时也存在细菌和非典型病原体混合感染的情况。肺炎常用的抗菌药物分类见表5-2。

表5-2 肺炎常用的抗菌药物分类

药物分类	代表药	作用和作用机制
β-内酰胺类	青霉素类 头孢菌素类 碳青霉烯类 氧头孢烯类	作用于细菌的青霉素结合蛋白，抑制细菌细胞壁合成，使菌体因失去渗透屏障而膨胀裂解，属繁殖期杀菌剂，主要对革兰氏阳性菌有效，碳青霉烯类主要对革兰氏阴性菌有效
糖肽类	万古霉素 去甲万古霉素 替考拉宁	与肽聚糖结合，阻断细胞壁合成，属繁殖期杀菌剂，对革兰氏阳性菌包括MRSA有强大的杀菌作用
多黏菌素类	多黏菌素B 多黏菌素E	能破坏细胞膜结构，使膜通透性增加，对革兰氏阴性菌有强大的抗菌活性
噁唑烷酮类	利奈唑胺	与核糖体50S亚基结合，抑制细菌蛋白质合成起始复合物的形成，对多重耐药的革兰氏阳性球菌，具有较强的抗菌活性。
氨基糖苷类	链霉素 阿米卡星 异帕米星	能与30S亚基结合影响蛋白质合成，还能破坏细菌细胞膜的完整性，呈杀菌作用，主要对革兰氏阴性杆菌有效
大环内酯类	红霉素 克拉霉素 阿奇霉素	作用于细菌50S核糖体亚基，影响核糖体的移位过程，妨碍肽链延长，对革兰氏阳性菌、军团菌、衣原体和支原体有较好抗菌作用
四环素类	多西环素 米诺环素 替加环素	与细菌核糖体30S亚基特异性结合，抑制肽链延长，对革兰氏阳性菌、革兰氏阴性菌都有抑制作用，对立克次体、支原体、衣原体等亦有抗菌作用

续表

药物分类	代表药	作用和作用机制
喹诺酮类	左氧氟沙星 莫西沙星 环丙沙星	抑制DNA回旋酶和拓扑异构酶Ⅳ,抑制细菌RNA和蛋白质的合成,属广谱杀菌药,对革兰氏阴性菌、革兰氏阳性菌、结核分枝杆菌、军团菌、支原体、衣原体及厌氧菌都有杀灭作用

(二)治疗药物选用

1.经验性治疗

肺炎病情发展迅速,及时、正确的治疗是影响预后的关键,患者经常需要在未获得病原学诊断证据前即开始经验性治疗。抗菌药物治疗期间,应定期做细菌培养和药敏试验。(1)社区获得性肺炎:应根据有无基础疾病、年龄、是否需住院,以及病情轻重选择相应的方案,支气管扩张症并发肺炎,铜绿假单胞菌是常见病原体,经验性治疗应兼顾到该病原体;疑有吸入因素时,应优选有抗厌氧菌作用的药物如阿莫西林/克拉维酸、氨苄西林/舒巴坦,或联合应用甲硝唑、克林霉素等。经验性治疗不满意者,应按病原体检查和药敏试验结果调整抗菌药物。

(2)医院获得性肺炎:多数医院获得性肺炎为细菌感染引起,混合感染亦较常见。我国HAPNAP常见的病原菌包括鲍曼不动杆菌、铜绿假单胞菌、肺炎克雷伯菌、金黄色葡萄球菌及大肠埃希菌等。但需要强调的是,了解当地医院的病原学监测数据更为重要,在经验性治疗时应根据及时更新的本地区、本医院甚至特定科室的细菌耐药特点针对性选择抗菌药物。初始经验性治疗需要考虑患者是否存在多重耐药(MDR)菌感染的危险。非危重患者,无MDR菌感染的危险因素、早发的医院获得性肺炎的治疗以单药为主,可选用抗铜绿假单胞菌青霉素类(哌拉西林等)或β-内酰胺酶抑制剂合剂(阿莫西林/克拉维酸、哌拉西林/他唑巴坦、头孢哌酮/舒巴坦等)或第三代头孢菌素[头孢噻肟、头孢曲松、头孢他啶等]或第四代头孢菌素[头孢吡肟、头孢噻利等]或氧头孢烯类(拉氧头孢、氟氧头孢等)或喹诺酮类(莫西沙星、左氧氟沙星、环丙沙星等)。

晚发的医院获得性肺炎(≥5天)、非危重患者、有MDR菌感染的危险因素(如90天内曾静脉使用过抗菌药物、居住在耐药菌高发的社区或特殊医疗机构、正在接受免疫抑制剂治疗或存在免疫功能缺陷)时,感染的病原菌主要为多重耐药菌。可选用抗铜绿假单胞菌β-内酰胺酶抑制剂合剂(哌拉西林/他唑巴坦、头孢哌酮/舒巴坦等)或抗铜绿假单胞菌头孢菌素类(头孢他啶、头孢吡肟、头孢噻利等)或碳青霉烯类[亚胺培南、美罗培南、比阿培南等]。以上药物可以单用或联合下列药物中的一种,如抗铜绿假单胞菌喹诺酮类(环丙沙星、左氧氟沙星等)或氨基糖苷类[阿米卡星、异帕米星等]。有耐甲氧西林金黄色葡萄球菌(MRSA)感染风险时,可联合糖肽类(万古霉素、去甲万古霉素、替考拉宁等)或利奈唑胺。

对于危重的HAP/VAP患者,经验性治疗时常联合使用抗菌药物。可使用抗铜绿假单胞菌β-内酰胺酶抑制剂合剂(哌拉西林/他唑巴坦、头孢哌酮/舒巴坦等)或抗铜绿假单胞菌碳青霉烯类(亚胺培南、美罗培南、比阿培南等)联合下列药物中的一种,如抗铜绿假单胞菌喹诺酮类(环丙沙星、左氧氟沙星等)或氨基糖苷类(阿米卡星、异帕米星等)。有广泛耐药(XDR)阴性菌感染风险时，可联合多黏菌素（多黏菌素 B、多黏菌素 E）或替加环素。有 MRSA 感染风险时，可联合糖肽类（万古霉素、去甲万古霉素、替考拉宁等）或利奈唑胺。

若经上述经验性治疗后，临床好转，继续原方案治疗；若经治疗 3 天以上无好转或转恶化，应进一步检查治疗无效的原因，并根据细菌培养及药敏试验结果重新选择治疗药物。

2.特异性病原学治疗

下列针对特定细菌的抗菌药物选择，依然是根据流行病学经验介绍的，临床上应该针对具体病例的细菌培养及药敏试验结果选择相应药物。

(1)肺炎链球菌：我国肺炎链球菌对青霉素耐药率及中介敏感率均低，对青霉素中介敏感的肺炎链球菌感染的患者仍可通过提高静脉青霉素剂量以达到疗效。也推荐静脉使用青霉素类/酶抑制剂复合物，第一、二代头孢菌素，备选头孢曲松、头孢噻肟。对青霉素高度耐药者首选头孢曲松、头孢噻肟，备选万古霉素或利奈唑胺。流感季节需考虑联合神经氨酸酶抑制剂抗甲型流感病毒。

中毒性肺炎病情严重，可选用强力有效的抗菌药物静脉给药，同时静脉滴注低分子右旋糖酐和平衡盐液补充血容量，必要时在输液中加入适量的血管活性药物维持血压。病情严重时，在用强有力抗菌药物的前提下，可用氢化可的松或地塞米松静脉滴注，一般 24 小时内可用氢化可的松 500～600mg 或相当剂量的其他制剂，病情好转迅速减量或停用糖皮质激素类药物。

(2)葡萄球菌：主要为金黄色葡萄球菌和表皮葡萄球菌。应早期清除原发病灶，同时选用敏感抗菌药物。对甲氧西林敏感者，可选用苯唑西林、氯唑西林、阿莫西林/克拉维酸、氨苄西林/舒巴坦、第一代头孢菌素类如头孢唑林、头孢拉定、拉氧头孢、头霉素类等；若对甲氧西林耐药，应选用万古霉素、去甲万古霉素、替考拉宁、噁烷酮类如利奈唑胺等，必要时联合利福平或氟喹诺酮类治疗。

(3)流感嗜血杆菌：首选阿莫西林/克拉维酸、氨苄西林/舒巴坦，对氨苄西林耐药时可选用头孢呋辛或头孢曲松等，或大环内酯类药物，如阿奇霉素、克拉霉素等。

(4)革兰氏阴性杆菌：常见鲍曼不动杆菌、肺炎克雷伯菌、产超广谱 β-内酰胺酶（ESBL）的肠杆菌等，可选用头霉素类（头孢西丁、头孢美唑、头孢米诺），氧头孢烯类（拉氧头孢、氟氧头孢），第三、四代头孢菌素，哌拉西林/他唑巴坦或头孢哌酮/舒巴坦，疗效不佳时可选用美罗培南、亚胺培南、厄他培南等。对铜绿假单胞菌，可选用抗铜绿假单胞菌-β 内酰胺酶抑制剂合剂（哌拉西林/他唑巴坦、头孢哌酮/舒巴坦等）或抗铜绿假单胞菌头孢菌素类（头孢他啶、头孢吡肟、头孢噻利等）或抗铜绿假单胞菌碳青霉烯类（亚胺培南、美罗培南、比阿培南等）。以上药物可以单用或联合下列药物中的一种，如抗铜绿假单胞菌喹诺酮类（环丙沙星、左氧氟沙星等）或氨基糖苷类（阿米卡星、异帕米星等）。有广泛耐药（XDR）阴性菌感染风险时，如耐碳青霉烯类肠杆菌科细菌（CRE）可使用多黏菌素（多黏菌素 B、多黏菌素 E）、替加环素或头孢他啶/阿维巴坦。

(5)非典型病原体：包括嗜肺军团菌、支原体、衣原体。应首选大环内酯类，轻症患者可口服红霉素、克拉霉素、罗红霉素或阿奇霉素，较重病例可静脉滴注红霉素或同时联合利福平口服，临床缓解 2～4 天后改为口服红霉素。对红霉素不能耐受或治疗失败（2～3 天发热不退）者，可选择四环素、多西环素或米诺环素，氟喹诺酮类药物可选用环丙沙星、左氧氟沙星口服或静脉滴注。

(6)肺真菌病：根据疑似病原菌和病情轻重选用不同药物和剂量，白念珠菌感染一般首选棘白菌素类，如卡泊芬净、米卡芬净、阿尼芬净或氟康唑。隐球菌感染重症者首选两性霉素B联合氟胞嘧啶强化治疗1周，而后用氟康唑维持治疗，轻症者可用氟康唑400～1 200mg/d口服治疗。曲霉菌感染首选伏立康唑、泊沙康唑、艾沙康唑等。两性霉素B的用法：一般首剂1～5mg，缓慢避光静脉滴注，以后每日或隔日增加5～10mg，每日最大剂量为25～40mg，静脉滴注；总剂量为1.5～2.5g。同时应用氢化可的松100mg，静脉滴注，可减少寒战、发热反应，还要注意其肝、肾毒性反应。两性霉素B脂质体可减轻其不良反应。抗真菌治疗强调先强化治疗，后巩固治疗，再视病情维持治疗，总疗程可长达数周到数月。

(7)病毒性肺炎：多由上呼吸道病毒感染向下蔓延所致。抗病毒疗效常不确切，以对症治疗为主。须卧床休息，保持居室空气流通，注意消毒隔离。保持呼吸道通畅，酌情静脉输液和吸氧。抗病毒药物神经氨酸酶(NA)抑制剂是目前应用最广泛的治疗流感病毒性肺炎的药物，包括奥司他韦、扎那米韦、帕拉米韦。血凝素抑制剂阿比多尔可用于成人甲、乙型流感的治疗，但该药我国的临床应用数据有限，需密切观察疗效和不良反应。RNA聚合酶抑制剂法匹拉韦是抑制病毒复制的药物，与奥司他韦联合治疗可加速重症流感患者的临床康复。巴洛沙韦通过抑制流感病毒中的帽依赖性核酸内切酶起作用，只需服用1剂次，即可在24小时内将流感病毒减少70%～80%。利巴韦林在体外具有广谱抗病毒活性，全身或吸入给药对其他病毒感染有一定疗效。

3.疗程

根据病情轻重、感染来源、病原体种类和宿主免疫功能状态等确定疗程，但不宜将肺部阴影完全吸收作为停用抗菌药物的指征。轻、中度肺炎可在症状控制后3～7天停药；金黄色葡萄球菌所致的肺炎、免疫抑制宿主和老年人肺炎疗程适当延长；吸入性肺炎或伴肺脓肿形成、真菌性肺炎时，总疗程须为数周至数月。抗感染治疗2～3天后，若临床表现无改善甚至恶化，应调换抗感染药物，若已有病原学检查结果，则根据病原菌体外药敏试验结果选用敏感的抗菌药物。以下是一般的建议疗程：流感嗜血杆菌10～14天，肠杆菌科细菌、不动杆菌14～21天，铜绿假单胞菌21～28天，金黄色葡萄球菌21～42天，其中，MRSA可适当延长疗程；卡氏肺孢子菌、军团菌、支原体及衣原体14～21天。

4.对症支持治疗

患者应卧床休息，高热患者宜用物理降温，必要时可用药物退热，同时注意补充水分，维持水、电解质和酸碱平衡。一般不用镇咳药，但可用祛痰止咳药。老年人或慢性阻塞性肺疾病患者应注意呼吸道通畅，必要时配合使用平喘药。有缺氧表现者给予吸氧。严重病例应注意保护心、脑、肾功能，防止多器官功能衰竭。

(三)治疗药物的相互作用

抗感染治疗时各种抗菌药物之间、抗菌药物与其他药物之间均可能发生相互作用，甚至有配伍禁忌，应特别引起重视。

1.抗菌药物的抗菌特性

第一类为繁殖期杀菌剂(如青霉素类、头孢菌素类、碳青霉烯类等)；第二类为静止杀菌剂

(如氨基糖苷类、多黏菌素类);第三类为快效抑菌剂(如四环素类、大环内酯类等);第四类为慢效抑菌剂(如磺胺类等)。第一类和第二类合用常可获得协同作用,故临床常用β-内酰胺类与氨基糖苷类联合使用。第三类可使细菌基本处于静止状态,理论上与第一类合用时有导致后者活性减弱的可能性。第三类和第二类合用、第三类和第四类合用可获得累加或协同作用。

2.抗菌药物的肝药酶诱导或抑制作用

大环内酯类、四环素类、磺胺类、氯霉素、氟喹诺酮类等具有"酶抑"作用,可提高地高辛、氨茶碱等药物的血药浓度,易出现中毒反应。氟喹诺酮类中以依诺沙星对茶碱类的影响最突出,可使茶碱的血药浓度增高而有癫痫发作的危险。利福平具有"酶促"作用。

3.氨基糖苷类药物有耳、肾毒性

当与多肽抗菌药物(万古霉素、多黏菌素)、两性霉素B、第一代头孢菌素(头孢噻吩、头孢唑林)及髓袢利尿药(呋塞米、依他尼酸等)合用时可加重耳、肾毒性。氨基糖苷类、多黏菌素类与麻醉剂、神经肌肉阻滞药(箭毒)、高剂量的镁盐合用易引起肌肉麻痹性呼吸抑制。

第三节 支气管哮喘

支气管哮喘简称哮喘,是由多种细胞以及细胞组分参与的慢性气道炎症性疾病,临床表现为反复发作的喘息、气急,伴或不伴胸闷、咳嗽等症状,同时伴有气道高反应性和可变的气流受限,随着病程延长可导致气道结构改变,即气道重塑。根据流行病学调查结果显示,全球哮喘患者达3.58亿,患病率在25年间增长12.6%,哮喘的儿童患病率高于青壮年,城市高于农村。

【病因和发病机制】

(一)病因

哮喘的病理学基础包括:①支气管平滑肌收缩(痉挛);②过多的黏液分泌并黏附在支气管壁上;③支气管黏膜炎症水肿。哮喘的病因复杂,受遗传和环境因素的双重影响。

1.遗传因素

哮喘存在家族聚集现象,与患者亲缘关系越近,发病率越高。目前认为哮喘为多基因遗传病,遗传率在70%～80%。特应性(atopy)被确认为是导致哮喘发生的危险因素。特应性是指机体接触环境中的变应原后,产生异常数量IgE的倾向。

2.激发因素

哮喘大多在遗传因素的基础上受到体内外多种因素激发而发病,其中重要的有:

(1)吸入特异性或非特异性物质,如植物花粉、真菌孢子、屋尘、螨、动物毛屑及排泄物、枯草、工业粉尘、油漆、染料等。

(2)呼吸道感染,尤其是病毒性呼吸道感染能损伤支气管黏膜上皮、刺激特异性IgE抗体的产生、促进炎性介质释放,引起气道高反应性及哮喘发作。

(3)气候如气温、湿度、气压、空气离子等改变时,有过敏体质的儿童易诱发哮喘。

(4)精神因素如情绪波动,长期的精神压抑、焦虑和紧张等,均可通过某种神经机制诱发哮喘。

(5)约70%～80%的哮喘患者在剧烈运动后诱发哮喘，故称运动性哮喘。剧烈运动后因过度通气，刺激气道黏膜层内肥大细胞释放过敏介质，从而导致支气管痉挛。

(6)一些药物可引起哮喘发作，如解热镇痛药阿司匹林、吲哚美辛，抗心血管系统疾病药物如普萘洛尔、普罗帕酮，抗菌药物中青霉素、磺胺类药物等。其中以阿司匹林引起者最为多见，据统计约有4%～20%的哮喘发作是因服用阿司匹林而诱发，称为“阿司匹林哮喘”。

(二)发病机制

1.变态反应

支气管哮喘主要与I型变态反应有关。当患者在受到过敏原刺激后，淋巴细胞能合成高滴度lgE，IgE结合在肥大细胞表面，使机体处于致敏状态；过敏原再次进入体内，即可与细胞表面的IgE交联，促使肥大细胞合成并释放组胺、细胞因子、白三烯、前列腺素等炎性介质，致使呼吸道平滑肌收缩、黏膜血管通透性增加及各种炎性细胞浸润。

2.气道高反应性(AHR)

此症状是指气道对各种刺激因子呈现的高度敏感状态，表现为患者接触这些刺激因子时气道出现过强或过早的收缩反应，是哮喘的基本特征。气道慢性炎症是导致AHR的重要机制之一。AHR常有家族倾向，受遗传因素的影响。

3.炎症反应

哮喘患者的支气管黏膜都有炎症反应，气道慢性炎症反应是由多种炎症细胞、炎症介质和细胞因子共同参与、相互作用的结果。能使气道黏膜血管通透性增加，黏膜充血水肿，渗出和黏液分泌增多，导致气道管腔狭窄和阻塞。

4.气道重构

其是哮喘的重要病理特征。气道重构使哮喘患者对吸入激素的敏感性降低，出现不可逆气流受限以及持续存在的AHR。气道重构的发生主要与持续存在的气道炎症和反复的气道黏膜上皮损伤/修复有关。

5.神经因素

支气管哮喘的发作与B受体功能低下、迷走神经张力亢进、胆碱能神经乙酰胆碱释放增多等有关。一些非特异性刺激，可刺激气道的感觉神经而激发反射性支气管收缩。

【临床表现】

(一)典型症状和体征

反复发作性喘息、气促，伴或不伴胸闷、咳嗽，夜间及晨间多发，常与接触变应原、冷空气、物理、化学性刺激以及上呼吸道感染、运动等有关；发作时及部分未控制的慢性持续性哮喘，双肺可闻及散在或弥漫性哮鸣音，呼气相延长；中重度发作者，可出现胸廓饱满，两肺叩诊过清音；重度者可有口唇、指(趾)发绀、大汗、疲倦等。上述症状和体征可经治疗缓解或自行缓解。

(二)客观检查结果

支气管舒张试验阳性[吸入200～400μg沙丁胺醇或其他短效β_2受体激动剂后15～20分钟，测第1秒用力呼气容积(FEV_1)增加>12%，且FEV_1增加绝对值>200ml；或抗菌治疗4周后与基线值比较FEV_1增加>12%，且FEV]绝对值增加>200ml(除外呼吸道感染)]；呼气流量峰值(PEF)平均每日昼夜变异率(至少连续7天每日PEF昼夜变异率之和/总天数7)>

10%,或 PEF 周变异率>20%。可有嗜酸性粒细胞增高及 IgE 升高。

(三)哮喘的分期分级

1.急性发作期

其是指喘息、气急、胸闷、咳嗽等症状突然发生,或原有症状急剧加重,常有呼吸困难,以呼气流量降低为特征,常因接触变应原、刺激物或呼吸道感染诱发。发作程度轻重不一,从轻度发作至一般药物治疗无效的重度发作,发作持续时间短者几十分钟,长者可达数日。哮喘急性发作时的病情严重程度可分为轻度、中度、重度、危重 4 级。严重哮喘发作,经支气管扩张剂治疗无效,持续 24 小时以上者,称为哮喘持续状态。

2.慢性持续期

许多哮喘患者即使没有发作,但在相当长的时间内仍不同频度和不同程度地出现喘息、气急、咳嗽、胸闷等症状,称为慢性持续期。根据临床表现和肺功能可将慢性持续期的病情程度分为 4 级:间歇状态、轻度持续、中度持续、重度持续。在临床实践中,轻度持续是指经过第 1 级、第 2 级治疗能达到完全控制者;中度持续是指经过第 3 级治疗能达到完全控制者;重度持续是指需要第 4 级或第 5 级治疗才能达到完全控制,或者即使经过第 4 级或第 5 级治疗仍不能达到控制者。

3.临床控制期

其是指患者无喘息、气促、胸闷、咳嗽等症状 4 周以上,1 年内无急性发作,肺功能正常。一般病程越久,临床控制期越短。临床控制期患者仍需密切观察,及时制定合理治疗方案和措施预防急性发作。

【治疗原则】

哮喘治疗目标在于达到哮喘症状的良好控制,维持正常的活动水平,同时尽可能减少急性发作和死亡、肺功能不可逆损害和药物相关不良反应的风险。全球哮喘防治创议(GINA)一直致力于在全球范围内推广哮喘的防治策略。GINA 提出的哮喘总体控制的概念,主要有两个方面的含义。①达到当前控制:无或很少有症状(每周≤2 次)、不需要或很少需要(每周≤2 次)使用缓解症状的药物[如吸入短效 β_2 受体激动剂(SABA)]、肺功能正常或接近正常、正常活动不受影响等;②降低未来风险:无病情不稳定或恶化,无急性发作,无肺功能的持续下降,无因长期用药引起的不良反应等。

如果能够明确引起哮喘发作的过敏原或其他非特异刺激因素,宜采取环境控制措施,尽可能减少暴露,是防治哮喘急性发作最有效的方法。哮喘急性发作期使用缓解药物的目的是通过速效平喘及抗菌治疗,尽快缓解症状,改善肺功能,纠正缺氧。在给药途径方面,吸入疗法优于全身注射或口服治疗,前者的优点是气道内局部药物浓度高,用药量少,无或极少有全身不良反应。

哮喘慢性持续期的治疗原则是以患者病情严重程度和控制水平为依据,选择相应的控制药物。应当为每例初诊患者制订书面的哮喘防治计划,定期随访、监测,并根据患者控制水平及时调整治疗以达到并维持哮喘控制。GNA 将哮喘的长期管理方案进一步总结成"评估病情或疗效一调整治疗方案一监测治疗反应"的循环往复,目的是既达到哮喘的有效控制,又使用了最低有效剂量,减少了药物副作用的发生。哮喘的长期控制目标是预防复发及巩固疗效。

【药物治疗】

(一)治疗药物分类

治疗哮喘的药物根据其作用可分为两大类,支气管扩张药和抗炎药,前者主要有 $β_2$ 受体激动剂、抗胆碱药物、茶碱类,后者主要有糖皮质激素、白三烯受体拮抗剂、生物靶向药物等。根据其应用可分为控制药物和缓解药物两大类。①控制药物:通过抑制气道炎症,预防哮喘发作,需要长期每天使用。首选吸入性糖皮质激素(ICS),还可用白三烯受体拮抗剂(LTRA)、长效 $β_2$ 受体激动剂(LABA)、吸入性长效抗胆碱药物(LAMA)如噻托溴铵、缓释茶碱等。②缓解药物:能迅速解除支气管平滑肌痉挛、缓解气喘症状,通常按需使用。首选吸入速效 $β_2$ 受体激动剂,还可用吸入性短效抗胆碱药物(SAMA)如异丙托溴铵、全身用糖皮质激素、茶碱及 $β_2$ 受体激动剂等。常用的吸入 $β_2$ 受体激动剂有特布他林、沙丁胺醇、克仑特罗、沙美特罗、福莫特罗、妥洛特罗等。前两种属第二代短效 $β_2$ 受体激动剂,作用持续时间 4～6 小时,后四种是第三代长效 $β_2$ 受体激动剂,作用持续时间 8～12 小时,有利于夜间及清晨防治哮喘发作。

(二)治疗药物的选用

1.急性发作期用药

(1)轻中度哮喘发作的自我处理:轻度和部分中度急性发作的哮喘患者可以在家中进行自我处理。SABA 是缓解哮喘症状最有效的药物,患者可以根据病情轻重每次使用 2～4 喷,一般间隔 3 小时重复使用,直到症状缓解。在使用 SABA 同时应该增加控制药物(如 ICS)的剂量,增加的 ICS 剂量至少是基础使用剂量的两倍,最高剂量可用到 2 000μg/d 二丙酸倍氯米松或等效剂量的其他 ICS 治疗。如果控制药物使用的是布地奈德.福莫特罗联合制剂,则可以直接增加吸入布地奈德一福莫特罗(160/4.5μg 规格)1～2 吸,但该药物每天不要超过 8 吸。

口服激素的使用:若初始治疗和增加控制治疗 2～3 天后患者症状未完全缓解;或者症状迅速加重,PEF 或 FEV_1 占预计值<60%;或者患者既往有突发严重哮喘急性发作史,应口服激素治疗,建议给予泼尼松 0.5～1.0mg/kg 或等效剂量的其他口服激素治疗 5～7 天。

后续处理:初始治疗 1～2 天自我评估治疗反应不佳,如哮喘症状使日常活动受限或 PEF 下降>20%达 2 天以上,应及时到医院就诊,在医师指导下调整治疗。经过自我处理后,即使症状缓解的患者也建议到医院就诊,评估哮喘控制状况和查寻发作原因,调整控制药物的使用,预防以后的哮喘发作。

(2)轻中度急性发作的医院处理:若患者在家中自我处理后症状无明显缓解,或者症状持续加重,应立即至医院就诊。反复使用吸入性 SABA 是治疗急性发作最有效的方法(证据等级 A),在第 1 小时可每 20 分钟吸入 4～10 喷,随后根据治疗反应,轻度急性发作可调整为每 3～4 小时吸入 2～4 喷,中度急性发作每 1～2 小时重复吸入 6～10 喷。对初始吸入 SABA 反应良好,呼吸困难显著缓解,PEF 占预计值>60%～80%,且疗效维持 3～4 小时,通常不需要使用其他药物。也可以采用雾化吸入 SABA 和 SAMA 雾化溶液,每 4～6 小时 1 次。

口服激素治疗:对 SABA 初始治疗反应不佳或在控制药物治疗基础上发生急性发作的患者,推荐使用泼尼松 0.5～1.0mg/kg 或等效剂量的其他全身激素口服 5～7 天。症状减轻后迅速减量或完全停药。

雾化吸入激素:对全身使用激素有禁忌证的患者,如胃十二指肠溃疡、糖尿病等,可以给予激素雾化溶液吸入治疗。

经以上处理后，需要严密观察和评估病情，当病情持续恶化可收入院治疗。病情好转、稳定者可以回家继续治疗。急性发作缓解后，应该积极地寻找导致急性发作的原因，检查患者用药的依从性，重新评估和调整治疗方案。

(3)哮喘重度或危重度发作处理：应采用多种药物联合治疗。

1)支气管扩张剂的应用：首选吸入 SABA 治疗。给药方式可用压力定量气雾剂经储雾器给药，或使用SABA 的雾化溶液经喷射雾化装置给药。初始治疗阶段，推荐间断(每 20 分钟)或连续雾化给药，随后根据需要间断给药(每 4 小时 1 次)。吸入 SABA(如沙丁胺醇或特布他林)较口服和静脉给药起效更快、不良反应更少。对中重度哮喘急性发作或经 SABA 治疗效果不佳的患者可采用 SABA 联合 SAMA 雾化溶液吸入治疗。重度患者还可以联合静脉滴注茶碱类药物治疗，一般氨茶碱每日剂量不超过 0.8g，静脉滴注过程中要密切观察对心血管、胃肠道的不良反应。伴有过敏性休克和血管性水肿的哮喘患者可以肌内注射肾上腺素治疗，但不推荐常规使用。

2)全身激素的应用：中重度哮喘急性发作应尽早使用全身激素。口服激素吸收好，起效时间与静脉给药相近。推荐用法：泼尼松 0.5～1.0mg/kg 或等效剂量的其他激素。严重的急性发作患者或不宜口服激素的患者，可以静脉给药。推荐用法：甲泼尼龙 80～160mg/d，或氢化可的松 400～1 000mg/d 分次给药。静脉和口服给药的序贯疗法可减少激素用量和不良反应，如静脉使用激素 2～3 天，继之以口服激素 3～5 天。

3)氧疗：对有低氧血症(氧饱和度<90%)和呼吸困难的患者可给予控制性氧疗，使患者的氧饱和度维持在 93%～95%。急性重度和危重哮喘患者经过上述药物治疗，若临床症状和肺功能无改善甚至继续恶化，应及时给予机械通气治疗，其指征主要包括：意识改变、呼吸肌疲劳、$PaCO_2$≥45mmHg 等。对部分患者可使用经鼻高流量氧疗、经鼻(面)罩无创机械通气治疗，若无改善则尽早行气管插管机械通气。

4)其他治疗措施：如并发有肺部感染，应根据细菌培养及药敏试验选择有效抗菌药物控制肺部感染；补充液体，纠正水电解质及酸碱平衡紊乱；若痰多而黏稠不易咳出或有严重缺氧及 CO_2 潴留者，应及时行气管插管吸出痰液，必要时行机械通气。

2.慢性持续期治疗

按照病情严重程度(间歇发作、轻度持续、中度持续、重度持续)进行分级诊疗(1 级、2 级、3 级、4 级、5 级治疗)。在治疗过程中需反复评估哮喘控制水平，根据控制水平的满意程度调整(升级或降级)治疗方案。

第 1 级治疗，推荐按需低剂量 ICS＋福莫特罗吸入剂；或吸入低剂量 ICS 和按需吸入 SABA；不推荐吸入抗胆碱药物、口服 SABA 或短效茶碱。快速起效的 LABA，如福莫特罗能够和 SABA 一样迅速缓解哮喘症状。

第 2 级治疗，推荐维持低剂量 ICS＋按需吸入福莫特罗，运动性哮喘患者也可在运动前加用；白三烯受体拮抗剂(LTRA)可用于不能够或不愿意接受 ICS 治疗、对 ICS 不良反应不能耐受，或合并过敏性鼻炎、咳嗽变异性哮喘、运动性哮喘、阿司匹林及其他药物诱发的哮喘初始治疗，但其作用比 ICS 弱。

第 3 级治疗，推荐低剂量 ICS＋LABA 复合制剂作为维持治疗，如低剂量 IC S＋福莫特罗。在相同剂量的 ICS 基础上联合 LABA，能够更有效地控制症状、改善肺功能、减少急性发作的风险。也可用其他治疗方案，如增加 ICS 至中等剂量，但疗效不如联合 LABA，或低剂量 ICS 联合 LTRA 或缓释茶碱或甲磺司特。

第 4 级治疗，推荐中等剂量 ICS＋LABA 维持治疗；也可用其他治疗方案，如高剂量 ICS＋吸入噻托溴铵，对 6 岁以上哮喘患者，可以改善肺功能，延长需要口服激素治疗的急性发作出现时间。如果采用中等剂量 ICS＋LABA 控制不佳，可以考虑增加一种控制性药物，如 LTRA、缓释茶碱、甲磺司特。高剂量 ICS＋LABA，增加 ICS 剂量获益有限，而不良反应显著增加。

第 5 级治疗，推荐高剂量 ICS＋LABA，再根据哮喘临床表现评估附加其他药物治疗：①抗胆碱药物，能够进一步提高肺功能，改善哮喘控制；②抗 IgE 单抗治疗，推荐用于第 4 级治疗仍不能控制的重度过敏性哮喘；③抗生物标志物治疗，对外周血嗜酸性粒细胞增高者，可选用抗 IL-5 单抗、或抗 IL-5 受体单抗、或抗 IL-4 受体单抗治疗，这一治疗策略可减少哮喘急性发作和降低 ICS 的剂量；④支气管热成形术，是经支气管镜射频消融气道平滑肌治疗哮喘的技术，可以降低支气管收缩能力和降低气道高反应性；⑤加用阿奇霉素，可减少哮喘的急性发作和改善患者生活质量，要注意药物的不良反应，如 Q-T 间期延长、听力下降等；⑥低剂量口服糖皮质激素，口服泼尼松≤10mg/d 或其他等效剂量的糖皮质激素。对预期使用超过 3 个月的患者需要预防骨质疏松等副作用。

哮喘治疗方案的调整策略主要是根据症状控制水平和发作风险因素水平（主要包括肺功能受损的程度和哮喘急性发作史）等，按照哮喘阶梯式治疗方案进行升级或降级调整，以获得良好的症状控制并减少急性发作的风险。当目前级别的治疗方案不能有效控制哮喘（症状持续或发生急性发作），应选择更高级别的治疗方案直至哮喘可以控制为止。升级治疗前需排除和纠正下列影响哮喘控制的因素：①药物吸入方法不正确；②依从性差；③持续暴露于触发因素（如变应原、烟草、空气污染、β 受体拮抗剂或非甾体抗炎药等）；④存在并发症所致呼吸道症状；⑤哮喘诊断错误等。当哮喘症状得到控制并维持至少 3 个月，且肺功能恢复正常并维持平稳状态，可在密切观察症状控制情况下考虑降级治疗。降级治疗原则：①哮喘症状控制且肺功能稳定 3 个月以上，如存在急性发作的危险因素，如 SABA 用量每月＞1 支（200 喷/支）、依从性或吸入技术差、FEV_1 占预计值＜60％、吸烟或暴露于变应原、痰或血嗜酸性粒细胞增高等，一般不推荐降级治疗；②降级治疗应选择适当时机，需避开患者呼吸道感染、妊娠、旅行期等；③每 3 个月减少 ICS 剂量 25％～50％通常是安全可行的。

3.特殊患者用药

（1）妊娠期哮喘：是指女性怀孕期间出现的哮喘，大约 4％～8％的孕妇患哮喘，1/3 哮喘患者因妊娠而加重，多发生在妊娠第 24～36 周。妊娠期哮喘治疗原则与典型哮喘相同，基于妊娠安全性考虑，药物选择要慎重。在妊娠过程中停用 ICS 可导致哮喘急性发作。吸入 $β_2$ 受体激动剂沙丁胺醇或特布他林，一般剂量下对胎儿没有损害作用。$β_2$ 受体激动剂可抑制子宫收缩，故在分娩前应停用为好。LTRA 可减少症状，且不增加早产的风险。从妊娠早期补充适量维生素 D 可减少哮喘高危后代的儿童期哮喘的发生。

(2)儿童哮喘:对于哮喘发作期患儿应早期使用β_2受体激动剂及糖皮质激素吸入制剂,找到能控制发作的最低有效剂量。色甘酸钠吸入粉剂具有预防哮喘发作的作用,宜在哮喘发病季节前1～2个月开始用药。酮替酚是一种抗过敏药物,也可用于预防,对过敏性哮喘儿童尤其有效,口服剂量每天1～2mg。

(3)咳嗽变异性哮喘(CVA):CVA是指以慢性咳嗽为唯一或主要临床表现,无明显喘息、气促等症状,但存在气道高反应性的一种不典型哮喘。大多数CVA患者用ICS或ICS+LABA治疗有效,部分患者停药后会复发,需要长期治疗。对于气道炎症严重的CVA或ICS治疗效果不佳时,可以考虑升级治疗,加用LTRA治疗,或短期使用中低剂量口服激素治疗。

4.哮喘的预防

哮喘是一种异质性疾病,遗传和环境因素相互作用驱动了它的起始和维持。孕期进食富含维生素D和维生素E的食物,可以降低儿童喘息的发生。给哮喘患者进行过敏原的检查是必要的,室内吸入性致敏原较室外过敏原更为重要,尘螨暴露与哮喘发生的相关性已得到公认。对乙酰氨基酚可能与成人和儿童哮喘相关,而且孕妇口服对乙酰氨基酚可导致后代哮喘增加。农村儿童哮喘患病率显著低于城市儿童,农场或农业环境暴露儿童患病率较未暴露儿童降低约25%。怀孕期间或产后早期的母亲精神压力与儿童患哮喘的风险增加有关。

应尽量找出过敏原和各种非特异性诱因,进行病因治疗。用可疑的抗原进行皮肤试验,找出过敏原后,再用有关特异性抗原,从小剂量开始注射,并逐渐增大剂量,以改变机体的反应性,称为减敏(或脱敏)治疗。对反复呼吸道感染诱发哮喘者,可用免疫调节剂,如哮喘菌苗、卡介苗、胸腺肽、转移因子等,提高机体免疫力,增强抗感染、抗过敏能力。

第四节　慢性阻塞性肺疾病

慢性阻塞性肺疾病(COPD)简称慢阻肺,是一种常见的以持续气流受限为特征的可以预防和治疗的疾病,已成为世界第三大死因。病情呈反复进行性发展,可伴有气道高反应性。表现有长期反复发作的咳嗽、咳痰,部分患者伴有喘息,可继发肺动脉高压及肺源性心脏病。

慢性阻塞性肺疾病全球倡议(GOLD)的目的是根据最新的研究成果制定COPD的全球管理策略,提高临床医生对COPD的认知,重视COPD的早期发现、管理及预防。GOLD委员会强调,任何有呼吸困难、慢性咳嗽或咳痰,反复下呼吸道感染和(或)长期危险因素暴露(吸烟/被动吸烟、生物燃料暴露、空气污染等)情况时均应考虑COPD(特别是40岁以上人群)。若吸入支气管扩张剂后,FEV_1/FVC(用力肺活量)<70%,则证实存在持续性气流受限,COPD诊断可成立。

【病因和发病机制】

(一)病因

COPD的病因尚未完全清楚,一般认为与长期反复的理化刺激或感染有关,呼吸道防御功能下降及免疫力降低,呼吸道易感性增高是发病的内在因素。

1.外因

(1)感染:感染是引起COPD急性发作和加重的重要因素。引起感染的微生物主要有细菌、病毒、肺炎支原体等。

(2)理化因素:吸烟是COPD最重要的环境致病因素,吸烟时间愈长,烟量愈大,患病率也愈高。刺激性烟雾(氯、碳氧化物、氮氧化物、硫氧化物等)、职业粉尘(二氧化硅、煤尘、棉尘等)等的慢性刺激可损害呼吸道黏膜,升高COPD的患病率。空气污染物中的颗粒物质(PM)和有害气体物质(二氧化硫、二氧化氮、臭氧等)对支气管黏膜有刺激和细胞毒性作用,大气中直径≤2.5Um的细颗粒物,即PM 2.5细颗粒物浓度与COPD的发病呈正相关。

(3)过敏原:尘螨、花粉、细菌、真菌、寄生虫等都可成为过敏原而致病,喘息性支气管炎与其密切有关。

(4)气候环境:寒冷尤其是气候突变常为慢性支气管炎发作的诱因。寒冷空气刺激呼吸道,能减弱上呼吸道黏膜的防御功能,易于继发感染。我国北方农村COPD的发病率较南方要高。

2.内因

(1)遗传因素:COPD有遗传易感性,气道高反应性参与COPD的发病过程。α_1-抗胰蛋白酶重度缺乏与非吸烟者的肺气肿形成有关,某些基因的多态性可能与肺功能的下降有关。

(2)年龄和性别:年龄是COPD的危险因素,年龄越大,COPD患病率越高。有文献报道,女性对烟草烟雾的危害更敏感。

(3)肺生长发育:妊娠、出生和青少年时期直接和间接暴露于有害因素时可以影响肺的生长,肺的生长发育不良是COPD的危险因素。

(4)哮喘和气道高反应性:哮喘不仅可以和COPD同时存在,也是COPD的危险因素,气道高反应性也参与COPD的发病过程。

(5)低体重指数:低体重指数也与COPD的发病有关,体重指数越低,COPD的患病率越高。吸烟和体重指数对COPD存在交互作用。

(二)发病机制

1.支气管不完全阻塞

各种内因、外因的长期反复作用,引起支气管黏膜的慢性炎症,表现为黏膜充血、水肿、分泌增多,甚至平滑肌痉挛、管壁增厚。炎症反复迁延可破坏支气管软骨,造成管腔狭窄,产生不完全阻塞。吸气时胸膜腔内压减低,支气管舒张,气体尚可进入肺泡;但呼气时胸膜腔内压升高,支气管腔塌陷,气体排出受阻,肺泡内压力升高。肺泡内高压可压迫毛细血管,使肺泡血供减少,组织营养障碍,肺泡壁弹力减弱甚至破裂,肺泡因而融合扩大形成肺气肿。

2.弹性蛋白酶及其抑制因子的失衡

体内存在着弹性蛋白酶和弹性蛋白酶抑制因子,后者主要为α_1-抗胰蛋白酶(α_1-AT)。弹性蛋白酶能够分解肺内弹力纤维,导致肺气肿病变。α_1-AT能抑制弹性蛋白酶,使之不易造成肺损伤。若反复感染或长期吸烟,可使弹性蛋白酶增加,若同时存在先天性缺乏α_1-AT,可导致肺组织损伤和肺气肿形成。

【临床表现】

(一)症状和体征

COPD多缓慢起病,病程较长,反复发作而加重。主要症状有慢性咳嗽、咳痰、喘息。咳嗽严重程度不一,一般晨间或晚睡前咳嗽较重;痰液一般为白色黏液,伴有细菌感染时则变为黏液脓性,咳嗽和痰量亦随之增加。喘息型慢性支气管炎有支气管痉挛,可听到哮鸣音及呼气延长,伴有轻重程度不等的气急。开始时症状轻微,如吸烟、过度劳累、气候变冷、感冒后,可引起急性发作或加重,气候转暖时可减轻或缓解。合并感染时肺底可听到湿性啰音,并发肺气肿时可出现桶状胸、肋间隙增宽,叩诊呈过清音,听诊心音遥远等。如剑突下出现心脏搏动并且心音较心尖部位明显增强时,提示并发早期肺源性心脏病。

(二)临床分级和分期

1.COPD分期

COPD可分:为①急性加重期:患者的呼吸道症状急性加重,并需改变原药物治疗方案。患者常有短期内咳嗽、咳痰、喘息加重,痰量增多,脓性或黏液脓性痰,可伴有发热等表现。②稳定期:患者的咳嗽、咳痰和喘息等症状稳定或症状轻微,病情基本恢复到急性加重前的状态。

2.COPD呼吸困难分级

COPD呼吸困难的严重程度分级见表5-3。

表5-3 COPD呼吸困难的严重程度分级

呼吸困难等级	呼吸困难严重程度描述
0级	只有在剧烈活动时感到呼吸困难
1级	在平地快步行走或步行爬小坡时出现气促
2级	由于气促,平地行走时比同龄人慢或需要停下来休息
3级	在平地行走约100m或数分钟后需要停下来喘气
4级	因严重呼吸困难不能离开家,或在穿脱衣服时出现呼吸困难

3.COPD功能分级

使用GOLD分级,根据气流受限程度的肺功能分级见表5-4。

表5-4 气流受限程度的肺功能分级

肺功能分级	气流受限程度	指标(使用支气管扩张剂后测 FEV_1)
GOLD 1级	轻度	$FEV_1/FVC<70\%$,$FEV_1\geqslant 80\%$的预计值
GOLD 2级	中度	$FEV_1/FVC<70\%$,$50\%\leqslant FEV_1<80\%$的预计值
GOLD 3级	重度	$FEV_1/FVC<70\%$,$30\%\leqslant FEV_1<50\%$的预计值
GOLD 4级	极重度	$FEV_1/FVC<70\%$,$FEV_1<30\%$的预计值

4.COPD患者自我评估测试

COPD患者按表5-5要求进行自我评估测试,即为COPD患者自我评估测试(CAT)评分。

表 5-5　COPD 患者自我评估测试

序号	症状	评分	症状
1	我从不咳嗽	0 1 2 3 4 5	我总是咳嗽
2	我肺里一点痰都没有	0 1 2 3 4 5	我有很多痰
3	我一点也没有胸闷的感觉	0 1 2 3 4 5	我有很严重的胸闷感觉
4	我上坡或爬 1 层楼时没有喘息的感觉	0 1 2 3 4 5	我上坡或爬 1 层楼时有很重喘息的感觉
5	我在家里任何活动都不受肺病的影响	0 1 2 3 4 5	我在家里任何活动都很受肺病的影响
6	尽管有肺病我仍有信心外出	0 1 2 3 4 5	因为有肺病我没有信心外出
7	我睡得很好	0 1 2 3 4 5	因为有肺病我睡得不好
8	我精力旺盛	0 1 2 3 4 5	我一点精力都没有

注：数字 0～5 表示严重程度，请在最能反映您当前情况的数字上打√。

5.急性加重风险评估

COPD 急性加重可分为轻度（仅需要短效支气管扩张剂治疗）、中度（使用短效支气管扩张剂并加用抗菌药物或口服糖皮质激素治疗）和重度（需要住院或急诊、ICU 治疗）。急性加重风险评估主要依据前一年的急性加重次数，若上一年发生 2 次及以上中/重度急性加重，或者 1 次及以上因急性加重住院，评估为急性加重的高风险人群。若上一年发生 0～1 次轻、中度急性加重，且未导致住院，评估为急性加重的低风险人群。

6.COPD 的综合评估

对 COPD 患者的呼吸困难分级、CAT 评分、肺功能分级和急性加重风险进行综合评估，分为 A、B、C、D 共四个组，不同组别的 COPD 将采取不同的疾病管理措施。

【治疗原则】

COPD 发作期的治疗主要为解痉平喘、控制感染、祛痰止咳，防止反复感染或感染迁延不愈。缓解期治疗主要为扶正固本，增强体质，提高机体抗病能力和预防急性加重。COPD 一旦形成，肺组织的破坏是不可逆的，难以修复，治疗目标主要是基于当前症状和未来急性加重风险。①减轻当前症状：包括缓解呼吸系统症状、改善运动耐量和健康状况；②降低未来风险：包括防止疾病进展、防治急性加重、防治呼吸衰竭和心力衰竭、减少病死率。治疗应围绕以下几个方面进行：①戒烟，避免或防止粉尘、烟雾和有害气体的吸入；②解除气道阻塞中的可逆因素，减缓肺功能下降的进程；③控制咳嗽，减少或清除痰液；④预防和消除呼吸道感染；⑤控制各种并发症，COPD 急性加重往往出现一些并发症，如呼吸衰竭，右心衰竭，水、电解质和酸碱平衡紊乱，心律失常，肝、肾功能障碍等，应采取措施处理上述并发症。

【药物治疗】

（一）治疗药物分类

治疗 COPD 的常用药物有支气管扩张剂和糖皮质激素、抗菌药物、止咳祛痰药、疫苗等。

1.止咳祛痰药

对 COPD 患者一般不单独使用止咳药，宜用祛痰药以利于痰液排出。祛痰药分为两大类，一类是恶心性祛痰药，如氯化铵；另一类是黏痰溶解药，能分解痰液中的酸性黏多糖和脱氧核糖核酸等黏性成分，有利于痰液排出，如N-乙酰半胱氨酸(NAC)、羧甲司坦、厄多司坦、福多司坦和氨溴索等。

2.磷酸二酯酶4(PDE-4)抑制剂

其主要通过抑制细胞内的环腺苷酸降解来减轻炎症。目前常用的罗氟司特，口服，0.5mg/次，1次/d，可改善应用沙美特罗或噻托溴铵治疗患者的FEV，还可使需用激素治疗的中、重度急性加重情况的发生率下降。

3.疫苗

疫苗接种是预防相应病原体感染的有效手段。流感疫苗接种可降低COPD患者的严重程度和病死率。23价肺炎球菌多糖疫苗接种可降低65岁以下的COPD患者社区获得性肺炎的发病率。在COPD中，尤其是年龄>65岁的患者，推荐每年接种流感疫苗和每5年接种肺炎球菌疫苗。

(二)治疗药物选用

1.急性加重期治疗

急性加重期的治疗目标是最小化本次急性加重的影响，预防再次急性加重的发生。根据COPD急性加重和并发症的严重程度，选择在门诊或住院治疗，多数急性加重患者可在门诊接受支气管扩张剂、糖皮质激素及抗菌药物等治疗；病情较重者，应住院治疗；若病情危及生命需尽快收住ICU。

(1)解痉平喘：支气管扩张剂是COPD急性加重的一线基础治疗，用于改善临床症状和肺功能。推荐优先选择单用SABA或联合SAMA吸入治疗。住院患者首选雾化吸入给药，而门诊患者治疗可采用经储雾器吸入定量气雾剂的方法或家庭雾化治疗。轻度加重可使用沙丁胺醇气雾剂，症状持续者可联合使用异丙托溴铵气雾剂。茶碱类药物不推荐作为一线的支气管扩张剂，但在β_2受体激动剂、抗胆碱药物治疗12～24小时后，病情改善不佳时可考虑联合应用，但需要监测和避免不良反应。如症状控制仍不理想，在上述治疗的基础上可加用糖皮质激素治疗。

在中、重度急性加重患者中，全身使用糖皮质激素可改善FEV、缩短康复及住院时间，推荐剂量为甲泼尼龙40mg/d，治疗5天，静脉应用与口服疗效相当。与全身糖皮质激素相比，雾化ICS不良反应较小，可以替代或部分替代全身糖皮质激素，可作为急性加重住院患者的起始治疗。推荐在非危重患者中应用雾化ICS，在应用SABA雾化治疗的基础上联合雾化ICS治疗。

(2)控制感染：下呼吸道细菌感染是COPD急性加重期最常见的原因，占1/3～1/2，对所有急性加重患者，均应评估是否有抗菌治疗的指征。抗菌治疗的临床指征有：①同时具备呼吸困难加重、痰量增加和脓性痰这三个主要症状；②具备脓性痰和另一个主要症状；③需要有创或无创机械通气治疗。脓性痰是判断下呼吸道细菌负荷升高最敏感的指标。对于反复急性加重、初始抗菌治疗疗效欠佳、伴有脓性痰的重度急性加重以及有铜绿假单胞菌(PA)感染危险因素的患者，应进行痰涂片镜检和培养。PA感染的危险因素包括：①既往痰培养PA阳性；②90天内住院并有抗菌药物静脉应用史；③极重度COPD(FEV_1占预计值<30%)；④近2周全身性应用糖皮质激素(泼尼松>10mg/d)。应尽可能在启动抗菌药物治疗或改变治疗方案之前，送检合格标本。COPD急性加重期的常见致病菌包括流感嗜血杆菌、卡他莫拉菌、肺炎链球菌、PA和肠杆菌科细菌等，初始经验性抗菌治疗应覆盖常见的致病菌。

适用于门诊治疗且无预后不良危险因素者，可口服β-内酰胺类(如阿莫西林/克拉维酸)，或四环素类(如多西环素)，或大环内酯类(如克拉霉素、阿奇霉素)，或口服第二代头孢菌素(如头孢呋辛、头孢克洛)或第三代头孢菌素(如头孢地尼、头孢泊肟)；有预后不良危险因素者，可口服β-内酰胺类(如阿莫西林/克拉维酸)，或口服喹诺酮类(如莫西沙星、左氧氟沙星、奈诺沙星)。病情适用于住院治疗且无PA感染风险者，可用无抗PA活性的β-内酰胺类(如阿莫西林/克拉维酸、氨苄西林/舒巴坦、头孢曲松、头孢噻肟、头孢洛林)等；有PA感染风险者，可用有抗PA活性的β-内酰胺类(如头孢他啶、头孢吡肟、哌拉西林/他唑巴坦、头孢哌酮/舒巴坦、)，或喹诺酮类(如环丙沙星、左氧氟沙星)等。

(3)改善缺氧：氧疗是COPD急性加重伴呼吸衰竭患者的基础治疗，氧流量调节应以改善患者的低氧血症、保证SpO_2达88%～92%为目标。SpO_2达到目标范围后，应及时进行动脉血气分析，以确定氧合满意且未引起CO_2潴留和(或)呼吸性酸中毒。若氧疗后患者SpO_2未能上升至目标范围，应当积极寻找原因并进行相应处理。文丘里面罩较鼻导管更能精确且恒定地调节吸入氧浓度，且基本无CO_2的重复吸入。

(4)祛痰止咳：对COPD患者给予祛痰治疗，可利于痰液排出，畅通气道。可口服溴己新(bromhexine)8～16mg，每日3次；氨溴索30mg，每日3次。对一些轻度的COPD患者可以服用一些具有祛痰效果的中成药，如复方甘草合剂10ml，每日3次；蛇胆川贝枇杷膏10ml，每日3次；半夏露糖浆10ml，每日3次。

2.稳定期治疗

COPD稳定期应根据患者病情的综合评估分组，选择不同的治疗方法。

COPD稳定期长期单一应用ICS治疗并不能阻止FEV_1的降低趋势，对病死率亦无明显改善，因此不推荐对稳定期COPD患者使用单-ICS治疗。在使用1种或2种长效支气管扩张剂的基础上可以考虑联合ICS治疗。COPD对ICS复合制剂长期吸入治疗的反应存在异质性，外周血嗜酸性粒细胞计数可用于指导ICS的选择。

对所有COPD患者，都应建立"评估—回顾—调整"长期随访的管理流程。给予初始治疗后，应重点评估呼吸困难和急性加重发生情况是否改善，然后根据情况调整治疗方案；在调整药物治疗前，需要评估患者的吸入技术、用药依从性等，识别任何可能影响治疗效果的因素并加以调整，考虑升级、或降级、或更换吸入装置及药物。长期氧疗(LTOT)可以提高严重低氧血症患者的生存率，保护重要器官的功能。

3.预防

教育可以提高患者对COPD的认识及自身处理疾病的能力，减少急性加重，提高生活质量，维持病情稳定。危险因素管理主要是戒烟和控制职业性或环境污染，建议患者尽量避免持续暴露于潜在的刺激物中。加强体育锻炼，提高机体抗病能力。积极防治感冒，及时治疗呼吸道感染。高蛋白、高营养饮食有利于改善患者的一般情况。对稳定期COPD患者，一般不主张使用抗菌药物治疗或用于预防感染。

第五节 肺结核

肺结核是由结核分枝杆菌引起的慢性呼吸道传染病，其他脏器的结核菌感染均称肺外结核。全世界约有 2 000 万结核病患者，全国约有 500 万结核病患者，复治涂阳肺结核患者利福平耐药率约 20%。

【病因和发病机制】

(一)病因

1.结核分枝杆菌

结核分枝杆菌(MTB)是引起肺结核的病原菌，属分枝杆菌。结核分枝杆菌对外界的抵抗力较强，在阴湿处能生存 5 个月以上，在阳光曝晒下 1～2 小时或经紫外线照射 10 分钟才能死亡。对热的耐受力弱，煮沸 1 分钟或在湿热 65～70℃的情况下 10～15 分钟就死亡。

病灶中的结核分枝杆菌按生长速度可分为四种菌群。A 群：代谢旺盛，繁殖快，致病力强，传染性大，易被抗结核药所杀灭；B 群：在吞噬细胞的酸性环境中，生长受到抑制，代谢缓慢；C 群：半休眠菌，偶尔能突然迅速生长繁殖，只对少数药物敏感；D 群：全休眠菌，逐渐被吞噬细胞所消灭，一般耐药，可引起久治不愈。B、C 菌群为顽固菌，是日后复发的根源。

耐药菌感染特别是耐多药结核病(MDR-TB，结核病患者感染的 MTB 经体外试验证实至少同时对异烟肼和利福平耐药)、广泛耐药结核病(XDR-TB，结核病患者感染的 MTB 在耐多药的基础上至少同时对一种氟喹诺酮类和一种二线注射类抗结核药物耐药)、利福平耐药结核病(RR-TB)已成为结核病疫情回升的主要原因。联合用药可最大限度地减少耐药菌优势生长的机会和耐药性的产生。

2.感染途径

呼吸道传播最为常见，消化道、泌尿生殖道和皮肤黏膜感染较少。排菌患者咳嗽、打喷嚏、大声说话时能把带菌飞沫散播在空气中，并能漂浮相当长的时间，健康人吸入肺泡后能引起感染。患者将带菌痰液吐在地上，干燥后 MTB 随尘土被吸入亦可致病。

3.易感人群

自然抵抗力降低是结核病易感的重要因素。遗传缺陷、营养不良、慢性疾病(如糖尿病、癌症、艾滋病等)、使用免疫抑制剂等通过降低自然抵抗力能导致对结核病易感。婴幼儿、老年人的自然抵抗力也较低。获得性抵抗力是指接种卡介苗或感染结核分枝杆菌后获得的免疫力，由 T 辅助淋巴细胞介导。

(二)发病机制

感染结核分枝杆菌后是否发病，取决于机体反应性和入侵结核分枝杆菌的数量与毒力。

1.变态反应

结核分枝杆菌侵入人体后 4～8 周，身体组织对结核分枝杆菌及其代谢产物所产生的变态反应属迟发型(即Ⅳ型)变态反应，可通过结核菌素试验来测定。结核分枝杆菌感染机体后被吞噬细胞吞噬，经加工处理将抗原信息传递给 T 淋巴细胞，使之致敏，再次接触结核分枝杆菌或其代谢产物(如结核菌素)时,致敏淋巴细胞会释放多种细胞因子,募集巨噬细胞聚积在细菌周围,吞噬并杀灭细菌,使病变局限化,表现为再接触后1~2天发生局部炎症和坏死,为结核菌素试验阳性。

2.Koch 现象

1890年Koch给未受过感染的豚鼠注入一定量的结核分枝杆菌,10~14天后注射局部出现红肿、溃疡并经久不愈,同时结核分枝杆菌大量繁殖,并沿淋巴及血液循环向全身播散,甚至造成死亡。但用同计量的结核分枝杆菌注入3~6周前,已接受少量结核分枝杆菌感染的豚鼠体内情况就很不相同,2~3天后局部出现组织红肿、溃疡、坏死,但不久可以愈合,无淋巴结肿大和全身播散,但并不死亡。这种机体对结核分枝杆菌初次和再次感染出现不同反应的现象称为Koch现象。前者表示初次感染,机体无变态反应;后者为再次感染,机体有变态反应,表明机体此前获得了细胞免疫性。

3.结核病变的转归

当人体抵抗力占优势或在有效抗结核药物作用下,结核病变可完全吸收而不留痕迹,或表现为纤维组织增生形成条索状瘢痕,或干酪样病变固缩脱水,形成大小不等的钙化灶。当MTB感染力处于优势时,病变容易恶化,可引起播散、渗出、坏死、空洞等改变,导致结核病的发生发展。

【临床表现】

(一)症状和体征

肺结核临床多表现为慢性过程,呈多样性,如病变轻、病灶局限,可无任何症状。待各种临床表现出现,病情已达较重程度。全身中毒症状可有不适、一段时间午后低热、乏力、食欲缺乏、体重减轻、盗汗等,呼吸道症状有咳嗽、咳痰、咯血、胸痛等。病灶较大时,病灶区叩诊可有浊音,听诊闻及细湿性啰音。胸部X线检查有助于本病的诊断,痰内找到结核分枝杆菌可以确诊。结核菌素试验阳性反应仅表示曾有结核分枝杆菌感染,但并不一定患病。诊断记录应包括结核病分类、病变范围及部位、痰菌检查、化疗史。如右上继发性肺结核,涂(+),初治。

(二)结核病分型

结核病分为五个类型:①原发型肺结核(Ⅰ型),为原发结核感染所致,包括原发综合征及胸内淋巴结结核;②血行播散型肺结核(Ⅱ型),包括急性血行播散型肺结核(急性粟粒型肺结核)及亚急性、慢性血行播散型肺结核;③继发性肺结核(Ⅲ型),是肺结核中的·个主要类型,可出现增殖病变、浸润病变、干酪样病变或纤维空洞等多种病理改变;④结核性胸膜炎(Ⅳ型),在病情的不同阶段,有结核性干性胸膜炎、结核性渗出性胸膜炎等;⑤其他肺外结核(Ⅴ型),按部位及脏器命名,如骨结核、结核性脑膜炎、肾结核、肠结核等。

结核病分期:①进展期,新发现的活动性肺结核,随访中病灶增多增大,出现空洞或空洞扩大,痰菌检查转阳性,发热等临床症状加重;②好转期,随访中病灶吸收好转,空洞缩小或消失,痰菌转阴,临床症状改善;③稳定期,空洞消失,病灶稳定,痰菌持续转阴性(1个月1次)达6个月以上;或空洞仍然存在,痰菌连续转阴1年以上。

【治疗原则】

化疗是控制肺结核最重要的手段,在化疗的同时辅以免疫治疗并加强营养,可以提高疗效并减少复发。肺结核传染的主要危险是痰菌阳性者,对家庭不能隔离的排菌者应住院隔离治疗。在不住院的条件下要取得化疗成功,关键在于对肺结核患者实施有效的治疗管理,即目前推行的在医务人员直接面视下短程督导化疗(DOTS),确保肺结核患者在全疗程中规律、联合、足量和不间断地实施规范化疗,减少耐药性的产生,最终获得治愈。

要对所有能够进行药敏检测的肺结核患者开展药物敏感性检测,有条件的地区,要开展分子生物学耐药性检测,根据药物敏感结果对患者有针对性地开展治疗。血药浓度影响疗效,一过性高血药峰浓度比低浓度持续作用疗效好。将一日剂量1次顿服,比分次口服可达到较高的血药峰浓度,增加疗效,且服药方便。若患者不能耐受顿服,可分次口服。

肺结核化疗的原则是早期、联用、适量、规律、全程。具体如下:①早期:病灶中的结核分枝杆菌以A群菌为主,对药物敏感,加之病灶的血液循环丰富,局部药物浓度高,可以发挥最大的杀菌或抑菌作用。对新发病例和复治排菌者,都必须及早抓紧治疗。②联用:是选择2种或2种以上不同作用机制的抗结核药物联合使用,可起协同增效和交叉杀灭耐药菌的作用,防止或延缓耐药性产生。③适量:是指能发挥最大疗效而不良反应最小的治疗剂量,要避免因剂量过大或不足产生毒副作用和耐药性的弊端。④规律:即严格按照化疗方案,有计划、不间断地定期用药。随意中断或更换药物,或不按规定的程序用药常导致耐药和化疗失败。⑤全程:即按规定完成疗程,避免过早停药造成治疗失败或复发。肺结核是慢性病,需长期治疗。坚持合理的全程用药,一般可使痰菌阴转率达到95%以上,停药后复发率低于2%。

【药物治疗】

(一)治疗药物分类

1.一线药物

其指疗效好而副作用少的抗结核药物,是治疗各种结核病的首选药。包括异烟肼(INH,H)、链霉素(SM,S)、利福平(RFP,R)、吡嗪酰胺(PZA,Z)、乙胺丁醇(EMB,E)、利福布汀(Rfb)、利福喷丁(Rft)、帕司烟肼(pasiniazid,Pa)等。

2.二线药物

其指相对疗效较差,副作用大,多用于对一线药物出现耐药的复治患者。包括左氧氟沙星(Lfx)、莫西沙星(Mfx)、贝达喹啉(Bdq)、利奈唑胺(Lzd)、普瑞马尼、对氨基水杨酸(PAS)、阿米卡星(Am)、卷曲霉素(Cm)、环丝氨酸(Cs)、乙硫异烟胺(Eto)、丙硫异烟胺(Pto)、特立齐酮(Trd)、氯法齐明(Cfz)、德拉马尼(Dlm).亚胺培南。西司他丁(Ipm-Cln)、美罗培南(Mpm)等。

异烟肼、利福平、吡嗪酰胺、乙胺丁醇、环丝氨酸等可透人细胞内,对细胞内外结核分枝杆菌的作用相仿。链霉素、卷曲霉素、阿米卡星等仅少量进入细胞内,所以细胞外的抗菌作用大于细胞内。

(二)治疗药物选用

1.化疗方法

目前临床常用的化疗方法有标准疗法、短程疗法、间歇疗法及两阶段疗法。

(1)标准疗法(常规疗法、传统疗法):是过去常用的治疗方法,使用INH、SM和PAS,每日用药，疗程为12～18个月。由于用药时间长，患者常不能很好坚持，过早停药或不规则用药，造成治疗失败。

(2)短程疗法：使用高效抗结核药物，将疗程缩短为6～9个月。INH、RFP、PZA是短程疗法的主药，其疗效、复发率与标准疗法相仿，且便于督导用药，痰菌阴转比标准疗法快，治疗9个月的复发率比6个月低。

(3)间歇疗法和两阶段疗法：结核分枝杆菌与药物接触数小时后，可以延缓生长达数天之久，这为间歇疗法提供了理论依据。实践也证明，临床上有规律地每周2～3次用药(间歇用药)，能够达到每天用药同样的效果，且易于监督执行。两阶段疗法是指在疗程开始的前2～3个月为强化治疗阶段，每日用药；此后为巩固治疗阶段，改为每周给药2～3次，直至完成全疗程。

(4)督导用药：抗结核治疗疗程长，患者往往不能坚持全程，常中断治疗或不规则用药，这成为控制肺结核的主要障碍。医护人员按时督促用药，做到亲眼目睹患者服药人口，能大大提高治疗成功率。世界卫生组织提出，DOTS是当今结核病控制的重要策略。

2.化疗方案

选择化疗方法及制订化疗方案应根据病情轻重、痰菌检查情况、细菌耐药情况、初治或复治、安全性和药源供应等因素进行全面考量。书写方案中药物前的数字代表用药月数，药物右下角的数字代表每周给药次数，S(E)表示用S或用E代替S，“/”前为强化治疗阶段，“/”后为巩固治疗阶段。

(1)利福平敏感治疗方案：利福平敏感肺结核患者无特殊情况使用一线药物治疗。常用抗结核药物的用法用量见表5-6，常用抗结核治疗固定剂量复合剂(FDC)见表5-7和表5-8，对利福平敏感和耐药性未知的肺结核患者的治疗方案选择见表5-9。

表5-6　常用抗结核药物的用法用量

药品名	每日剂量		
	成人/g		儿童，(mg/kg)
	＜50kg	≥50kg	
INH	0.30	0.30	10～15
RFP	0.45	0.60	10～20
Rfi	—	—	—
PZA	1.50	1.50	30～40
EMB	0.75	1.00	15～25
SM	0.75	0.75	20～30

注：Rft，利福喷丁，体重＜50kg时推荐剂量0.45g，体重≥50kg时推荐剂量0.60g，每周2次用药，主要用于肝功能轻度受损不能耐受利福平的患者，目前无儿童用药剂量推荐。婴幼儿及无反应能力者因不能配合检查视力慎用EMB。

表 5-7 四联方抗结核 FDC 的组成、规格和用量

组合	规格/mg	用量			
		30～37kg	38～54kg	55～70kg	≥70kg
H+R+Z+E	H75+R150+2400+E275	2片/d	3片/d	4片/d	5片/d
H+R+Z+E	H37.5+R75+2200+E137.5	4片/d	6片/d	8片/d	10片/d

注::以上剂量均为每日1次用药。

表 5-8 二联方抗结核 FDC 的组成、规格和用量

组合	规格/mg	用量	
		<50kg	≥50kg
rNH+RFP	H150+R300	—	2片/d
	H100+R150	3片/d	—
	H75+R150	—	4片/d

注:以上剂量均为每日1次用药。

表 5-9 利福平敏感或耐药性未知患者的治疗方案

患者分类		治疗方案
RFP敏感或耐药性未知	INH敏感或耐药性未知	2HRZE/4HR:HRZE强化治疗2个月,继续使用HR方案治疗4个月
	INH耐药	6-9RZELfx:使用RZELfx方案治疗6～9个月
结核性胸膜炎		2HRZE/7HRE:HRZE强化治疗2个月,继续使用HRE方案治疗7个月
伴其他肺结核或合并疾病		2HRZE/10HRE:HRZE强化治疗2个月,继续使用HRE方案治疗10个月
肺结核合并肺外结核		HRZE强化治疗2个月,继续使用HRE方案治疗,疗程为肺外结核的最长疗程
HIV感染者抗结核治疗		选用Rfb代替RFP与其他抗结核药组成治疗方案

注:注意监测疗效和不良反应,一旦发现耐药,则按耐药方案进行治疗。

(2)利福平耐药治疗方案:分短程治疗方案和长程治疗方案,如果患者适合短程治疗方案,优先选择短程治疗方案,短程治疗方案是固定组合的标准化方案,其常用药物的用法用量见表5-10。长程治疗方案是指至少由4种有效抗结核药物组成的18～20个月治疗方案,分为标准化或个体化治疗方案。根据药物的有效性和安全性,将长程治疗方案中使用的抗结核药物划分为A、B、C三组,其用法用量见表5-11。

表 5-10　利福平耐药短程治疗方案药物剂量表

药品名称	体重分级及药物剂量/mg		
	<30kg	30～50kg	≥50kg
莫西沙星(Mfx)	400	600	800
氯法齐明(Cfz)	50	100	100
乙胺丁醇(EMB)	750	750	1 000
吡嗪酰胺(PZA)	1 000	1 500	2 000
异烟肼(高剂量,Hh)	300	400	600
丙硫异烟胺(Pto)	300	500	700
阿米卡星(Am)	400	400～600	600～800

表 5-11　利福平耐药长程治疗方案药物用法用量表

组别	药物	体重分级及药物剂量/(mg/d)		
		<50kg	≥50kg	最大剂量
A组	左氧氟沙星(Lfx)/莫西沙星(Mfx)	400～750/400	500～1 000/400	1 000/400
	贝达喹啉(Bdq)	前2周400mg/d,之后200mg 每周3次(周一、周三、周五)，用22周		400
	利奈唑胺(Lzd)	300	300～600	600
B组	氯法齐明(Cfz)	100	100	100
	环丝氨酸(Cs)	500	750	750
C组	乙胺丁醇(EMB)	750	1 000	1 500
	德拉马尼(Dlm)	100mg,每日2次		
	吡嗪酰胺(PZA)	1 500	1 750	2 000
	亚胺培南-西司他汀(Ipm-Cln)	1 000mg,每日2次		
	美罗培南(Mpm)	1 000mg,每日2次		
	阿米卡星(Am)	400	400～600	800
	链霉素(S)	750	750	750
	卷曲霉素(Cm)	750	750	750
	丙硫异烟胺(Pto)	600	600～800	800
	对氨基水杨酸(PAS)	8 000	10 000	12 000

注:Lfx与Mfx为同一类药物,组成方案时只能选择一种;Ipm-Cln或Mpm应与阿莫西林/克拉维酸(125mg,每日2次)合用,视为一种药物。

短程方案推荐:4-6 Am Mfx Pto Cfz Z Hh E/5 Mfx Cfz Z E。治疗分强化期和巩固期,如果治疗4个月末痰培养阳性,强化期可延长到6个月;如果治疗6个月末痰培养阳性,判定为失败,转入个体化治疗方案进行治疗。短程方案适用人群:未接受或接受短程治疗方案中的二线药物不超过1个月,并且对氟喹诺酮类和二线注射剂敏感的利福平耐药患者,同时排除以下患者:①对短程方案中的任何药物不能耐受或存在药物毒性风险(如药物间的相互作用);②妊娠;③血行播散型结核病、脑膜或中枢神经系统结核病、合并HIV的肺外结核。

长程治疗方案包括表5-20中所有A组药物和至少一种B组药物,当A组药物只能选用1～2种时,则选择所有B组药物,当A组和B组药物不能组成方案时可以添加C组药物,口服药物优先于注射剂。先推荐标准化治疗方案,如不能适用标准化治疗方案,可制订个体化治疗方案。

对氟喹诺酮类敏感者,推荐标准化治疗方案为:6 Lfx (Mfx) Bdq Lzd (Cs) Ch/12 Lfx (Mfx) CfzLzd (Cs)。在不能获得Bdq.Lzd药物的情况下,且对二线注射剂敏感,如果患者不接受短程治疗方案,可推荐:6 Lfx (Mfx) Cfz Cs Am (Cm)Z(E,Pto)/14 Lfx (Mfx) Ch Cs Z (E,Pto)。对氟喹诺酮类耐药,推荐方案为:6 Bdq Lzd Cfz Cs/14 Lzd Cfz Cs。若不具备氟喹诺酮类快速药敏检测能力,采用固体或液体培养需要等待2个月左右时间,可以先按2 Lfx (Mfx) Bdq Lzd Cfz Cs方案进行治疗,获取药敏试验结果后,若对氟喹诺酮类敏感,调整为4 Lfx (Mfx) Bdq Lzd (Cs) Cfz/12 Lfx (Mfx) Cfz Lzd (Cs)方案;若对氟喹诺酮类耐药,则调整为4 Bdq Lzd Cfz Cs/14 Lzd Cfz Cs。

下列情况者停止治疗:治愈;完成规定疗程;不能组成3种有效药物治疗方案;药物不良反应严重,经积极处理仍无法继续抗结核治疗;治疗失败。

3.化学药物预防

预防性治疗对象包括:①与病原学阳性肺结核患者密切接触的5岁以下儿童结核潜伏感染者;②HIV感染者的结核潜伏感染者,或感染检测未检出阳性而临床医生认为确有必要进行治疗的个体;③与活动性肺结核患者密切接触的学生等新近潜伏感染者;④其他人群:使用抗肿瘤坏死因子治疗、长期透析治疗、准备做器官移植或骨髓抑制者、硅沉着病患者以及长期应用糖皮质激素或其他免疫抑制剂的结核潜伏感染者。结核潜伏感染者通常是指体内(通常是肺)存在结核分枝杆菌,但仍未出现明显的症状(曼托试验呈阳性,但无症状且痰中也无结核分枝杆菌)。

4.对症治疗

重症肺结核或结核性渗出性胸膜炎伴有高热等严重中毒症状时,可在有效抗结核治疗的基础上短期使用糖皮质激素如泼尼松,每日15～30mg,一般疗程为4～6周,以改善中毒症状、促进渗液吸收、防止胸膜粘连。大量咯血时应采取患侧卧位,用垂体后叶注射液SU加入50%葡萄糖溶液40ml中缓慢(15分钟)静脉推注;以后根据情况静脉滴注维持治疗,一般24小时内的用量不超过20～30U。冠心病、高血压、心力衰竭、孕妇及以往用药有严重反应者禁用。

5.免疫治疗

合理的饮食营养、充分的休息和睡眠、良好的心理状态等均对机体的抗病能力有积极的影响。有人利用卡介苗提取多糖核酸制成卡介苗多糖核酸注射剂(BCG-PSN,简称PSN),配合化疗治疗肺结核，发现无论初治或复治病例，PSN可促使痰菌阴转及病灶消散；胸腺肽、干扰素、IL-2、GM-CSF等对有免疫缺陷或免疫抑制的肺结核有益。

6.常用抗结核药物的不良反应

抗结核药物的严重不良反应常造成治疗中断，甚至危及生命。

(1)肝功能损害：最常见，异烟肼、利福平、吡嗪酰胺、对氨基水杨酸均可引起肝损害，主要表现为血清转氨酶升高，利福平还可引起胆汁淤积甚至黄疸。老年、营养不良、嗜酒、慢乙酰化者、乙肝患者及既往有肝病史者易出现肝损害。抗结核药物治疗期间，应至少每月1次复查肝功能，肝损害多发生于用药后的2～3个月内，发现转氨酶明显升高或伴黄疸时应采取措施。

(2)神经系统副作用：可见于异烟肼、乙胺丁醇、链霉素、卡那霉素等。异烟肼可与体内的吡哆醛结合而使之缺乏，用量过大可引起周围神经炎，可用维生素 B_6 30～60mg/d治疗。乙胺丁醇可引起球后视神经炎，早期表现为视觉模糊、红绿色盲，一般为可逆性，严重者可丧失视觉。链霉素、卡那霉素、阿米卡星、卷曲霉素均可引起听神经损害。

(3)胃肠道反应：常见于口服对氨基水杨酸、吡嗪酰胺、利福平，表现为胃肠不适、恶心、呕吐、食欲减退，甚至腹泻，一般不必停药。

(4)过敏反应：轻重不等，可表现为皮疹、剥脱性皮炎、血小板减少性紫癜、流感样综合征、腹部综合征(腹绞痛、恶心、畏食)、皮肤水肿、过敏性休克等。

第六章　消化系统疾病的药物治疗

消化系统主要包括食管、胃、肠、肝、胆、胰腺等脏器，对人体的消化、吸收、代谢、排泄功能至关重要，消化系统各脏器的器质性和功能性疾病十分常见，严重危害身体健康。本章选取消化性溃疡、胃食管反流病、炎症性肠病、上消化道出血等临床常见疾病，重点介绍其药物治疗的理论和方法，以期指导临床安全、有效、个体化治疗。

第一节　消化性溃疡

消化性溃疡是指在各种致病因子的作用下，黏膜发生炎性反应与坏死脱落，形成溃疡。溃疡的黏膜坏死缺损可穿透黏膜肌层，严重者可达固有肌层或更深。病变可发生于食管、胃或十二指肠，也可发生于胃—空肠吻合口附近或含有胃黏膜的 meckel 憩室内。95%的消化性溃疡发生于胃、十二指肠，故通常所说的消化性溃疡多指胃溃疡和十二指肠溃疡。消化性溃疡在全世界均常见，人群中约有 10%在其一生中患过消化性溃疡。十二指肠溃疡和胃溃疡之比约为 3∶1。青壮年多发，男女之比为 2∶1～5∶1。自然复发率较高，1 年的自然复发率为 60%～80%。胃溃疡的发病年龄一般较十二指肠溃疡迟 10 年。

【病因和发病机制】

近年来实验与临床研究表明，胃酸分泌过多、幽门螺杆菌感染和胃黏膜保护作用减弱等因素是引起消化性溃疡的主要环节。胃排空延缓、胆汁反流、胃肠肽的作用、遗传因素、药物因素、环境因素和精神因素等都与消化性溃疡的发生有关。消化性溃疡的发病机制主要与胃、十二指肠黏膜的损伤因素和黏膜保护因素之间失衡有关。胃溃疡以保护因素减弱为主，十二指肠溃疡以损伤因素增强为主。

1.损伤因素增强

(1)胃酸/胃蛋白酶分泌增加：胃液的消化作用是消化性溃疡形成的基本条件。胃酸由胃内壁细胞分泌，可激活胃蛋白酶原成为有活性的胃蛋白酶，加重对黏膜的侵袭作用。壁细胞基底膜上有三种受体：组胺、胆碱和促胃液素受体，可与相应配体结合，通过壁细胞内的第二信使 cAMP 和钙，进一步激活壁细胞分泌性膜蛋白即质子泵 H^+,K^+-ATP 酶，促进胃酸分泌。壁细胞总量增加导致泌酸量增加，局部胃酸消化作用增强或促胃酸分泌的激素分泌增加，均可能引起胃酸/胃蛋白酶的侵袭作用增强，导致溃疡形成。

(2)幽门螺杆菌感染：幽门螺杆菌(Hp)感染是消化性溃疡形成的主要原因之一，消化性溃疡患者的 Hp 检出率显著高于普通人群，根除 Hp 后溃疡的复发率可明显下降。Hp 致溃疡可能与以下因素有关：通过细菌外形(鞭毛)、运动和黏附作用直接损伤黏膜；酶(尿素酶等)、细胞毒素(空泡毒素、细胞毒素相关蛋白质等)、毒力因子(胃型黏膜定植因子和诱发组织损害因子)等诱发局部炎症和免疫反应，损害局部黏膜的防御修复机制；刺激促胃液素和胃酸分泌。

(3)服用非甾体抗炎药:长期服用非甾体抗炎药(NSAID)可诱发消化性溃疡,发生率约20%。其损伤机制包括:①直接损伤胃黏膜;②抑制 COX-1 活性,减少有黏膜保护作用的内源性前列腺素的合成和分泌。

2.保护因素减弱

胃、十二指肠保护因素主要包括黏液/碳酸氢盐屏障、黏膜屏障、黏膜血流、上皮再生能力以及前列腺素等,上述因素可中和胃酸、阻滞 H^+ 逆弥散、提供营养和促进黏膜上皮更新修复。胃溃疡发生常与各种原因导致保护因素减弱有关。

3.其他因素

胃、十二指肠运动异常、应激、精神心理因素和疾病因素均可通过影响黏膜损伤因素和保护因素之间的平衡导致消化性溃疡。此外,吸烟、饮酒、饮食、药物和遗传等因素均与消化性溃疡的形成有关。

【临床表现】

1.消化性溃疡的疼痛特点

(1)长期性:由于溃疡发生后可自行愈合,但愈合后又易复发,故常有上腹疼痛长期反复发作的特点。整个病程平均 6～7 年,有的可长达一二十年,甚至更长。

(2)周期性:上腹疼痛呈反复周期性发作为溃疡的特征之一,尤以十二指肠溃疡更为突出。中上腹疼痛发作可持续几天、几周或更长,继以较长时间的缓解。全年都可发作,但以春、秋季节多见。

(3)节律性:溃疡疼痛与饮食之间的关系具有明显的相关性和节律性。在一天中,凌晨 3 点至早餐胃酸分泌最低,故在此时间内很少发生疼痛。十二指肠溃疡的疼痛好发于两餐之间,持续不减直至下餐进食或服制酸药物后缓解。部分十二指肠溃疡患者由于夜间的胃酸较高,尤其在睡前曾进餐者,可发生半夜疼痛。胃溃疡疼痛的发生较不规则,常在餐后 0.5～1 小时发生,经 1～2 小时后逐渐缓解,直至下餐进食后再出现上述节律。

(4)疼痛部位:十二指肠溃疡的疼痛多出现于中、上腹部,或在脐上方,或在脐上方偏右处;胃溃疡疼痛的位置也多在中、上腹,但稍偏高处,或在剑突下和剑突下偏左处。因为空腔内脏的疼痛在体表上的定位并不十分确切,所以疼痛的部位也不一定能准确反映溃疡所在的解剖位置。

(5)疼痛性质:多呈钝痛、灼痛或饥饿样痛,一般较轻而能耐受,持续性剧痛往往提示溃疡出血或穿孔。

(6)影响因素:疼痛常因精神刺激、过度疲劳、饮食不慎、药物影响和气候变化等因素诱发或加重;可因休息、进食、服制酸药、以手按压疼痛部位和呕吐等方法减轻或缓解。

2.消化性溃疡的其他症状与体征

除中、上腹疼痛外,还有唾液分泌增多、胃灼热感、反胃、暖酸、嗳气、恶心和呕吐等胃肠道症状。食欲多保持正常,但偶可因食后疼痛发作而畏食,以致体重减轻。全身症状可有失眠等神经官能症的表现,或有缓脉、多汗等自主神经系统功能紊乱的症状。溃疡发作期中、上腹部可有局限性压痛,程度不重,压痛部位多与溃疡的位置基本相符。

【治疗原则】

(一)一般治疗原则

乐观的情绪,规律的生活,工作宜劳逸结合,避免过度劳累和精神紧张,无论在本病的发作期或缓解期均很重要。饮食原则强调定时进食,细嚼慢咽,避免急食,饮食不过饱,餐间避免零食,睡前不宜进食;在急性活动期,以少吃多餐为宜,每天进餐4～5次;应戒烟酒,并避免咖啡、浓茶、浓肉汤和辣椒、酸醋等刺激性调味品或辛辣的饮料,以及损伤胃黏膜的药物。服用NSAID者,应立即停用,以消除病因。活动期患者休息是必要的,严重者应住院、卧床休息,有紧张、焦虑、失眠等症状者可短期给予镇静剂。

(二)药物治疗原则

消化性溃疡活动期、合并出血等并发症以及其他治疗失败的病例治疗首选质子泵抑制剂(PPI)。对于老年人消化性溃疡、难治性溃疡、巨大溃疡和复发性溃疡,建议在抑酸、抗Hp治疗的同时,联合应用胃黏膜保护剂。对腹痛症状明显的患者,在治疗开始阶段加用抗酸药,有助于迅速缓解疼痛。消化性溃疡合并胃食管反流或腹胀症状明显时可联合使用胃动力药。为预防溃疡复发,对部分反复发作或必须长期服用NSAID的患者可采用"维持治疗"。前列腺素衍生物对防治NSAID导致的溃疡有一定疗效,可作为长期服用NSAID患者的二线用药。消化性溃疡伴有Hp感染时必须联合抗菌药物根除Hp。

【药物治疗】

(一)治疗药物分类

1.抑酸药

抑酸药是目前治疗消化性溃疡最主要的药物,包括组胺H_2受体拮抗剂、质子泵抑制剂、抗胆碱药物和促胃液素受体拮抗剂。

(1)组胺H_1受体拮抗剂:选择性地竞争结合胃壁细胞膜上的H_2受体,使组胺不能与受体结合,从而减少胃酸分泌,降低胃酸和胃蛋白酶活性。目前临床广泛应用的有第一代的西咪替丁,第二代的雷尼替丁,第三代的法莫替丁、尼扎替丁和罗沙替丁等。

(2)质子泵抑制剂:PPI吸收入血后转运至胃黏膜壁细胞,在分泌管的酸性环境中被质子化,转化为具有生物活性的次磺酸和次磺酰胺后,与H^+,K^+-ATP酶的巯基脱水偶联形成不可逆的共价二硫键,使H^+,K^+-ATP酶不可逆性失活,阻滞H^+分泌的最后环节,达到较强和较长时间抑制胃酸分泌的效果。

(3)其他药物:抗胆碱药物和促胃液素受体拮抗剂可分别通过竞争性阻断壁细胞上的M胆碱受体和促胃液素受体而减少胃酸分泌。抗胆碱代表药物哌仑西平的抑酸作用比H_2受体拮抗剂稍弱,可使空腹和进餐刺激的胃酸分泌分别减少50%和30%。促胃液素受体拮抗剂代表药物丙谷胺,除抑制胃酸分泌外,还可抗平滑肌痉挛,促进胃黏膜上皮再生。这两类药物由于疗效相对不佳,临床上很少单独使用。

2.抗酸药

抗酸药是一类能中和胃酸、降低胃内容物酸度,迅速缓解胃灼热、疼痛等症状的弱碱性无机化合物。抗酸药一般分为两类:①吸收性抗酸药:此类药物(如碳酸氢钠)经口服后,除在胃内中和胃酸外,尚易被肠道吸收而引起碱血症,因此还可用于酸血症和碱化尿液;②非吸收性抗酸药：此类药物含有难吸收的阳离子，口服后只能直接中和胃酸而不被胃肠道吸收。有些胶体制剂（如氢氧化铝凝胶.三硅酸镁）除能中和胃酸外，尚能在溃疡面上形成一层保护性薄膜，减少胃酸和胃蛋白酶对溃疡面的腐蚀和消化作用。此类药物起效快，能迅速缓解溃疡疼痛，促进溃疡愈合；但单用能否使溃疡愈合尚有争议。常用制剂有铝碳酸镁、氧化镁、氢氧化铝、碳酸钙、磷酸铝等。

3.胃黏膜保护剂

主要通过增加胃黏膜细胞黏液和碳酸氢盐分泌、改善黏膜血流或在黏膜表面形成保护层增强黏膜抵抗力。常用药物有铋剂、前列腺素（PG）衍生物和硫糖铝等。铋剂中临床常用枸橼酸铋钾、枸橼酸铋和胶体果胶铋等。前列腺素衍生物的代表药物为米索前列醇。硫糖铝是硫酸蔗糖和氢氧化铝的复合物，无抗酸作用。

4.治疗Hp感染的药物

常用的抗Hp感染药物有抗菌药物、抑酸药和铋剂等。目前尚无单一药物能有效根除Hp，因此必须联合用药。用于抗Hp感染的抗菌药物应在酸性环境中较稳定，主要包括阿莫西林、四环素、甲硝唑、克拉霉素、呋喃唑酮和左氧氟沙星等。PPI及其他抑酸药抗Hp的主要机制是通过提高胃内pH，增加抗菌药物的稳定性，提高抗Hp疗效。铋剂可通过破坏细菌细胞壁、阻止Hp黏附于胃黏膜上皮和抑制Hp尿素酶、磷脂酶、蛋白酶活性发挥抗Hp的作用。铋剂与抗菌药物合用有协同效应。

（二）治疗药物选用

1.活动期溃疡的治疗

（1）抑制胃酸分泌：消化性溃疡的愈合与抑制胃酸分泌药物治疗的强度和时间呈正相关。治疗消化性溃疡时，应力争使一天中胃液pH＞3的时间超过18小时。PPI由于抑酸作用强、疗效肯定、使用方便、安全性好，目前已作为活动期消化性溃疡治疗的首选药物，尤其是疼痛严重、合并出血或其他治疗失败的患者应首选PPI。PPI治疗十二指肠溃疡的疗程一般为4～6周、胃溃疡为6～8周，以溃疡是否愈合为标准。临床也可用H_2受体拮抗剂替代PPI用于活动期消化性溃疡的一线治疗。H_2受体拮抗剂的抑酸效果逊于PPI，常规采用标准剂量，每日2次，对十二指肠溃疡的疗程需要8周，用于治疗胃溃疡时疗程应更长。

1）质子泵抑制剂：PPI抑制胃酸分泌的效果较H_2受体拮抗剂更强，作用更持久，能更快地促进溃疡愈合，不易产生耐药性，是目前治疗消化性溃疡最常用的药物。使用标准剂量的PPI（奥美拉唑20mg/d、泮托拉唑40mg/d、兰索拉唑30mg/d、雷贝拉唑10mg/d和埃索美拉唑20mg/d）治疗2～4周，十二指肠溃疡的愈合率可达80%～100%；治疗4～8周，胃溃疡的愈合率达70%～90%。在同样的疗程下，应用PPI治疗较H_2受体拮抗剂治疗溃疡的愈合率提高10%～25%；对H_2受体拮抗剂无效的消化性溃疡患者，PPI治疗8周的愈合率超过90%，12周可达99%。一项超过1 000例患者的双盲、安慰剂对照研究证实，短期、大剂量奥美拉唑治疗对促进消化性溃疡急性出血时胃黏膜愈合和预防再出血有良好疗效。NSAID相关的消化性溃疡和糜烂，无论是否继续使用NSAID，采用奥美拉唑20mg/d口服4～8周通常可使溃疡愈合。对其他药物治疗无效的患者，可将剂量加倍为40mg，每日1次；或20mg，每日2次。治疗卓一艾综合征的初始剂量为60mg，每日1次，视病情调整剂量至20～120mg/d；

每日剂量超过 80mg 时，应分 2 次服用。奥美拉唑对细胞色素 P450 有抑制作用，与地西泮、双香豆素、苯妥英钠等合用时，需注意必要时调整上述药物的剂量。不良反应较少，可有头痛、皮疹和腹泻等反应（均＜5％）。老年人用药不需调整剂量。兰索拉唑和泮托拉唑的疗效和不良反应发生率与奥美拉唑相当。雷贝拉唑、埃索美拉唑等新一代 PPI 起效更快，能迅速缓解症状；24 小时持续抑酸，抑酸效果更好、更彻底。主要不良反应为乏力、恶心、腹泻、头痛、头晕和皮疹，发生率为 0.7％～2.2％。

2）组胺 H_2 受体拮抗剂：H_2 受体拮抗剂的出现曾开创了消化性溃疡药物治疗的新时代。目前临床应用 H:受体拮抗剂的常规剂量分别为西咪替丁 800mg，每日 1 次，临睡前服用；或 400mg，每日 2 次，餐后及临睡前服用；或 200mg，每日 3 次，餐后服用；或 400mg，临睡前服用。肾功能不全者应根据肌酐清除率调整用量：肌酐清除率为 0～15ml/min 者 400mg/d，肌酐清除率为 15～30mlJmin 者 600mg/d，肌酐清除率为 30～50ml/min 者 800mg/d。注意避免与硫糖铝或氢氧化铝合用。雷尼替丁 150mg，每日 2 次或 300mg，临睡前服用。肌酐清除率＜50ml/min 者剂量减半。法莫替丁 20mg，每日 2 次，早餐和晚餐后服用；或 40mg，临睡前服用。尼扎替丁 300mg，每日 1 次，临睡前服用。研究表明，4 种 H_2 受体拮抗剂疗效相当，分次给药和临睡前单剂量给药疗效并无差异。H_2 受体拮抗剂治疗 4 周和 8 周，十二指肠溃疡的愈合率分别为 70％～80％和 87％～94％。

（2）保护胃黏膜：由于胃溃疡患者多数胃酸分泌正常，而黏膜屏障功能下降，故胃溃疡单用抑酸药治疗的疗效不如十二指肠溃疡，可考虑抑酸药和胃黏膜保护剂联合应用。铋剂特别适用于合并 Hp 感染的消化性溃疡患者。硫糖铝的常用剂量为 lg，每日 4 次，口嚼成糊状后温开水吞服，餐前 1 小时服用，3～4 周为一个疗程。铋剂中以枸橼酸铋钾最为常用，使用方法为 240mg，每日 2 次，早、晚餐前 30 分钟服用；或 120mg，每日 4 次，三餐前及临睡前 30 分钟服用；疗程为 4～8 周。前列腺素衍生物米索前列醇的副作用较多，不宜常规应用，目前主要作为二线用药，对于防治 NSAID 导致的溃疡有一定价值。用法为 200μg，每日 2 次、3 次或 4 次，餐前及临睡前服用，疗程为 4～8 周；孕妇及心脑血管疾病者禁用。

（3）抗酸药：主要用于症状严重患者的早期联合治疗，可迅速控制疼痛症状。传统抗酸药包括碳酸氢钠、氧化镁、氢氧化铝、碳酸钙等。由于传统抗酸药有便秘、腹泻或酸碱平衡紊乱等副作用，临床应用已明显减少。新一代抗酸药铝碳酸镁兼具抗酸药和黏膜保护剂的优点，其网状品格结构可在损伤或溃疡表面形成保护层，持续阻止胃酸及胃蛋白酶的损伤，刺激内源性前列腺素合成，迅速缓解溃疡症状，并可提高溃疡愈合质量。常用剂量为 1g，每日 3 次，疗程为 6～8 周。促进溃疡愈合的疗效与 H_2 受体拮抗剂相当，无明显的副作用。

2.抗 Hp 治疗

无论消化性溃疡初发还是复发、活动与否、有无并发症，Hp 阳性的消化性溃疡患者均应抗 Hp 治疗。根除 Hp 可使消化性溃疡患者的复发率明显降低，一项 Meta 分析显示，成功根除 Hp 后，十二指肠溃疡和胃溃疡的年复发率分别下降至 6％和 4％以下，明显低于未根治者（95％和 74％）。在多数国家，约 95％以上的十二指肠溃疡和 70％以上的胃溃疡患者伴有 Hp 感染，而目前采用的 Hp 检测方法有一定的假阴性率，因而有部分学者提出，对所有十二指肠溃疡患者均可行抗 Hp 治疗。

(1)目前推荐铋剂四联(PPI+铋剂+2种抗菌药物)作为主要的经验性治疗根除Hp的方案:PPI(标准剂量)+铋剂(标准剂量)+阿莫西林(1g)+克拉霉素(0.5g),每日2次;PPI(标准剂量)+铋剂(标准剂量)+阿莫西林(1g)+左氧氟沙星(0.2g每日2次;PPI(标准剂量)+铋剂(标准剂量)+阿莫西林(1g)+呋喃唑酮(0.1g),每日2次;PPI(标准剂量)+铋剂(标准剂量)+四环素(0.5g)+甲硝唑(0.4g),每日3～4次;PPI(标准剂量)+铋剂(标准剂量)+四环素(0.5g)+呋喃唑酮(0.1g),四环素每日3～4次,呋喃唑酮每日2次;PPI(标准剂量)+铋剂(标准剂量)+阿莫西林(1g)+甲硝唑(0.4g),阿莫西林每日2次,甲硝唑每日3～4次;PPI(标准剂量)+铋剂(标准剂量)+阿莫西林(1g)+四环素(0.5g),阿莫西林每日2次,四环素每日3～4次。

标准剂量(PPI+铋剂;2次/d,餐前半小时口服)+2种抗菌药物(餐后口服)。标准剂量PPI为艾司奥美拉唑20mg、雷贝拉唑10mg(或20mg)、奥美拉唑20mg、兰索拉唑30mg、泮托拉唑40mg、艾普拉唑5mg,以上选一;枸橼酸铋钾(标准剂量铋剂)220mg。根除Hp感染的含PPI、铋剂和2种抗菌药物的四联疗法,其疗程为10～14天。该方案可在一定程度上克服了甲硝唑和克拉霉素耐药的影响,并可能防止继发性耐药,故有学者推荐作为一线方案使用。

(2)根除Hp疗效判断:用于明确Hp是否被根除的复查应在根除治疗结束至少4周后进行,可选用非侵入性的尿素呼气试验或粪便抗原检查。如临床疾病有必要进行内镜复查,也可用胃黏膜活检标本检测Hp,此时应同时取胃窦、胃体黏膜检测。

近年来,随着抗Hp药物的广泛使用,克拉霉素和氟喹诺酮类药物的耐药率较高,已经达到了限制其经验性使用的阈值,原则上不可重复应用;甲硝唑的耐药率也很高,治疗时应予足够剂量和疗程。四环素、呋喃唑酮、阿莫西林的耐药率低,治疗失败后不易产生耐药,可作为我国Hp根除治疗方案中的优先选择药物,必要时可重复应用。经两次正规方案治疗失败时,应评估根除治疗的风险—获益比,对于根除治疗后可有明确获益的患者,建议由有经验的医师在全面评估已用药物、分析可能失败原因的基础上谨慎选择治疗方案。建议至少间隔3～6个月,如有条件,可进行药敏试验,但作用可能有限。

3.维持治疗

维持治疗曾是预防消化性溃疡复发的主要措施之一,但随着对根除Hp治疗的重视,维持治疗的地位明显下降。对于Hp阴性或根除Hp后仍反复发作、伴出血或穿孔等严重并发症的消化性溃疡、重度吸烟或伴随其他疾病必须长期服用NSAID或抗凝药物的消化性溃疡患者应给予维持治疗。目前维持治疗的常用药物为H_2受体拮抗剂或PPI。方案为标准剂量的半量,睡前服用,即西咪替丁400mg/d,临睡前;雷尼替丁150mg/d,临睡前;或法莫替丁20mg/d,临睡前。奥美拉唑10～20mg/d,维持治疗。疗程根据病情需要而定,可长达半年到1年。

第二节　胃食管反流病

胃食管反流病(GERD)是指胃十二指肠内容物反流人食管引起反酸、烧心等症状。根据内镜下有无食管黏膜损害可将胃食管反流病分为糜烂性食管炎和非糜烂性反流病两类。非糜烂性反流病是指存在反流相关的不适症状，但内镜下未见Barrett食管及食管黏膜破损。糜烂性食管炎是指内镜下可见食管远段黏膜破损。调查发现，非糜烂性反流病占胃食管反流病的50%～70%，6%～10%为Barrett食管，即指食管下端有不正常的柱状上皮覆盖，其余属于糜烂性食管炎。我国的胃食管反流病发病率约为3.1%，每周至少1次烧心症状的患病率为1.9%～7.0%，发病率有逐年上升趋势。

【病因和发病机制】

胃食管反流病是由多因素促成的上消化道动力障碍性疾病，又是一种酸相关性疾病。反流物包括胃酸、胃蛋白酶以及十二指肠的胆汁和胰酶等，胃酸是引起症状和并发症的主要因素。24小时食管pH监测显示，正常人群均有胃食管反流现象，常发生在白天、进餐时或餐后，24小时内的反流总时间<1小时，称为生理性胃食管反流。在一定情况下生理性胃食管反流可转变为病理性胃食管反流，甚至胃食管反流病。胃食管反流病的发病机制是抗反流防御机制下降和反流物对食管黏膜损害作用的结果，与下列因素有关：

1.解剖及生理抗反流结构功能破坏

食管胃底连接处是第一抗反流屏障，最重要的结构是下食管括约肌，位于食管与胃交界线之上3～5cm的高压区。胃食管反流病患者尤其糜烂性食管炎患者，下食管括约肌静息张力明显低于正常，迷走神经反射无法引起下食管括约肌收缩，不能抵抗病理性胃食管反流的发生。下食管括约肌功能受损或减退，尤其是一过性下食管括约肌松弛是引起胃食管反流最主要的因素。此外，胃食管连接部位的其他解剖结构包括膈肌脚、膈食管韧带、食管与胃之间的锐角(His角)等异常均与食管抗反流功能破坏有关，例如食管裂孔疝患者常有异常胃食管反流。

2.食管清除能力降低

食管蠕动排空、唾液中和以及食团自身重力产生的食管酸廓清功能可缩短食管黏膜在反流物中浸泡的时间，其中食管蠕动收缩对防止反流物导致的食管炎更为重要。研究表明，糜烂性食管炎患者食管收缩幅度降低、无蠕动性收缩增加，且随着食管炎加重而更加明显，这种食管蠕动功能障碍并不随食管炎的治愈而改善，可能参与了疾病的发生。

3.食管黏膜防御作用减退

食管黏膜表面的黏液层、上皮细胞膜、细胞间连接结构、细胞内缓冲液、细胞代谢等上皮因素以及组织内的基础酸状态、血液供应等共同组成食管黏膜防御屏障。屏障受损时，即使正常的胃食管反流亦可引发食管炎。

4.胃、十二指肠功能异常

各种原因导致的胃、十二指肠运动和功能异常均可导致反流物的损伤性增加。比如胃排空功能障碍导致胃内压力增加，超过食管内压引起反流。据报道，40%以上的胃食管反流病患者伴有餐后胃排空延迟；十二指肠胃反流所致的碱反流性食管炎可能与糜烂性食管炎的并发症之一食管癌的发生有关。

5.食管感觉异常

食管敏感性与患者对症状的感觉有关。胃食管反流病患者特别是非糜烂性反流病患者，食管对球囊扩张的感知阈和痛阈下降、酸敏感增加，可用于疾病诊断。

6.其他因素

某些特殊人群，如婴儿、孕妇、肥胖者；某些不良生活习惯，如吸烟、高脂饮食、睡前进食、衣带过紧、习惯性吞气、精神紧张和焦虑情绪等；以及某种特定的疾病状态，如硬皮病、糖尿病、大量腹水均易发生胃食管反流。国内外大量研究资料表明，年龄增加、男性、吸烟、体重指数(BMI)增加、过度饮酒、阿司匹林等非甾体抗炎药和抗胆碱药物的使用、体力劳动及家族史是胃食管反流病发病的相关危险因素。

【临床表现】

胃食管反流病的临床表现多样，与内镜检查所见的损害程度无明显关联。糜烂性食管炎和非糜烂性反流病两组患者的症状、严重程度、频率或伴随症状相似，包括食管和食管外的一系列症状。胃灼热感和反流是典型反流相关症状群的特征性表现，而胸痛、上腹痛、上腹灼烧感等是反流相关症状群的不典型症状。

1.食管症状

胃灼烧或胃灼热感是胸骨后或剑突下烧灼样感觉，可向颈部放射，多于餐后出现。胃食管反流是引起胃灼热感的最主要的原因。反流是胃内容物在无恶心和不用力的情况下涌入咽部或向口腔方向流动的感觉。胃食管反流还可产生胸痛，引起与缺血性心脏病类似的胸痛发作，有时甚至不易与之相鉴别，可不伴有胃灼热感和反流。上腹痛也是胃食管反流病的症状之一，与胃灼热感相关。部分患者感吞咽困难，可能由于反流损害所致的食管狭窄或者蠕动功能障碍。体育运动可诱发胃食管反流病患者的不适症状发作，可能与运动时食管收缩的时间缩短、幅度和频率下降有关。其他少见或不典型的相关症状还包括嗳气、腹胀、上腹不适和胸痛等。

2.食管外症状

食管反流病除了引起食管症状，还可引起食管外症状。胃食管反流病患者可出现咳嗽、哮喘、反复发生的肺炎、肺纤维化，婴幼儿胃食管反流病可发生窒息，甚至有部分胃食管反流病患者有呼吸道症状而无食管症状。与胃食管反流病相关的咽喉部症状有咽喉部异物感、间歇性声嘶、发声困难、持久咽痛等，尤其在夜间反流更易出现。此外，胃食管反流病患者中龋齿尤其是发生于舌齿和腭齿表面的发生率增高。胃食管反流病的并发症包括出血、狭窄、Barrett 食管和腺癌等。

【治疗原则】

胃食管反流病的治疗目的是缓解症状、治愈食管炎、提高生活质量、防治并发症及预防复发，包括一般治疗、药物治疗、内镜或手术治疗。

1.一般治疗原则

首先应纠正不良生活习惯。睡眠时抬高床头 15°～20°，睡前不进食，白天进餐后 3 小时内不卧床，可减少卧位及夜间反流；不系紧身腰带、不穿紧身衣服，保持大便通畅，保持心情舒畅；戒烟、禁酒，控制体重，减少腹壁脂肪堆积；调整饮食结构，以高蛋白、高纤维素和低脂饮食为宜，避免过多进食刺激胃酸分泌的食物，如巧克力、薄荷和含咖啡因饮料等刺激性食品；避免使用抗胆碱药物、三环类抗抑郁药、钙通道阻滞药、茶碱、黄体酮类、地西泮、多巴胺、β_2 受体激动剂及降低下食管括约肌压力或影响食管动力的药物。嚼口香糖可促进唾液分泌，改善部分患者的胃灼热感症状。

2.药物治疗原则

药物是治疗胃食管反流病的最主要的方法。药物治疗旨在抑制酸分泌,增强抗反流屏障能力,提高食管的酸清除能力,改善胃排空和幽门括约肌张力,防止十二指肠胃反流,降低反流的损害,保护食管黏膜,促进修复,以达到解除症状、治愈炎症、预防并发症和防止复发的目标。目前胃食管反流病的药物治疗以抑酸为中心,分为控制发作和维持治疗两个阶段。症状发作时,治疗药物应足量、足疗程,必要时多种药物联合使用,根据不同病情采用递增疗法或降阶疗法。维持治疗包括按需治疗和长期治疗,但是维持期常以按需为主要策略。非糜烂性反流病和轻度食管炎患者都采取按需治疗的方法。

3.手术或内镜治疗原则

手术或内镜治疗应综合考虑后慎重决定。需要大剂量药物维持、药物治疗无效或不愿接受长期药物治疗的患者可以考虑进行内镜治疗,常用的内镜治疗方法包括内镜下射频治疗、局部注射治疗和贲门黏膜缝合皱褶成形术等。经严格的内科治疗后仍有严重的反流症状或并发症,经常发生反流性吸入性肺炎或哮喘,不愿意接受终身药物治疗或病情重、需要长期大剂量抗酸药维持治疗的年轻患者也可以考虑手术治疗。手术前应进行食管 24 小时 pH 监测及食管测压,了解下食管括约肌及食管体部的运动功能,指导选择手术方式。抗反流手术缓解症状及愈合食管炎的效果与药物治疗相似,但手术存在腹胀、吞咽困难等并发症,甚至导致死亡。值得注意的是,相当一部分患者(11%～60%)术后仍需要规则用药。研究表明,抗反流手术并不能降低食管腺癌的风险。

【药物治疗】

(一)治疗药物分类

目前有效治疗药物主要包括抑酸药、胃肠动力药、黏膜保护剂和抗酸药。

1.抑酸药

抑酸是最重要的治疗措施,酸度降低,H^+ 的反渗透有利于食管炎的愈合,并减少酸对食管黏膜的刺激,减轻或消除症状。酸分泌被抑制时,胃内容物量减少,反流也相应减少。pH 上升时,结合胆盐活化降低,酸抑制剂本身能减少胆盐作用,对部分混合反流引起的胃灼热感也有效果。抑酸药是最常用、最有效的药物,主要包括 PPI 和 H_2 受体拮抗剂两大类。

PPI 可长时间、高效抑制基础胃酸以及刺激后胃酸分泌,明显降低反流物的酸度和数量。目前,PPI 或钾离子竞争性酸阻滞剂(P-CAB)是治疗 GERD 的首选药物,单剂量治疗无效可改用双倍剂量,一种抑酸药无效可尝试换用另一种,疗程为 4～8 周。P-CAB 是一种新型抑酸药,代表药物伏诺拉生,作用机制为钾离子竞争性方式可逆性抑制 H^+-K^+-ATP 酶活性,抑制胃酸分泌;多项临床研究显示 P-CAB 在食管炎黏膜愈合率和反流症状的缓解方面不劣于 PPI。H_2 受体拮抗剂与组胺竞争结合胃壁细胞 H_2 受体,抑制食物、组胺及五肽促胃液素刺激壁细胞引起的胃酸分泌,尤其能减少夜间泌酸。

2.胃肠动力药

这类药物可增加下食管括约肌张力、改善食管蠕动、促进胃排空,从而减少胃内容物食管反流及食管在反流物的暴露时间。胃肠动力药一般不单独治疗食管反流病,仅仅作为辅助用药。当抑酸药治疗效果不好时，胃肠动力药与抑酸药联合应用，适用于伴有胃肠排空延缓的患者。常用的胃肠动力药有以下几种：

(1)多巴胺受体拮抗剂：代表药物为甲氧氯普胺和多潘立酮，可拮抗食管、胃和肠道的多巴胺受体，使胆碱能受体功能相对亢进，增加食管、胃平滑肌动力，促进食管清除，加快胃排空，阻止胃内容物反流；对十二指肠、空肠、回肠蠕动的促进可减少十二指肠反流。

(2) 5-HT4受体激动剂：临床常用的莫沙必利、西沙必利均为选择性5-HT。受体激动剂，作用于肠肌间神经丛，促进神经末梢释放乙酰胆碱，使下食管括约肌压力升高，食管蠕动增强，胃排空加快，可有效减少反流次数和时间，是新型全胃肠道动力药。

(3)抗胆碱药：包括阿托品、哌仑西平和替仑西平等，可阻断乙酰胆碱的功能，抑制胃酸和胃蛋白酶分泌，解除内脏平滑肌和血管痉挛，降低胃肠运动，可增加下食管括约肌张力，加速胃排空。

3.抗酸药

常用药物有氢氧化铝、氧化镁、三硅酸镁和碳酸钙等，具有弱碱性，可迅速中和胃酸，提高胃内及食管下段pH，降低反流物的酸性和胃蛋白酶活性，减轻酸性反流物对食管黏膜的损伤，并轻度增加下食管括约肌张力。

4.黏膜保护剂

其可覆盖病变表面，形成保护膜，减轻症状，促进食管炎愈合。常用药物有硫糖铝、胶体铋剂等。海藻酸盐制剂的藻朊酸泡沫剂如盖胃平可与胃液作用在胃表面形成充满气体的泡沫层，隔绝胃内的酸性或碱性物质与食管下端接触，对食管黏膜起保护作用，有利于食管炎症修复。部分黏膜保护剂如考来烯胺、铝碳酸镁有一定的吸附作用，通过吸附并结合胃蛋白酶直接抑制其活性，还可通过结合胆汁酸、吸附溶血卵磷脂，避免或减少其对胃黏膜的损伤。此外，黏膜保护剂还具有抗酸药样作用，中和胃酸能力强，可使胃液pH长时间维持在3～5，临床应用广泛。

(二)治疗药物选用

1.控制发作的治疗

患者的症状轻重及内镜所见是选用药物的基础。一般来说，症状轻、食管黏膜损害不严重的患者可选用常规剂量的PPI或H_2受体拮抗剂；而对症状重、食管黏膜损害严重的患者则应选用强效的抑酸药PPI，必要时加用胃肠动力药，以达到迅速缓解症状、快速治愈食管炎的目的。胃食管反流病具有慢性复发性，使用抑制胃酸分泌的药物治疗时有两种方案可供选择，一是先用PPI取得疗效后再用H_2受体拮抗剂的降阶疗法；以及初始使用H_2受体拮抗剂，效果不佳时再改用PPI的递增疗法。目前多以降阶方案为主。

(1)降阶疗法：又称递减疗法，即药物种类和剂量逐渐递减，初始治疗首选PPI，迅速控制症状，治愈炎症后再减量维持。此疗法适用中、重度胃食管反流病患者尤其是内镜检查有糜烂性食管炎者。初始治疗可选用1种标准剂量的PPI制剂，每日2次，餐前口服；必要时加用胃肠动力药，如多潘立酮10mg，每日3次，餐前口服。

糜烂性食管炎患者需正规治疗8～12周，炎症愈合后可逐步减少药物的剂量和种类。内镜检查无食管糜烂的中、重度胃食管反流病患者亦需在临床症状完全消失数天至数周后逐步减少 PPI 的用量。一般先减至原治疗剂量的一半，数天至数周后再减量一半并逐步过渡至隔天 1 次或与 H_2 受体拮抗剂交替使用，症状缓解后胃肠动力药也可逐渐减量。目前普遍认为，降阶疗法优于传统的递增疗法，控制胃食管反流病更有效、更经济。

(2)递增疗法：即逐步增加抑酸强度，逐渐采用联合用药的分期治疗方法。基础治疗主要为改变生活方式，症状发作时可加用抗酸药或小剂量的 H_2 受体拮抗剂。无缓解的患者可在上述治疗的基础上加用标准剂量的 H_2 受体拮抗剂或胃肠动力药。当反流症状治疗无效或食管炎不愈合时，应进行强化治疗，即联合使用 H_2 受体拮抗剂和胃肠动力药；也可加大 H_2 受体拮抗剂的用量或选用 PPI，当大剂量的 H_2 受体拮抗剂或 PPI 无效时再加用胃肠动力药。虽然该法可使部分患者避免使用过强的抑酸药或过多药物联合治疗，但治疗过程中部分患者的症状控制不满意，想达到理想疗效常需摸索，临床操作时患者的满意率较低，从药物经济学角度反而不如降阶疗法优越。

2.维持治疗

胃食管反流病是一种慢性复发性疾病，停用抑酸药 6 个月复发率达 80%，因而许多患者需长期使用抑酸药以避免或减少胃食管反流病复发，维持治疗时间遵循个体化原则，一般应在正规治疗、复查胃镜食管炎已愈合后维持治疗 6～12 个月，重症者时间应延长，甚至终身维持。

维持治疗包括按需治疗和长期治疗。维持治疗有三种方法：原剂量维持或剂量减半维持(每天 1 次)，停药后很快复发且症状持续者往往需要长期用药，使症状持续缓解，防止食管炎复发；间隙治疗，基于 PPI 的药动学，以隔日给药为宜；按需治疗，主要是对非糜烂性反流病患者，症状出现时服药，症状控制后停药，由患者自己调控。

有效的维持治疗能完全缓解症状并防止食管炎复发与并发症发生。20%的患者通过改变生活方式，联合抗酸药使用可获得良好控制。约 50%的慢性反流患者，即使经过正规治疗仍可反复发作，治疗上首选 PPI，但常需使用全量或更大剂量才有效。奥美拉唑 10mg/d 维持优于标准剂量雷尼替丁或奥美拉唑隔日治疗或周末疗法(每周五、六各 1 次)，值得肯定的是，全剂量 PPI 治疗可延长相邻发作的间期，减少食管狭窄的发生。由 PPI 改用 H_2 受体拮抗剂维持治疗时常需全量分次口服，若改药后症状复发，仍应再给予 PPI。

非糜烂性反流病及轻度食管炎患者可以按需治疗。按需治疗是近年来提倡的、区别于降阶疗法的维持治疗策略，属于间歇治疗的一种，即在出现胃灼热感、反酸等胃食管反流症状时，持续用药至症状缓解。按需维持治疗是胃食管反流病患者长期治疗的有效策略，可以使患者的生活质量持续改善并保护黏膜，且按需治疗的依从性较高。按需治疗仍首选 PPI，抗酸药也是可选药物，可根据每个患者的不同情况调整药物剂量、种类和持续时间。有研究认为胃食管反流病复发与下食管括约肌张力下降有相关性，因此，除抑酸药治疗外，可联合使用胃肠动力药。按需治疗不适用于重度食管炎患者，这些患者停药后食管炎更容易复发，通常需 PPI 长期维持治疗。

尽管大量临床应用表明 PPI 疗效卓越，且无明显的副作用，但其长期使用的安全性仍值得关注。长期使用 PPI 可使胃窦 G 细胞产生促胃液素增加，血清促胃液素浓度升高。尽管到目前为止还未见使用 PPI 出现胃窦肿瘤的病例，但国外有致萎缩性胃炎的报道，国内有随访 5 年出现十二指肠息肉的报道，因而需警惕长期抑酸对上消化道肿瘤发生的影响。长期使用 PPI

可能导致维生素缺乏、矿物质缺乏、继发性感染、骨质疏松、髋部骨折、肠道菌群移位等不良反应，不良反应明显者可更换 PPI。

在治疗胃食管反流病时有部分患者即使经正规、足量长期维持治疗，症状和炎症仍不能控制，称为难治性患者。部分患者可加大药物剂量，如奥美拉唑可用至 60mg/d、雷尼替丁可用至 1 200～3 000mg/d，并可联合使用其他药物。此外，还需考虑可能误诊为胃食管反流病，或者是胃食管反流病症状但为非胃食管反流病引起，抑或确实为胃食管反流病但对治疗药物不敏感。

3.难治性胃食管反流病

PPI 对难治性胃食管反流病治疗效果不佳，症状控制后容易复发，即使双倍剂量的 PPI 治疗 8～12 周，难治性胃食管反流病的症状也无明显改善。当 PPI 治疗失败，胃食管反流病的症状仍然存在时，换用埃索拉唑仍可有效。当 PPI 治疗难治性胃食管反流病疗效欠佳时，可以考虑抗反流手术。

4.并发症的药物处理

Barrett 食管被认为是食管腺癌的癌前病变，当内镜疑诊 Barrett 食管且由两名病理科医师进行组织学检查确诊后，可行 3 个月的 PPI 治疗。降低或清除酸暴露能否阻止 Barrett 食管向腺癌进展，目前仍无有力的临床试验结果支持。相对于药物治疗，内镜下激光治疗、双极电凝、抗反流手术显示出更好的治疗前景。

第三节 炎症性肠病

炎症性肠病(IBD)是一种病因尚不十分清楚的慢性非特异性肠道炎性疾病，主要包括溃疡性结肠炎(UC)和克罗恩病(CD)。溃疡性结肠炎是发生于结肠的一种弥漫性、连续性、浅表且局限于黏膜层的炎症，临床表现为持续或反复发作的腹泻、黏液脓血便伴腹痛、里急后重和不同程度的全身症状，病程多在 4～6 周以上。溃疡性结肠炎最常发生于青壮年期，根据我国资料统计，发病的高峰年龄为 20～49 岁，性别差异不明显(男女比约为 1.0∶1～1.3∶1)。克罗恩病是可以发生于消化道任何部位的一种慢性、反复发作性的肠壁全层性炎症，常见于回肠末端和结肠，多呈节段性、非对称性分布。克罗恩病最常发生于青年期，发病高峰年龄为 18～35 岁，男性略多于女性(男女比约为 1.5∶1)。临床表现呈多样化，包括消化道表现、肠外表现和并发症。这两种疾病在病因、发病机制、流行病学等方面均有一些共同点，是同一疾病的不同亚类，基本病理过程相似，但可能由于致病因素不同，导致其组织损伤的表现不同。

【病因和发病机制】

炎症性肠病的确切病因和发病机制尚不明确，可能与下列因素有关：

1.免疫机制异常

本病常并发关节炎、结节性红斑等自身免疫性疾病，用糖皮质激素或其他免疫抑制药物治疗有一定疗效；部分患者血清中可检测出自身抗体和循环免疫复合物，阳性率达 60%～85%，提示该病可能与自身免疫有关。发病机制可能为回肠末端及结肠的细菌代谢产物慢性刺激黏膜免疫系统，引起肠道免疫反应过度亢进，使黏膜细胞破损，局部炎症细胞浸润，细胞因子释放，从而形成炎症和溃疡。食物过敏可能是炎症性肠病的加重因素。

2.遗传因素

炎症性肠病的发病同种族与地理位置有关。白人的发病率较高，黑人、亚洲人和拉丁美洲人的发病率较低，而犹太人炎症性肠病的风险比其他种族要高出2～9倍。近年欧美国家对炎症性肠病患者进行全基因组扫描发现，位于16号染色体上的*card*15/*nod*2基因、5号染色体上的*octn*基因和10号染色体上的*gld*5基因突变与炎症性肠病有关。

3.环境因素

高糖饮食、人造奶油、长期口服泻药等诱因可能参与致病。吸烟与克罗恩病恶化有关。

4.感染

微生物在炎症性肠病发病中的作用一直受到重视，但至今人们尚未找到一种特异的微生物感染因子与炎症性肠病有恒定关系或可引起该病。

5.精神因素

与精神障碍相关的自主神经功能失调可引发消化道运动功能亢进、平滑肌痉挛、血管收缩、组织缺血等病理改变，导致肠壁炎症及溃疡形成。但精神因素不能构成本病的主要病因，可能为加重因素。

近年来研究表明，肠黏膜细胞、炎症介质及免疫反应异常都是炎症性肠病发病机制中的关键因素。某些遗传易感的个体由于感染因子、精神因素、环境因素等的作用，导致黏膜免疫紊乱而引起组织损伤并发生疾病。

【临床表现和分类】

(一)临床表现

1.消化系统表现

(1)腹泻：是炎症性肠病的常见症状，轻者每日2～4次，严重者可达10次以上。可为软便、糊状便、稀水样便、黏液便或血便等；病变在左半结肠，尤其是直肠、乙状结肠多有黏液脓血便及里急后重感。有黏液血便往往表示疾病有活动。

(2)腹痛：溃疡性结肠炎腹痛多在左下腹或下腹部，而克罗恩病多在脐周或右下腹，常为隐痛或阵发性痉挛性绞痛，多为间歇性发作。便后疼痛可缓解，严重者腹痛持续存在。

(3)腹部包块：约1/3的克罗恩病患者出现腹块，以右下腹和脐周多见，大小不一，质地中等，有压痛，多因粘连而较固定。肠粘连、肠壁和肠系膜增厚、肠系膜淋巴结肿大、内瘘形成和腹内脓肿均可引起腹部包块，易与腹腔结核和肿瘤等混淆。

(4)瘘管：是克罗恩病的临床特征之一，可为内瘘或外瘘，而溃疡性结肠炎则罕有瘘管形成。

(5)其他：有食欲减退、腹部饱胀、恶心、呕吐、乏力等非特异性表现。

2.全身表现

(1)发热：约1/3的患者可有中低热，呈间歇性；急性重症者或伴有化脓性并发症时可出现高热、畏寒等。发热往往提示病变处于活动期。

(2)营养及代谢障碍：因肠道吸收障碍和消耗过多，常有体重减轻、生长迟缓、电解质紊乱、低蛋白血症和贫血等。

(3)肠外表现：骨、关节表现是最常见的肠外表现。皮肤和黏膜表现以坏疽性脓皮病、结节性红斑为常见。黏膜病变主要位于口腔，包括阿弗他溃疡、牙龈炎、口面部肉芽肿病和肉芽肿性腮腺炎等，其中阿弗他溃疡最常见。循环系统表现包括血栓形成、血栓栓塞、心肌炎和心内膜炎等。

(二)分类

1.溃疡性结肠炎

根据病变范围，可分为直肠炎、左半结肠炎以及广泛性结肠炎。根据病情活动性可分为初发型、急性暴发型、慢性复发型和慢性持续型。初发型为既往无病史而首次发病者；急性暴发型起病急骤，腹部和全身表现严重，易发生大出血和其他并发症，如中毒性巨结肠、肠穿孔和肠梗阻等；慢性复发型最常见，病变范围小，症状轻，常反复发作，但有缓解期；慢性持续型病变范围广，症状持续半年以上。根据症状和实验室检查，可分为活动期和缓解期，活动期根据疾病严重程度可分为轻度、中度和重度。轻度最常见，起病缓慢，大便每日 4 次以下，便血轻或无，无发热、脉搏增快或贫血，血沉正常；重度起病急骤，腹泻每日 6 次以上，明显的黏液血便，体温 $> 37.8℃$，脉搏 >90 次/min，血红蛋白 $< 105g/L$，血沉 $>30mm/h$；中度介于轻、重度之间。

2.克罗恩病

影像学和内镜检查可确定病变范围，可发生在小肠、结肠、回结肠及其他部位；根据病情严重度可分为轻度、中度及重度。轻度指无全身症状.腹部压痛、包块及梗阻者；重度指有明显的腹痛、腹泻、全身症状及并发症者；中度介于两者之间。

【治疗原则】

1.一般治疗原则

慢性疾病常伴有营养不良，应食用富含营养、少渣和易消化的食物，避免牛奶和乳制品。适当补充维生素、叶酸和微量元素，同时纠正低蛋白血症，必要时禁食并给予静脉营养。在急性发作期或病情严重时均应卧床休息，病情较轻的患者也应适当休息；病情严重时忌用止泻剂、解痉剂、阿片制剂和 NSAID 等，避免诱发结肠扩张；精神过度紧张者可适当给予镇静剂。所有克罗恩病患者必须戒烟。

2.药物治疗原则

药物治疗主要是调节免疫反应和阻断炎症反应。治疗前，应对病情进行综合评估，包括病变累及范围、部位，病程长短，疾病严重程度及全身情况，根据病情制订个体化、综合化的治疗方案。腹泻等可采用乳酸菌素、双八面体蒙脱石等治疗，一般不用复方地芬诺酯(复方苯乙哌啶片)等止泻药，对于长期腹泻和严重病例应适当补充水和电解质，特别是注意补钾；腹痛可用阿托品、匹维溴铵，中毒性巨结肠不宜用阿托品，尽量避免用麻醉剂止痛；对有明显贫血的患者则应输血。药物治疗的目的在于控制急性炎症的发作，缓解或消除症状，预防复发，防止并发症的发生，改善患者的生活质量。

【药物治疗】

(一)治疗药物分类

1.5-氨基水杨酸

临床上常用的有柳氮磺吡啶(SASP)和 5 一氨基水杨酸(5-ASA)。柳氮磺吡啶是 5-氨基水杨酸和磺胺吡啶以偶氮键方式连接的化合物，口服后大部分到达结肠，在结肠细菌作用下分解为5-ASA和磺胺吡啶。前者被认为是产生疗效的主要有效成分,其可与肠壁结缔组织络合后较长时间停留在肠壁组织中起到抗菌消炎和免疫抑制作用,如减少大肠埃希菌和梭状芽孢杆菌,同时抑制前列腺素以及炎症介质白三烯的合成;后者有较弱的抗菌作用,磺胺吡啶及其代谢产物可大部分被吸收,经肝脏代谢,由肾脏排出。SASP适用于轻、中型患者或重型经糖皮质激素治疗已有缓解者。SASP的不良反应主要有两类:一类是剂量相关的不良反应,如恶心、呕吐、畏食、上腹不适、头痛、皮肤青蓝色和精子减少;另一类为特异性过敏反应,主要有皮疹、肝细胞中毒、支气管痉挛、粒细胞减少或全血细胞减少、再生障碍性贫血和自身免疫性溶血等,在治疗过程中要定期检查血常规和肝功能,并劝导患者多饮水,定期检查尿液。本药禁用于对磺胺类药物过敏者、孕妇及哺乳期妇女。

5-ASA的作用机制与SASP相似,直接口服在小肠近段大部分被吸收,到达结肠内的剂量不足,目前已研究出各种5-ASA的特殊制剂,使其能到达远端回肠和结肠发挥药效,这类制剂有美沙拉秦肠溶片、奥沙拉秦和巴柳氮。5-ASA新型制剂的疗效与SASP相近,不良反应发生率和严重程度明显降低,主要有腹泻,极少数患者可出现变态反应。

2.糖皮质激素

其作用机制为非特异性抗炎和抑制免疫反应。通过抑制磷脂酶及环氧合酶,减少白三烯和前列腺素的释放,抑制中性粒细胞的趋化作用,并抑制免疫反应。适用于对氨基水杨酸制剂疗效不佳的轻、中型患者,尤其在重症和暴发型溃疡性结肠炎及克罗恩病病情活动性强时应作为首选药物。糖皮质激素没有维持疗效,不宜长期维持治疗,症状改善后应改为SASP继续治疗。常用药物有氢化可的松、泼尼松、地塞米松和甲泼尼龙。新型糖皮质激素制剂布地奈德(丁地去炎松)经肝脏首过效应后迅速灭活,局部药物浓度明显高于血药浓度,全身不良反应小,临床多用于病变主要局限于远端回肠和右侧结肠的克罗恩病患者。常见的不良反应有:类肾上腺皮质功能亢进症,诱发或加重感染,诱发或加重消化性溃疡,精神和行为异常,骨质疏松等。

3.免疫抑制剂

通过阻断淋巴细胞增殖、活化或效应而发挥作用。适用于激素依赖或无效及激素诱导缓解后的维持治疗,在维持症状缓解的情况下减少激素用量。常用药物有硫唑嘌呤(AZA)、巯嘌呤(6-MP)、甲氨蝶呤和环孢素。他克莫司为新型免疫抑制剂,可抑制T细胞反应,使辅助性T细胞对IL-1的刺激失去应答,从而丧失产生IL-2的能力。免疫抑制剂主要用于克罗恩病的治疗,也用于顽固性即用水杨酸制剂和肾上腺皮质激素治疗无效的溃疡性结肠炎的治疗。这些药物起效慢、毒性大,应用受到限制,在治疗过程中应严密观察血常规、肝功能的变化。

4.生物制剂

单克隆抗体用于激素和上述免疫抑制剂治疗无效或激素依赖者或不能耐受上述药物治疗者。包括英夫利昔单抗(IFX)、阿达木单抗(ADA)、赛妥珠单抗(CZP)和维得利珠单抗。英夫利昔单抗是最早被批准用于治疗IBD的生物制剂,可与多种免疫细胞产生的TNF-α结合,抑制炎症反应,促进炎性细胞凋亡,发挥抗炎作用。一般在第0周、第2周和第6周每次静脉注射5～10mg/kg,此后每8周注射1次。常见的不良反应有输液反应、诱发和加重感染、诱发自身免疫、增加恶性肿瘤风险、脱髓鞘疾病和神经系统疾病、心功能衰竭等。英夫利昔单抗禁用于活动性感染，结核病，中、重度充血性心力衰竭，脱髓鞘疾病及恶性肿瘤患者，同时禁用于孕妇及哺乳期妇女。维得利珠单抗为一种新型的肠道选择性生物制剂，作为一种人源化的抗整合素 α4β7 单克隆抗体，选择性抑制整合素与黏膜地址素细胞黏附分子-1(MAdCAM-1)相互作用，阻断淋巴细胞肠道归巢以达到治疗效果。推荐剂量为每次 300mg，在第 0 周、第 2 周和第 6 周注射，以后每 8 周 1 次，若在第 14 周时未显示治疗获益，则应终止治疗。

5.抗菌药物

主要用于重症或有中毒性巨结肠的溃疡性结肠炎或克罗恩病，特别是有高热及腹膜刺激征时。甲硝唑和环丙沙星是最常用的一线治疗抗菌药物，其他可选用的抗菌药物有氨基糖苷类、第三代头孢菌素和喹诺酮类。

6.微生态制剂

肠道微生态系统对宿主的健康与营养起着重要作用，是激活和维持肠道生理功能的关键因素。微生态制剂，是利用有益微生物或促进微生物生长的物质制成的活的微生物制剂。肠道菌群失调和肠腔内抗原刺激是炎症性肠病触发和复发的重要原因，应用微生态制剂改善肠道微环境，恢复机体正常菌群，可以达到控制肠道炎症及维持缓解的目的。

(二)治疗药物选用

对于炎症性肠病治疗方案的选择主要取决于病变的范围、病程的长短及严重程度，给予个体化的治疗。原则上应尽早控制疾病的症状，促进黏膜愈合，防止复发，长期病变有恶变的可能性。无论是急性发作期还是缓解期的维持治疗，溃疡性结肠炎和克罗恩病均有一定的差异。

1.溃疡性结肠炎的治疗

(1)诱导缓解：轻度溃疡性结肠炎可选用 SASP，成人初始剂量为一日 2～3g，无明显不适可渐增至每日 4～6g；也可选用相当剂量的 5-ASA 制剂，如美沙拉秦每次 1g，每日 4 次口服给药。对氨基水杨酸制剂治疗无效者，特别是病变较广泛者，可改用口服激素。

中度溃疡性结肠炎可用上述剂量的 5-ASA 制剂治疗。反应不佳者尤其是病变较广泛者，应加用或改用糖皮质激素，常用泼尼松 0.75～1mg/(kg·d)，分 2～3 次口服，用药 10～14 天，病情稳定后逐渐减量至停用。①远段溃疡性结肠炎的病变长度不超过 25cm，局部使用 5-ASA 栓剂或相同剂量的 SASP 保留灌肠作为一线治疗方案，如无效可改用皮质激素保留灌肠，剂量为琥珀酸氢化可的松 100～150mg，溶于 60～100ml 生理盐水(或甲硝唑)中保留灌肠，每晚 1 次，15 天为 1 个疗程，间隔 15 天再灌肠 1 个疗程，坚持半年到 1 年，复发率明显降低；②结直肠炎症的病变长度超过 25cm，但未超过脾曲，口服加局部应用 5-ASA 联合治疗优于单一治疗。病变长度超过脾曲到达盲肠(广泛性结肠炎)者，根据直肠症状，最好选择口服 5-ASA 联合局部使用 5-ASA 或糖皮质激素，如果患者经 2～4 周的 5-ASA 治疗无反应，则应开始口服糖皮质激素治疗，可采用口服泼尼松 40～60mg/d，2～3 周起效，症状控制后逐渐减量，通常每 7～10 天减 2.5～5mg；每日 20mg 后减量要缓慢，减至 10mg/d 后通常维持治疗 4～8 周后停用；不要突然停药，以免引起反跳，减量或停用激素后加用 SASP 或 5-ASA 制剂进行维持治疗。

重度溃疡性结肠炎一开始应使用较大剂量的激素，尚未使用过口服糖皮质激素者可口服泼尼松 40～60mg/d，也可直接静脉给药。已使用过口服糖皮质激素者静脉滴注甲泼尼龙

40～60mg/d 或氢化可的松 300～400mg/d，疗程一般为 10～14 天；病情控制后改为口服泼尼松 40mg/d，而后逐渐减量至停药，疗程为半年。如大剂量激素治疗 7～10 天无效，可考虑使用环孢素(每天 2～4mg/kg)持续静脉滴注，用药期间严密监测血药浓度，维持血药浓度于 100～200ng/ml。也可选用英夫利昔单抗治疗，一般在第 0 周、2 周和 6 周每次静脉注射 5～10mg/kg，此后每 8 周注射 1 次。对合并有高热、白细胞增多、腹膜炎体征或中毒性巨结肠的患者，给予广谱抗菌药物治疗，多选用第三代头孢菌素和甲硝唑。

激素依赖型溃疡性结肠炎是指激素开始治疗 3 个月内用量减少至相当于泼尼松 10mg/d 时疾病经常活动或激素停用 3 个月内疾病复发的病例。对于慢性活动性或激素依赖型溃疡性结肠炎患者，免疫抑制剂往往有效，长期治疗的有效率为 60%～70%；AZA 和 6-MP 可交替使用，开始剂量为 50mg/d，逐渐增至最大量[AZA 2.5mg/(kg·d)、6-MP 1.5～2mg/(kg·d)]。该类药物发挥作用的时间在 3～6 周，最大作用在 3 个月，治疗时间一般不超过 1～2 年；加用后可逐渐减少糖皮质激素的用量至停药。

加强对症支持，监测脉率、排便频率、C 反应蛋白和腹部 X 光片等，静脉补充液体和电解质，纠正和预防脱水或电解质紊乱，必要时皮下注射低分子量肝素以降低血栓栓塞的危险。对于有中毒性巨结肠的患者，如大剂量糖皮质激素治疗 3 天后症状无任何改善者，则应考虑急诊手术或加用环孢素治疗。暴发型结肠炎的治疗方案相似，但应密切观察病情变化，7～14 天内根据治疗效果考虑是否进行手术治疗。

轻、中度溃疡性结肠炎患者选用 SASP 或 5-ASA 治疗，如对磺胺过敏或 SASP 有不良反应者则应选用 5-ASA；疗效不佳者改为口服糖皮质激素。位于左半结肠患者可给予5-ASA或激素保留灌肠治疗，病变广泛累及全结肠亦可一开始给予口服激素治疗；重症患者除积极支持疗法外，常先静脉使用激素后改为口服，足量治疗 7～10 天症状无改善的需考虑环孢素静脉滴注或手术治疗。激素疗效不佳或激素依赖的慢性持续型患者可加用免疫抑制剂如 AZA 或英夫利昔单抗治疗；病史超过 10 年者癌变机会较多，因而倾向于手术治疗。

(2)维持缓解：除初次轻度发作或病变局限，且经初始治疗获得完全缓解的患者外，推荐所有患者接受维持治疗，尤其是左半结肠或广泛性溃疡性结肠炎和 1 年复发 1 次以上的远段结肠炎患者。缓解期患者以 SASP 或 5-ASA 制剂维持治疗为主，用原诱导缓解剂量的全量或半量，口服 SASP 2g/d 对维持缓解有效，但其不良反应较大，应补充叶酸；推荐美沙拉秦 1～2g/d 作为一线维持治疗；局部美沙拉秦 1g/d 可用于远段结肠炎患者。口服联合局部应用美沙拉秦优于单一治疗。激素不推荐用于维持治疗。

维持治疗时间尚无定论。中华医学会消化病学分会炎症性肠病学组推荐氨基水杨酸制剂维持治疗的疗程为 3～5 年或更长。对硫嘌呤类药物及英夫利昔单抗维持治疗的疗程未达成共识，视患者具体情况而定。英国胃肠病学会炎症性肠病组推荐所有患者终身维持治疗，因为维持治疗可降低结直肠癌的风险；对不愿服药且已缓解 2 年的远段结肠炎患者可以停药。

2.克罗恩病的治疗

(1)活动期的治疗：轻度克罗恩病的发病部位在结肠、回肠、回结肠时，可以用 SASP 4～6g/d 或 5-ASA 制剂 4g/d，分 3～4 次服用；病变局限在回肠末段、回盲部或升结肠者，可选肾上腺皮质激素布地奈德治疗，布地奈德疗效优于美沙拉秦。对上述治疗无效的轻度活动性克罗恩病患者按中度活动期处理。

中度克罗恩病的治疗首选糖皮质激素，常用泼尼松 40～60mg/d，分 2～3 次口服，用药 10～14 天，病情稳定后逐渐减量至停用。病变局限于回盲部者，为减少全身作用激素的相关不良反应，可考虑应用布地奈德，但该药对中度活动期克罗恩病的疗效不如全身作用激素。当激素无效或激素依赖时加用硫嘌呤类药物或甲氨蝶呤，这类免疫抑制剂对诱导活动性克罗恩病缓解与激素有协同作用，但起效慢，因此其作用主要是在激素诱导症状缓解后，继续维持撤离激素的缓解。AZA 与 6-MP 同为硫嘌呤类药物，两药疗效相似。对该类药物无效或不能耐受者，可考虑换用 MTX。AZA 每日剂量范围在 1～3mg/kg，根据疗效和不良反应进行剂量调整，从低剂量开始，每 4 周逐步增量，至有效或外周血白细胞下降至临界值或达到当地推荐的目标剂量。

重度克罗恩病应口服泼尼松（40～60mg/d）进行治疗，临床症状缓解后逐渐减量直至停药。如无反应则改为静脉给药，多用琥珀酸氢化可的松 300mg/d，2 周起效后改用口服泼尼松 40mg/d，待症状缓解后再逐渐减量至停用。若大剂量激素治疗无改善，可同时使用 AZA 或 6-MP。生物制剂英夫利昔单抗诱导缓解有效，单剂量静脉注射英夫利昔单抗 5mg/kg，到第 4 周时临床有效率为 81%。合并感染或脓肿时，应给予广谱抗菌药物或环丙沙星和（或）甲硝唑。

对重症患者可予营养支持治疗，首选肠内营养，不足时辅以肠外营养，有脱水表现者应补充水和电解质，如有贫血或活动性出血者应输血治疗。有肠梗阻者应予肠道休息及胃肠外营养支持，并根据临床表现及物理检查作出判断（炎性狭窄、纤维缩窄或粘连所致），根据不同的病因进行相应治疗，必要时可考虑手术治疗。

慢性活动性或激素依赖型克罗恩病如不能立即手术，应考虑免疫抑制剂治疗。AZA 或 6-MP往往是一线选择药物，特别适用于有瘘管的患者，其中以肛瘘、腹壁瘘效果最佳，而克罗恩病手术患者早期使用可预防术后复发。加用此类药物后可逐渐减少皮质激素的用量至停药，一般 3～6 周起效，然后以治疗剂量[AZA 1.5～2.5mg/(kg·d)、6-MP 0.75～1.5mg/(kg·d)]长期维持治疗，一般不超过 1～2 年；用药期间注意监测血常规和肝功能，转氨酶轻度升高可减量继续用药，如出现严重黄疸应立即停药。甲氨蝶呤 25mg/w 肌内注射，8 周后改为 10～15mg/w 口服；或环孢素 5～7.5mg/(kg·d)口服；疗程都为 1 年，对慢性活动性病变有效。也可选用英夫利昔单抗，一般在第 0 周、2 周和 6 周每次静脉注射 5～10mg/kg，此后每 8 周注射 1 次；若无效，可增加至 10mg/kg，每 4 周注射 1 次；若仍无效，则建议换药。

（2）维持治疗：单用泼尼松和 SASP 往往无效，故不推荐 SASP 和激素用于维持治疗，主张使用 5-ASA 或免疫抑制剂维持治疗。5-ASA 不良反应小，但缓解效果有限。AZA 是激素诱导缓解后用于维持治疗最常用的药物，能有效维持撤离激素的临床缓解或在维持症状缓解下减少激素用量。AZA 每天 1.5～2.5mg/kg 可有效维持缓解，不能耐受者可换用 6-MP；AZA 和 6-MP 无效或不耐受时，可肌内注射 MTX 15～25mg/w。对初始治疗 12 周无应答的患者，用英夫利昔单抗 5～10mg/kg，每 8 周注射 1 次，维持缓解有效，可用至 44 周。

（3）特殊类型克罗恩病的治疗：主要包括广泛性小肠病变，食管和胃、十二指肠病变的治疗。广泛性小肠病变（累计长度 100cm）的活动性克罗恩病，常导致营养不良、小肠细菌过度生长、因小肠多处狭窄而多次手术造成短肠综合征等严重而复杂的情况，早期应用免疫抑制剂（AZA、6-MP、MTX）治疗，对病情重或复发者早期考虑给予英夫利昔单抗。病变累及胃、十二指肠的患者，可用质子泵抑制剂、H_2受体拮抗剂、硫糖铝等，能使症状部分或完全缓解。肛周出现急性化脓性感染、肛周或直肠旁脓肿时，应进行外科引流，也可根据情况加用挂线治疗。非化脓性慢性瘘管应以抗菌药物、免疫抑制剂或英夫利昔单抗等内科治疗为主。

克罗恩病在我国的发病率远低于溃疡性结肠炎，两者在治疗上有不少相似之处，但克罗恩病较溃疡性结肠炎难以缓解，并发症较多。治疗过程中可根据对治疗的反应及对药物的耐受情况，随时调整治疗方案。决定治疗方案前应向患者详细解释方案的效益与风险，在与患者充分交流并取得合作之后实施方案。对于急性发作经内科保守治疗无效，合并出血、穿孔、肠梗阻、癌变、结肠外并发症及结肠瘘和肛周脓肿者应考虑行手术治疗。

3.特殊患者用药

老年人炎症性肠病的治疗与年轻人差别不大，但糖皮质激素和免疫抑制剂应慎重选用。儿童炎症性肠病多发生于3～13岁，轻度患者可选用SASP或5-ASA制剂，SASP从小剂量开始，每天25～40mg/kg，按病情需要可逐渐递增至每天50～75mg/kg，过敏者选用5-ASA；中度患者单用糖皮质激素或在应用SASP或5-ASA的基础上联合糖皮质激素，剂量为每天1～2mg/kg，症状缓解后每1～2周减量2.5～5mg；重度患者上述治疗不佳时可合用免疫抑制剂，如AZA每天2mg/kg、6-MP每天1.0～1.5mg/kg。尽量避免在疾病活动期受孕，一般炎症性肠病患者的诊治措施均适宜妊娠期患者，但应尽量减少放射线检查，应用免疫抑制剂应严格掌握适应证。治疗量的氨基水杨酸制剂和糖皮质激素用于妊娠期和哺乳期尚属安全，抗菌药物中头孢菌素、青霉素等在妊娠期使用也较安全。

第四节　上消化道出血

上消化道出血是指十二指肠悬韧带以上的消化道（食管、胃、十二指肠、胰、胆及胃空肠吻合术后的空肠）出血，包括胃空肠吻合术后的空肠上段病变。根据失血量与失血速度将上消化道出血分为慢性隐性出血、慢性显性出血和急性出血。根据出血的病因可分为非静脉曲张性出血和静脉曲张性出血两大类。十二指肠溃疡、胃溃疡和食管静脉曲张是引起急性上消化道出血的3种最常见的病因。急性上消化道出血是急诊常见的急危重症之一，成年人每年发病率为100/10万～180/10万，病死率为2%～15%。

【病因和发病机制】

上消化道出血的病因很多，包括消化道炎症、机械性损伤、血管病变、肿瘤等因素，也可由邻近器官病变和全身性疾病累及胃肠道所致，其中，常见的病因有消化性溃疡、急—慢性黏膜炎性糜烂、门静脉高压症中的食管或胃底静脉曲张、胃癌、平滑肌瘤或肉瘤破溃、食管贲门黏膜撕裂（Mallory-Weiss综合征）及胆道出血等。另外，全身性疾病（血液病、尿毒症和感染等）和各种消化道血管畸形等病变也可引起上消化道出血。非甾体抗炎药也能导致消化道出血。约有5%的出血病灶不能确定，即使剖腹探查也未能找到出血原因。病因归纳如下：

1.胃、十二指肠疾病

严重的胃、十二指肠溃疡会发生出血，正常情况下，胃肠黏膜的防御系统(黏膜屏障、黏液、重碳酸盐、黏膜血流量、细胞更新、前列腺素和表皮生长因子等)与侵蚀因素(盐酸-胃蛋白酶、胆盐、幽门螺杆菌以及药物等)处于平衡状态；当侵袭因素过强、防御力降低，就会形成溃疡，严重的溃疡加重黏膜损伤，产生出血。另外，急性胃黏膜糜烂、慢性胃炎、胃息肉、胃平滑肌肉瘤、胃黏膜脱垂、手术后吻合口溃疡、胃肉芽肿病变和十二指肠憩室炎等也能导致上消化道出血。

2.食管疾病

食管炎、食管溃疡、食管憩室炎、食管裂孔疝、食管癌、食管良性肿瘤和贲门黏膜撕裂综合征会导致上消化道出血。

3.门静脉高压致食管胃底静脉曲张破裂

门静脉与腔静脉之间有广泛的交通支，门静脉高压时，为使淤滞在门静脉系统的血液回流，这些交通支大量开放，经扩张或曲张的静脉与体循环的静脉发生吻合而建立侧支循环。常见的侧支循环可形成于食管下端胃底部、肝脏周围、前腹壁脐周、直肠下端肛周和腹膜后等部位，其中形成于食管下端胃底部的侧支循环表现为食管胃底静脉曲张。当曲张静脉压力升高，并由食物等造成损伤时，可引起静脉曲张破裂出血。引起静脉曲张破裂出血的常见疾病有肝硬化伴门静脉高压症、肝癌伴门静脉高压症、门静脉血栓形成、门静脉阻塞综合征和肝静脉阻塞综合征等。

4.上消化道其他疾病

胆囊胆管的结石、蛔虫、肿瘤或肝动脉瘤破裂入胆道、壶腹癌、胰腺癌侵犯十二指肠和急性胰腺炎并发脓肿破溃等引起胆道出血。

5.全身性疾病

血液病(再生障碍性贫血、白血病、过敏性紫癜、血小板减少性紫癜、血友病和弥散性血管内凝血等)、血管性疾病(胃壁内小动脉瘤、血管瘤、胃黏膜下动静脉畸形、动脉粥样硬化和遗传性出血性毛细血管扩张症)、急性传染病(流行性出血热、钩端螺旋体病)、尿毒症和结缔组织病等。

【临床表现】

上消化道出血患者的临床表现与病变的性质、部位，失血量与速度及患者的年龄、心肾功能等状况有关，除了具有原发性疾病的各种表现外，呕血和(或)黑便是上消化道出血的典型表现。另外，出血较多的患者可出现周围循环衰竭等症状。

1.呕血和(或)黑便

呕血和(或)黑便是上消化道出血的特征性表现。幽门以上的出血常表现为呕血和黑便，食管病变的呕血色常呈鲜红，食管胃底静脉曲张破裂时出血量大且常呈喷射状。胃部或其他部位出血进入胃又呕出者，其呕出血多为咖啡渣样(因血液经胃酸作用形成咖啡色的正铁血红蛋白)。

幽门以下的出血从肠道排出，常表现为黑便(因血红蛋白经肠内硫化物作用形成黑色的硫化铁)，出血量一次超过50～100ml时出现黑便，典型黑便呈柏油样。出血量较大或肠蠕动较快者呈暗红或鲜红色；如空肠、回肠出血量不大，在肠内停留时间较长，也可表现为黑便，往往误以为上消化道出血。幽门以下病变如十二指肠病变出血量大、速度快、血液反流入胃，不仅有黑便，还有呕血；十二指肠球部出血以黑粪为主，可伴有呕血；十二指肠下段出血常只有黑粪，少有呕血者。上消化道微量出血无黑便，仅大便隐血试验阳性。

2.周围循环衰竭等全身症状

一次性出血不大于 400ml 时不引起全身症状；当一次性出血量达 400～500ml 时可出现贫血、头晕、乏力、晕厥、心悸和精神萎靡等症状；短期内出血超过 1 000ml 或者失血超过循环血量的 20%可表现出循环衰竭。失血速度快、失血量较大时常有便意、解便时晕倒，伴有冷汗、恶心、口渴、黑矇、反应迟钝和意识模糊等。查体可见皮肤湿冷、灰白且呈现灰紫花斑，压后褪色久不见恢复；心率加快>120 次/min，脉搏细速，血压下降，脉压较小(≤25～30mmHg)，可有心律失常、肠鸣亢进、少尿甚至无尿。

3.发热

多数患者在上消化道中度或大量出血后 24 小时内出现发热，体温一般不超过 38.5℃，可持续 3～5 天。发热机制尚不清楚，可能与循环血量减少、周围循环衰竭及贫血等有关。

4.氮质血症

在上消化道大出血后，血中的尿素氮浓度增高的原因为大量血液进入肠道后，其蛋白质分解产物被吸收引起氮质血症，称为肠源性氮质血症。一般于一次出血后数小时血尿素氮开始上升，24～48 小时可达高峰，3～4 日后恢复正常。

5.贫血和血常规改变

出血 2～3 小时后，血白细胞数可增加至(10～20) $\times 10^9$/L，但是肝硬化、脾亢进时白细胞数可以不增高。出血后 3～4 小时出现贫血，这种现象与组织液渗入血管内、血液被稀释有关。出血 24 小时内网织红细胞可见增高。

【治疗原则】

上消化道出血的治疗原则主要体现在三个方面：积极控制出血，治疗原发病，必要时输血及手术治疗。

1.一般治疗原则

卧床休息，大出血患者宜取平卧位，并将下肢抬高，头侧位；保持患者呼吸道通畅，以免大量呕血时血液反流引起窒息，必要时吸氧；观察神色和肢体皮肤是冷湿或温暖；应加强护理，记录血压、脉搏、出血量与每小时尿量；保持静脉通路，必要时测定中心静脉压和心电监护。大量出血者宜禁食，少量出血者可适当进流质。多数患者在出血后常有发热，一般不需要使用抗菌药物。以下情况时应考虑输血：收缩压<90mmhg；心率>110 次/min；Hb< 70g/L；血细胞比容(Hct)<25%或出现缺血性休克。

2.药物治疗原则

药物对上消化道出血的治疗起效不快，但药物治疗是急性上消化道出血的首选方法。对于危重患者，特别是初次发病、原因不详以及既往病史不清楚的患者，在生命支持和容量复苏的同时，可以采取“经验性联合用药”。严重的上消化道出血的联合用药方案为静脉应用生长抑素加质子泵抑制剂(PPI)。对于大多数患者，这一方案可以迅速控制不同病因引起的上消化道出血，最大限度降低并发症的发生率和死亡率。明确病因之后，再根据具体情况调整治疗方案。静脉曲张出血，可以在此基础之上联合应用血管升压素加抗菌药物。

【药物治疗】

（一）治疗药物分类

1.抑酸药

对急性胃、十二指肠黏膜损害引起的出血，临床常用PPI和H_2受体拮抗剂。PPI可通过特异性地作用于胃黏膜壁细胞，降低细胞中H^+-K^+-ATP酶的活性，从而抑制胃酸分泌，如埃索美拉唑、奥美拉唑、泮托拉唑、兰索拉唑、雷贝拉唑和艾普拉唑等。H_2受体拮抗剂通过选择性地抑制H_2受体，减少胃酸分泌，降低胃酸和胃蛋白酶活性，如法莫替丁、雷尼替丁等。PPI抑酸作用强，止血效果比H_2受体拮抗剂更快、更好，是目前首选的抑酸药。应尽早选用PPI，内镜检查前应用，可改善病灶出血；内镜介入治疗后应用PPI，可降低再出血的发生率。常规用埃索美拉唑40mg静脉推注，每12小时用1次；如出血未停，埃索美拉唑80mg静脉推注后，以8mg/h的速度持续输注72小时。埃索美拉唑主要经CYP2C19代谢，当与经CYP2C19代谢的药物（如地西泮、西酞普兰、丙米嗪、氯米帕明和苯妥英等）合用时，其血浆浓度可被升高，可能需要降低这些药物的剂量。

2.生长抑素及其类似物

这类药物选择性地收缩内脏血管平滑肌，抑制扩血管物质的作用；增加食管下端括约肌张力，减少侧支循环血流；抑制促胃液素分泌，减少胃酸形成，减少再出血危险性；减少肝动脉血流量，降低肝内血管阻力；降低门静脉血流量，从而降低门静脉压力。生长抑素是肝硬化急性食管胃底静脉曲张性出血的首选药物之一，也被用于急性非静脉曲张性出血的治疗，可显著降低消化性溃疡出血患者的手术率，预防早期再出血的发生。常用药物包括生长抑素和其类似物奥曲肽（octreotide）。生长抑素是由14个氨基酸组成的肽类激素，半衰期短（2～3分钟），起效快，15分钟后可达稳态血药浓度，对全身血液循环的影响较小。少数患者可出现恶心、眩晕、面部潮红，慢速注射或调整滴注速度可减少不良反应的发生。奥曲肽是由8个氨基酸组成的环形多肽，具有与天然生长抑素类似的作用，但作用较强且持久，半衰期较天然抑素长30倍。奥曲肽皮下注射后30分钟可达峰值浓度，血浆半衰期为90～120分钟，静脉注射半衰期稍短。不良反应与生长抑素类似，注射局部可出现红肿、疼痛、针刺或烧灼感。

3.血管升压素及其类似物

血管升压素（VP）通过与分布于血管平滑肌上的VP受体结合，收缩内脏血管，增加肠系膜血管阻力，减少门脉血流量，降低门静脉及其侧支压力，能控制静脉曲张导致的出血，但不能降低病死率，且不良反应较多，包括诱发冠状动脉痉挛、血栓形成、高血压和心肌梗死等严重的心脑血管并发症，还可因水钠潴留引起稀释性低钠血症。特利加压素又称三甘氨酰赖氨酸加压素，是一种新型的人工合成的长效血管升压素类似物，本身无活性，在体内经氨基肽酶作用，脱去其N末端的3个甘氨酰残基后，缓慢降解为有活性的赖氨酸加压素，持久有效地降低门静脉压力。特利加压素经静脉给药后约30分钟，可在血浆中检测到有生物活性的赖氨酸加压素，半衰期为5～10小时，副作用小，对心脏无影响。

(二)治疗药物选用

1.非静脉曲张性出血的治疗

药物与内镜联合治疗是目前首选的治疗方式。在明确病因诊断前推荐经验性使用PPI加生长抑素加抗菌药物(加血管活性药物)联合用药,以迅速控制不同病因引起的上消化道出血,尽可能降低严重并发症的发生率及死亡率。

抑酸药能提高胃内pH,既可促进血小板聚集和纤维蛋白凝块的形成,避免血凝块过早溶解,有利于止血和预防再出血,又可治疗消化性溃疡。临床常用的抑酸药包括PPI和H_2受体拮抗剂。在明确病因前,推荐静脉使用PPI经验性治疗。使用方法为:奥美拉唑80mg静脉推注后,继以8mg/h静脉输注,持续72小时。常用的PPI还有埃索美拉唑或泮托拉唑、兰索拉唑和雷贝拉唑等。常用的H_1受体拮抗剂有雷尼替丁、法莫替丁等。

2.静脉曲张性出血的治疗

安全的血管活性药物联合内镜治疗是静脉曲张性出血治疗的金标准,其中血管活性药物主要包括生长抑素及其类似物和血管升压素及其类似物。药物治疗是静脉曲张性出血的首选方法。静脉曲张出血经内镜明确诊断后,推荐生长抑素与抗菌药物联合治疗。内镜治疗的目的是控制急性食管胃底静脉曲张出血,并尽可能使静脉曲张消失或减少,以防止其再出血。内镜介入治疗方法包括内镜下曲张静脉套扎术(EVL)及硬化剂治疗(EIS)等,是防治门静脉高压症食管胃底静脉曲张破裂出血的重要方法,可明显降低急性出血的死亡率。

(1)生长抑素及其类似物:是目前治疗急性食管胃底静脉曲张破裂出血的首选药物。使用方法为:①生长抑素首剂250μg静脉推注,继以250μg/h持续静脉滴注24～48小时,前24小时内宜每隔6小时追加静脉推注250μg。出血期间,若停药时间超过30分钟,应追加静脉推注250μg。②奥曲肽首剂50μg静脉推注,继以25 μg/h持续静脉滴注,或每隔6～8小时静脉推注100μg,总量达400～600μg/d,最大时总量可达1 200μg/d。生长抑素和奥曲肽的疗效相当,治疗急性食管胃底静脉曲张破裂出血的总止血率达73%,短期止血率达90%,优于血管升压素,且对全身血液循环的影响较小,全身性不良反应较少见。生长抑素和奥曲肽的疗程目前仍有争议,部分学者认为出血停止后应维持治疗48～72小时,如5天仍未止血,可考虑停用该药。有研究表明,50μg/h奥曲肽对食管胃底静脉曲张破裂出血的疗效优于25μg/h,注射用生长抑素也有类似效果。因此,有学者提出,当标准剂量的注射用生长抑素或奥曲肽止血效果不佳时,将其剂量加倍,可明显提高止血效果。

(2)血管升压素及其类似物:VP用于治疗门静脉高压症食管胃底静脉曲张破裂出血已有近40年的历史,由于疗效确切、价格便宜,迄今为止仍是治疗急性静脉曲张破裂出血的一线药物之一,止血成功率为40%～60%。由于不良反应的发生率高且严重,现VP的使用已有所减少,多作为生长抑素类药物治疗效果不佳时的联合用药。用法为0.2～0.4U/min持续静脉滴注12～24小时,如奏效可减剂量,再用8～12小时停药;如无效可在严密监测下提高剂量至1.0U/min静脉滴注,但冠状动脉痉挛、心肌梗死等严重心脑血管不良反应明显增加;如停药或减量过程中再出血,可恢复至出血前的剂量。为减少致命性不良反应,VP常与硝酸酯类药物合用,具体用法为静脉滴注VP的同时给予0.5mg硝酸甘油舌下含服,每30分钟1次,连续6小时;或以不超过0.2μg/(kg·min)的速度静脉滴注,止血率可达78.5%,而并发症大大减少。

由于VP的不良反应限制了其应用，近年来推荐以理化性质更为稳定、不良反应有所减少的血管加压素衍生物如特利加压素等代替VP。使用方法为首剂2mg缓慢静脉推注，以后每4～6小时静脉推注1mg，连续使用24～36小时。出血停止后建议仍维持治疗1～2天，以防止再出血。特利加压素治疗门静脉高压症静脉曲张出血的疗效与生长抑素相近，24小时内止血有效率可达60%～80%。特利加压素还适用于已服用过非选择性β受体拮抗剂后的急性出血，内镜介入（套扎或硬化）治疗前给予特利加压素静脉推注，能明显增加套扎及硬化剂治疗的安全性。

3.抗感染药物的治疗

静脉曲张出血预防使用抗菌药物可明显改善预后，因此，在高度怀疑静脉曲张出血时，应预防性使用抗菌药物。对于肝硬化伴急性上消化道出血患者，预防性给予抗菌药物有利于止血，降低再出血和感染的发生，30天的病死率也更低。抗菌药物的品种可结合当地细菌耐药情况选择，有研究表明静脉使用头孢曲松预防晚期肝硬化静脉曲张出血伴发感染的疗效优于口服诺氟沙星；另外，有一项随机对照研究发现，头孢曲松3天和7天疗程相比效果无显著差异。

第七章　血液系统疾病的药物治疗

第一节　贫　血

一、缺铁性贫血

机体对铁的需求与供给失衡，导致体内贮存铁耗尽，继之红细胞内铁缺乏，最终引起缺铁性贫血(IDA)，表现为缺铁引起的小细胞低色素性贫血及其他异常。IDA是最常见的贫血，在发展中国家、经济不发达地区、婴幼儿、育龄妇女发病率较高。上海地区人群调查显示：IDA的年发病率在6个月～2岁婴幼儿为75.0%～82.5%、妊娠3个月以上妇女为66.7%、育龄妇女为43.3%、10～17岁青少年为13.2%。

【病因和发病机制】

(一)病因

1.铁元素摄入不足和需求增加

其多见于婴幼儿、青少年、孕妇及哺乳期妇女。人类吸收的铁可从食物中获得，正常每日饮食含铁10～15mg，其中5%～6%可被吸收，用以维持成年男女的体内铁平衡。但处于生长发育期的婴儿、青少年和孕妇，由于铁摄入不足和需求量增加，较易发生IDA。

2.铁元素吸收障碍

常见于胃大部切除术后。铁吸收的主要部位为十二指肠和空肠上段。胃大部切除术后，胃酸分泌不足且食物快速进入空肠，使铁的吸收减少。此外，多种原因造成的胃肠功能紊乱，如慢性腹泻、慢性萎缩性胃炎、慢性肠炎等疾病.均可引起铁吸收障碍导致IDA。

3.慢性失血

常见于慢性胃肠道出血、月经过多、咯血和肺泡出血、血红蛋白尿、钩虫病、胃肠道恶性肿瘤等。正常人体排铁不超过1mg/d，主要通过肠黏膜脱落随粪便排出。体内总铁量的2/3存在于红细胞内，反复、大量失血可显著消耗体内的铁贮存量，因此长期慢性失血是IDA较为常见的病因。

4.药物相关和基因异常

糖皮质激素、水杨酸、非甾体抗炎药、质子泵抑制剂的使用可能引起IDA。*TMPRSS6*基因突变导致铁调素水平升高，限制铁从吸收部位吸收及储存部位释放到血浆，可导致铁难治性IDA。

(二)发病机制

1.缺铁对铁代谢的影响

当体内贮存铁减少到不足以补偿功能状态的铁时，铁代谢指标发生异常：贮铁指标(铁蛋白、含铁血黄素)减低、血清铁和转铁蛋白饱和度减低、总铁结合力和未结合铁的转铁蛋白升高、组织缺铁、红细胞内缺铁。转铁蛋白受体表达于红系造血细胞膜表面,其表达量与红细胞内血红蛋白合成所需的铁代谢密切相关,当红细胞内铁缺乏时,转铁蛋白受体脱落进入血液,成为血清可溶性转铁蛋白受体。

2.缺铁对造血系统的影响

红细胞内缺铁,血红素合成障碍,大量原卟啉不能与铁结合成为血红素,以游离原卟啉的形式积累在红细胞内或与锌原子结合成为锌原卟啉,血红蛋白生成减少,红细胞胞质减少、体积减少,发生小细胞低色素性贫血;严重时粒细胞、血小板的生成也受影响。

3.缺铁对组织细胞代谢的影响

组织缺铁,细胞中含铁酶和铁依赖酶的活性降低,进而影响患者的精神、行为、体力、免疫功能及患儿的生长发育和智力;缺铁可引起黏膜组织病变和外胚叶组织营养障碍。

【临床表现】

(一)症状和体征

1.缺铁原发病表现

如消化性溃疡、肿瘤或痔疮导致的黑便、血便或腹部不适,肠道寄生虫感染导致的腹痛或大便性状改变,妇女月经过多;肿瘤性疾病的消瘦;血管内溶血的血红蛋白尿等。

2.贫血表现

常见症状为乏力、易倦、头晕、头痛、眼花、耳鸣、心悸、气短、食欲缺乏等;有苍白、心率增快。

3.组织缺铁表现

其表现为:精神行为异常,如烦躁、易怒、注意力不集中、异食癖;体力、耐力下降;易感染;儿童生长发育迟缓、智力低下;口腔炎、舌炎、舌乳头萎缩、口角皲裂、吞咽困难;毛发干枯、脱落;皮肤干燥、皱缩;指(趾)甲缺乏光泽、脆薄易裂,重者指(趾)甲变平,甚至凹下呈勺状(匙状甲)。

(二)实验室检查

1.血常规

呈现典型的小细胞低色素性贫血。平均红细胞体积(MCV)$<$ 80fl,平均血红蛋白含量(MCH)$<$27pg,平均血红蛋白浓度(MCHC)$<$ 32%。网织红细胞正常或轻度增加。

2.骨髓象

增生性骨髓象,红系比例增高,幼红细胞体积小,外形不规则。骨髓铁染色显示细胞内、外的铁均减少或缺乏,尤以细胞外铁减少最为明显,是诊断缺铁性贫血的可靠指标。

3.血清转铁蛋白受体测定

血清可溶性转铁蛋白受体(sTFR)测定是迄今反映缺铁性红细胞生成的最佳指标,一般sTFR浓度$>$26.5nmol/L (2.25μg/ml)可诊断缺铁。

4.其他生化指标

血清铁$<$ 8.95μmol/L,血清总铁结合力$>$64.44μmol/L;转铁蛋白饱和度$<$15%,血清铁蛋白$<$14μg/L,红细胞游离原卟啉(FEP)$\gg$0.9μmol/L(全血),血液锌原卟啉(ZEP)$\gg$0.9μmol/L(全血)。

5.寻找缺铁性贫血病因的相关检查

如为慢性失血导致的缺铁性贫血，则应进一步明确出血的部位和原因；胃肠道出血时，应多次检查大便潜血试验，阳性者进一步行放射或内镜检查；肺内出血时，痰涂片铁染色可能查出有含铁血黄素的巨噬细胞。

【治疗原则】

(一)一般治疗原则

1.病因治疗

青少年、育龄期妇女、孕妇和哺乳期妇女等铁元素摄入不足引起的IDA，应改善饮食，补充含铁食物，如瘦肉、动物内脏、绿叶蔬菜等；育龄期女性可以预防性补充铁剂，补充铁元素(60mg/d)；月经过多引起的IDA应调理月经，寻找月经增多的原因；寄生虫感染者应驱虫治疗；恶性肿瘤者应手术或放、化疗；消化性溃疡为诱因的患者应采取抑酸护胃治疗等。

2.输血治疗

红细胞输注适合于急性或贫血症状严重影响到生理机能的IDA患者，国内的输血指征是血红蛋白(Hb)<60g/L，对于老年和心脏功能差的患者适当放宽至≤80g/L。

3.补铁治疗

无输血指征的患者常规行补铁治疗，补铁治疗需要考虑患者Hb水平、口服铁剂的耐受性和影响铁吸收的并发症。

(二)药物治疗原则

贫血待查在未做骨髓穿刺明确诊断之前暂不用铁剂或其他补血药物治疗，以免干扰诊断。在明确诊断及纠正病因的同时应给予铁剂治疗。铁剂为治疗缺铁性贫血的有效措施，可使血红蛋白升至正常并恢复铁储备。

使用铁剂的基本原则：①首选口服铁剂，并选择易于吸收又无胃肠道反应的制剂，如右旋糖酐铁、多糖铁复合物等有机铁；②如果患者对口服铁剂不能耐受、不能吸收或失血速度快须及时补充者，可用铁剂肌内注射；③如在去除原发病因后铁剂治疗无效时，应考虑铁剂的质量和生物利用度；④待血常规恢复正常后，铁剂仍需继续服用，待血清铁蛋白恢复到50μg/L再停药；如无法用血清铁蛋白监测，则应在血红蛋白恢复正常后继续服用铁剂3个月，以补充体内应有的贮存铁量。

【药物治疗】

(一)治疗药物分类

缺铁性贫血治疗药物分类见表7-1。

表7-1 缺铁性贫血治疗药物分类

药物分类		代表药物
口服铁剂	无机铁	硫酸亚铁(胃肠道刺激大，铁锈气味重)
	有机铁	右旋糖酐铁、葡萄糖酸亚铁、富马酸亚铁、琥珀酸亚铁、多糖铁复合物
注射铁剂		蔗糖铁、羧基麦芽糖铁、葡萄醛酸铁、低分子右旋糖酐铁、纳米氧化铁和异麦芽糖铁
其他药物		维生素C

(二)治疗药物选用

铁剂的选用及药学监护要点见表 7-2。

表 7-2　铁剂的选用及药学监护要点

给药途径	优点缺点		适用人群	药学监护要点
口服	降低静脉铁剂和红细胞生成刺激剂用量；相对安全，给药方便；可作为磷结合剂使用（枸橼酸铁）	需要强调患者依从性；胃肠道不良反应率较高；疗效不稳定	口服可以满足补铁需求人群	①若无明显胃肠反应，一般不应将铁剂与食物同服；②应在服用抗酸剂前 2 小时或服用后 4 小时服用铁剂；③建议服用铁剂的同时服用维生素 C 促进铁吸收；④如果没有失血造成铁丢失，成人每日需铁元素约 40mg，在缺铁期口服铁的吸收率约 20％
胃肠道外	疗效确定，无须强调患者依从性	急性并发症多见（恶心、低血压、过敏反应）；氧化应激损伤；加重感染；抑制白细胞功能；易铁超载；给药时需要医疗监护	口服吸收不良、不能耐受口服铁剂、铁需求量超过口服铁所能满足的最大量，或患者对口服铁的依从性不好	①首次使用静脉铁剂应缓慢输注，严密观察过敏反应，输注前避免使用苯海拉明。此外还应关注药物外漏、低血压、肝损伤等不良反应。②铁的总需量按以下公式计算：所需补铁量(mg)＝[目标 Hb 浓度－实际 Hb 浓度(g/L)]×3.4×体质量(kg) ×0.065×1.5

(三)特殊患者用药

1.孕妇 IDA 的治疗

轻、中度贫血者以口服铁剂治疗为主，并改善饮食，进食富含铁的食物。重度贫血者可口服铁剂或静脉铁剂治疗，还可以少量多次输注浓缩红细胞，但不推荐在早孕期静脉补铁。极重度贫血者首选输注浓缩红细胞，待 Hb 达到 70g/L、症状改善后，可改为口服铁剂或静脉铁剂治疗，治疗至 Hb 恢复正常后，应继续口服铁剂 3～6 个月或至产后 3 个月。

2.儿童 IDA 的治疗

每日补充元素铁 2～6mg/kg，餐间服用，2～3 次/d。应在 Hb 正常后继续补铁 2 个月，恢复机体贮存铁水平。必要时可同时补充其他维生素和微量元素，如叶酸和维生素 B_{12}。循证医学资料表明，间断补充元素铁 1～2mg/(kg.次)，1～2 次/w 或 1 次/d 亦可达到补铁的效果，疗程 2～3 个月。

3.慢性肾脏病合并 IDA 的治疗

①非透析患者及腹膜透析患者可先尝试口服补铁，或根据铁缺乏状态直接应用静脉铁剂治疗；②血液透析患者可根据铁缺乏情况及患者当时病情状态选择补铁方式，可优先选择静脉途径补铁。转铁蛋白饱和度≥50％和(或)血清铁蛋白≥600μg/L，应停止静脉补铁 3 个月，随后重复检测铁指标以决定静脉补铁是否恢复。当转铁蛋白饱和度和血清铁蛋白分别降至≤50％和≤600μg/L 时，可考虑恢复静脉补铁，但每周剂量需减少 1/3～1/2。

(四)治疗药物的相互作用

1.铁剂与维生素C同服会增加吸收,1g维生素C增加7%铁剂的吸收。

2.四环素类抗菌药物能与铁剂生成不溶性络合物,不利于吸收,故应尽量避免同时应用。若两者必须合用,应间隔3小时以上。

3.铁剂与考来烯胺、考来替泊等阴离子交换树脂可产生络合反应,影响其吸收。

4.抗酸药、钙盐及镁盐不宜与铁剂同服,以免减少吸收。

5.使用铁剂治疗时忌与茶水同服,以免茶叶中所含的鞣酸与铁剂形成络合物,影响铁的吸收。

6.某些食物也会影响铁的吸收,如咖啡、蛋类、牛乳、含膳食纤维多的食物等,应尽量少吃。

二、巨幼红细胞贫血

叶酸或维生素B_{12}缺乏或某些影响核苷酸代谢的药物导致细胞核脱氧核糖核酸(DNA)合成障碍所致的贫血称为巨幼红细胞贫血(MA)。本病的特点是呈大红细胞性贫血,骨髓内出现巨幼红细胞、粒细胞及巨核细胞系列。根据缺乏物质的分类,该病可分为单纯叶酸缺乏性贫血、单纯维生素B_{12}缺乏性贫血、叶酸和维生素B_{12}同时缺乏性贫血。该病在经济不发达地区或进食新鲜蔬菜、肉类较少的人群多见。在我国,叶酸缺乏者多见于陕西、山西、河南等地。而在欧美,维生素B_{12}缺乏或有内因子抗体者多见。

【病因和发病机制】

(一)病因

1.叶酸缺乏

机体自身不能合成叶酸,需由食物提供,主要在空肠吸收。下列原因可引起叶酸缺乏。①摄入量不足:食物供给不足是叶酸缺乏常见和主要的原因。叶酸广泛存在于新鲜蔬菜和动物肝、肾中,但因对热敏感,过度烹饪将造成其破坏。酗酒、婴幼儿喂养不当均可导致叶酸缺乏。②需要量增加:妊娠期和哺乳期、慢性溶血性疾病、恶性肿瘤、甲状腺功能亢进、慢性炎症及感染等都可使叶酸的需要量增加。③吸收不良:如慢性腹泻、肿瘤、小肠吸收不良综合征、短肠综合征等。④丢失过多:如长期进行血液透析。⑤药物的影响:如甲氨蝶呤、乙胺嘧啶、甲氧苄啶都是二氢叶酸还原酶的抑制剂,可引起叶酸的利用障碍。此外,苯妥英钠、苯巴比妥、卡马西平、异烟肼、环丝氨酸等也能影响叶酸的代谢吸收。

2.维生素B_{12}缺乏

维生素B_{12}属于含钴的卟啉类化合物,又称钴胺,在人体内以甲氧钴胺素的形式存在于血浆中,以5-脱氧腺苷钴胺素的形式存在于肝或其他组织中。主要来源于动物的肝、肾,以及鱼、蛋、乳品类等食品。下列原因与维生素B_{12}缺乏有关:①内因子缺乏:主要由于恶性贫血和胃全部或大部切除及胃黏膜腐蚀性破坏。恶性贫血患者存在抗壁细胞和抗内因子的抗体,可影响维生素B_{12}的吸收。在胃大部切除的患者中,30%~40%有维生素B_{12}吸收障碍。②肠黏膜吸收功能障碍:如小肠吸收不良综合征、节段性回肠炎、小肠部分切除术后空肠憩室、小肠淋巴瘤等。③寄生虫或细菌夺取维生素B_{12}:如寄生在较高小肠部位的阔节裂头绦虫,以及外科手术后盲袋形成,存留其中的细菌都会与人体竞争食物中的维生素B_{12},从而使其吸收减少。④药物诱发:对氨基水杨酸钠、新霉素、秋水仙碱、奥美拉唑、苯妥英钠等均可影响小肠内的维生素

B_{12}吸收。⑤其他原因：如先天性转钴蛋白Ⅱ（TCⅡ）缺乏症、佐林格一埃利森综合征、慢性胰腺疾病、长期血液透析等。

(二)发病机制

叶酸和维生素 B_{12}都是 DNA 合成过程中的重要辅酶，这两种物质的缺乏可导致 DNA 合成障碍，使细胞内的 DNA 合成速度减慢，而胞质内 RNA 的合成不受影响，细胞核和胞质的发育失衡，细胞胞质体积大而核发育较幼稚，呈巨幼变形态。巨幼细胞大部分在骨髓内未成熟就被破坏，红细胞无效生成，导致贫血。

叶酸经二氢叶酸还原酶及维生素 B_{12}的作用形成四氢叶酸（THFA），THFA 能促使尿嘧啶核苷酸(dUMP)形成胸腺嘧啶核苷酸(dTMP)，后者可参与细胞的 DNA 合成，促进细胞的分裂与成熟。在 DNA 合成过程中，脱氧尿苷酸转变为脱氧胸苷酸，其间所需的甲基由亚甲基四氢叶酸提供。叶酸缺乏时，DNA 合成减慢，但 RNA 合成不受影响，在骨髓中生成细胞体积较大而细胞核发育较幼稚的血细胞，尤以红细胞最为明显。

维生素 B_{12}在 DNA 合成过程中有两种作用：①甲基钴胺作为蛋氨酸合成酶的辅酶使同型半胱氨酸转变成蛋氨酸，伴随该过程 N5-甲基四氢叶酸转变为四氢叶酸，故维生素 B_{12}与叶酸的代谢关系密切，维生素 B_{12}缺乏所造成的后果与叶酸直接缺乏的后果是相同的；②在脱氧腺核苷钴胺的作用下，L-甲基丙二酰辅酶 A 转变为琥珀酰辅酶 A，如果脱氧腺核苷钴胺缺少，则可使上述过程受阻，L-甲基丙二酰辅酶 A 蓄积，血中的甲基丙二酸盐增高，影响神经髓鞘形成，引起相应的神经系统症状。维生素 B_{12}在人体储存量大，通常缺乏 5～10 年后才出现贫血症状。

【临床表现】

(一)症状和体征

1.贫血

患者发病缓慢，特别是维生素 B_{12}缺乏者，多呈中至重度，表现为乏力、疲倦、头晕、耳鸣、活动后心悸、气促等一般慢性贫血的症状，贫血可呈进行性加重，重者全血细胞减少，反复感染和出血。

2.消化系统症状

患者可有食欲减退、腹胀、腹泻或便秘等症状，部分患者可发生舌炎，表现为舌痛、舌面光滑、舌乳头萎缩和舌质绛红（牛肉舌），在恶性贫血时尤为显著。此外，还可发生口角炎和口腔黏膜小溃疡。

3.神经系统症状

对称性四肢远端发麻、深感觉障碍；共济失调或步态不稳；味觉、嗅觉降低；锥体束征阳性、肌张力增加、腱反射亢进；视力下降、黑矇。叶酸缺乏者有易怒、妄想等精神症状。维生素 B_{12}缺乏者有抑郁、失眠、记忆力下降、谵妄、幻觉、妄想等症状。

4.其他

某些恶性贫血患者有时可有肝、脾轻度肿大。有些伴有血小板减低的病例可有皮肤瘀斑等出血症状，部分患者可有体重降低和低热等症状。

(二)实验室检查

1.血常规

呈大细胞性贫血，MCV、MCH 均增高，MCHC 正常。网织红细胞计数可正常或轻度增高。重者全血细胞减少。MCV 用来表示巨幼细胞贫血的程度。

2.骨髓象

骨髓增生活跃。红系增生明显，呈巨幼变特征；粒系也有巨幼变，成熟粒细胞多分叶；巨核细胞体积增大，分叶过多。骨髓铁染色常增多。

3.生化检查

叶酸和维生素 B_{12} 含量测定，血清叶酸＜6.8nmol/L、红细胞叶酸＜227nmol/L 和血清维生素 B_{12}＜74pmol/L 可分别诊断为叶酸和维生素 B_{12} 缺乏。

4.其他

①胃酸降低、内因子抗体及 Schilling 试验（测试放射性核素标记的维生素 B_{12} 吸收情况）阳性（恶性贫血）；②血清非结合胆红素可稍增高。

【治疗原则】

(一)一般治疗原则

营养缺乏者应补充相应的维生素，改善患者的营养状态，纠正不良偏食及烹调习惯；吸收不良者应寻找并去除病因。对孕妇及儿童发育期尤应注意多进食绿色蔬菜及动物性蛋白质。老年人发生巨幼红细胞贫血应考虑存在肿瘤，特别是胃或结肠癌。必要时可服用维生素 B_{12} 和叶酸制剂。

(二)药物治疗原则

1.在骨髓检查结果未明确前不应给予叶酸或维生素 B_{12} 治疗，因为治疗后 24 小时骨髓细胞的巨型变可消失，影响骨髓检查对巨幼红细胞贫血的诊断。

2.应区别叶酸和维生素 B_{12} 究属何种缺乏，以便有针对性地合理用药。在未明确诊断前同时使用叶酸和维生素 B_{12} 会混淆诊断。

3.当叶酸和维生素 B_{12} 同时应用时，应注意叶酸的使用可更多地消耗维生素 B_{12} 而加重神经病变损伤，使神经症状表现得更为严重。

【药物治疗】

(一)治疗药物分类

1.叶酸制剂

叶酸及亚叶酸钙主要在空肠近端通过主动转运被吸收，经还原以 N5-甲基四氢叶酸的形式存在于血液中，与其中的叶酸结合蛋白相结合，在维生素 B_{12} 的作用下进行甲基转移反应参与 DNA 的合成，从而纠正巨幼红细胞贫血。

2.维生素 B_{12}

肌内注射吸收入血后，经血中的转钴蛋白运转到组织中，其中甲基钴胺是半胱氨酸转成蛋氨酸时的辅酶，在此反应中可使 N5 -甲基四氢叶酸去甲基而参与 DNA 的合成；腺苷钴胺以辅酶形式参与三羧酸循环，促进神经髓鞘中脂蛋白的合成代谢，故可纠正巨幼红细胞贫血及神经系统症状。

(二)治疗药物选用

1.叶酸治疗

叶酸缺乏者可口服叶酸，通常1～2个月血常规和骨髓象可恢复正常，纠正后无须维持治疗。若胃肠道疾患使口服制剂难于吸收，或因某些药物如乙胺嘧啶、甲氧苄啶、甲氨蝶呤等竞争性地抑制二氢叶酸还原酶，使叶酸不能还原为四氢叶酸起辅酶作用，以及肝脏疾患时影响肝中叶酸还原酶的生成，使叶酸不能转变为可利用的四氢叶酸，应选用亚叶酸钙，直接进入组织参与传递"一碳基团"。大剂量服用叶酸时，可使尿液呈黄色，为正常现象。

2.维生素 B_{12} 治疗

维生素 B_{12} 缺乏者，可使用维生素 B_{12} 肌内注射，直至贫血纠正。对胃全切除和恶性贫血患者，因维生素 B_{12} 吸收障碍为不可逆性，需终生维持治疗。维生素 B_{12} 口服制剂效果较差，因口服的维生素 B_{12} 必须与胃黏膜壁细胞分泌的内因子形成复合物，才能避免被肠液消化而到达回肠末段，并与其黏膜细胞上的特殊受体相结合，维生素 B_{12} 从复合物中分离出来进入血液。当人体缺乏内因子时，口服大剂量的维生素 B_{12} 仅有1%以被动扩散方式被吸收。

3.联合用药

在单纯维生素 B_{12} 缺乏特别是恶性贫血时，不能单用叶酸治疗，需联合使用维生素 B_{12}。因为大量叶酸转成四氢叶酸参与DNA合成的过程依赖于半胱氨酸转成蛋氨酸的反应，而此反应所需的辅酶是维生素 B_{12} 的主要成分甲基钴胺，所以叶酸治疗加剧了维生素 B_{12} 的缺乏。因此叶酸治疗后虽可见贫血有一定程度的改善，但神经系统症状反而更严重。

维生素C可促进叶酸转变为有生理活性的四氢叶酸，并提高四氢叶酸及其衍生物的稳定性。故在叶酸治疗过程中可加用维生素C，某些叶酸缺乏患者单用维生素C亦可改善贫血，但恶性贫血不需要加用维生素C。

4.其他元素的补充

巨幼红细胞贫血在治疗恢复过程中可有相对性缺铁，应及时补充铁剂。在严重巨幼红细胞贫血患者开始治疗后，由于细胞恢复迅速，使血浆中的钾离子较多地转入红细胞内而导致血钾降低，对老年患者和有心血管疾病、食欲缺乏者应及时调整血钾水平。

(三)特殊患者用药

叶酸妊娠分级A级，哺乳分级L1(大量哺乳期妇女用药研究发现，这类药物可能对哺乳婴儿的危害甚微)。孕妇及哺乳期妇女、儿童均可使用叶酸。

维生素 B_{12} 妊娠分级C级，哺乳分级L1级，哺乳期妇女、儿童均可使用，孕妇用药需要权衡利弊。

(四)治疗药物的相互作用

抗叶酸、抗癫痫及口服避孕药等可影响叶酸的吸收和利用。如甲氨蝶呤、乙胺嘧啶及甲氧苄啶等均与二氢叶酸还原酶有较强的亲和力，是该酶的抑制剂，可使叶酸不能还原为二氢叶酸进而还原成四氢叶酸，最终影响DNA的合成。

维生素 B_{12} 不宜与维生素B、维生素C或维生素K等溶液混合给药。氯霉素、氨基糖苷类抗菌药物、苯巴比妥、苯妥英钠、秋水仙碱等药物可抑制维生素 B_{12} 在肠中的吸收。

三、再生障碍性贫血

再生障碍性贫血(AA)简称再障,是一种由不同病因和机制引起的骨髓造血功能衰竭症,我国发病率约为0.74/10万人,男性发病率高于女性,男女发病率之比约为1.18∶1。再障主要表现为骨髓造血功能低下、全血细胞减少、贫血、出血和感染综合征等。10～25岁和60岁以上的人群为本病的两个发病高峰年龄段。

【病因和发病机制】

(一)病因

多数病因不明确,可能为化学因素、物理因素、生物因素、免疫因素、疾病因素等。其中:①化学因素包括种类繁多的化学物质和药物,引起再障的药物包括剂量依赖性药物(如骨髓抑制化疗和其他细胞毒性药物)和非剂量依赖性药物(如氯霉素、苯妥英等)。除化疗和细胞毒性药物外,常可引起再障的药物包括硫唑嘌呤、保泰松、磺胺类药物、抗癫痫药物、硝苯地平、丙硫氧嘧啶、甲巯咪唑、砷化物等。②物理因素包括长期接触X射线、镭及放射性核素等。③生物因素主要是肝炎病毒、微小病毒B_{19}等病毒感染。④免疫因素如某些胸腺瘤、系统性红斑狼疮以及类风湿关节炎患者亦可继发再障。⑤疾病因素包括阵发性睡眠性血红蛋白尿(PNH)、慢性肾衰竭、严重的甲状腺或腺垂体功能减退症等。

(二)发病机制

传统学说认为,在一定遗传背景下,再障可能通过三种机制发病:原发、继发性造血干细胞缺乏或有缺陷、造血微环境异常及免疫功能异常。目前认为T淋巴细胞异常活化、功能亢进造成骨髓损伤在原发性获得性再障发病机制中占主要地位,新近研究显示:遗传背景在再障发病中也可能发挥一定作用,如端粒酶基因突变及其他体细胞突变等。

【临床表现和分型】

(一)临床表现

再障患者常表现为贫血、出血、感染等血细胞减少的相应临床表现,一般没有淋巴结及肝/脾大。

(二)临床分型

根据患者的病情、血常规、骨髓象及预后,通常将再障分为非重型再障(NASS)、重型再障(SAA)和极重型再障(VSAA),也有将非重型分为中型和轻型。

1.重型再障(SAA)

①骨髓多部位增生减低(正常25%～50%)且残存的造血细胞<30%;或骨髓多部位增生重度减低(<正常25%);②血常规需具备下列三项中的两项:$ANC \leq 0.5\times10^9/L$;网织红细胞绝对值$\leq 20\times10^9/L$;$PLT < 20\times10^9/L$。

2.极重型再障(VSAA)

满足重型诊断标准且$ANC < 0.2\times10^9/L$。

3.非重型再障(NSAA)

未达到重型和极重型诊断标准的再障。

【治疗原则】

(一)支持治疗

1.保护措施

重型再障患者应予保护性隔离,有条件者应人住层流病房;避免出血,防止外伤及剧烈活动;进行必要的心理护理。需注意饮食卫生,可预防性应用抗真菌药物。欲进行移植及抗胸腺/淋巴细胞球蛋白(ATG/ALG)治疗者建议给予预防性应用抗细菌、抗病毒及抗真菌治疗。造血干细胞移植后需预防卡氏肺孢子菌感染,但ATG/ALG治疗者不必常规应用。

2.成分血输注

红细胞输注指征一般为血红蛋白(HGB)< 60g/L。老年(≥60岁)、代偿反应能力低(如伴有心、肺疾病)、需氧量增加(如感染、发热、疼痛等)、氧气供应缺乏加重(如失血、肺炎等)时红细胞输注指征可放宽为HGB≤80g/L,尽量输注红细胞悬液。拟行异基因造血干细胞移植者应输注辐照或过滤后的红细胞和血小板悬液。存在血小板消耗危险因素者、感染、出血、使用抗菌药物或ATG/ALG等或重型再障患者预防性血小板输注指征为PLT<20×10^9/L,病情稳定者为PLT<10×10^9/L。发生严重出血者则不受上述标准限制,应积极输注单采浓缩血小板悬液。因产生抗血小板抗体而导致无效输注者应输注人类白细胞抗原(HLA)配型相合的血小板。粒细胞缺乏伴不能控制的细菌和真菌感染,广谱抗菌药物及抗真菌药物治疗无效可以考虑粒细胞输注治疗。粒细胞寿命仅6~8小时,建议连续输注3天以上。治疗过程中预防及密切注意粒细胞输注相关不良反应,如输血相关性急性肺损伤、同种异体免疫反应及发热反应。

3.控制出血

使用促凝血药(止血药),如酚磺乙胺(止血敏)等。合并血浆纤溶酶活性增高者可用抗纤溶药,如氨基己酸(泌尿生殖系统出血患者禁用)。女性子宫出血可肌内注射丙酸睾酮。输注浓缩血小板对血小板减少引起的严重出血有效。当任意供者的血小板输注无效时,改输注HLA配型相配的血小板。凝血因子不足(如肝炎)时,应予纠正。

4.控制感染

再障患者发热应按"中性粒细胞减少伴发热"的治疗原则来处理。

5.祛铁治疗

长期反复输血超过20U和(或)血清铁蛋白水平超过1 000μg/L,即达"铁过载"标准的患者,可酌情予祛铁治疗。

6.护肝治疗

再障常合并肝功能损害,应酌情选用护肝药物。

7.疫苗接种

已有一些报道提示接种疫苗可导致骨髓衰竭或再障复发,除非绝对需要否则不主张接种疫苗。造血干细胞移植后,推荐再障患者规律接种的疫苗除外。

(二)针对发病机制的治疗

一旦确诊,应明确疾病严重程度,尽早治疗,主要手段包括药物治疗和造血干细胞移植(HSCT)。对于较年轻的重型或极重型患者(年龄阈值并没有达成共识,《再生障碍性贫血诊断与治疗中国专家共识》建议为35岁,其他指南或研究有专家建议为40岁或50岁),如无活动性感染和出血,首选HLA相合同胞供者造血干细胞移植。HLA相合无关供者造血干细胞移植仅用于ATG/ALG和环孢素疗无效的年轻重型再障患者。对年龄>35岁或年龄虽≤35岁但无HLA相合同胞供者的重型患者首选ATG/ALG和环孢素的免疫抑制治疗(IST)。输血依赖的非重型再障可采用环孢素联合促造血(雄激素、造血生长因子)治疗,如治疗6个月无效则按重型再障治疗。非输血依赖的非重型再障,可应用环孢素和(或)促造血治疗。

【药物治疗】

(一)治疗药物分类

常用的再障治疗药物包括免疫抑制剂、雄激素、造血因子和其他药物等。

1.免疫抑制剂

常用的主要为抗胸腺细胞球蛋白(ATG)、抗淋巴细胞球蛋白(ALG)、环孢素及肾上腺皮质激素等。ATG或ALG是以人胸腺细胞或胸导管淋巴细胞使马、猪、兔等免疫后所得的抗血清经纯化而获得,主要是IgG。ATG和ALG适用于无合适供髓者的重型冉障,主要抑制T淋巴细胞、干扰细胞免疫,与淋巴细胞结合,掩盖了淋巴细胞表面的受体,使受体失去识别抗原的能力而无法与抗原结合,对骨髓无毒性作用。环孢素是治疗再障的有效药物,可以选择性、可逆性地抑制淋巴细胞功能,抑制T淋巴细胞释放IL-11,抑制Ts细胞的激活和增殖,抑制淋巴细胞产生干扰素γ。

2.雄激素

雄激素是治疗非重型再障的基本治疗药物,常与IST联合应用,多选用口服剂型,如丙酸睾酮、十一酸睾酮、司坦唑醇等。雄激素可刺激肾脏产生促红细胞生成素(EPO),促进红系造血;还可直接刺激骨髓干/祖细胞增殖分化,提高造血细胞对EPO的反应性。

3.造血因子

是指经DNA重组获得的制剂,直接刺激各阶段的造血细胞而起效,如粒细胞集落刺激因子(G-CSF)、粒细胞一巨噬细胞集落刺激因子(GM-CSF)、促红细胞生成素(EPO)等。CSF对不同发育阶段的造血干细胞起促增殖、分化的作用。EPO为165个氨基酸组成的糖蛋白,作用于骨髓中的红系祖细胞,促进其增殖、分化和成熟,刺激红细胞生成。艾曲泊帕(EPAG)是一种新上市的小分子非肽类血小板生成素(TPO)受体激动剂,以剂量依赖性方式促进血小板生成,主要用于难治性重型再障的治疗。

4.其他药物

大剂量的免疫球蛋白可清除侵袭骨髓、抑制造血干细胞生长的有关病毒,并通过免疫介导机制杀伤抑制干细胞生长的淋巴细胞,还能结合干扰素v等细胞因子,以去除其抑制干细胞生长的作用。

(二)治疗药物选用

1.免疫抑制治疗

(1)抗胸腺/淋巴细胞球蛋白(ATGIALG):主要用于重型再障。马源 ALG 10～15mg/(kg·d)连用5天,兔源 ATG 3～5mg/(kg·d)连用5天,或猪源 ALG 20～30mg/(kg·d)连用5天,用药前需做过敏试验。用药过程中用糖皮质激素防治过敏反应。静脉滴注 ATG 不宜过快,每日剂量应维持滴注12～18小时;可与环孢素组成强化免疫抑制方案。血清病反应(关节痛、肌痛、皮疹、轻度蛋白尿和血小板减少)一般出现在 ATG/ALG 治疗后1周左右,因此糖皮质激素应足量用至15天,随后减量,一般2周后减完(总疗程4周),出现血清病反应者静脉应用肾上腺糖皮质激素冲击治疗。第1次 ATG/ALG 治疗无效或复发患者2次治疗可选择 HLA 相合无关供者造血干细胞移植或第2次 ATG/ALG 治疗。选择第2次 IST,与前次治疗应间隔3～6个月,第2个疗程的 ATG/ALG,宜尽可能采用动物种属来源与前次不同的 ATG/ALG 剂型,以减少发生过敏反应和严重血清病风险。

(2)环孢素:适用于全部类型再障,口服剂量为3～5mg/(kg·d),环孢素联合 ATG/ALG 用于重型再障,可以与 ATG/ALG 同时应用,或在停用糖皮质激素后,即 ATG/ALG 开始后4周使用。使用时应个体化,参照患者造血功能和T细胞免疫恢复情况、药物不良反应(如肝、肾功能损害,牙根增生及消化道反应)、血药浓度等调整用药剂量和疗程,环孢素治疗再障的确切有效血药浓度并不明确,有效血药浓度窗较大,一般目标血药浓度(谷浓度)为成人100～200μg/L、老年人和儿童100～150μg/L,在保持谷浓度的前提下尽量将峰浓度维持在300～400μg/L。临床可根据药物浓度及疗效调整环孢素的应用剂量。环孢素的主要不良反应是消化道反应、齿龈增生、色素沉着、肌肉震颤、肝肾功能损害,极少数出现头痛和血压变化,多数患者症状轻微或经对症处理减轻,必要时减量甚至停药。环孢素减量过快会增加复发风险,一般建议逐渐缓慢减量,疗效达平台期后持续服药至少12个月。服用环孢素期间应定期监测血压、肝肾功能。

(3)其他:使用 CD3 单克隆抗体、吗替麦考酚酸、环磷酰胺、甲泼尼龙等治疗重型再障。

2.促造血治疗

(1)雄激素:其与环孢素配伍,治疗非重型再障有一定疗效。常用司坦唑醇2mg,每日3次;十一酸睾酮40～80mg,每日3次;达那唑0.2g,每日3次;丙酸睾酮100mg/d肌内注射。疗程及剂量应视药物的作用效果和不良反应(如男性化、肝功能损害等)调整。一般连用3～6个月显效,总疗程在2年以上。雄激素单用治疗重型再障无明显疗效。

(2)造血生长因子:适用于全部类型再障,特别是重型再障。常用 GM-CSF、G-CSF 或 EPO。一般在免疫抑制剂治疗重型再障后使用,剂量可酌减,维持3个月以上为宜。艾曲泊帕是血小板受体激动剂,具有促血小板增生作用,美国 FDA 已批准应用于重型再障免疫抑制治疗未完全痊愈患者的治疗,用法为:①与 IST 联合时用法为150mg,每日1次口服;②经 IST 治疗反应不佳患者的单药治疗时用法为50mg,每日1次起始治疗,之后每2周增加50mg进行调整,直到达到目标血小板计数≥50×10^9/L,日剂量最大不超过150mg。中国尚未批准用于再障,东方人或中重度肝功能不全者起始剂量为25mg,每日1次。已有单中心研究显示重组人血小板生成素(TPO)对再障的疗效,ATG 后每周3次,每次15 000U,可提高患者的血液学缓解率及促进骨髓恢复造血。

(三)治疗药物的相互作用

上述联合用药可提高疗效,但副作用亦有可能相互叠加,如细胞因子及ATG等的发热反应,环孢素和雄激素均可损害肝脏,皮质激素及雄激素均有水钠潴留作用,可加重环孢素的高血压副作用。环孢素是CYP3A4的抑制剂,抑制唑类等药物的代谢。再障合并真菌感染需要联合环孢素和氟康唑等抗真菌唑类药物时,需关注两药的浓度,避免药物蓄积产生毒副作用。艾曲泊帕是有机阴离子转运多肽(OATP) 1B1的抑制剂,与OATPIB1底物、抑制剂或诱导剂(如瑞舒伐他汀)合用时可导致严重药物的相互作用,多价阳离子(如铁、钙、镁、铝等)、抗酸药、乳制品可显著降低艾曲泊帕的吸收。

第二节　中性粒细胞缺乏症

当成人外周血中性粒细胞计数(ANC)低于$2.0\times10^9/L$,儿童≥10岁低于$1.8\times10^9/L$或<10岁低于$1.5\times10^9/L$时,称为中性粒细胞减少症;低于$0.5\times10^9/L$或预计48小时后ANC<$0.5\times10^9/L$称为中性粒细胞缺乏症,严重粒细胞缺乏症指ANC<$0.1\times10^9/L$。中性粒细胞缺乏症极易发生严重的、难以控制的感染。

【病因和发病机制】

骨髓是产生中性粒细胞的唯一场所。中性粒细胞在骨髓中的生成分为增殖池和储存池。成人每天约产生1×10^9个/kg中性粒细胞,其中约90%贮存于骨髓,约10%释放人外周血液,后者约一半存在于循环池,另一半存在于边缘池,两者之间可以自由交换,构成动态平衡。中性粒细胞在血液循环中消失的时间约6.7小时,然后进入组织或炎症部位,通过程序性细胞死亡及巨噬细胞的吞噬作用清除。

中性粒细胞减少的病因可为先天性和获得性(包括原发性和继发性),以获得性多见。根据细胞动力学,中性粒细胞减少的病因和发病机制分为三大类:生成减少,破坏或消耗过多,分布异常。成人中性粒细胞减少的主要原因为生成减少和自身免疫性破坏,而分布异常很少见。

多种药物可引起中性粒细胞缺乏症,主要机制包括:①对骨髓粒细胞前体的直接或间接毒性,如导致骨髓抑制从而产生中性粒细胞缺乏症的药物甲氨蝶呤、环磷酰胺、秋水仙碱、硫唑嘌呤、更昔洛韦等;②药物依赖性或药物诱导抗体对循环中性粒细胞的免疫介导破坏,如丙硫氧嘧啶、阿莫地喹等。常见与粒细胞缺乏症相关的药物包括氯氮平、硫代酰胺、柳氮磺吡啶和噻氯匹定等,其他有报告引起粒细胞缺乏症的药物包括抗菌药物、ACEI、H_2受体拮抗剂、非甾体抗炎药、抗心律失常药物、氨苯砜和去铁酮等。

【临床表现】

中性粒细胞减少的临床表现常随其减少程度及原发病而异。根据中性粒细胞减少的程度分为轻度≥$1.0\times10^9/L$、中度$(0.5\sim1.0)\times10^9/L$和重度<$0.5\times10^9/L$。轻度减少的患者,机体的粒细胞吞噬防御功能基本不受影响,临床上不出现特殊症状,多表现为原发病症状。中度和重度减少者易出现疲乏、无力、头晕、食欲减退等非特异性症状。中度减少者,除存在其他合

并因素,感染风险仅轻度增加。粒细胞缺乏者,感染风险极大。常见的感染部位是呼吸道、消化道及泌尿生殖道,重者可出现高热、感染性休克。粒细胞严重缺乏时,感染部位不能形成有效的炎症反应,常无脓液或仅有少量脓液,如肺部感染 X 射线检查可发现无炎症浸润阴影。

【治疗原则】

(一)一般治疗原则

积极寻找病因,去除致病因素,详细询问病史,如有无药物和毒物接触史、上呼吸道感染史及有无相关的基础疾病及家族史;停用可疑药物,去除有害因素,控制感染;对继发于其他疾病患者应积极治疗原发性疾病;对粒细胞轻度减少且无感染倾向、骨髓检查无明显异常者不必过多依赖药物治疗。

(二)药物治疗原则

轻度减少者一般不需特殊的预防措施;中度减少者感染概率增加,应注意预防,减少公共场所出入,保持卫生,去除慢性感染灶;重度缺乏者极易发生严重感染,应采取无菌隔离措施。

感染者应行病原学检查,以明确感染类型和部位。在致病菌尚未明确之前,可经验性地应用覆盖革兰氏阴性菌和革兰氏阳性菌的广谱抗菌药物治疗,之后应根据病原体的培养结果有针对性地用药,并做到早期、广谱、联合和足量给药。药物和剂量应根据微生物学和血药浓度监测而调整。对于不明原因发热的粒细胞缺乏患者抗菌药物经验性治疗的疗程尚缺乏相关前瞻性研究,可参考下述疗程:若 ANC≥0.5×10^9/L、稳定退热(即体温低于 38℃且不再使用退热药)48 小时,可考虑停用抗菌药物;若 ANC 持续<0.5×10^9/L,抗菌药物可用至退热 7 天后停药。在全球多药耐药性细菌增加和新型广谱抗菌药物研发缺乏的时代,建议尽量缩短抗菌药物疗程。若应用抗细菌药物治疗 3～5 天无效,可加用抗真菌药物治疗;病毒感染可加用抗病毒药物;静脉用免疫球蛋白有助于重症感染的治疗。同时,需加强支持治疗,注意营养和各种维生素的补给。

【药物治疗】

(一)治疗药物分类

1.造血因子

对急性粒细胞缺乏症,诊断明确后应尽早用药,常用 G-CSF 和 GM-CSF 治疗。G-CSF 和 GM-CSF 可诱导造血干细胞进入增殖周期,促进粒细胞的增生、分化成熟并由骨髓释放到外周血液,可增加粒细胞的趋化、吞噬和杀菌活性。G-CSF 对周期性粒细胞减少和严重的先天性粒细胞缺乏效果较好,并能加速化疗引起的白细胞减少症的恢复,亦可用于预防强烈化疗引起的白细胞减少和发热。造血因子的副作用有发热、寒战、骨关节痛等。

2.肾上腺皮质激素

常用的口服片剂有泼尼松、地塞米松等,注射剂有地塞米松、醋酸可的松、甲泼尼龙等。肾上腺皮质激素类药物具有抗炎、抗免疫、抗毒素和抗休克作用。当粒细胞缺乏时,由于有严重感染和毒血症存在,糖皮质激素的抗炎、抗毒素和抗休克作用均有一定意义。糖皮质激素通过多个环节抑制免疫反应,可抑制巨噬细胞的吞噬功能,溶解淋巴细胞,特别是对辅助性 T 淋巴细胞作用更明显,还可降低自身免疫抗体的生成,减少粒细胞的破坏。

3.抗菌药物

青霉素类抗菌药物对大多数革兰氏阳性菌作用强，如青霉素、阿莫西林；第三代头孢菌素对革兰氏阴性菌作用强，如头孢曲松、头孢他啶等，这类药物的作用机制是通过抑制转肽酶的活性，影响黏肽合成，导致细胞壁缺损，引起细胞破裂死亡；氨基糖苷类抗菌药物抗菌谱广，对革兰氏阳性菌、革兰氏阴性菌均有较强的抗菌作用，作用机制是阻碍细菌蛋白质的合成，代表药物如庆大霉素；耐甲氧西林金黄色葡萄球菌可选用万古霉素、去甲万古霉素，作用机制是抑制细菌细胞壁的合成。

(二)治疗药物选用

确诊为粒细胞缺乏症，应作为急症进行处理。除必须进行隔离和其他支持治疗外，应尽早使用相应药物。

1.造血因子治疗

首选 G-CSF 和 GM-CSF，皮下注射或静脉滴注，一般应用到中性粒细胞升至 2×10^9/L 以上，持续 3 天，通常需用药 1～2 周，疗效差者可适当延长。G-CSF 较 GM-CSF 作用强而快，常用剂量 2～10μg/(kg·d)。但应注意可能出现的发热、畏寒、肌肉疼痛等副作用。其他促进粒细胞生成药物可应用 B 族维生素(维生素 B_4、维生素 B_6)、利血生、鲨肝醇等，疗效不确切。

2.肾上腺皮质激素

此药物适用于免疫因素造成的粒细胞缺乏症或危重病例。在应用足量抗菌药物的同时，可短期应用肾上腺皮质激素，如地塞米松注射剂 5～10mg/d 静脉滴注，用药时间一般不超过 1 周，也可应用大剂量丙种球蛋白[400mg/(kg·d)]治疗。

3.抗菌药物

发热是粒细胞缺乏患者应用抗菌药物的指征，由于这群患者临床表现差异较大，临床医师的判断在决定是否需要给患者使用抗菌药物治疗时起着关键性作用。在危险分层和耐药危险因素评估后，尽快使用抗菌药物初始经验性治疗，而不必等待微生物学的结果，其原则是覆盖可迅速引起严重并发症或威胁生命的最常见和毒力较强的病原菌，同时必须考虑本区域、本院及本科室感染的流行病学覆盖耐药菌，直至获得准确的病原学结果。

对于低危患者，初始治疗可以在门诊或住院接受口服或静脉注射经验性抗菌药物治疗。对接受门诊治疗的患者需要保证密切的临床观察和恰当的医疗处理，如病情加重须尽快住院治疗。高危患者必须立即住院治疗，根据危险分层、耐药危险因素、当地病原菌和耐药流行病学数据及临床表现复杂性对患者进行个体化评估。

在接受经验性抗菌药物治疗后，应根据危险分层、确诊的病原菌和患者对初始治疗的反应等综合判断，决定后续如何调整抗菌治疗。临床上，在初始经验性抗菌药物治疗时，如果出现病情加重，如血流动力学不稳定，宜及时调整抗菌药物。对于明确病原菌的患者，可根据所识别细菌和药敏试验结果采用窄谱抗菌药物治疗，检出细菌如属于耐药菌，应根据病原体及其最小抑菌浓度(MIC)选择针对性抗菌药物，有条件的医院可行耐药表型、耐药基因检测。一般推荐联合抗菌药物治疗耐药菌感染，具体药物选择可参照耐药菌种类和感染部位，详见相关章节。在抗菌药物治疗无效时，需考虑真菌、病毒和其他病原菌感染的可能，参照相关指南和共识尽早开始抗真菌和抗其他病原菌的治疗。

第三节 白血病

白血病是一类造血干细胞恶性克隆性疾病。由于多种原因的作用引起受累细胞出现异常增殖、分化障碍、凋亡受抑，导致在骨髓和其他造血组织中白血病细胞大量蓄积。大量积聚的白血病细胞抑制骨髓的正常造血功能，导致贫血、出血及感染，并浸润全身器官和组织，引起肝、脾、淋巴结肿大，皮肤、骨骼和中枢神经系统也发生相应改变。

【病因和发病机制】

(一)病因

人类白血病的病因尚不完全清楚，生物因素、物理因素、化学因素及遗传因素等多种因素与白血病发病有关。

1.生物因素

主要是病毒感染和免疫功能异常。成人 T 细胞白血病被确定是由人类 T 淋巴细胞白血病/淋巴瘤病毒-1(HTLV-1)引起的，HTLV-1 可以通过母婴垂直传播，也可通过输血及性接触而传播。部分免疫功能异常者，如某些自身免疫性疾病患者发生白血病的危险度会增加。

2.物理因素

包括 X 射线、v 射线等电离辐射，其作用与放射剂量大小、放射部位和时间及年龄有关，全身或大面积受电离辐射可造成骨髓抑制及机体免疫缺陷、染色体重组，DNA 发生可逆性断裂。年幼患者的危险性较高。日本广岛及长崎受原子弹袭击之后，幸存者中的白血病发病率比未受照射的人群高 17～30 倍，距爆炸中心 1km 内的白血病发病率为正常人群的 100 倍。

3.化学因素

多种化学物质可诱发白血病。苯及含苯的有机溶剂的致白血病作用已经肯定；接受烷化剂治疗如苯丙酸氮芥等可致继发性白血病；部分急性早幼粒细胞白血病与乙双吗啉治疗银屑病有关；氯霉素和保泰松也可能具有致病作用。

4.遗传因素

家族性白血病约占白血病的 7%。同卵双胎中，如果一人发生白血病，另一人的发病率约 1/5，比双卵孪生者高 12 倍。某些遗传因素与白血病的发病有关，如唐氏综合征(Down 综合征)有 21 号染色体改变，其白血病的发病率比正常人群高 20 倍。先天性再生障碍性贫血(Fanconi 贫血)及先天性血管扩张红斑病(Bloom 综合征)、先天性免疫球蛋白缺乏症等白血病发病率均较高。

5.其他血液病

某些血液病最终可能发展为白血病，如真性红细胞增多症、骨髓纤维化、淋巴瘤、骨髓增生异常综合征、阵发性睡眠性血红蛋白尿症等。化疗和放疗可增加其向急性白血病的转化。

(二)发病机制

造血细胞发生白血病病变的机制仍不清楚，可能涉及多个基因突变。目前认为至少两类分子事件共同参与发病，即所谓的“二次打击”学说。其一，各种原因所致的单个细胞内基因的决定性突变(如 *ras*、*myc* 等基因突变),激活某种信号通路,导致克隆异常的造血细胞生成和强势增殖,凋亡受阻;其二,一些遗传学改变(如形成 *pml*/*rara*,等融合基因)可能会涉及某些转录因子,导致造血细胞分化阻滞或分化紊乱,从而引起白血病。

【临床表现和分型】

(一)临床分型

根据白血病的病程缓急以及细胞的分化成熟程度,可分为急性和慢性两大类。急性白血病(AL)的细胞分化停滞在较早阶段,多为原始细胞及早期幼稚细胞,病情发展迅速,自然病程仅数月;慢性白血病(CL)的细胞分化停滞在较晚阶段,多为较成熟幼稚细胞和成熟细胞,病情发展慢,自然病程可达数年。目前,白血病临床常使用法英美分型系统(FAB)分型。

1.急性白血病

急性白血病可分为急性淋巴细胞白血病(ALL)和急性髓系白血病(AML),两者在临床表现、预后及治疗上有明显的区别。形态学和细胞化学方法可诊断80%～90%的患者,采用免疫学标记和分子生物学方法一般可获确诊,对急性白血病进行染色体检查有助于白血病的正确分型及预后估计。

(1)急性淋巴细胞白血病:ALL 按 FAB 分型可分为三个亚型。①L1 型:原始和幼稚淋巴细胞以小细胞(直径≤12μm)为主,染色质较粗,核仁小而不清楚,核型规则;②L2 型:原始和幼稚淋巴细胞以大细胞(直径>12μm)为主,染色质较疏松,核仁较清楚,核型不规则;③L3型:原始和幼稚淋巴细胞以大细胞为主,大小较一致,细胞内有明显空泡,胞质嗜碱性,染色深;核仁清楚,核型规则。

(2)急性髓系白血病:AML 分成 M0～M7,8个亚型。M0(急性髓系白血病微分化型)、M1(急性粒细胞白血病未分化型)、M2(急性粒细胞白血病部分分化型),M3(急性早幼粒细胞白血病,APL)、M4(急性粒一单核细胞白血病,AMML)、M5(急性单核细胞白血病 AMoL)、M6(急性红白血病,AEL)、M7(急性巨核细胞白血病,AMeL)。

2.慢性白血病

慢性白血病可分为慢性淋巴细胞白血病(CLL)和慢性髓系白血病(CML)。

(1)慢性淋巴细胞白血病(CLL):包括幼淋巴细胞白血病(PLL)、毛细胞白血病(HCL)、绒毛淋巴细胞脾淋巴瘤(SLVL)、大颗粒淋巴细胞白血病(LGLL)、成人 T 细胞白血病/淋巴瘤(ATLL)、Sezary 综合征等。

(2)慢性髓系白血病(CML):包括慢性粒细胞白血病、慢性粒一单核细胞白血病(CMML)、不典型慢性粒细胞白血病(aCML)、幼年型粒-单核细胞白血病(JMML)、慢性中性粒细胞白血病(CNL)、慢性嗜酸性粒细胞白血病(CEL)等。

(二)症状和体征

1.急性白血病

白血病细胞异常增生,弥漫性浸润各种组织器官,是引起各种临床表现的病理基础。多数患者起病急、进展快,常以发热、贫血或出血为首发症状;部分病例起病较缓,以进行性贫血为主要表现。儿童和青年起病多急骤,往往以高热、显著的出血倾向、进行性贫血或骨、关节疼痛为首发症状;部分成年人或老年人起病缓慢,常有较长时间的乏力、面色苍白、活动后气急、体重减轻等症状,一旦症状明显,病情常进展迅速。

(1)主要全身症状:①发热。半数患者以发热为早期表现,主要与粒细胞缺乏所致的感染或白血病本身发热有关,热度从高热至低热不等,热型不定,伴有发冷、寒战、出汗、心动过速等中毒症状。常见感染部位有上呼吸道、肺部、口腔、肛周及全身等。因正常白细胞减少,局部炎症症状可以不典型。②出血。40%患者以出血为早期表现,主要与血小板减少和凝血功能异常有关。出血可发生于全身各处,但以皮肤、口腔及鼻腔黏膜最为常见,眼底出血可致视力障碍,往往是颅内出血的前兆。M3 因易并发弥散性血管内凝血(,DIC),出血尤为明显。③贫血。半数患者就诊时已有重度贫血,随病情的发展而加重,表现为面色苍白、无力、虚弱、头昏甚至呼吸困难等。贫血的原因一方面是白血病细胞扩增,正常造血细胞被排挤;另一方面是由于白血病细胞生成的抑制因子抑制正常造血。

(2)局部组织器官表现:①肝脾大,是较常见的体征,可见于各型白血病,但以 ALL 和 M5 最为多见,常随病情进展而进展。②淋巴结肿大,见于大多数 ALL 和部分 AML,多为轻度,常<3cm,质地较软,不融合,一般无触痛,局限于颈、腋下和腹股沟等处。③中枢神经系统白血病,多见于儿童、高白血病细胞、ALL 和 M5 患者,由于一般化疗药物很难通过血,脑脊液屏障,隐藏在中枢神经系统的白血病细胞不能被有效杀灭,是构成白血病复发的原因之一,以 ALL 为多见。④骨关节疼痛,是白血病的常见症状,尤以胸骨中、下段压痛常见,提示髓腔内白血病细胞过度增生,具有一定特异性。白血病细胞浸润至骨膜、骨和关节会造成骨骼和关节疼痛,儿童多见。⑤口腔和皮肤,急性白血病尤其是 M4 和 M5,由于白血病细胞浸润可使牙龈增生、肿胀;皮肤可出现蓝灰色斑丘疹,局部皮肤隆起、变硬,呈蓝紫色结节。⑥粒细胞肉瘤,2%~14% AML 患者出现粒细胞肉瘤,因原始细胞聚集于某一部位,富含的髓过氧化物酶(MPO)使切面呈绿色而得名,常累及骨膜,尤其是眼眶部,引起眼球突出、复视或失明。⑦胸腺,约10%的 ALL 患者有前纵隔(胸腺)肿块,巨大的前纵隔肿块压迫大血管和气管,常致患者出现咳嗽、呼吸困难、发绀、颜面水肿、颅内压增高等。

2.慢性白血病

慢性白血病一般起病缓慢,早期多无明显症状,除疲乏、低热等常见症状外。

(1)主要症状:慢性白血病症状缺乏特异性,常见有乏力、疲劳、低热、食欲减退、腹部不适、多汗或盗汗、体重减轻等。

(2)主要体征:①淋巴结肿大,以颈部淋巴结肿大最常见,其次是腋窝、腹股沟淋巴结肿大,一般呈中等硬度,表面光滑,无压痛,表皮无红肿,无粘连。②肝脾大,脾大是慢性白血病最突出的特征,见于 90%的 CML 患者,其程度常与白血病细胞数有关;肝大但一般较轻。③皮肤损害,皮肤增厚、结节,可引起全身性红皮病等。

【治疗原则】

(一)一般治疗原则

急性白血病治疗的总体原则是早治、联合、充分、间歇和分阶段化疗,对于顽固性的髓外病灶,可考虑联合放疗。慢性白血病的治疗着重于慢性期,以控制白血病细胞升高、缓解临床症状为初始目标,而最终目标是获得长期的无病生存,回归正常生活。白血病的主要治疗措施为化学治疗、放射治疗、骨髓移植和支持疗法等多种,上述方法的改进和发展已使白血病患者的完全缓解(CR)率、生存期及5年无病存活率均有较大提高。

1.化学治疗

化疗的目的在于消灭尽可能多的白血病细胞群或控制其大量增殖,以解除因白血病细胞浸润而引起的各种临床表现,并为正常造血功能恢复提供有利条件。目前常用的化疗药物一般都有抑制造血功能的副作用,并且对肝、肾、胃肠道也有毒性作用。所以化疗过程要严密观察病情,紧密随访血常规、肝肾功能,随时调整剂量。化疗方案及剂量必须个体化,既要大量杀灭白血病细胞,又要尽可能保护正常细胞群。

2.放射治疗

放射治疗是用X射线、γ射线等放射线照射肿瘤部位,利用放射线对癌细胞的致死作用,能最大量地杀死或破坏癌细胞,抑制它们的生长、繁殖和扩散。与化学治疗不同的是,放射治疗只会影响肿瘤及其周围部位,不会影响全身。

3.骨髓移植

骨髓移植是器官移植的一种,即将正常骨髓由静脉输入患者体内,以取代病变骨髓的治疗方法,用以治疗造血功能异常、免疫功能缺陷、血液系统恶性肿瘤及其他一些恶性肿瘤等。用此疗法可提高疗效,改善预后,延长生存期乃至根治。

4.支持疗法

支持疗法是成功治疗急性白血病的重要环节,因此必须按照以下方法诊疗:①防治感染:白血病患者的正常粒细胞减少,在化、放疗后粒细胞缺乏将持续很长时间,极易发生感染,此时患者宜住层流病房或消毒隔离病房,注重口腔、皮肤、肛门、外阴的清洁卫生。患者如出现发热,应及时查明感染部位及分离病原菌,做细菌培养和药敏试验,并迅速进行经验性抗菌药物治疗。②促进免疫功能和造血功能恢复:为保证患者能耐受化疗,可合理使用人基因重组集落细胞刺激因子、大剂量静脉注射免疫增强剂如免疫球蛋白、根据需要选择新鲜全血和浓缩红细胞等,提倡输注浓缩红细胞,不仅可避免血容量过多,而且去掉血浆蛋白及其他细胞成分,可减少同种抗体的产生;为预防输血相关移植物抗宿主病,输血前应将含细胞成分的血液辐照25~30Gy,以灭活其中的淋巴细胞。③防治化疗并发症:化疗时由于白血病细胞被大量破坏,血清和尿中的尿酸浓度增高,积聚在肾小管,引起阻塞而发生高尿酸血症肾病。在肾小管形成结晶可引起阻塞性肾病,应多饮水并碱化尿液,使每小时尿量$>150ml/m^2$,在化疗同时给予别嘌醇100mg,每日3次,以抑制尿酸合成。④控制出血:加强鼻腔、牙龈的护理,避免干燥和损伤,尽量减少肌内注射和静脉穿刺。血小板$<10\times10^9/L$可输浓缩血小板,保持血小板$>30\times10^9/L$。化疗期间还须注意预防DIC。⑤维持营养:白血病是严重消耗性疾病,常有消化功能紊乱,可发生严重的营养不良,必须补充营养,维持水、电解质平衡,必要时经静脉补充营养。⑥积极心理治疗:尽可能将病情、治疗方法和预后交代清楚,使患者和家属配合治疗。

(二)药物治疗原则

白血病治疗的重要手段是应用化学药物治疗,其目的是减少并最终彻底杀灭体内异常增殖的白血病细胞,以恢复骨髓造血功能,达到病情完全缓解,并延长患者生存期的目的。白血病患者发病时体内有$10^{11}\sim10^{12}$以上的白血病细胞,白血病治疗可分为两个阶段:诱导缓解和缓解后治疗(巩固强化和维持治疗)。具体如下:①诱导缓解阶段:选择数种作用机制不同的药物联合应用，以期达到完全缓解，即白血病症状和体征消失；血常规 Hb≥100g/L(男性)或90g/L(女性及儿童)，中性粒细胞绝对值≥1.5×10^9/L，血小板≥100×10^9/L，外周血白细胞分类中无白血病细胞；骨髓象原粒细胞＋早幼粒细胞(原单＋幼单核细胞或原淋巴＋幼淋巴细胞)≤5%，红细胞及巨核细胞系列正常。此时需杀灭2～3个数量级的白血病细胞使骨髓中的白血病细胞减少至5%以下，造血功能恢复。但此时患者体内仍残存10^9～10^{10}个白血病细胞，疾病并未痊愈。②缓解后治疗：一般于第1次取得完全缓解之后2周开始，包括间歇应用原诱导缓解方案或采用更为强化的方案。

化疗治疗急性白血病的原则为早期、联合、充分、分阶段。

1.早期

及时尽快进行化疗是因为早期白血病细胞克隆越小，浸润越轻，化疗效果越明显，首次完全缓解越早、越彻底，其完全缓解期与生存期越长。白血病初发时较少耐药，骨髓造血功能尚好，化疗后正常造血功能易于恢复。

2.联合

联合用药可以提高疗效，减少副作用。联合组成化疗方案的药物应符合以下条件：①药物应作用于细胞周期的不同阶段；②药物作用机制不同，具有协同性；③药物的毒副作用不同。兼顾以上三个方面组成的化疗方案有助于实现最大限度地杀灭白血病细胞而较小损伤重要组织器官。

3.充分

充分的化疗时间和剂量才能发挥药物的杀灭白血病细胞作用。白血病细胞的增殖周期约5天，部分药物作用于细胞周期的特异性增殖期，如长春新碱作用于有丝分裂期(M期)、阿糖胞苷作用于DNA合成期(S期)、蒽环类抗菌药物作用于细胞周期的每一阶段。一般每一疗程的化疗持续7～10天，使处于各增殖期的白血病细胞都有机会被杀灭。

4.分阶段

急性白血病治疗前，体内的白血病细胞数量高达10^{11}～10^{12}，重约1.0kg，需经诱导缓解和缓解后治疗(巩固强化和维持治疗)两个阶段。诱导缓解获CR后，体内的白血病细胞降至10^8～10^9，这些残留的白血病细胞称为微小残留灶(MRD)，MRD水平可预测复发，必须定期进行检测。MRD持续阴性的患者有望延长无病生存率(DFS)甚至治愈(DFS持续10年以上)。完全缓解后进行4～6个疗程的巩固缓解治疗，使白血病细胞数量减少到104进入维持缓解阶段。

【药物治疗】

(一)治疗药物分类

1.干扰核酸生物合成的药物

这类药物属于抗代谢物，它们的化学结构和核酸代谢的必需物质如叶酸、嘌呤碱、嘧啶碱等相似，可通过特异性对抗而干扰核酸尤其是DNA的生物合成，是细胞周期性特异性药物，主要作用于S期细胞。包括叶酸拮抗剂甲氨蝶呤(MTX)、嘌呤拮抗剂硫鸟嘌呤(6-TG)、嘧啶拮抗剂阿糖胞苷(Ara-C)等。

根据药物主要干扰的生化步骤或靶酶不同，可进一步分为以下五种：①二氢叶酸还原酶抑制剂，如 MTX 等；②胸苷酸合成酶抑制剂，影响尿嘧啶核苷的甲基化，如氟尿嘧啶、替加氟及优福定等；③嘌呤核苷酸互变抑制剂，如巯嘌呤(6-MP)、6-TG 等；④核苷酸还原酶抑制剂，如羟基脲等；⑤DNA 多聚酶抑制剂，如 Ara-C 等。

2.影响 DNA 结构和功能的药物

①烷化剂：烷化剂有环磷酰胺(CTX)、氮芥和塞替派等，烷化剂是细胞周期非特异性药物，对增殖细胞和非增殖细胞都有杀灭作用；②DNA 嵌入剂：多为抗生素，如柔红霉素(DNR)、多柔比星(ADM)、表柔比星(E-ADM)、米托蒽醌、放线菌素 D 等；③破坏 DNA 的金属化合物：如顺铂(DDP)、卡铂(CBP)等；④破坏 DNA 的抗生素：如丝裂霉素(MMC)、平阳霉素(BLM)等。

3.影响蛋白质合成的药物

①抑制有丝分裂影响微管蛋白装配的药物：如长春新碱(VCR)、依托泊苷(VP-16)、紫杉醇及秋水仙碱等；②干扰核糖体功能，阻止蛋白质合成的药物：如三尖杉酯碱(har)、高三尖杉酯碱(Hhar)；③影响氨基酸供应，阻止蛋白质合成的药物：如 L.门冬酰胺酶(L-Asp)。

4.诱导细胞分化和凋亡的药物

①全反式维 A 酸(ATRA)：其作用与维 A 酸受体和 pml、rara 融合基因有关，用于治疗早幼粒细胞白血病；②三氧化二砷：亦是治疗急性早幼粒细胞白血病的药物，可通过下调 B 细胞淋巴瘤/白血病-2(bcl-2)基因表达及改变 PML/RARa，蛋白，诱导白血病细胞凋亡。

5.调节体内激素平衡的药物

主要有糖皮质激素、选择性雌激素受体拮抗剂等。

6.其他药物

①细胞因子：可用来保护骨髓和肠道免于放疗和化疗的毒性，如白介素、干扰素等；②酪氨酸激酶抑制剂：如甲磺酸伊马替尼(IM)为 Bcr-Abl 信号传导通路的抑制剂，曲妥珠单抗为抗 HER2 的人源化单克隆抗体等。

(二)治疗药物选用

1.急性淋巴细胞白血病的药物治疗

(1)诱导缓解治疗：急性淋巴细胞白血病治疗的标准方案是 VP 方案，即长春新碱(VCR)和泼尼松(P)，VP 方案能使 50%的成人 ALL 获 CR，CR 期 3～8 个月，VCR 主要毒副作用为末梢神经炎和便秘。VP 方案的基础上应用多药联合及大剂量化疗药物进行诱导缓解治疗，如在 VP 方案上加门冬酰胺酶(VLP 方案)或柔红霉素(VDP 方案)，或在 VDP 方案上加用环磷酰胺(VDCP)，或以上 4 种药物同时使用(VDLP 方案)，以及 VDP 联合 CTX 和 L-Asp 组成的 VDCLP 方案，不仅降低了复发率，而且可使儿童 ALL 的 CR 率达 85%～100%，成人 ALL 的 CR 率提高至 70%～85%，5 年无病生存率(DFS)可达 42%，但需警惕蒽环类药物的心脏毒性。在 VDLP 的基础上加用其他药物，包括环磷酰胺和阿糖胞苷，可提高部分 ALL 的完全缓解率和 5 年无病生存率。VCR、L-Asp 和泼尼松一般对骨髓无明显的抑制作用，且复发后再诱导可获再次 CR。

(2)巩固强化治疗：为减少复发、提高生存率，诱导治疗结束后应尽快开始缓解后的巩固强化治疗，巩固强化治疗主要有化疗和 HSCT 两种方式，目前化疗多数采用间歇重复原诱导方案，定期给予其他强化方案的治疗。巩固强化治疗一般分为 6 个疗程。第 1、4 个疗程用原诱导方案；第 2、5 个疗程用 VP-16＋Ara-C 方案；第 3、6 个疗程用大剂量甲氨蝶呤 1～1.5g/m^2，第 1 日静脉滴注维持 24 小时，停药后 12 小时使用亚叶酸钙（6～9mg/m^2）肌内注射解救，每 6 小时1 次，共 8 次，每疗程间隔 2～3 周。应用大剂量 MTX 时应争取进行血清 MTX 浓度监测，至血清 MTX 浓度＜0.1μmol/L（或低于 0.25 μmol/L）时结合临床情况可停止解救。缓解后 6 个月左右参考诱导治疗方案予再诱导强化一次。巩固强化治疗的主要副作用是骨髓抑制，患者出现粒细胞减少甚至粒细胞缺乏，从而合并严重的感染和败血症，死亡率可达 10%，老年患者的死亡率更高；必须同时给予强有力的对症和支持治疗。

由于大多数化疗药物不能透过血-脑脊液屏障，中枢神经系统中浸润的白血病细胞不能在诱导化疗时得到有效治疗，是白血病复发的主要原因。同时，白血病细胞浸润中枢神经系统后果严重，在巩固强化阶段必须进行有效的预防和治疗。具体如下：①预防：一般认为应在完全缓解后 1～2 周内开始，对高危患者可与诱导化疗同时进行。常用的方法有鞘内注射甲氨蝶呤 5～10mg/m^2，每周 2 次，共 3 周。②治疗：可用甲氨蝶呤每次 10～15mg 缓慢鞘内注射，每周 2 次，直到脑脊液细胞数及生化检查恢复正常；然后改用每次 5～10mg 鞘内注射，每 6～8 周 1 次，随全身化疗结束而停用。甲氨蝶呤鞘内注射可引起急性化学性蛛网膜炎，患者可有发热、头痛及脑膜刺激征，因此甲氨蝶呤鞘内注射时宜加地塞米松 10mg，可减轻不良反应。同时可以考虑头颅部放射线照射（2 400～3 000cGy）和脊髓照射（1 200～1 800cGy），但其不良反应如认知障碍、继发肿瘤、内分泌受损和神经毒性限制了其应用。

（3）维持治疗：对于 ALL（除成熟 B-ALL 外），即使经过强烈诱导和巩固治疗，仍必须给予维持治疗。口服巯嘌呤和甲氨蝶呤的同时间断给予 VP 方案化疗是普遍采用的有效维持治疗方案。维持治疗的基本方案：6-MP 60～75mg/m^2，每日 1 次，MTX 15～20mg/m^2，每周 1 次。注意：①6-MP 晚上用药效果较好。可以用 6-TG 替代 6-MP。维持治疗期间应注意监测血常规和肝功能，调整用药剂量。②ALL 的维持治疗既可以在完成巩固强化治疗之后单独连续使用，也可与强化巩固方案交替序贯进行。③如未行异基因造血干细胞移植，自取得 CR 后总的治疗周期至少 2 年。

另外，费城染色体阳性（Ph＋）ALL 诱导缓解化疗可联用酪氨酸激酶抑制剂（TKI，如伊马替尼或达沙替尼）进行靶向治疗，CR 率可提高至 90%～95%，TKI 推荐持续应用至维持治疗结束。

2.急性髓系白血病的药物治疗

（1）诱导缓解治疗：目前的诱导方案一般含有蒽环类药物联合标准剂量 Ara-C 化疗，IA 方案（I 为 IDA，即去甲氧柔红霉素）和 DA 方案（D 为 DNR）为目前公认的标准诱导缓解方案，疗效较为肯定.其 CR 率为 55%～80%。我国学者率先以高三尖杉酯碱（HHT）替代 IDA 或 DNR 组成的 HA 方案的 CR 率为 60%～65%。HA 与 DNR、阿柔比星（Acla）等蒽环类药物联合组成 HAD、HAA 等方案，可进一步提高 CR 率。但总的 CR 率较 ALL 低，因诱导过程中一定要通过粒细胞极度缺乏期后方可进入缓解期。目前白血病治疗强调一次诱导的CR率，故有学者主张在第7天时采骨髓观察骨髓增生程度和白血病细胞下降的比例，必要时延长至10天，以提高首次诱导化疗的CR率。中、大剂量Ara-C联合蒽环类的方案不能提高CR率，但可延长年轻患者的DFS。1个疗程即获CR者DFS长，2个标准疗程仍未CR者提示存在原发耐药，需换化疗方案或行同种异基因造血干细胞移植(allo-HSCT)。Ara-C持续静脉滴注的效果比每日2次静脉注射略好。

APL多采用全反式维A酸(ATRA)＋蒽环类药物，但缓解后单用维A酸巩固强化治疗易复发，应联合或交替维持治疗。砷剂作用于AML，小剂量能诱导APL细胞分化，大剂量能诱导其凋亡。ATRA＋蒽环类的基础上加用砷剂(三氧化二砷，ATO)能缩短达CR时间。低/中危组和不能耐受蒽环类药物者采用ATRA＋ATO双诱导。在蒽环类中，DNR发生口腔黏膜炎和胃肠道毒性较ADM少，尤其是婴儿和年龄＞60岁的患者。由于毒性较小，化疗相关病死率较低，CR率较高，总体疗效比ADM高。对年龄＜60岁者，DNR 45mg/m^{2}的疗效优于30mg/m^2，且毒性小于ADM 30mg/m^2。用去甲氧柔红霉素(IDA) 12～13mg/m^{2}取代DNR与Ara-C组成的3＋7方案，1个疗程的CR率及长期无病生存率均有所提高。IDA仅比DNR少1个甲氧基，脂溶性增高，能更快地渗入细胞中，$t_{1/2}$长，使抗肿瘤作用延长。VP-16和VM-26被认为对M4和M5有较好疗效。

(2)巩固强化治疗：①原诱导方案继续进行4～6个疗程；②单独使用中等剂量的阿糖胞苷[Ara-C前4天为100mg/(m^2·d)，第5日、6日、7日为1～1.5g/(m^2·12h)]，也可合用柔红霉素、安吖啶、米托蒽醌等；③用与原诱导方案无交叉耐药的新方案(如依托泊苷＋米托蒽醌)，每1～2个月化疗1次，共1～2年。由于长期治疗并不能明显延长急性髓系白血病患者的无病生存期以及减少毒副作用的代价，一般主张巩固治疗后不进行维持治疗。

中枢神经系统白血病的药物预防：AML累及中枢神经系统者为5%～20%。对AML高危组，如诊断时外周血幼稚细胞增多者，尤其是M4和M5型，多数学者仍主张进行预防。预防的方法同ALL，以鞘内MTX或Ara-C为主，必要时可进行全颅和脊髓放射治疗。

(3)诱导分化治疗：急性早幼粒细胞白血病(APL) M3占AML的6.5%～32%，其特点是除发热、贫血等AML常见的症状外，出血的发生率可达72%～94%，常伴有DIC，是其最常见的死因。对于疑诊APL的患者，应先按APL治疗(如口服ATRA治疗)，待明确诊断后再调整诊疗方案。

ATRA可诱导分化治疗M3，CR率高达80%以上。近年的随机对照研究表明，ATRA与标准DA方案治疗M3的CR率无明显差别，但ATRA治疗CR后用DA等方案强化并用ATRA维持治疗比用ATRA治疗CR后用DA等方案强化的患者长期无病生存率明显提高。

ATRA的用法为30～60mg，每日口服，直至CR。一般总量为1 200～5 280mg，需20～60天。治疗中白细胞一般在3～4天后开始上升，2～3周达高峰，可为原水平的10～20倍以上，此后白细胞渐降至正常，早幼粒细胞分化成熟为中、晚幼和成熟粒细胞。治疗后血小板从第15～21日开始上升，第5～6周时达高峰，然后逐渐至正常。骨髓相关指标一般在30天左右达 CR 标准。ATRA 对化疗缓解后复发的患者与初治者同样有效,但 ATRA 治疗获 CR 后,应按普通 AML 进行缓解后强化巩固治疗,并间以 ATRA 维持治疗,4 年无病生存率可达 70%。

ATRA 与化疗药物相比,无骨髓抑制,是由于减少了化疗药物对白细胞的破坏,不诱发 DIC 和严重感染,降低了患者的早期死亡率。其副作用主要有皮肤黏膜干燥、头痛、恶心、食欲缺乏、骨关节疼痛及肝功能改变,经对症处理或适当减少用量可缓解,一般不影响治疗。少数患者可由于白细胞增高而发生白细胞淤滞,可在 ATRA 治疗中加用标准 DA 方案化疗或加用羟基脲。维 A 酸综合征为另一严重并发症,主要表现为发热、呼吸困难、体重增加、胸腔积液、下肢水肿等,也可出现肾功能不全、低血压等表现。与白细胞增高无明显关系,皮质激素治疗有效,可用地塞米松 10～20mg,静脉滴注,持续 3～5 天。

其他可能有诱导白血病细胞分化作用的药物包括阿糖胞苷、高三尖杉酯碱和三氧化二砷(ATO),目前诱导分化剂的应用仅对 M3 疗效较好,对其他类型的白血病尚无有效的诱导分化治疗方法。

另外需警惕出现诱导分化综合征:主要表现为不明原因发热、呼吸困难、胸腔或心包积液、肺部浸润、肾脏衰竭、低血压、体重增加 5kg,分化综合征通常发生于初诊或复发患者,白细胞 $>10\times10^9$/L 并持续增长者,应考虑停用 ATRA 或亚砷酸,或者减量,并密切关注体液容量负荷和肺功能状态,尽早使用地塞米松(10mg,静脉注射,每日 2 次)直至低氧血症解除。

低中危 APL 患者,ATRA 联合砷剂作为一线治疗方案中建议预防性鞘内治疗;高危 APL 或复发患者,因发生 CNSL 的风险增加,对这些患者应进行至少 2～6 次预防性鞘内治疗。对于已诊断 CNSL 患者,按照 CNSL 常规鞘内方案执行。

(4)复发和难治 AML 的治疗:①无交叉耐药的新药组成联合化疗方案;②中、大剂量阿糖胞苷组成的联合方案;③HSCT;④临床试验,如耐药逆转剂、新的靶向药物(如 FLT3 抑制剂等)、生物治疗等。再诱导达 CR 后应尽快行 allo-HSCT。复发的 APL 选用 ATO+ATRA 再诱导,CR 后融合基因转阴者行自体 HSCT 或砷剂(不适合移植者)巩固治疗,融合基因仍阳性者考虑 allo-HSCT 或临床试验。

3.慢性粒细胞白血病的药物治疗

CML 的治疗应着重于慢性期早期,一旦进入加速期或急变期(统称进展期)则预后不良。药物治疗慢性粒细胞白血病大多数可达完全缓解,但其中数生存期(约 40 个月)并未改善。联合化疗可使 CML 的中数生存期明显延长,使费城染色体(Ph)阳性细胞明显减少,甚至可完全抑制,但骨髓抑制的发生率较高,易引起感染和出血,仅适合于中、高危病例。一般不联合化疗,allo-HSCT 是唯一可治愈 CML 的方法。随着移植技术的进步,完全缓解或者 allo-HSCT 术后的 5 年总生存率可达 80%,allo-HSCT 治疗 CML 完全缓解的治疗相关死亡率可下降到 10%以下。但由于 allo-HSCT 相关毒性,自 IM 应用以来,患者如有移植意愿并具备以下条件,方考虑选择 allo-HSCT:新诊断的儿童和青年;依据年龄、脾脏大小、血小板计数和原始细胞数等疾病进展风险预测可能性高者,并具有全相合供者的年轻患者;第一代酪氨酸激酶抑制剂治疗失败或者不耐受的患者。

(1)甲磺酸伊马替尼:在慢性粒细胞白血病患者中,90%伴有Ph染色体。Ph(+)CML患者白血病细胞中的BCR-ABL酪氨酸激酶持续活化。甲磺酸伊马替尼是一种特异性地针对BCR-ABL酪氨酸激酶的靶向治疗药物,能够与ABL酪氨酸激酶ATP的结合位点特异性结合,使酪氨酸残基不能磷酸化,从而抑制BCR-ABL阳性细胞增殖。甲磺酸伊马替尼治疗CML患者完全细胞遗传学缓解率92%,10年总体生存率可达84%。甲磺酸伊马替尼适用于治疗Ph (BCR-ABL)阳性的慢性期、急变期和加速期的慢性粒细胞白血病。给药方式为每日1次,口服给药,服用时并饮大量的水。慢性期CML患者的剂量为400mg/d,加速期或急变期的剂量为600~800mg/d。在应用该药时,应注意外周血常规和肝功能的变化;中性粒细胞减少和血小板减少是主要的血液系统不良反应;表皮水肿是最常见的不良反应,主要为眼眶周围或者下肢水肿。第二代TKI如尼洛替尼、达沙替尼治疗CML能够获得更快、更深的分子学反应,逐渐成为CML一线治疗方案的可选药物。

(2)干扰素α:干扰素是分子靶向药物出现之前的首选药物,目前用于不适合TKI和allo-HSCT的患者。不论在体外试验或体内治疗都有抑制Ph阳性细胞的作用。与联合化疗不同,干扰素对Ph阳性细胞的抑制是缓慢发生,达到完全缓解的患者,3年生存率为94%。常用剂量(3~5) $\times 10^6$U/(m^2·d),皮下或肌内注射,每周3~7次,可持续使用数月至2年。推荐与小剂量阿糖胞苷合用,Ara-C常用剂量10~20mg/(m^2·d),每个月连用10天,以提高疗效。不良反应有发热、寒战、流感样症状,晚期毒性有食欲下降、消瘦、帕金森综合征、免疫性血小板减少等。减少剂量上述症状可减轻或消失,给予小剂量的解热止痛剂可解除上述副作用。

(3)羟基脲:主要作用于S期,选择性抑制DNA合成。起效快,持续时间较短,用药后2~3天白细胞迅速下降,停药即可回升。常用剂量为每天3g,分2次口服。待白细胞减至20×10^9/L左右,剂量减半;降至10×10^9/L时,改为0.5~1.0g/d维持治疗。需经常检查血常规,以调节药物剂量。该药有致畸的可能性,对中枢神经系统有抑制作用,与烷化剂无交叉耐药性。

(4)阿糖胞苷:为作用于S期的周期特异性药物,对多数实体瘤无效,与常用的抗肿瘤药无交叉耐药现象。口服吸收少,易在消化系统脱氨失活。小剂量静脉滴注50~150mg,每日1次,可控制病情发展。

4.慢性淋巴细胞白血病的药物治疗

慢性淋巴细胞白血病是一种进展缓慢的成熟B淋巴细胞增殖性肿瘤,以外周血、骨髓、脾脏和淋巴结组织中出现大量克隆性B淋巴细胞为特征。慢性淋巴细胞白血病早期一般不需治疗,中、后期临床表现较为明显,需给予积极治疗。苯达莫司汀是一种新型烷化剂,兼具有抗代谢功能和烷化剂作用,单药治疗CLL,不论是初始或复发难治性患者,均显示了较高的治疗反应率和CR率。

(1)烷化剂:苯丁酸氮芥是治疗CLL的经典药物,可与各种细胞结构如胞膜、蛋白、DNA和RNA等结合,其中DNA交联并导致细胞凋亡可能是抗白血病的主要因素。苯丁酸氮芥对初始 CLL 单药治疗反应率 50%～60%，但 CR 率不足 10%。治疗 CLL 时剂量一般为 6～10mg/d，口服；1～2 周后减量至 2～6mg/d。根据血常规调整药物剂量，以防骨髓过分抑制。一般用药 2～3 周后开始显效，2～4 个月时疗效较明显。维持半年可停药，复发后再用药。

(2)环磷酰胺：50～100mg/d，口服，疗效与苯丁酸氮芥相似。

(3)嘌呤类似物：氟达拉滨是临床上常用的治疗 CLL 的嘌呤类似物，具有较高的完全缓解率和较长的缓解间期，但对长期生存率并无明显影响。临床常用剂量为 25～30mg/(m^2·d)，静脉滴注，3～5 天为一个疗程，每隔 4 周重复应用。临床上常将氟达拉滨与环磷酰胺(FC 方案)或加上米托蒽醌(FCM 方案)联合应用，CR 率达到 50%～90%。克拉屈滨(2-氯脱氧腺苷，cladribine)、喷司他丁也是有效的药物，疗效、不良反应与氟达拉滨相似。

(4)联合化疗：主要用于对苯丁酸氮芥无效的患者，方案有 COP(环磷酰胺＋长春新碱＋泼尼松)、CHOP(环磷酰胺＋多柔比星＋长春新碱＋泼尼松)、FC(氟达拉宾＋环磷酰胺)等。COP 方案：环磷酰胺 300-400mg/m^2，口服，1～5 天；长春新碱 1～2mg/m^2，静脉注射，第 1 天；泼尼松 40mg/m^2，口服，1～5 天。CHOP 方案：COP 方案＋多柔比星 25mg/m^2，静脉注射，第 1 天。FC 方案：氟达拉宾 25mg/m^2，静脉注射，1～3 天；环磷酰胺 250mg/m^2，静脉注射，1～3 天。

(5)化学免疫治疗：单克隆抗体常与化疗药物联合应用，抗 CD20 单克隆抗体是目前应用最广泛的抗单克隆抗体，CD20 是 B 淋巴细胞的标志，单克隆抗体通过识别细胞表面标志与其结合，达到杀伤肿瘤细胞的目的。利妥昔单抗联合化疗药物可以产生协同抗肿瘤效应，提高患者治疗的总体反应率和生存率。氟达拉滨＋环磷酰胺＋利妥昔单抗治疗初始 CLL，CR 率可高达 70%.总治疗反应率＞90%，40%以上 CR 患者经 PCR 检测未发现微小残留病灶。

(6)分子靶向治疗：CLL 细胞内存在 CTK、syk 等多种分子信号通路异常激活，针对以上信号通路的特异性抑制剂可能成为治疗 CLL 的药物。伊布替尼是第一代口服的小分子布鲁顿酪氨酸激酶(BTK)特异性抑制剂，能够以不可逆共价方式与 BTK 的 ATP 结合口袋的半胱氨酸 481 位结合，从而抑制激酶活性，阻断 B 细胞受体信号转导，从而减少 B 细胞生长、增殖、存活、黏附和迁移，已经用于 CLL 患者的一线和挽救治疗，单药伊布替尼一线治疗 CLL 的反应率达到 90%，11%的患者达到 CR，且不良反应较少。

第四节　原发免疫性血小板减少症

原发免疫性血小板减少症(ITP)是一种复杂的多种机制共同参与的获得性自身免疫性疾病。ITP 患者血小板减少的原因为非继发性因素导致患者体内自身抗体的生成，从而进一步诱发血小板破坏及生成受到抑制。目前国内尚无基于人口基数的 ITP 流行病学数据，国外报道的成人 ITP 年发病率为(2～10 人)/10 万人，60 岁以上老年人是高发群体，育龄期女性的发病率高于同年龄组男性。

【病因和发病机制】

儿童ITP在发病前通常会有病毒感染史，而成人ITP多起病隐袭，病因未明。ITP的主要发病机制是血小板自身抗原免疫耐受性丢失，导致体液和细胞免疫异常活化，共同介导血小板破坏加速及巨核细胞产生血小板不足。

【临床表现】

(一)症状与体征

成人ITP一般起病隐袭，常表现为反复性皮肤黏膜出血，如瘀点、紫斑瘀斑及外伤后止血困难等。查体可发现皮肤紫斑或瘀斑，以四肢远侧端多见，黏膜出血以鼻出血、牙龈出血或口腔黏膜血疱多见，而严重内脏出血较少见。出血过多或长期月经过多可出现失血性贫血。部分患者仅有血小板减少而没有出血症状。患者病情也可能因为感染等而骤然加重，出现广泛、严重的皮肤黏膜及内脏出血。乏力是ITP的另一个常见症状。本病一般无肝、脾、淋巴结肿大，不到3%的患者因反复发作，脾脏可轻度肿大。

(二)诊断

诊断要点如下：

1.至少连续2次血常规检查显示血小板计数减少，外周血涂片镜检血细胞形态无明显异常。

2.脾脏一般不增大。

3.骨髓细胞形态学表现为巨核细胞增多或正常，伴成熟障碍。

4.排除其他继发性血小板减少症(自身免疫性疾病、甲状腺疾病、淋巴系统增殖性疾病、骨髓增生异常综合征、再生障碍性贫血、各种恶性血液病、肿瘤浸润、慢性肝病、脾功能亢进、普通变异型免疫缺陷病、感染、疫苗接种等)、其他血小板消耗性减少、药物所致血小板减少、同种免疫性血小板减少、妊娠期血小板减少、先天性血小板减少及假性血小板减少。

5.实验室检查：血小板糖蛋白特异性自身抗体(对抗体介导的免疫性血小板减少症有较高的特异性，可鉴别免疫性与非免疫性血小板减少，但不能区分原发性与继发性免疫性血小板减少)、血清血小板生成素水平(有助于ITP和骨髓衰竭性疾病的鉴别诊断)。

6.应用出血评分系统评估ITP患者的出血程度及分级。

(三)分期与分级

根据病程长短，有如下三个分期：

1.新诊断的ITP

确诊后3个月以内的患者。

2.持续性ITP

确诊后3～12个月血小板持续性减少的患者，包括未自发缓解和停止治疗后不能维持完全缓解的患者。

3.慢性ITP

血小板持续性减少超过12个月的患者。

重症ITP的标准为血小板计数＜10×10^9/L且伴有活动性出血，或出血评分≥5分；难治性ITP指对一线治疗药物、二线治疗药物中的促血小板生成药物及利妥昔单抗治疗均无效，或脾切除无效/术后复发，进行诊断再评估后，仍诊断为ITP的患者。

【治疗原则】

ITP的治疗应该遵循个体化原则，在确保药物不良反应最小化的基础上提升血小板计数至安全水平，减少出血事件，同时关注患者健康相关生活质量。对于血小板计数≥30×10^9/L、无出血表现且不从事增加出血风险工作、无出血风险因素的ITP患者，可以观察随访。若患者有活动性出血症状，则不论血小板减少程度如何，都应给予治疗。警惕增加出血风险因素，包括高龄和长ITP病史、血小板功能缺陷、凝血障碍、高血压、外伤或手术、感染、药物（如抗血小板药、抗凝药或非甾体抗炎药）。对于部分检查、手术以及接受药物治疗时，血小板计数应该达到相应水平才可执行。

【药物治疗】

（一）紧急治疗

ITP患者发生危及生命的出血（如颅内出血）或需要急症手术时，应该迅速提升血小板计数至安全水平，可单用或联合应用静脉注射免疫球蛋白（IVIg）1g/（kg·d），1～2天；静脉甲泼尼龙1 000mg/d和重组人血小板生成素（rhTPO）300U/（kg·d），皮下注射治疗。治疗期间应及时输注血小板。其他紧急治疗措施包括使用长春碱类药物、急症脾切除、抗纤溶、控制高血压、口服避孕药控制月经过多、停用抗血小板药物等。

（二）一线治疗

1.糖皮质激素

①大剂量地塞米松（HD-DXM）40mg/d口服或静脉给药4天，无效或复发的患者可以重复使用1个周期。治疗过程中应该注意监测血压、血糖值，并预防感染及消化性溃疡。②泼尼松1mg/（kg·d）（最大剂量80mg/d，分次或顿服），起效后应尽快减量，6～8周内停用，减停后不能维持疗效患者考虑二线治疗。如需维持治疗，泼尼松的安全剂量不宜超过5mg/d。2周内泼尼松治疗无效患者应尽快减停。糖皮质激素依赖指需要5mg/d以上泼尼松或频繁间断应用糖皮质激素维持血小板≥30×10^9/L或避免出血。

HD-DXM治疗7天内反应率明显高于泼尼松，但持续反应率、严重出血改善无明显差异。高龄、糖尿病、高血压、青光眼等患者应慎用。应用HD-DXM的同时建议给予抗病毒药物，预防疱疹病毒、乙型肝炎病毒（hepatitis B virus，HBV）等再激活。长期应用糖皮质激素应注意高血压、高血糖、急性胃黏膜病变等不良反应的风险，部分患者可出现骨质疏松、股骨头坏死。此外，定期评估患者治疗期间健康相关生活质量（如抑郁、疲劳、精神状态等）。HBV复制活跃的患者应该慎用糖皮质激素。

2.IVIg

主要用于紧急治疗、糖皮质激素不耐受或有禁忌证的患者、妊娠或分娩前。推荐400mg/（kg·d），治疗5天或1 000mg/（kg·d），治疗1～2天。有条件者可行血小板糖蛋白特异性自身抗体检测，用于 IVlg 的疗效预估。IgA 缺乏和肾功能不全患者应慎用。

(三)二线治疗

1.促血小板生成药物

选择药物包括 rhTPO、艾曲泊帕等。此类药物于 1～2 周内起效，有效率可达 60%以上，停药后多不能维持疗效，需进行个体化维持治疗。rhTPO 的剂量为 300U/(kg·d)，皮下注射给药，治疗 14 天，有效患者行个体化维持。治疗 14 天仍未能起效的患者应停药。艾曲泊帕推荐剂量为 25mg/d，空腹顿服，治疗 2 周无效者加量至 50mg/d(最大剂量 75mg/d)，进行个体化药物调整，维持血小板计数≥50×10^9/L。最大剂量应用 2～4 周无效者应停药。对于 1 种促血小板生成药物无效或不耐受的患者，更换其他促血小板生成药物或采用序贯疗法可能使患者获益。

2.利妥昔单抗

该药的有效率在 50%左右，长期反应率在 20%～25%。两种常规给药方案为：①标准剂量方案，静脉滴注 375mg/m^2，每周 1 次，共 4 次，通常在首次用药后 4～8 周内起效；②小剂量方案，静脉滴注 100mg，每周 1 次，共 4 次，或静脉滴注 375mg/m^2 1 次，起效时间略长。利妥昔单抗禁用于活动性乙型肝炎患者。

3.rhTPO 联合利妥昔单抗

推荐 rhTPO 的剂量为 300U/(kg·d)，14 天；利妥昔单抗 100mg 静脉滴注，每周 1 次，共 4 次。对糖皮质激素无效或复发患者总有效率为 79.2%，中位起效时间为 7 天，6 个月持续反应率为 67.2%。

此外，脾切除术适用于糖皮质激素正规治疗无效、泼尼松安全剂量不能维持疗效及存在糖皮质激素应用禁忌证的患者。脾切除应在 ITP 确诊 12～24 个月后进行，术中留意有无副脾，如发现则应一并切除。术前须对 ITP 的诊断进行重新评估，建议行单克隆抗体俘获血小板抗原技术和血小板生成素水平检测。推荐对术后血小板计数上升过高、过快者进行血栓风险评估，对中高危患者给予血栓预防治疗。有条件的患者脾切除 2 周前可行疫苗接种。

(四)三线治疗

1.全反式维 A 酸联合达那唑

全反式维 A 酸 20mg/d(分 2 次口服)，达那唑 400mg/d(分 2 次口服)，两者联合应用 16 周。糖皮质激素无效或复发患者的 1 年持续有效率约为 62%，中位起效时间为 5 周，患者耐受性良好。

2.地西他滨

治疗剂量为 3.5mg/(m^2·d)，静脉滴注 3 天，间隔 3 周后再次给药，共 3～6 个周期，治疗 3 个周期无效，患者应停用。该药的总有效率约为 50%，6 个月持续反应率约为 40%。

(五)妊娠合并 ITP 的药物治疗

妊娠合并 ITP 的治疗目的是降低妊娠期出血及与血小板减少相关的区域麻醉和分娩出血并发症风险。除分娩期外，妊娠合并 ITP 的治疗指征与非妊娠患者一致。当患者血小板计数＜30×10^9/L 且伴活动性出血或准备分娩时，应提升血小板计数至相对安全水平，自然分娩的血小板计数应≥50×10^9/L，剖宫产的血小板计数应≥80×10^9/L。

一线治疗选择口服泼尼松20mg/d，起效3周后逐渐减量，以5～10mg/d剂量维持，有效率不足40%。用药过程中注意监测患者血压、血糖、血脂、精神状态等。分娩后严密监测产妇血小板水平，并缓慢减少糖皮质激素用量，以免对产妇精神状态造成不利影响。IVIg适用于糖皮质激素效果不佳、有严重不良反应或需要紧急提高血小板水平的患者，推荐1 g/kg单次给药或400mg/(kg·d)，治疗3～5天。IVIg的起效时间快于糖皮质激素，但不能维持长期疗效。

二线治疗中，对于初始治疗失败的妊娠合并ITP患者，对于泼尼松或IVIg单药治疗无效、泼尼松维持治疗中失去反应的患者，两者联合可能有效，或联合给予大剂量的甲泼尼龙和IVIg。对初始治疗无效的晚期妊娠合并ITP患者，可考虑给予rhTPO。

第八章　内分泌及代谢性疾病的药物治疗

内分泌及代谢性疾病是因内分泌腺体、激素分泌、靶细胞对激素反应性、物质代谢等方面发生异常而引起的疾病。药物治疗措施有替代或补充激素、调节激素分泌、改善靶细胞对激素的反应性、改变代谢物质的来源和去路等。本章主要介绍糖尿病、甲状腺功能亢进症、骨质疏松症、痛风等常见内分泌及代谢性疾病的药物治疗。

第一节　糖尿病

糖尿病(DM)是一种以高血糖为特征的常见的内分泌及代谢性疾病，严重危害人类健康，并造成巨大的医疗支出。根据国际DM联盟2019年发布的统计数据，全球20～79岁DM患病人数4.63亿(患病率9.3%)，预计到2045年将增加51%，达到7亿(患病率10.9%)。其中我国有1.164亿患者，人数居全球首位，预计2045年将达到1.472亿。2015-2017年全国31省流行病学调查显示，我国18岁及以上成人DM患病率为11.2%。DM患者长期高血糖引起的慢性并发症是致死、致残的主要原因。虽然目前尚无法根治DM，但对DM及其并发症的合理防治可以延长患者的寿命、提高其生活质量并帮助患者减少医疗费用。

【病因、主要分型和发病机制】

DM主要由胰岛素分泌缺陷和(或)胰岛素抵抗(IR)(靶细胞对胰岛素的反应性降低)引起。DM主要分为1型和2型，此外还有妊娠期DM，以及病因相对明确的特殊类型DM。

1.1型糖尿病(TIDM)

即胰岛素依赖型DM (IDDM)，主要由胰岛β细胞遭到严重破坏使胰岛素分泌绝对不足所致。TIDM的病因和发病机制尚未完全阐明，但与遗传、环境及自身免疫因素相关。易感个体对环境因素(特别是某些病毒感染或化学毒性物质刺激)的反应异常，直接或间接引起自身免疫反应，导致胰岛β细胞破坏。自身免疫因素尤其是细胞免疫是TIDM发病的重要因素，患者主要采用胰岛素治疗以维持生命。

2.2型糖尿病(T2DM)

即非胰岛素依赖型DM(NIDDM)，占DM总数的90%以上。一般认为T2DM的进程开始于IR，导致IR的主要因素是胰岛素受体和受体后信号转导的缺陷。与TIDM相比，T2DM的遗传易感性更大。易引起IR的环境因素包括肥胖、摄入高热量及结构不合理的膳食、久坐的生活方式等。IR最初可通过增加胰岛素分泌来代偿，但胰岛β细胞最终失去代偿能力而发展为DM。IR和胰岛素分泌障碍均可导致高血糖，而高血糖反过来加重IR和β细胞损害，进一步加重胰岛素分泌障碍，形成恶性循环。一般情况下，口服降血糖药对T2DM患者治疗有效，但部分患者需胰岛素治疗。

【糖代谢状态分类、DM诊断标准和临床表现】

1.糖代谢状态分类和DM诊断标准

葡萄糖调节受损(IGR)是指介于正常血糖和DM之间的一种状态,也称DM前期,包括空腹血糖受损(IFG)和糖耐量受损(IGT),两者可同时存在,也可单独发生。人群中IGR(尤其是IGT)的发生率高,防治任务艰巨。糖化血红蛋白(HbAIC)反映3个月内的平均血糖水平,国外推荐将HbAIC≥6.5%作为DM诊断指标,5.7%~6.4%为DM前期。我国最新指南推荐在检测质量符合要求的医疗机构将HbAIC≥6.5%作为DM的补充诊断标准。妊娠期妇女由于胎儿消耗母体葡萄糖,空腹血糖随孕期进展逐渐下降。妊娠期DM(GDM)是指在妊娠期间发生的糖代谢异常,但尚未达到显性DM的诊断水平者,占妊娠期高血糖的83.6%。在妊娠期任何时间进行75g口服葡萄糖耐量试验(OGTT),5.1mmol/L≤空腹血糖<7.0mmol/L,OGTT 1小时血糖≥10.0mmol/L,8.5mmol/L≤OGTT 2小时血糖<11.1mmol/L,上述任一点的血糖达到标准即可诊断为GDM。

仅凭血糖水平和典型症状无法区分TIDM和T2DM。TIDM患者除症状典型、容易出现急性并发症之外,空腹或餐后的血清C肽水平(提示胰岛细胞分泌功能)明显降低,并可检测到谷氨酸脱羧酶抗体(GADA)等自身抗体。如果暂时不能确定,可先临时分型指导治疗,再依据治疗初始反应,追踪观察其临床表现,重新评估、分型。成人隐匿性自身免疫性DM在病程早期与T2DM的临床表现类似,需要依靠GADA等胰岛自身抗体的检测或随访才能明确诊断。

2.DM及其急性并发症的临床表现

DM患者因血糖升高和渗透性利尿而出现多尿、口干和多饮,因体内葡萄糖不能充分氧化供能而易饥多食,因脂肪和蛋白质的分解代谢增强而体重减轻,形成典型的"三多一少"症状。TIDM常见于儿童和青少年,30岁以前发病居多,起病较急,症状较典型,易出现急性并发症如酮症酸中毒,此时患者症状加重,出现食欲减退、恶心、呕吐、乏力、烦躁、呼吸加深加快,呼气中有烂苹果味(查尿酮体呈强阳性),严重者可发生昏迷。T2DM常见于中老年人,多数体型较肥胖,起病缓慢,症状较轻,常在体检检测血糖时发现,部分患者以并发症就诊时发现。通常不发生酮症酸中毒,但在感染、饮食不当、创伤、手术、妊娠、分娩以及各种原因发生应激反应时也可发生。DM另一急性并发症是高血糖高渗状态,患者失水严重,并可发展为惊厥和昏迷。DM急性并发症若不及时抢救易致死亡。

3.DM慢性并发症的临床表现

DM神经病变常表现为远端、对称性、多发性感觉神经病变,引起手套—袜套状分布的感觉异常,伴肢端麻木、刺痛、灼热感,有时伴有痛觉过敏。检查发现早期腱反射亢进,后期减弱或消失,触觉和温度觉也有不同程度降低。多发性神经病变可致DM患者足溃疡和关节病变。DM性大血管病变表现为冠心病、脑血管病、肾动脉硬化、肢体动脉硬化等,肢体动脉硬化常表现为下肢疼痛、感觉异常和间歇性跛行,严重供血不足可导致肢体坏疽。DM微血管病变表现为微循环障碍、微动脉瘤形成和微血管基底膜增厚,主要发生在视网膜、肾、神经、心肌组织,以DM肾病和视网膜病变为最重要。DM肾病晚期的肾衰竭是主要死亡原因之一,而DM视网膜病变则可能导致失明。DM足与下肢远端神经病变和周围血管病变相关,表现为足部感染、溃疡或深层组织破坏，是截肢、致残的主要原因。此外，高血糖还可使细胞免疫功能下降，从而导致真菌、细菌感染增多，如疖、肺结核、尿路感染、胆囊炎、真菌性阴道炎、体癣及足癣等。

【治疗原则】

1.DM 治疗目标

DM 的治疗目标是使血糖在全部时间内维持在正常范围内，并使物质代谢恢复正常。葡萄糖目标范围内时间(TIR)是指 24 小时内葡萄糖在目标范围内(3.9～10.0mmol/L)的时间，即血糖达标的时间，或其所占百分比。目前指南推荐 T2DM 患者的 TIR 控制目标为＞70％，尽可能减少葡萄糖低于目标范围时间(TBR)，避免发生低血糖，以及减少葡萄糖高于目标范围时间(TAR)。

高血糖得到良好控制的基本标准为 HbAIC、空腹和餐后血糖正常或接近正常，具体控制目标应依据病情等影响因素个体化设定。对多数非妊娠 DM 患者，HbAIC 的控制目标为＜7.0％(更为严格的标准是＜6.5％，甚至尽量接近正常)；即刻血糖的控制目标为餐前 4.4～7.0mmol/L，餐后＜10.0mmol/L(更为严格为餐前＜ 6.1mmol/L，餐后≤8.0mmol/L)。对病情危重采用胰岛素治疗的患者可适当放宽治疗目标，但只要达到目标后无明显的低血糖发生，则可制订更为严格的控制目标。对于妊娠期高血糖患者，血糖水平保持接近正常又不引起低血糖，对胎儿的正常发育非常重要，应控制空腹、餐前或睡前血糖 3.3～5.3mmol/L，餐后 1 小时血糖≤7.8mmol/L 或 2 小时血糖≤6.7mmol/L，HbAIC 尽可能＜6.0％。孕期 TIDM 力求 TIR＞ 70％，T2DM 和 GDM 至少应＞90％，尽可能减少 TBR 和 TAR。

2.高血糖控制策略

DM 高血糖的控制策略是综合性的，包括生活方式管理(核心为医学营养治疗和运动治疗)、血糖监测、DM 教育和药物治疗。DM 患者必须通过综合治疗达到控制代谢紊乱、防止严重急性并发症发生、减少慢性并发症导致的病痛和致残以及延长“健康寿命”的目的。生活方式管理是 DM 的基础治疗措施，应贯穿于治疗的始终。TIDM 患者需终身使用胰岛素治疗。T2DM 前期人群的高血糖，经过强化生活方式干预 6 个月效果不佳时，可考虑二甲双胍等药物干预，以降低 T2DM 的发病风险。T2DM 确诊患者则在生活方式管理基础上，选用二甲双胍等药物治疗，当一种降血糖药治疗血糖不达标时，应采取 2 种甚至 3 种不同作用机制的药物联合治疗。

DM 患者常合并代谢综合征的一到多个异常，如高血压、血脂异常、肥胖等，与高血糖一起促进 DM 慢性并发症的发生进展，因此，DM 的治疗应该是综合性的，包括血糖、血压、血脂、体重的控制、抗血小板治疗和改善生活方式等措施。

【药物治疗】

(一)治疗药物分类

控制高血糖的治疗药物可分为胰岛素类和非胰岛素类，胰岛素目前仍须注射给药，非胰岛素类降血糖药多数可口服。

1.胰岛素类

胰岛素类药物常统称为胰岛素，包括人胰岛素和胰岛素类似物。利用 DNA 重组技术生产出的与天然胰岛素有相同结构和功能的人胰岛素，极大地减少了动物胰岛素制剂带来的过敏反应；利用基因工程技术对人胰岛素进行局部修饰，合成了人胰岛素类似物。胰岛素类药物可与靶细胞上的胰岛素受体结合，激活受体上的酪氨酸激酶，触发细胞内信号通路蛋白的级联磷酸化反应，最终加速葡萄糖的转运和利用，促进糖原合成与贮存，抑制糖原分解和糖异生，促进脂肪和蛋白质的合成并抑制其分解，从而降低血糖，减轻 DM 的"三多"症状和增加体重。目前临床胰岛素均为注射剂，非注射途径的胰岛素制剂迄今尚未成功应用。与碱性鱼精蛋白结合的胰岛素 pH 升高，可在皮下注射部位形成沉淀（注意该制剂不可静脉注射）缓慢释放胰岛素，延长了胰岛素作用时间。精蛋白锌胰岛素或长效胰岛素类似物与相应的短效胰岛素或速效胰岛类似物组成预混胰岛素制剂，一次注射可同时补充人体所需的基础胰岛素和餐时胰岛素，增加了患者依从性。

2.非胰岛素类降血糖药

按作用机制可分为胰岛素增敏剂、胰岛素促分泌剂、减少葡萄糖吸收的α-葡萄糖苷酶抑制剂，以及促进尿糖排泄的钠-葡萄糖同向转运体 2 抑制剂。胰岛素增敏剂有双胍类如二甲双胍，噻唑烷二酮类（TZD）如吡格列酮，均不容易发生低血糖反应，但二甲双胍可降低体重，而 TZD 则增加体重。胰岛素促分泌剂可分为四类：①传统磺酰脲类（SU），如格列本脲、格列吡嗪、格列齐特、格列喹酮、格列美脲等，需要注意防止低血糖反应；②非 SU 类药物格列奈类，如瑞格列奈、那格列奈、米格列奈等，该类药物的特点为速效、短效，适合餐前服用，可控制餐后血糖；③胰高血糖素样肽一 1 受体激动剂（GLP-1RA），可发挥类似肠道激素 GLP-1 的葡萄糖依赖性胰岛素促分泌作用，不容易产生低血糖反应，更因其心血管获益和降低体重而受到临床重视，药物有艾塞那肽、利拉鲁肽等，目前除司美格鲁肽（曾用名索马鲁肽）有口服剂型之外，其他均需注射给药；④Ⅳ型二肽基肽酶抑制剂（DPP4i），通过减少 GLP-1 降解而间接发挥促胰岛素分泌等作用，如西他列汀、维格列汀、沙格列汀、利格列汀、阿格列汀等；⑤α-葡萄糖苷酶抑制剂可减少碳水化合物分解为葡萄糖自肠道吸收，降低餐后血糖，如阿卡波糖、伏格列波糖和米格列醇；⑥促进尿糖排泄的钠一葡萄糖同向转运体 2 抑制剂（SGLT2i）近年受到临床高度重视，降血糖的同时还可减轻体重和降低血压，在一系列临床研究中显示了其心血管和肾脏获益，虽有增加尿路感染和生殖器感染的风险，但少有低血糖反应，药物有达格列净、恩格列净、卡格列净、艾托格列净等。

（二）治疗药物选用

DM 治疗药物的选用主要取决于患者的病型、病情、年龄及肝肾功能，并依据全球多中心临床研究结果及其他大量循证医学数据。

1.T1DM

一经确诊，应在生活方式管理基础上，立即使用胰岛素常规终生替代治疗。根据病情与治疗效果可选用胰岛素起始治疗方案（睡前基础胰岛素或每日 1～2 次预混胰岛素）和胰岛素强化治疗方案（基础＋餐时胰岛素或每日 3 次预混胰岛素类似物）。长期治疗时，大多数患者需采用强化治疗方案，即多次皮下注射（常用胰岛素笔）或持续皮下胰岛素输注（又称胰岛素泵）。胰岛素剂量差异非常悬殊，必须个体化。例如，每日一次预混胰岛素起始治疗方案的起始胰岛素剂量一般为 0.2U/(kg·d)，晚餐前注射，根据患者空腹血糖水平调整胰岛素用量，通常每 3

～5 天调整 1 次，每次调整 1～4U 直至空腹血糖达标。餐前注射短效或速效胰岛素可控制餐后高血糖；睡前注射中效或长效胰岛素可提供基础胰岛素，保持黎明时血糖维持在正常范围。如果患者血糖波动大，则应在早餐前加一次小剂量中效或长效胰岛素以维持日间的基础水平。

2.T2DM

T2DM 是一种进展性疾病，其病程越长血糖越高，控制难度也越大。因此，对新诊断、年轻、无严重并发症或合并症的患者，建议及早严格控制血糖，以降低 DM 并发症的发生风险。选择药物时，不仅要考虑降血糖，还要考虑改善机体对胰岛素的敏感性和减轻胰岛功能损害。二甲双胍降糖作用明显，并有多种降糖之外的潜在获益，还有使用经济方便、临床用药经验丰富、不易产生低血糖等优点，被多数指南推荐为一线治疗药物。若无禁忌证，二甲双胍应一直保留在 DM 的治疗方案中。肾功能不全、肝功能不全、严重感染、缺氧或接受大手术的患者禁用二甲双胍。使用碘造影剂时，应在 48 小时前停用二甲双胍，在检查完至少 48 小时、复查肾功能无恶化后，方可继续用药。长期服用二甲双胍可引起维生素 B_{12} 水平下降，如缺乏应适当补充。有禁忌证或不耐受二甲双胍的患者，可根据情况选择其他降血糖药。在美国糖尿病协会（ADA）2022 版诊疗标准中，二甲双胍不再作为唯一推荐的一线用药，而是根据患者的伴随疾病和个体因素加以选择。

对于有高危合并症的 DM 患者，如果合并动脉粥样硬化性心血管疾病（ASCVD），不论 HbAIC 是否达标，只要没有禁忌证，都应选择具有临床获益证据的 GLP-1RA 或 SGLT2i，若不达标可两者联用。ADA 最新建议可根据需要联合或不联合二甲双胍；联合 TZD 时应谨慎，若有必要建议使用小剂量。如果合并慢性肾脏病（CKD）和蛋白尿，推荐 SGLT2i，若不能使用 SGLT2i，可考虑选用 GLP-1RA；如果合并 CKD 而无蛋白尿，则两者均可选用，若不达标可两者联用。如果合并心力衰竭，推荐合用 SGLT2i，避免选择 TZD，以免增加心力衰竭风险。若上述治疗不达标，或药物不适合，则根据患者具体情况选择无心血管风险的其他药物。对于无高危合并症的患者，如果一线药物单药治疗 3 个月后血糖未达个体控制目标，则进行二联治疗。联合的药物可根据患者病情特点选择。如果患者低血糖风险较高或发生低血糖的危害大，可合用 α-葡萄糖苷酶抑制剂、TZD、DPP4i、SGLT2i 或 GLP-1RA。需要降低体重的患者可联合 GLP-1RA 或 SGLT2i。肥胖 T2DM 患者常有明显的 IR，可合用能增加胰岛素敏感性的药物，如 TZD、α-葡萄糖苷酶抑制剂，尽量少用 SU 类药物或胰岛素，以免加重高胰岛素血症和 IR。患者以餐后高血糖为主要表现时，可选用 α-葡萄糖苷酶抑制剂或格列奈类餐时血糖调节剂。如果患者 HbAIC 距离目标值较大，可联合降糖作用较强的药物，如胰岛素促泌剂或胰岛素（通常为基础胰岛素）。部分患者在诊断时 HbAIC 较高，起始即可启动二联治疗。

如果二联治疗 3 个月后 HbAIC 不达标，应加用包括胰岛素在内的其他药物进行三联治疗。若三联治疗 3 个月后 HbAIC 仍不达标，则应调整为多次胰岛素治疗（此时应停用胰岛素促泌剂）。联合用药应选择作用机制不同的药物，发挥协同降血糖作用，同时不增加甚至减少不良反应的发生。在联合治疗过程中（尤其是有高危合并症时）应加强血糖监测。HbAIC 不能反映即时血糖，如果 HbAIC 已达标，但自我血糖监测（SMBG）和持续葡萄糖监测（CGM）显示有低血糖或血糖波动很大，应立即处理，并调整治疗方案。

如果患者在单药治疗、二联治疗甚至新诊断时，存在显著的高血糖（HbAIC＞9.0％或空腹血糖＞11.1mmol/L)甚至酮症，或在DM病程中出现无明显诱因的体重显著下降时，可直接给予短期胰岛素强化治疗，在高血糖得到控制和症状缓解后，再根据病情调整治疗方案。治疗时间在2周至3个月为宜，可暂时不以HbAIC达标作为治疗目标。临床研究表明，采用短期胰岛素强化治疗可显著改善高血糖所致的IR和胰岛B细胞功能下降。

3.肝肾功能不全

DM伴肝功能不全患者应慎用全身吸收的口服降血糖药，以免因药物消除减慢引起药物不良反应，同时亦加重肝脏负担，使肝功能进一步受损。应选择胰岛素治疗，待肝功能恢复后，再改为口服药。餐后血糖增高明显者可选择α-葡萄糖苷酶抑制剂，该类药物口服后绝大多数不吸收入血，而从肠道直接排出，故肝功能不全时仍可应用。

肾功能不全时，主要经肾排泄的多数SU类药物在体内蓄积，易致低血糖反应，应禁用。正在服用二甲双胍者，当估算的肾小球滤过率(eGFR)在45～59ml/(min·1.73m^2)时，可适当减量继续使用，不需停药。eGFR＜45ml/(min·1.73m^2)时禁用二甲双胍。临床研究表明，在二甲双胍基础上加用SGLT2i，可延缓DM CKD的病情进展；如不能使用SGLT2i，可考虑选用GLP-IRA。主要经肾排泄的口服降血糖药需要根据肾功能调整剂量，可选用很少经肾脏排泄、主要在肝脏代谢经胆道排泄的药物，如SU类的格列喹酮，仅终末肾衰竭患者需适当减量；格列奈类、TZD、DPP4i等不易引起低血糖反应，应用时无须调整剂量和额外监测肝肾功能。餐后血糖增高明显者可用α-葡萄糖苷酶抑制剂。严重肾功能不全患者应采用胰岛素治疗，为减少低血糖的发生，宜选用短效胰岛素。患者可因胰岛素在肾脏的降解减少而需减少胰岛素用量，也可因肾功能不全产生IR而需增加胰岛素用量，故应密切监测患者的血糖变化，及时调整剂量。

4.老年人

老年T2DM患者应根据病情确定个体化血糖控制目标，可以酌情采取宽松治疗方案，但应避免高血糖引发的症状及可能出现的急性并发症。对较长时间医学营养和运动疗法未能达到治疗效果的老年患者，可选择口服药物治疗，尤其是长效制剂，以增加依从性。二甲双胍是国内外均推荐的老年T2DM患者的一线降血糖药之一，可根据肾功能情况决定能否使用以及是否减量，严重肾、心、肝功能不良者忌用。由于老年人出现低血糖反应危害大，因此优先选择低血糖风险较低的药物。避免选用促胰岛素分泌作用强而持久的SU类降血糖药如格列本脲等；可选择小剂量作用温和或半衰期短的胰岛素促泌剂，根据血糖变化逐渐加量。α-葡萄糖苷酶抑制剂适用于高碳水化合物饮食结构和餐后血糖升高的老年患者，单独使用低血糖风险较低，若出现低血糖应使用葡萄糖纠正，原因是α-葡萄糖苷酶被抑制，食用淀粉等碳水化合物升糖效果差。TZD类胰岛素增敏剂单独使用不容易发生低血糖，但其可能导致体重增加和水肿，并增加骨折和心力衰竭的风险，有充血性心力衰竭、骨质疏松、跌倒或骨折风险的老年患者慎用。

5.儿童

儿童TIDM一经确诊常需终生依赖外源性胰岛素替代治疗。由于患儿胰岛残余β细胞功能有差异，胰岛素治疗要注意个体化。血糖控制目标根据不同年龄段的特点而有所区别，对易发生低血糖的幼儿期和学龄期血糖控制相对宽松；对青春期少年，在无低血糖风险的前提下，应加强血糖控制，HbAIC尽可能<7%。儿童T2DM的治疗原则上可先进行医学营养和运动治疗，观察2～3个月，若血糖仍未达标，可启用药物治疗，以保证儿童的正常发育。起始药物治疗可单用二甲双胍或胰岛素，或者两者联合使用。如果存在DM严重症状或急性并发症则需要胰岛素治疗，酸中毒纠正后联合二甲双胍治疗，待代谢稳定后，可在2～6周左右安全过渡到单一的二甲双胍治疗。对于超重或肥胖的患儿，二甲双胍联合生活方式干预可明显改善IR和糖调节异常，可作为首选药物。由于缺乏临床证据，10岁以下儿童应避免使用二甲双胍。

6.妊娠

妊娠对DM以及DM对孕妇和胎儿均有影响。胎儿靠母体葡萄糖得到能量，使孕妇的空腹血糖低于妊娠前水平，而血游离脂肪酸和酮酸浓度升高；胎盘胰岛素酶增加胰岛素的降解，胎盘催乳素和雌激素可拮抗胰岛素作用，使胰岛素需要量增加。分娩后则机体对胰岛素的敏感性恢复，胰岛素用量骤减。DM妇女计划怀孕前，应开始接受胰岛素强化治疗，直到妊娠结束。妊娠期发病的GDM患者也应采用胰岛素治疗，选用人胰岛素短效制剂，必要时加用中效制剂，忌用口服降血糖药。但对存在严重IR、胰岛素剂量大的孕妇，可在知情同意的基础上酌情继续应用或加用二甲双胍。绝大多数患者在分娩后即可停用胰岛素，个别患者需小剂量胰岛素治疗。

7.DM急性并发症

酮症酸中毒是DM，尤其是TIDM患者最常见的急性并发症，其治疗常采用短效胰岛素持续静脉滴注，这样既能有效抑制酮体生成，又能避免血糖、血钾和血浆渗透压降低过快带来的各种危险。治疗开始时，以0.1U/(kg.h)(成人5～7U/h)胰岛素加人生理盐水中持续静脉滴注，通常血糖可依每小时2.8～4.2mmol/L下降，如在2小时内下降不理想，且脱水状态已基本纠正，胰岛素剂量可加倍，每1～2小时测定血糖，根据血糖下降情况进行调整，使血糖下降速率稳定在上述范围内。对于重症患者，补液十分重要，不仅能纠正失水、恢复肾灌注，还有助于血糖下降和酮体的清除。通常首先补给生理盐水，当血糖降至11.1mmol/L时，应减少胰岛素输入量至0.02～0.05U/(kg·h)，改补5%葡萄糖或糖盐水，每4～6小时测定血糖，调整胰岛素输注量，使血糖稳定在较安全的范围内(8.3～11.1mmol/L)，待病情稳定后过渡到胰岛素常规皮下注射。在胰岛素和补液治疗的同时，可采用口服或静脉滴注的方式补钾，避免低钾血症的发生。对于重度酸中毒者，当血pH≤6.9时，用5%碳酸氢钠0.5～1ml/kg，稀释成1.5%等渗溶液静滴；pH上升至7.0时，停止补碱。

非酮症高渗性DM昏迷多见于老年T2DM，患者失水严重，积极补液至关重要，对预后起决定性作用。补液首选生理盐水，当血糖降至16.7mmol/L时需补充5%含糖液，直到血糖得到控制。同时注意补钾，以纠正水电解质紊乱。

8.DM慢性并发症

DM合并高血压时，需同时控制血压，以降低心血管病变及微血管并发症发生的危险性。目前对血压控制目标尚存在争议，我国最新指南建议一般DM患者<130/80mmHg，DM孕妇≤135/85mmHg，老年或伴有严重冠心病的DM患者可放宽至<140/90mmHg。钙通道阻滞药等五类降压药物均可用于DM患者，在合并白蛋白尿或CKD时首选ACEI如卡托普利或

ARB 如氯沙坦，但孕妇禁用。为达到降压目标，通常需要多种降压药联合应用，使用β受体拮抗剂和噻嗪类利尿剂时，应注意药物对糖代谢的不良影响，临床研究显示 SGLT2i 具有降压作用，并能改善 DM 合并高血压的心力衰竭、终末期肾病和心血管病死亡风险。T2DM 合并以总胆固醇或低密度脂蛋白胆固醇(LDL-C)增高为主的脂质异常血症者，调脂治疗的首要目标是 LDL-C，首选他汀类药物(孕妇禁用)。若空腹甘油三酯(TG)超过 5.7mmol/L，可在生活方式干预的基础上使用降低 TG 的药物(贝特类、烟酸或鱼油)，以减少发生急性胰腺炎的风险。烟酸类调血脂药可升高血糖，故应慎用；临床现多选用缓释型烟酸，其对糖代谢的影响小于普通剂型烟酸。小剂量阿司匹林可用于心血管疾病的二级预防，对不适用阿司匹林的患者可用氯吡格雷替代。对合并 CKD 患者，适当限制蛋白质摄入量、严格控制血压、预防和治疗尿路感染是治疗的主要措施，2021 年国外批准新型非甾体盐皮质激素受体拮抗剂非奈利酮上市，用于 DM 合并 CKD 的治疗。终末期肾病可选择透析治疗、肾或胰肾联合移植。此外，临床尚有用于 DM 神经病变等慢性并发症的防治药物，如醛糖还原酶抑制剂依帕司他、抗氧化应激的 α-硫辛酸等。

第二节　甲状腺功能亢进症

甲状腺功能亢进症是指甲状腺腺体不适当地持续合成和分泌过多甲状腺激素而引起的内分泌疾病，简称甲亢。甲亢常有明显的家族性，可发生于任何年龄，30～60 岁高发，女性多于男性，我国成年人患病率为 0.78%。甲亢类型中以格雷夫斯甲状腺功能亢进症(GH，又称 Graves 病)最为常见，约占 80%，本节着重阐述 GH 的药物治疗。

【病因和发病机制】

GH 是一种在遗传基础上由精神刺激等应激因素诱发的自身免疫性疾病，由于患者体内的促甲状腺激素(TSH)受体抗体(TRAb)刺激甲状腺细胞上的 TSH 受体，引起甲状腺激素生成和释放增多，患者血中三碘甲状腺原氨酸(T_3)和甲状腺素(四碘甲状腺原氨酸，T_4)升高，TSH 降低。GH 的免疫异常反映在甲状腺和眼球后组织有淋巴细胞和浆细胞浸润；甲状腺组织有 IgG、IgM、IgA 沉着；周围血液循环中的淋巴细胞绝对值和百分比增高，常伴有淋巴结、胸腺和脾脏淋巴组织增生；患者或其家属发生其他自身免疫性疾病者较多见；皮质类固醇和免疫抑制剂可缓解 GH 的甲亢和眼征。GH 眼征的病因仍不清楚，可能与免疫机制有一定关联，因 2/3 有活动性 GH 眼征的患者血清中可检出突眼性免疫球蛋白(OIgG)。

【诊断标准和临床表现】

GH 的诊断标准有：①甲亢症状和体征；②甲状腺弥漫性肿大；③血清 TSH 水平降低，总 T_3、T_4 和游离 T_3、T_4 升高；④眼球突出和其他浸润性眼征；⑤胫前黏液性水肿；⑥TRAb 阳性。以上标准中的前 3 项为诊断必备条件，后 3 项为诊断辅助条件。甲亢常见的症状和体征是甲状腺肿大，局部黏液性水肿及甲状腺外的异常表现。甲状腺肿表现为甲状腺呈弥漫或结节性肿大，质地柔软或坚硬，表面光滑，可触及震颤并有血管杂音。局部黏液性水肿，多见于胫前，偶见于手足背面、踝关节等处，其特征是蛋白质浸润，非凹陷性水肿，病变早期局部瘙痒，呈红色，而后变得坚实。甲状腺外的异常表现反映在甲亢患者眼征上，包括凝视、瞬眼滞后、上眼睑后缩和轻度巩膜充血，主要是肾上腺能神经兴奋所致，常常随着甲亢治疗成功而缓解。浸润性突眼是较严重的表现，为GH所特有，其特点是眼眶疼痛、流泪、异物感、怕光、眼眶后组织增生、突眼和眼外肌淋巴细胞浸润，并可产生眼肌无力致使复视。

GH还表现出交感神经兴奋性增高，如易激动、烦躁易怒、多动、多言、神经过敏、失眠（老年人可表现为精神抑郁）、情绪不稳定、双手细颤等症状。机体代谢方面表现出代谢增高综合征，如怕热、多汗、食欲亢进、低热、皮肤温暖和潮湿、乏力、体重下降、大便次数多、月经失调、闭经等。心血管系统表现为心率增快、心房颤动、收缩压增高、脉压加大等。其他还有肌无力、肌萎缩、骨质疏松和骨痛等。

【治疗原则】

治疗的目的是控制甲亢症状，使血清中甲状腺激素水平降到正常，促进免疫监护的正常化。主要措施有：①内科治疗，包括抗甲状腺药物（ATD）治疗，以硫脲类药物为主；普萘洛尔等β受体拮抗剂辅助对症治疗，起到迅速控制症状的作用。一般治疗包括低碘饮食，戒烟，不宜喝浓茶、咖啡等，给予足够的营养和热量，适当休息，避免精神刺激、感染、过度劳累等。②放射性碘（^{131}I）破坏甲状腺组织。③甲状腺次全切除手术，即手术切除部分甲状腺组织。三种疗法各有利弊，应根据患者的具体情况选择治疗方案。内科治疗可以保留甲状腺产生激素的功能，但是疗程长、治愈率低，复发率高；^{131}I和甲状腺次全切除都是通过破坏甲状腺组织来减少甲状腺激素的合成和分泌，疗程短，治愈率高，复发率低，但是甲减的发生率显著增高。

【药物治疗】

（一）治疗药物分类

1.硫脲类

硫脲类是常用的ATD，主要有咪唑类和硫氧嘧啶类，前者目前常用甲巯咪唑（MMI，别名他巴唑），后者常用丙硫氧嘧啶（PTU）。硫脲类不影响碘离子摄取，也不抑制已合成的甲状腺激素释放，因此对已合成的甲状腺激素无效。PTU还可通过抑制5,一脱碘酶而减少外周组织T_4转化为T_3。常见不良反应有皮疹、皮肤瘙痒等过敏反应、胃肠道反应等，严重的不良反应有粒细胞减少症、肝毒性和血管炎。在治疗期间应定期检查血常规和肝功能，如出现发热或咽痛应立即停用药物。由于GH本身也可引起白细胞减少，因此在治疗前应进行血常规检测，如白细胞计数持续$<3.0\times10^9/L$，不宜起始ATD治疗。PTU引起的暴发性肝坏死起病急、进展迅速，MMI的肝毒性则主要为胆汁淤积，多发生在大剂量和老年患者，故除严重病例、甲状腺危象、妊娠早期或对MMI过敏者首选PTU外，其他情况首选MMI治疗。长期用药可反馈性增加TSH分泌而引起甲状腺肿，还可诱发甲状腺功能减退，及时发现并停药常可恢复。

2.大剂量碘

大剂量碘抑制甲状腺激素的释放，其作用快而强，用药1～2天起效，10～15天达最大效应。此时若继续用药，反使碘的摄取受抑制，失去抑制激素合成的效应，甲亢症状又可复发，故碘化物不能单独用于甲亢内科治疗。大剂量碘还能抑制腺体增生，使腺体缩小变硬，血管减少，有利于手术的进行。不良反应主要有过敏反应、慢性碘中毒和甲状腺功能紊乱。

3.放射性碘

甲状腺有高度浓聚^{131}I的能力，^{131}I衰变时放出β和γ射线(其中99%为p射线)。β射线在生物组织内的射程平均约0.8mm，故辐射作用仅限于甲状腺局部而不影响邻近组织，它可使部分甲状腺上皮组织遭到破坏，从而降低甲状腺功能。^{131}I在甲状腺内停留的有效半衰期为3～4天左右，能达到治疗目的。主要不良反应是甲状腺功能减退。妊娠患者禁用。

4.β受体拮抗剂

普萘洛尔等β受体拮抗剂是甲亢及甲状腺危象治疗，放射性碘或手术治疗前有价值的辅助治疗药，可改善交感神经兴奋症状，适用于老年患者或静息心率>90次/min或合并心血管疾病的患者。单用时其控制症状的作用有限，与硫脲类药物合用则疗效迅速而显著。支气管哮喘、房室传导阻滞、心功能不全患者和妊娠者禁用普萘洛尔。支气管疾病者可选用$β_1$受体拮抗剂美托洛尔、阿替洛尔等。

(二)治疗药物选用

1.轻度、中度甲亢

服用硫脲类ATD后，多数患者4～8周后症状明显减轻，部分患者需3个月症状方缓解。当症状完全消失，T_3、T_4恢复正常，即可逐渐减量(约需2～3个月)，维持治疗1～2年或更长时间。维持期可适当加服小剂量甲状腺素制剂，如左甲状腺素($L\text{-}T_4$) 50～100μg，每日1次，以稳定下丘脑—垂体—甲状腺轴的反馈机制，避免甲状腺肿和突眼加重。

放射性碘治疗后2～4周症状减轻，6～12周甲状腺功能恢复至正常，约80%患者可一次治愈，未治愈者6个月后可进行第二次治疗。孕妇、哺乳期妇女，严重心脏、肝、肾衰竭，活动性肺结核，外周血白细胞低于$3\times10^9/L$，重症浸润性突眼及甲状腺危象患者均禁用放射性碘治疗。

ATD作用缓慢，不能迅速控制甲亢的多种症状，尤其是交感神经兴奋性增高的表现。因此，在治疗初期，可联合应用β受体拮抗剂，以改善心悸、心动过速、多汗、震颤及精神紧张等症状。对不能耐受β受体拮抗剂的患者，非二氢吡啶类钙通道阻滞药(如地尔硫䓬等)对控制心率可能有作用。

2.甲状腺危象

甲状腺危象是甲亢最为凶险的并发症，发展快，病死率较高，一旦诊断成立，应立即抢救。首先应迅速减少甲状腺激素释放、合成和转化。应先用大剂量PTU抑制甲状腺激素合成，抑制T_4转变为T_3；再用大剂量碘抑制甲状腺激素释放。注意不能单用碘剂，必须与PTU同时应用。对碘剂过敏者，可试用锂盐。应用普萘洛尔可降低周围组织对甲状腺激素的反应，禁用普萘洛尔者，可用利舍平或胍乙啶。应用糖皮质激素氢化可的松200～300mg/d静脉滴注，可纠正危象时可能存在的肾上腺皮质功能不全的应激反应(高热或休克)，病情好转即减量或停用。

3.浸润性突眼

突眼初期3个月内使用糖皮质激素疗效较好，如泼尼松10～20mg，每日3次，症状好转后减量，一般于1个月后见效，逐渐减至维持量5～10mg/d。严重病例可选用甲泼尼龙0.5～1g加入生理盐水中静脉滴注，隔日一次，连用2～3次后，继以泼尼松口服4周左右，症状好转后逐渐减至维持剂量。其他可供选用的免疫抑制剂有环磷酰胺、甲氨蝶呤、硫唑嘌呤、环孢素等。稳定甲状腺功能在正常范围,有助于病情的恢复,可采用甲状腺素与ATD合用,以调整下丘脑—垂体甲状腺轴功能。

4.妊娠期甲亢

通常妊娠不会加重甲亢,一般不必终止妊娠。治疗时要注意以下特点:①由于自妊娠12~14周起,胎儿甲状腺有聚碘功能,故禁用放射性^{131}I治疗,主要选择内科药物治疗。②不可将甲状腺功能控制在非妊娠时正常水平,而应维持在稍高于正常水平,以免发生甲状腺功能减退和流产。③ATD可自由通过胎盘,抑制胎儿合成甲状腺激素,促使胎儿TSH增高,可引起胎儿甲状腺肿大及甲状腺功能减退,故ATD的剂量不宜过大,应尽可能采用最小的有效维持剂量;PTU抑制T_4转变为T_3,且通过胎盘的能力相对较小,故在妊娠合并甲亢时应作为孕前和孕早期的首选,妊娠中晚期再改用肝毒性较小的MMI。④由于ATD可从乳汁分泌,产后如需继续服药,则不宜哺乳。⑤普萘洛尔可使子宫持续收缩而引起胎盘及胎儿发育不良、心动过缓、早产及新生儿呼吸抑制等,故应慎用或不用。⑥妊娠期一般较少采用手术治疗。如计划手术治疗,宜于妊娠中期(即妊娠4~6个月)施行。碘化物能通过胎盘,可引起胎儿甲状腺肿和甲状腺功能减退,出生时可引起新生儿窒息死亡,故妊娠期甲亢手术前,应做碘剂快速准备,一般不超过10天,以减少对胎儿的影响。手术后患者宜每日补充L-T_4,以防流产。

第三节　骨质疏松症

骨质疏松症(OP)是一种以骨量低,骨组织微结构损坏,导致骨脆性增加,易发生骨折为特征的全身性骨病,可发生于任何年龄,但多见于绝经后女性和老年男性,其导致的骨折是老年患者致残、致死的主要原因之一。人口的老龄化导致OP患病率不断上升,据我国2018年的调查,50岁以上人群为19.2%,其中女性为32.1%,显著高于欧美国家。OP可防、可治,需加强对危险人群的早期筛查与识别。

【病因、分类和发病机制】

根据病因可将OP分为原发性和继发性。原发性OP包括绝经后(Ⅰ型,一般发生在女性绝经后5~10年内)、老年性(Ⅱ型,一般指70岁以后发生的骨质疏松)和特发性(包括青少年型,病因尚未明确,与遗传关系密切)三种类型。继发性OP指由任何影响骨代谢的疾病或明确原因诱发而成,如甲状腺功能亢进症、甲状旁腺功能亢进症、糖尿病、类风湿、维生素D(VitD)缺乏、Cushing's综合征等。

骨骼的结构包括Ⅰ型胶原的三股螺旋结构、非胶原蛋白和沉积于其中的羟基磷灰石,其完整性由骨形成(骨的合成代谢)和骨吸收(骨的分解代谢)的动态平衡(骨重建)来维持。负责骨形成的成骨细胞由间充质干细胞分化而成,可分泌富含蛋白质的骨基质,包括Ⅰ型胶原和一些非胶原蛋白,再经过数周至数月,逐渐沉积于骨基质上的骨盐形成羟基磷灰石(骨矿化),形成骨组织。负责骨吸收的破骨细胞由单核巨噬细胞前体分化而成,其生成的关键调节步骤包括成骨细胞产生的核因子-KB(NF-KB)受体活化因子配体(RANKL)与破骨细胞前体细胞上的

NF-KB受体活化因子(RANK)结合，从而激活NF-KB，促进破骨细胞分化。破骨细胞的增殖和生存有赖于成骨细胞源性的巨噬细胞集落刺激因子(CSF)，而成骨细胞分泌的护骨素(OPG)则可与RANK竞争结合RANKL而抑制破骨细胞的生成。

OP的发病机制尚不明确，目前认为与激素调控、营养状态、物理因素、免疫状况及遗传因素有关，是由多种基因.环境因素等交互作用的结果。

1.激素调控

骨重建受多种激素调节，其中最重要的三种钙调节激素是甲状旁腺激素(PTH)、骨化三醇[1,25-(OH) 2-VitD$_3$]和降钙素(calcitonin)。PTH具有促进骨形成和骨吸收的双重作用，其主要生理功能为促进骨质溶解，动员骨钙入血，使血钙增高；抑制肾小管对磷的再吸收，促进尿磷排出增多，使血磷降低；PTH通过活化VitD3，间接促进肠黏膜吸收钙、镁和磷。PTH分泌受血浆钙离子浓度的调节，血钙过低可刺激PTH分泌，血钙过高则抑制PTH分泌。1,25-(OH)2-VitD，可抑制PTH分泌，而降钙素则抑制骨吸收、促进PTH分泌。与OP密切相关的激素还有性激素、糖皮质激素、甲状腺激素等。雌激素有促进降钙素分泌、抑制破骨细胞的作用，故绝经后雌激素不足，破骨细胞过于活跃，易引起骨丢失及OP。雄激素能刺激青春期的急速成长，间接促进骨的生长。糖皮质激素的大量增加可使成骨细胞减少，骨形成受抑制，造成负钙平衡，骨基质减少，骨吸收增加，导致继发性OP。甲状腺激素过度分泌，使蛋白质分解代谢亢进，引起钙、磷代谢紊乱，造成负钙平衡，骨吸收大于骨形成，引起高转换型OP。

2.营养因素

钙、磷、镁、蛋白质和微量元素氟、锶等均与OP有关。钙是人体的重要元素之一，骨钙约占人体总钙量的99%。有研究显示，低钙地区女性的股骨骨折发生率较高钙地区明显增高。充足的日光照射可使皮肤内的VitD合成增多，促进钙的吸收利用，大大减少了OP的发生。磷对骨代谢也有影响，磷酸盐缺乏可对骨吸收产生刺激作用，使骨吸收增强，引起佝偻病、软骨症。蛋白质、氨基酸是提供骨有机基质合成的重要原料。适量摄入氟可刺激骨细胞增殖，促进骨形成，过量则产生抑制作用，其治疗剂量范围很窄，故其对OP的效益和风险尚有争议。骨骼中锶的增加可减少钙流失，增加钙沉积，提高骨骼强度。

3.物理因素

骨量与运动关系密切，运动员肌肉发达，骨密度高，极少患OP，而长期卧床或少活动的人易发生骨萎缩、OP。适当的负重和力学刺激有利于维持骨重建，修复骨骼微损伤，避免微损伤累积和骨折，原因是负重、肌肉牵拉等机械性应力可对成骨细胞产生刺激，增加骨形成。

4.免疫因素

免疫系统由于增龄和雌激素缺乏而持续低度活化，使机体处于促炎性反应状态，其对骨重建的调节通过以下两个环节实现：①破骨细胞和成骨细胞的数量和功能变化；②炎性反应介质如肿瘤坏死因子α(TNF-a)、白细胞介素(IL)、前列腺素E_2(PGE_2)等。类风湿关节炎的OP是免疫反应所引起的典型案例，其发病机制尚待进一步探讨。

5.遗传因素

骨峰值一般是在青春期后到成人期的早几年内达到，目前认为峰值骨量的60%～80%受遗传因素影响，多种基因的遗传变异与骨量调节相关，包括VitD受体基因、I型胶原基因、雌激素受体基因、转化生长因子β基因、降钙素受体基因等。虽然遗传因素能决定一个人的骨峰值，因而影响OP的发生和预后，但通过后天生活方式干预、运动锻炼、合理用药等可以改善OP。

【临床表现】

原发性OP轻者可无症状，仅在X线拍片或骨密度测量时被发现。较重者可表现为疼痛（腰背或全身骨痛）、脊柱变形（身长缩短、驼背、胸廓畸形等）及骨折，容易导致心理异常。疾病初期，由安静状态开始活动时出现腰背痛，逐渐发展为持续性疼痛，在长时间保持固定姿势时加重。当胸、腰椎出现新鲜压缩性骨折时，腰背疼痛剧烈。脊椎椎体内部骨小梁萎缩，疏松而脆弱的椎体受压，可导致椎体缩短、身长缩短和驼背。骨折在导致痛苦程度、病死率和医疗费用上都是最严重的，好发于脊柱、髋部和前臂，其他如肋骨、盆骨、肱骨、胸骨、锁骨、胸骨等也可发生。一次骨折发生后，再次或反复骨折的危险性就增加。骨折后患者需长期卧床，不仅会引起废用性OP和肌肉萎缩，而且容易发生肺炎、褥疮及泌尿系感染。

【防治原则】

OP患者一旦发生骨折，生活质量下降，出现各种并发症，可致残或致死，因此预防比治疗更为现实和重要。OP初级预防指尚无OP但具有其危险因素者，应防止或延缓其发展为OP并避免发生第一次骨折；OP二级预防指已确诊OP或已发生过脆性骨折（受到轻微创伤或日常活动中即发生的骨折），其防治目的是避免发生骨折或再次骨折。

OP的预防和治疗策略包括基础措施、药物干预及康复治疗。在基础措施中，调整生活方式非常重要，如摄入富含钙、低盐和适量蛋白质的均衡膳食，适当进行户外活动和日照以及有助于骨健康的体育锻炼和康复治疗，避免嗜烟、酗酒并慎用影响骨代谢的药物，采取防止跌倒的各种措施，注意是否有增加跌倒危险的疾病和药物，加强自身和环境的保护措施等。还应根据需要适当补充钙和VitD。绝经后OP的发生取决于骨峰值（青春期坚持户外运动、摄入足量的钙等生活方式有利于提高骨峰值）及骨丢失率这两个因素，补充性激素、应用骨吸收抑制剂可减少骨丢失率。老年性OP可选用促进骨形成的药物或骨吸收抑制剂，或者两者序贯联合用药。

推荐抗OP药物治疗的适应证主要包括经骨密度检查确诊为OP的患者，已经发生过椎体、髋部等部位脆性骨折者，以及骨量减少且具有高骨折风险者。药物治疗一般3～5年（至少1年），治疗最终目标是降低骨折发生风险，因此要求患者定期随访，建议3～6个月检测1次骨转换指标（骨形成标志物和骨吸收标志物），每年检测1次骨密度；对于继发性OP，如糖皮质激素性OP等，可每半年检测1次骨密度。

【药物治疗】

（一）治疗药物分类

药物抗OP的作用机制或以抑制骨吸收为主，或以促进骨形成为主，也有一些具有多重作用机制。目前OP治疗药物研究取得了较大进展，如狄诺塞麦是一种单克隆抗体，可与人RANKL特异性结合而抑制骨吸收；硬骨抑素的抗体罗莫单抗是一种既促骨形成，又抑制骨吸收的新型抗OP药物。

(二)治疗药物选用

目前治疗OP的主流药物是抑制骨吸收的药物，在保证钙剂和VitD摄入的前提下，一般首选双膦酸盐类，但应注意该类药物可能造成上消化道不良反应(口服时)，还可能引起罕见的下颌骨坏死和非典型股骨骨折。对于骨痛症状明显的患者，优先选用降钙素。雌激素因存在引发癌症风险、雌激素受体调节剂因静脉血栓栓塞危险，使用上受到了一定的限制。

1.原发性Ⅰ型OP

即绝经后OP，由于绝经后雌激素减少，使骨吸收亢进而引起骨量丢失，因此应选用雌激素类、雌激素受体调节剂、双膦酸盐类、降钙素等骨吸收抑制剂，也可应用甲状旁腺素、钙制剂等促进骨形成的药物。

(1)雌激素类：采用雌激素预防绝经后OP应进行利与弊的全面评估，主要用于60岁前的绝经妇女预防OP，不主张长期用药。雌激素的副作用包括阴道出血、乳房触痛和凝血因子合成增加，可能增加子宫内膜癌和乳腺癌的发病率以及静脉血栓栓塞的危险。联合使用孕激素可减少发生子宫内膜癌的风险，但可能增加乳腺癌风险(应用5年内风险低)。常用雌激素类药物主要有雌二醇、尼尔雌醇等；孕激素类药物有甲羟孕酮、地屈孕酮等；替勃龙(即7-甲异炔诺酮)既有雌激素样活性使骨量增加，又有孕激素样活性，可降低增加子宫内膜癌的危险，10%的患者可有轻度子宫内膜增生。无心血管疾病危险因素的女性60岁前或绝经不到10年开始激素治疗，可能对其心血管有一定的保护作用，已有心血管损害或60岁后再开始激素治疗，则无此保护作用。

(2)选择性雌激素受体调节剂：代表药物为雷洛昔芬，在骨骼中与雌激素受体结合表现出类雌激素活性、抑制骨吸收，而在乳腺和子宫中则表现为抗雌激素活性，不增加患子宫癌、乳腺癌的危险性，还可降低LDL胆固醇而发挥一定的心血管保护作用。但和雌激素一样，也有增加静脉血栓栓塞的危险。

(3)双膦酸盐类：双膦酸盐类是目前临床应用最广泛的抗OP药物，常用药物有阿仑膦酸钠、唑来膦酸、利塞膦酸钠、伊班膦酸钠、依替膦酸二钠、氯膦酸二钠等。该类药物口服吸收差，吸收率约为1%～5%，如遇食物或饮料中的阳离子，则吸收率更低，故不能与食物、牛奶或饮料同服。如早餐前未服药，则当日停服，而不能在餐后补用。低钙血症者慎用，严重VitD缺乏者需注意补足后再用。少数患者口服可发生轻度胃肠道反应，包括上腹疼痛、反酸等，有活动性胃及十二指肠溃疡、反流性食管炎等的患者慎用。为避免药物刺激食管，服药后30分钟内不应躺卧。首次口服或注射时可出现一过性发热、骨痛和肌痛等类流感样反应，多在用药3天内明显缓解。约61%以原型从肾脏排泄，肾功能异常的患者应慎用或酌情减少剂量，用药时尽可能使患者水化，以免发生肾脏毒性。罕见下颌骨坏死，应注意口腔卫生，有严重口腔疾病或需要接受牙科手术者不建议使用。长期应用可发生非典型股骨骨折，一旦发生应立即停药。与其他抗OP药物不同，双膦酸盐类停药后其抗OP性骨折作用可能会保持数年。

(4)降钙素类：更适合有疼痛症状的OP患者，短期使用可缓解OP或并发骨折引起的疼痛，长期应用保持骨量不下降或略增加。有鲑降钙素和鳗鱼降钙素类似物依降钙素。一般主张服用降钙素的同时补钙600～1 200mg/d。若单独使用，血钙下降，PTH上升，反而增加骨吸收。若与VitD，及钙剂合用效果更好。

(5)甲状旁腺素(PTH):重组人 PTH (1～34)特立帕肽对男性及绝经后女性 OP 患者均有显著疗效,长期使用可减少脊椎骨折风险。用药期间应监测血钙水平,预防高钙血症。治疗时间不超过 2 年。

(6)钙制剂:如果饮食中钙供给不足可选用钙剂补充,绝经后妇女和老年人每日钙摄入推荐量为 1 000mg,根据我国营养情况推荐补充 500～600mg/d。钙制剂分无机钙和有机钙两类,无机钙如氯化钙、碳酸钙等,含钙高,作用快,价廉,服用方便,在口服钙制剂中为首选,但对胃刺激性大。有机钙如葡萄糖酸钙、乳酸钙等,含量低,吸收较好,刺激性小。钙制剂常与 $VitD_3$(400～800IU/d)同时使用,应定期监测血钙和尿钙,避免过量补充钙剂增加肾结石和心血管疾病的潜在风险。补充钙和 VitD 是 OP 治疗的基础,可与其他药物联合使用。

2.原发性Ⅱ型 OP

即老年性 OP,其病因是增龄老化所致调节激素失衡使骨形成低下,可选用具有骨形成促进作用的药物,如活性 VitD、钙制剂、PTH 等,也可应用骨吸收抑制剂双膦酸盐类药物、蛋白同化激素(如苯丙酸诺龙、司坦唑醇)等。对于老年 OP 患者或老年低骨量,伴有骨折高风险的人群,建议补充钙剂和(或)VitD 作为基础措施之一,与抗老年 OP 药物联合应用。老年 OP 患者如因肝肾功能不全导致 VitD 代谢(羟化)受阻,影响钙剂的吸收,建议首选活性 VitD。目前应用广泛的制剂有骨化三醇和阿尔法骨化醇(alpha calcidol,即 1α-OH-D3)。骨化三醇无须经肝、肾羟化,直接参与骨矿代谢。阿尔法骨化醇在肝脏迅速代谢为有生理活性的骨化三醇,参与骨矿代谢。在应用活性 VitD 时,一般情况下不需要高钙饮食。

3.继发性 OP

去除病因是治疗继发性 OP 的关键。皮质类固醇性 OP 应积极采取手术切除或减少糖皮质激素用量等方式纠正高皮质醇血症。去除病因后,仍需补充钙剂和 VitD,以增加肠钙吸收。也可应用双膦酸盐类药物、蛋白同化激素等。糖尿病性 OP 首先应控制高血糖,避免选用可能增加骨折风险的噻唑烷二酮类药物(主要为罗格列酮)和可能影响钙磷代谢的钠-葡萄糖共转运体 2(SGLT-2)抑制剂,可选择对骨骼有一定保护作用的二甲双胍、胰高血糖素样肽-1(GLP-1)受体激动剂,或其他呈中性影响的药物。在糖尿病常规治疗的基础上,采用阳光照射或补充普通 VitD 的同时,可选用骨吸收制剂或骨形成促进剂。甲状腺功能亢进性 OP 也应以治疗甲亢为主,并补充足量钙剂和 VitD(活性型效果更好),也可加用双膦酸盐类等药物。此外,如骨痛明显伴高血钙可加用降钙素。

第四节　痛　风

痛风是指因血尿酸过高而沉积在关节、组织中造成多系统损害的一组疾病,严重者可并发心脑血管疾病、肾衰竭,直至危及生命。高尿酸血症与痛风是一个连续、慢性的病理、生理过程。痛风发病年龄多在 40 岁以上,患病率随年龄的上升而增加,近年呈年轻化趋势,常在春、秋季节发病。最近报道,高尿酸血症在不同种族患病率为 2.6%～36%,痛风为 0.03%～15.3%;我国高尿酸血症的总体患病率为 13.3%,痛风为 1.1%(其中男性 1.7%,女性 0.5%),已成为继糖尿病之后又一常见代谢性疾病。然而，痛风并非不治之症，关键是早预防、早发现、早治疗。

【病因、分类和发病机制】

高尿酸血症是嘌呤代谢紊乱引起的代谢异常综合征，不论性别，非同日 2 次血尿酸水平超过 420μmol/L 即可诊断。临床上 5%～15%高尿酸血症患者可发展为痛风，表现为痛风性关节炎、痛风肾和痛风石等，确切原因不明。痛风按高尿酸血症的形成原因可分为原发性和继发性两大类。原发性痛风约占 90%，有一定的家族遗传倾向，与环境因素共同致病。多数由肾小管分泌尿酸功能障碍致使尿酸排泄不足引起，少数由尿酸生成增多引起，绝大多数病因未明。次黄嘌呤和黄嘌呤是尿酸的直接前体，在黄嘌呤氧化酶的作用下，次黄嘌呤氧化为黄嘌呤，黄嘌呤氧化为尿酸。体内代谢相关的酶活性改变使嘌呤代谢增强，或者次黄嘌呤鸟嘌呤核苷酸转移酶部分缺乏，均可使尿酸增多。继发性痛风可继发于以下情况：①嘌呤增多的遗传性疾病，存在酶及代谢缺陷，自出生就有高尿酸血症；②骨髓或淋巴增生性疾病和肾脏病变；③外源性高尿酸血症，如高嘌呤饮食、大量饮用啤酒和使用嘌呤拮抗剂。此外，肾功能不全、肾脏清除尿酸减少、使用抑制肾小管分泌功能的药物、有机酸增多与尿酸竞争肾小管分泌载体、原发性高血压、糖尿病等均可引起血中尿酸增高。

尿酸是人体内嘌呤代谢的最终产物，血浆中的尿酸均以单尿酸盐形式存在。尿酸盐的溶解度很低，当血液 pH 为 7.4 时，尿酸钠的溶解度为 420μmol/L，当血浆尿酸达此浓度时则呈饱和状态，如持久不降，遇下列情况可形成微小的尿酸钠结晶：①血浆白蛋白及 α_1、α_2 球蛋白减少；②局部 pH 降低；③局部温度降低。尿酸盐结晶较易沉积在血管较少而基质中黏多糖含量较丰富的结缔组织、软骨和关节腔内，结晶表面可吸附 IgG，并在补体的参与下诱发含 Fc 受体中性粒细胞的吞噬作用。晶体被吞噬后可使粒细胞膜破裂，释放出各种炎症介质，如趋化因子、溶酶体酶等，最后导致组织发生炎性反应，引起痛风性关节炎发作。如尿酸沉积于肾脏则引起肾功能不全。

【临床表现】

痛风表现为夜间发作的急性单关节或多关节疼痛。骨关节损害最常见于手足小关节，以第一跖趾关节为最好发部位，也可涉及踝、膝、腕等关节。痛风所致关节炎常突然发作，关节红、肿、热、有压痛及剧烈疼痛，以晚间尤为显著。发作时常有全身症状如体温升高、白细胞增多、血沉加速、血清尿酸盐浓度升高等症状。反复发作 10 年左右形成慢性痛风性关节畸形，关节周围与身体其他部位皮下均可见到结节状突出之痛风石，并可溃破。本病常累及肾脏引起慢性间质性肾炎和肾脏尿酸性结石的形成，痛风患者肾结石的发病率要比普通患者高出 1 000 倍，约有 22%～40%的原发性痛风患者合并肾结石，表现为血尿、尿频、尿急、尿痛。病情发展缓慢，晚期间质性肾炎和肾结石会导致肾功能不全，甚至危及生命。原发性痛风患者还常合并高脂血症、肥胖、糖尿病、高血压、冠心病等。

【治疗原则】

痛风是嘌呤代谢紊乱所致，虽有许多并发症，但如早期治疗一般预后良好，到了晚期尿酸广泛弥漫性地在组织中沉积，或发生肾功能不全，则预后不佳。痛风的一般治疗原则包括保持健康的生活方式，如控制体重、规律运动，限制摄入酒精及高嘌呤、高果糖饮食，鼓励摄入奶制品和新鲜蔬菜(不推荐也不限制豆制品)及适量饮水,以及有效的药物治疗和定期的健康检查。

药物治疗是痛风治疗的核心,常用抑制尿酸生成、促尿酸排泄和镇痛抗炎的药物,要求达到以下目的:①尽快终止急性关节炎发作;②纠正高尿酸血症,防止关节炎发作或复发,防止因尿酸盐沉积于肾脏、关节等所引起的并发症,以及防止尿酸结石形成和肾功能损害。

对痛风这种慢性病的治疗,要坚持长期用药,将血液中的尿酸浓度控制在正常水平是治疗成功的关键。目前认为血尿酸水平<360μmol/L (6mg/dl)是最低目标,对已有痛风石或其他合并症的患者,为了更好地长期改善其临床症状和体征,应将血尿酸水平降至 300μmol/L (5mg/dl)以下。但不可长期低于 180μmol/L。

【药物治疗】

(一)治疗药物分类

目前临床常用的痛风治疗药物见表 8-1。

表 8-1　痛风治疗药物分类

药物分类	代表药物	作用机制
抑制尿酸合成的药物	别嘌醇 非布司他	竞争性抑制黄嘌呤氧化酶,减少尿酸合成。非布司他对黄嘌呤氧化酶的抑制选择性高。两药的代谢产物对黄嘌呤氧化酶同样具有抑制作用
促进尿酸排泄的药物	苯溴马隆 丙磺舒 磺吡酮	竞争性抑制肾小管对尿酸的重吸收,促进尿酸排泄(使用时常合用碳酸氢钠,机制为碱化尿液以促进尿酸排泄)
重组尿酸氧化酶	普瑞凯希	可将尿酸迅速氧化为尿囊酸,经肾排泄
抑制白细胞游走进入关节的药物	秋水仙碱	抑制急性发作时的粒细胞浸润,抑制趋化性白细胞增加,从而干扰尿酸盐所致的炎症反应,但不影响血尿酸的水平
非甾体抗炎药	吲哚美辛 双氯芬酸 依托考昔 塞来昔布	炎症组织中的大量前列腺素(PG)对炎性疼痛起到放大作用,其本身也有致痛作用,与缓激肽等致炎物质还有协同作用。药物通过抑制 COX,减少痛风性关节炎时前列腺素的合成,发挥镇痛、缓解炎症反应的作用。 塞来昔布和依托考昔选择性抑制 COX-2,胃肠道损伤小,但需注意心血管不良反应
糖皮质激素	泼尼松 泼尼松龙	缓解痛风引起的炎症反应

(二)治疗药物选用

1.急性期

急性期痛风的治疗目的是迅速终止关节炎发作,应尽量避免使用降低血尿酸浓度的药物,以防延迟缓解和转移性痛风关节炎的发生。但已服用降尿酸药物者不应停药,以免引起尿酸波动,导致发作时间延长或再次发作。早期使用药物较易止痛,若治疗延迟常影响疗效,推荐在关节炎发作 24 小时内即开始治疗。急性期常用的一线治疗药物有秋水仙碱、非甾体抗炎药和糖皮质激素。

秋水仙碱是治疗急性痛风性关节炎的特效药，用药愈早愈好。用药后数小时关节红、肿、热、痛即行消退，对一般性疼痛及其他类型关节炎无作用，也不影响血尿酸的水平。秋水仙碱的中毒剂量和治疗剂量接近，有胃肠道反应、骨髓抑制、肾衰竭、肝细胞损害、脱发等不良反应，因此静脉注射应慎重，肝肾疾病患者更应慎用。

非甾体抗炎药可作为无并发症急性痛风性关节炎发作的首选药物，对不能耐受秋水仙碱的患者尤其适用，与秋水仙碱合用也可增加止痛效果。建议早期、足量用药，症状缓解后逐渐减量。首选起效快、胃肠道不良反应少的药物，老年、肾功能不全、既往有消化性溃疡、出血、穿孔的患者应慎用。非选择性 COX-2 抑制剂如吲哚美辛、双氯芬酸等，不良反应有头晕、头痛、恶心、呕吐，有溃疡病者不宜用。选择性 COX-2 抑制剂依托考昔、塞来昔布等头晕、胃肠道反应发生率低，但应注意潜在的心血管疾病风险。对于需长期服用小剂量阿司匹林的痛风患者，建议优先考虑塞来昔布与阿司匹林联用。

当上述药物无效或忌用时，可考虑短期应用糖皮质激素。糖皮质激素对急性关节炎发作具有迅速的缓解作用，但停药后容易复发，而且长期使用容易引起高血压、高血糖等并发症，不宜长期使用。临床口服泼尼松对急性发作止痛效果较好，也可用促肾上腺皮质激素（ACTH）25～50U 溶于 5%葡萄糖溶液 1 000ml 中静脉滴注，更理想的是使用长效 ACTH 胶剂 50～100U 肌内注射。ACTH 可使症状缓解，但停止治疗后可发生“反跳”。个别情况下也可向关节腔内注射泼尼松龙以减轻关节炎症及疼痛。停药时合用小剂量秋水仙碱或非甾体抗炎药以防止停药反跳。

对于多关节严重受累的患者，可以考虑上述药物足量联合治疗，包括秋水仙碱和非甾体抗炎药、口服糖皮质激素和秋水仙碱、关节腔局部使用糖皮质激素和其他药物，但不建议非甾体抗炎药和口服糖皮质激素常规联合使用，以免增加胃肠道反应风险。

2.间歇期和慢性期

对痛风发作间歇期和慢性期的患者，起始降尿酸治疗的时机为血尿酸水平≥480μmol/L（无合并症）和≥420μmol/L（每年合并痛风发作次数≥2 次、痛风石、慢性痛风性关节炎、肾结石、慢性肾脏疾病、高血压、糖尿病、血脂异常、脑卒中、缺血性心脏病、心力衰竭和发病年龄＜40 岁中的一种情况），控制血尿酸水平＜360μmol/L（无合并症）和＜300μmol/L（有合并症），以达到预防急性发作，防止痛风结节及肾脏结石形成，保护肾功能的治疗目的。

降尿酸治疗的一线药物为别嘌醇、苯溴马隆及非布司他，需在急性发作缓解 2～4 周后从小剂量开始，逐步增加剂量至达到治疗目标，再调整为最小有效剂量长期甚至终身维持治疗。为了预防急性关节炎发作，推荐首选小剂量秋水仙碱（0.5～1mg/d），也可选用小剂量非甾体抗炎药，两者均不适用时可考虑使用小剂量泼尼松或泼尼松龙（5～10mg/d）作为替代，预防用药的时间至少 3～6 个月。

抑制尿酸合成的药物首选别嘌醇，其不良反应常见皮疹、胃肠道反应、转氨酶短暂升高等，罕见粒细胞减少，应予以监测。大约 5%患者不能耐受。部分汉族人群偶有严重的超敏反应综合征，表现为高热、嗜酸细胞增高、剥脱性皮炎、中毒性大疱性表皮坏死松解症、进行性肝肾衰竭等，甚至死亡。药物基因组学研究发现，别嘌醇诱发的皮肤反应与患者携带的人类白细胞抗原基因型(*HLA-B* * 5801)高度相关,因此建议检测患者基因组信息,对于 *HLA-B* * 5801 阳性患者,不推荐使用别嘌醇。新型药物非布司他(别名非布索坦)主要在肝脏代谢,通过粪便和肾脏排泄者各半,因此轻中度肾功能受损患者使用时不需要调整药物剂量,可作为肾功能严重受损时的首选用药。不良反应主要有肝功能异常、腹泻、头痛等。虽然并无足够证据表明非布司他在亚裔人群中增加心源性猝死风险,但合并心脑血管疾病的老年人应谨慎使用。

促尿酸排泄的药物首选苯溴马隆(苯溴香豆素),此外还有丙磺舒、磺吡酮等。苯溴马隆可用于肌酐清除率>20ml/min 的肾功能不全患者,是目前国内应用最多的降尿酸药物。不良反应有胃肠道反应、皮疹、肝损害等,严重者可发生暴发性肝坏死(与 CYP2C9 基因多态性相关),故肝病患者慎用。促尿酸排泄药物开始时宜用小剂量,以避免肾脏因尿酸负荷过重而受到损伤。肌酐清除率< 50ml/min 的患者不宜使用丙磺舒和磺吡酮。避免同时使用水杨酸制剂如阿司匹林,因该类药物有对抗丙磺舒等的作用。如果患者已有尿酸性肾结石,或尿酸/肌酐在尿中比例在治疗前显著升高,提示尿酸形成明显增多,则不宜使用促进尿酸排泄的药物。在使用排尿酸药物的同时应保持每日尿量在 2 500ml 以上,晨尿 pH 最好保持在 6.2~6.9,可服用碱性药物(如碳酸氢钠)来调节尿 pH。尿 pH 升高虽然可以增加尿酸在尿中的溶解度,但当 pH>7 时可增加钙盐结石的发生率。

对于血尿酸水平顽固升高的患者可以考虑抑制尿酸合成药物和促尿酸排泄药物联合治疗。治疗效果均不好或有禁忌的严重痛风患者,还可考虑用普瑞凯希(聚乙二醇重组尿酸酶制剂,目前我国尚未上市)注射治疗,主要不良反应为异种蛋白引起的过敏反应。不推荐尿酸氧化酶与其他降尿酸药物联用。

3.无症状期

对无症状高尿酸血症患者,各国治疗意见不一。欧美指南多不推荐药物治疗,但应避免肥胖、暴食、酗酒及精神紧张等可致痛风急性发作的因素,停用阿司匹林、氢氯噻嗪等影响尿酸排泄的药物。我国最新指南建议血尿酸水平≥540μmol/L(无合并症)或≥480μmol/L(合并高血压、脂代谢异常、糖尿病、肥胖、脑卒中、冠心病、心功能不全、尿酸性肾石病、肾功能损害等之一)时,可起始降尿酸治疗,控制血尿酸水平< 420μmol/L(无合并症)和<360μmol/L(有合并症)。对于慢性肾脏病(CKD)2 期以上(估算的肾小球滤过率<60ml/min)的无症状高尿酸血症者不宜采用降尿酸药物治疗。

第九章　泌尿系统疾病的药物治疗

泌尿系统由肾脏、输尿管、膀胱、尿道及有关血管、淋巴和神经等组成，其中以肾脏的结构和功能最为复杂，肾脏不仅是人体主要的排泄器官，还是一个重要的内分泌器官，对维持机体内环境的平衡和稳定起重要作用。本章主要介绍常见的肾脏疾病：肾小球疾病（急性肾小球肾炎、急进性肾小球肾炎、慢性肾小球肾炎、无症状性尿检异常和肾病综合征）、急性肾损伤、慢性肾脏病和肾移植排斥反应等，探讨其药物治疗的原则和方法。

第一节　肾小球疾病

肾小球疾病是病因、发病机制、临床表现、病理改变、病程和预后不尽相同的主要累及双肾肾小球的一组疾病，临床分类为急性肾小球肾炎、急进性肾小球肾炎、慢性肾小球肾炎、无症状性尿检异常和肾病综合征。

一、急性肾小球肾炎

急性肾小球肾炎（AGN）简称急性肾炎，可由多种病因致病，急性起病，以血尿、蛋白尿、高血压、水肿、一过性少尿和肾功能损伤等为主要临床表现。多种病原微生物如细菌、病毒、立克次体、衣原体、螺旋体、真菌、原虫及寄生虫等均可致病，其中以链球菌感染后的急性肾小球肾炎（APSGN）最常见。

【病因和发病机制】

（一）病因

1.病原菌

引起 APSGN 的病原菌是β溶血性链球菌 A 族中的“致肾炎菌株”，其中以 12 型和 49 型最多见。急性肾小球肾炎的发生与否和病变程度均与链球菌感染的严重程度无关。

2.致病抗原

目前较明确的致病抗原有内链素（ESS）、肾炎株伴随蛋白（NSAP）、带阳电荷的链球菌体外成分、链球菌神经氨酸酶等。

3.宿主的易感性

研究表明链球菌感染后的急性肾小球肾炎与遗传易感性有关。

（二）发病机制

本病主要是由感染诱发的免疫反应引起，常在上呼吸道感染、猩红热及皮肤感染等链球菌感染后。链球菌的致病抗原诱发免疫反应产生抗体，在循环中形成抗原—抗体复合物沉积于肾小球而致病，或是种植于肾小球的抗原与循环中的特异性抗体结合形成免疫复合物致病。自身免疫也可能在发病中发挥了重要作用。补体异常活化也参加了致病，补体系统激活后引起一系列免疫病理改变，特别是上皮下免疫复合物激活补体后形成膜攻击复合物 C5b～9，在急性肾炎的发病中起重要作用。

【临床表现】

本病多见于儿童，5～14 岁发病，2 岁以下或 40 岁以上的患者仅占所有患者的 15%。两性均可发病，男女比例约为 2∶1。发病前 1～4 周常有前驱感染(如扁桃体炎、咽峡炎、丹毒或脓皮病等链球菌感染史)。临床表现轻重不等，轻者可毫无症状，仅尿常规略有异常，称"亚临床型"；典型者可表现为水肿、血尿、少尿或无尿、高血压，也可出现一系列少见复杂的临床表现如呼吸窘迫、肺水肿和脑病等，甚至可作为 APSGN 首发临床表现，先于尿检异常出现。大多预后良好，常可在数月内临床自愈，但是部分患者也可转变为慢性肾脏病。

【治疗原则】

(一)一般治疗

1.休息

休息对防止病情加重、促进疾病好转很重要。急性起病后患者应卧床休息，直至肉眼血尿消失、水肿消退及血压恢复正常后才可下床适当活动并逐渐增加活动量。

2.饮食

一般患儿在水肿、少尿、高血压期间，应适当限制水、盐、蛋白质摄入。水分一般以不显性失水加尿量计算供给，同时给予易消化的高糖、低盐、低蛋白饮食，食盐 60mg/(kg·d)，蛋白质 0.5g/(kg·d)，尽量满足机体热量需要。尿量增多、氮质血症消除后应尽早恢复蛋白质供应，以保证儿童生长发育的需要。

3.清除感染灶

存在感染灶时应给予青霉素或其他敏感抗菌药物治疗。经常反复发生炎症的慢性感染灶如扁桃体炎、龋齿等应予以清除，但须在肾炎基本恢复后进行。本症不同于风湿热，不需要长期服用药物预防链球菌感染。

(二)药物治疗原则

以对症治疗为主，如水肿严重应使用利尿药；高血压应给予降压药物；对有细菌感染表现存在时，应给予青霉素或其他敏感抗菌药物以控制感染病灶及清除病灶。如有心力衰竭、脑病、尿毒症等严重并发症发生时，应给予针对并发症的药物治疗。本病为自限性疾病，不宜使用糖皮质激素、免疫抑制剂及细胞毒性药物治疗。

【药物治疗】

(一)治疗药物分类

1.利尿药

根据作用机制的不同可分为六类，主要通过影响肾小管对原尿中水、钠的重吸收起作用。常用的有：①袢利尿药：代表药物为呋塞米、布美他尼和托拉塞米。布美他尼的利尿作用为呋塞米的 20～60 倍，排钾作用小于呋塞米，尚具有扩血管作用。托拉塞米是新一代高效袢利尿药，利尿作用强大且持久，具有醛固酮拮抗作用，起到双重排钠、相对保钾作用，耳毒性低，长期应用不易产生利尿抵抗。40mg 呋塞米、20mg 托拉塞米、1mg 布美他尼三者利尿效果相当。袢利尿药剂量与效应呈线性关系，终末期肾病(ESRD)患者[eGFR<15ml/(min·1.73m^2)]需要增大剂量。②噻嗪类：代表药物为氢氯噻嗪，氢氯噻嗪的最大使用量为 100mg/d，再增量也

不会增加利尿效果。在重度肾功能减退患者[eGFR＜30ml/(min·1.73m²)]中，该药的利尿效果减弱，不建议使用，但在顽固性水肿患者中(呋塞米每日用量超过80mg)，噻嗪类可与袢利尿药联用。③保钾利尿药：分为醛固酮受体拮抗剂，如螺内酯、依普利酮及保钾排钠作用不依赖于醛固酮系统的氨苯蝶啶和阿米洛利。④碳酸酐酶抑制剂：乙酰唑胺，由于该类药物利尿效果有限且副作用多，已较少作为利尿药使用，目前主要用于治疗青光眼及代谢性碱中毒。⑤渗透性利尿药：甘露醇可增加血容量，经肾小球滤过后极少(＜10%)被肾小管重吸收，故可提高肾小管内原尿的渗透压，发挥渗透利尿作用，但不常用于肾脏疾病中。⑥作用于集合管的选择性抗利尿激素 V_2 受体拮抗剂：如托伐普坦，该药可提高自由水的清除和尿液排泄，降低尿液的渗透压，最终提高血清钠浓度，目前用于肾脏疾病引起的水肿。

2.降压药物

详见“高血压”节。

(二)治疗药物选用

1.水肿的治疗

一般轻、中度水肿无须治疗，经限制钠盐及水的摄入和卧床休息即可消退。经控制水、盐摄入，水肿仍明显者，可给予利尿药，并从小剂量用起。常用噻嗪类利尿药，如氢氯噻嗪口服25mg，每日2～3次；必要时可用袢利尿药，如呋塞米20～60mg/d，注射或分2～3次口服，或每次注射或口服布美他尼0.5～1mg，必要时一日2～3次。肾小球滤过率(GFR)＜5～10ml/(min·1.73m²)时，呋塞米和布美他尼仍有利尿作用。伴有急性肾炎综合征者可用呋塞米每日80～200mg加于5%葡萄糖注射液中静脉注射，分1～2次给予。应注意大剂量呋塞米可能引起听力及肾脏的严重损害，而噻嗪类利尿药可引起高血糖症、高尿酸血症及低钾血症等不良反应。不宜采用渗透性利尿药及保钾利尿药。

2.高血压及高血压脑病的治疗

(1)高血压：轻度高血压一般可加强水、盐控制及使用利尿药，常用噻嗪类利尿药和(或)袢利尿药，利尿后即可达到控制血压的目的。若在上述处理后，血压仍未控制，则主张联用ACEI类药物，如口服卡托普利每次12.5～25mg，每日2～3次；或ARB类药物，如氯沙坦每次50～100mg，每日1次。它们既可降低全身高血压，又可降低肾小球内高压，可改善或延缓多种病因引起的轻、中度肾功能不全的进程。但需注意当血清肌酐(Scr》265μmol/L (3mg/dl)及高钾血症时需慎用ACEI及ARB类药物。

(2)高血压脑病：出现脑病征象应快速给予镇静、扩血管、降压等治疗。迅速降压，使舒张压控制在110mmHg左右。可选择硝普钠开始以10μg/min静脉滴注，逐渐增加剂量以达到降压作用，一般临床常用最大剂量为200μg/min，密切监测血压，根据血压水平调节滴速；或肼屈嗪20～40mg静脉注射，必要时可重复给药，还可用酚妥拉明。镇静剂如地西泮、硝西泮，苯巴比妥、异戊巴比妥等对惊厥、抽搐或烦躁不安者可使用。

3.急性心力衰竭的治疗

水钠潴留为主要诱发因素，因此主要措施为利尿、降压，必要时应用硝普钠或酚妥拉明静脉滴注。可静脉注射呋塞米每次20～40mg，以快速利尿。如肺水肿明显，可静脉缓慢注射或滴注酚妥拉明每次5～10mg，或用硝普钠，以扩张血管降低心脏负荷。如经上述治疗仍不能控制心力衰竭时，可考虑应用超滤治疗或其他肾脏替代治疗来进行脱水。洋地黄类药物对于急性肾炎合并心力衰竭疗效不确定，不作常规应用。

4.急性肾损伤和肾病水平的蛋白尿

急性肾损伤、严重的体液潴留（对利尿剂反应差）、难以纠正的高钾血症，应予以持续性血液净化治疗；APSGN 表现为肾病综合征或肾病水平的蛋白尿，可给予糖皮质激素治疗。

二、急进性肾小球肾炎

急进性肾小球肾炎（RPGN）是以急性肾炎综合征、肾功能急剧恶化、多在早期出现少尿性急性肾损伤为临床特征，病理改变特征为肾小囊内细胞增生、纤维蛋白沉积，又称为新月体性肾炎的一组疾病。本病病情危重、预后差，但如能早期明确诊断并根据各种不同的病因及时采取正确的治疗，可改善患者的预后。

【病因和发病机制】

急进性肾小球肾炎的病因及发病机制多样，根据肾脏免疫病理将其分为 3 型：Ⅰ型为抗肾小球基底膜（GBM）抗体型、Ⅱ型为免疫复合物型、Ⅲ型为少免疫复合物型。Ⅰ型患者半数以上有上呼吸道感染的前驱病史，其中多为病毒性感染。某些有机化学溶剂、强氧化剂等也可能与Ⅰ型发病有密切关系。Ⅱ型因肾小球内循环免疫复合物的沉积或肾小球内原位免疫复合物形成，激活补体致病。Ⅲ型多为原发性系统性小血管炎或肾脏局限的小血管炎所致，某些药物如丙硫氧嘧啶、肼屈嗪等可引起Ⅲ型。此外，遗传易感性及某些诱发因素（吸烟、吸毒）可能与本病相关。

【临床表现】

我国以Ⅱ型略为多见，Ⅰ型有两个发病高峰，分别为 20～40 岁和 60～80 岁，年轻男性多见于第一个高峰，而女性多见于第二个高峰；Ⅱ及Ⅲ型常见于中老年患者，男性稍多。该病一般急骤起病，但也有隐匿起病。患者多表现为急进性肾炎综合征：血尿、蛋白尿、水肿和高血压，短期内达到少尿、无尿，肾功能迅速恶化，数周内或数月内进展为尿毒症。多数患者有小细胞低色素性贫血，其贫血程度往往与肾损害不平行。Ⅱ型患者约半数可伴有肾病综合征，Ⅲ型患者常有不明原因的发热、乏力、关节痛等系统性血管炎的表现。

免疫学检查异常主要有抗 GBM 抗体阳性（Ⅰ型）和抗中性粒细胞胞质抗体（ANCA）阳性（Ⅲ型）。Ⅱ型患者的血液循环免疫复合物及冷球蛋白可呈阳性，并伴有血清 C3 下降。B 超等影像学检查常显示双肾增大。

【治疗原则】

由于急进性肾小球肾炎进展迅速，如诊断延迟、治疗不及时等，肾脏预后非常差，严重者可危及生命。总体治疗原则为：①尽早明确病因，并根据肾脏病理类型确定治疗方案，强调在早期作出病因诊断和免疫病理分型的基础上，尽快进行针对急性免疫介导炎症病变的强化治疗（强化血浆置换或甲泼尼龙联合环磷酰胺冲击），以提高疗效，改善预后；②对肾脏病变引起的并发症（如高血压、尿毒症及感染等）应及时予以对症支持治疗。

【药物治疗】

1.Ⅰ型急进性肾小球肾炎的治疗

本病通常起病急骤并迅速恶化，预后差，如无及时治疗，患者多进展为 ESRD。目前认为在疾病早期可进行强化血浆置换,即每天或隔天应用新鲜血浆或5%人血白蛋白注射液进行2～4L的血浆置换,直到患者血清中的抗GBM抗体浓度很低或转阴为止。该疗法是抗肾小球基底膜疾病的首选疗法,对伴有肺出血的患者疗效肯定,但对于少尿和依赖透析者则效果欠佳。抗肾小球基底膜疾病应在血浆置换的基础上联合糖皮质激素及环磷酰胺(CTX)治疗。起病即依赖透析或在足够的活检标本中100%形成新月体及不伴肺出血的患者则不必使用上述治疗,因为该类患者即使予以强化免疫抑制治疗,肾功能也不能恢复,一般需要长期肾脏替代治疗。对于抗肾小球基底膜疾病一般不需要维持治疗,但对于抗GBM和ANCA两项均阳性的肾小球肾炎患者应接受维持治疗。《2021 KDIGO临床实践指南:肾小球疾病的管理》中指出,抗肾小球基底膜疾病可以尝试使用利妥昔单抗(RTX)。对于欲行肾移植的终末期肾病患者,其移植手术应推迟至抗GBM抗体检测阴性至少6个月以后。

2.Ⅱ型急进性肾小球肾炎的治疗

本病是在不同的肾小球疾病(如IgA肾病、膜增生性肾炎、狼疮性肾炎、过敏性紫癜性肾炎等)基础上发生的,一般需要使用甲泼尼龙冲击联合免疫抑制剂治疗,甲泼尼龙冲击治疗后改为口服泼尼松1mg/(kg·d),并于数周后逐渐减量,其疗程与原发疾病有关;免疫抑制剂的选用及本病的治疗疗程均需结合原发疾病。疗效尚可,及时治疗可脱离透析。

3.Ⅲ型急进性肾小球肾炎的治疗

本病的治疗包括诱导缓解和维持缓解两个阶段。疗效较好,及时治疗可脱离透析。诱导缓解治疗一般先用甲泼尼龙冲击疗法,接着应用口服泼尼松联合CTX,用法基本同Ⅰ型急进性肾小球肾炎。起病时若患者需要透析或Scr快速升高以及存在弥漫性肺泡出血的低氧血症则应同时予以血浆置换。在诱导缓解疾病得到控制后,要使用硫唑嘌呤(AZA)、利妥昔单抗(RTX)、霉酚酸(MPA)(如吗替麦考酚酯、麦考酚钠)进行维持治疗以防止复发,维持肾功能稳定。

三、慢性肾小球肾炎

慢性肾小球肾炎简称慢性肾炎,是一组以血尿、蛋白尿、高血压和水肿为临床表现的肾小球疾病。临床特点是长期持续性尿异常,缓慢进行性肾功能损害,最终发展为ESRD。

【病因和发病机制】

大多数慢性肾炎患者的病因不清楚,可由不同病因、不同病理类型的原发性肾小球疾病发展而来,仅有少数急性链球菌感染后肾炎迁延不愈,病程在1年以上,转入慢性肾炎。绝大多数慢性肾炎起病即属慢性肾炎,与急性肾炎无关。

慢性肾炎的病因、发病机制和病理类型不尽相同,但起始因素多为免疫介导的炎症。可以是循环内的可溶性免疫复合物沉积于肾小球,或由抗原(肾小球自身抗原或外源性种植抗原)与抗体在肾小球原位形成免疫复合物,从而激活补体,引起组织损伤。也可不通过免疫复合物而由沉积于肾小球局部的细菌毒素、代谢产物等通过"旁路系统"激活补体,从而引起一系列炎症反应,导致肾小球肾炎。

此外,非免疫介导的肾脏损害在慢性肾炎的发生发展中也起着非常重要的作用。这些因素包括高血压、高血糖、高脂血症、慢性肾小管间质损害、血流动力学改变介导的肾小球硬化,以及肾小球系膜的超负荷状态。

【临床表现】

慢性肾炎可发生于任何年龄，但以青、中年为主，男性居多。多数病例起病缓慢、隐匿，临床表现以蛋白尿和(或)水肿为首发症状，轻重不一；有轻重不等的高血压。慢性肾炎患者可有急性发作倾向，由于感染、过度疲劳等因素，出现类似于急性肾炎的临床表现，晚期则主要表现为ESRD的症状。

【治疗原则】

(一)一般治疗原则

1.休息

劳累可加速病情进展，因此慢性肾炎患者应注意休息。

2.饮食

根据肾功能状况决定蛋白质摄入量，对尿中丢失蛋白较多者宜补充生物效价高的动物蛋白，如鸡蛋、牛奶、鱼类和瘦肉等；肾功能正常患者可适当放宽蛋白质摄入量，但不宜超过1g/(kg·d)，同时控制饮食中磷的摄入。有明显的高血压、水肿者应限制盐的摄入，摄入量不超过2g/d。高脂血症是促进肾脏病变进展的独立危险因素，应限制食物中脂肪的摄入。

(二)药物治疗原则

早期应针对不同病理类型的慢性肾炎和并发症给予积极治疗。治疗的目的在于消除蛋白尿，延缓慢性肾脏病进展；缓解或改善临床症状，防止并发症的出现。

【药物治疗】

(一)治疗药物分类

1.高血压的治疗

药物降压药物种类繁多，包括ACEI、ARB、CCB、利尿药、β受体拮抗剂、α受体拮抗剂及α、β受体拮抗剂等，各类常见代表药物见“高血压章节”。

(1) ACEI和ARB类药物：ACEI除降压、降尿蛋白外，还有抑制血管紧张素Ⅱ促心肌、血管平滑肌增生肥大和血管壁中层增厚的作用，并防止慢性肾炎高血压患者的血管壁增厚和心肌细胞增生肥大。Scr＜265μmol/L (3mg/dl)的患者可以应用ACEI和ARB，但宜选用肝肾双通道排泄药物，并依据肾功能适当减量。

(2) CCB：CCB除降压外，还可改善肾小球内血流动力学，降低氧耗，抗血小板凝集，保护肾功能。二氢吡啶类CCB主要由肝脏代谢，不被血液透析清除，治疗肾性高血压没有绝对禁忌证，但心动过速与心力衰竭患者应慎用。

(3)利尿药：利尿药分类见“急性肾小球肾炎”，目前最常用的降压利尿药是噻嗪类利尿药。推荐CKD患者依据肾功能选择利尿药，GFR≥30ml/(min·1.73m^2)时选择噻嗪类利尿药，GFR≤30ml/(min·1.73m^2)时选择袢利尿药。保钾利尿药可用于1～3期CKD患者，GFR＜30ml/(min·1.73m^2)时慎用，必要时可与噻嗪类利尿药或袢利尿药合用。痛风患者禁用噻嗪类利尿药，高钾血症与终末期肾病患者禁用醛固酮受体拮抗剂。

2.抗凝和抗血小板的治疗

药物在肾小球肾炎时，肾小球毛细血管内凝血和纤溶障碍是肾小球肾炎不可逆病变形成的决定因素之一，抗凝和抗血小板治疗对某些类型的肾炎(如IgA肾病)有良好的稳定肾功能、减轻肾脏病理损伤的作用。常用药物包括:①口服抗凝药物:维生素 K 拮抗剂华法林;新型口服抗凝药物包括 Xa 因子抑制剂[利伐沙班、依度沙班和阿哌沙班]和凝血酶抑制剂达比加群酯;②注射途径抗凝药物:肝素类包括普通肝素和低分子量肝素(LMWH);Xa 因子抑制剂磺达肝癸;凝血酶抑制剂包括阿加曲班、来匹芦定、地西芦定和比伐芦定;③抗血小板药物:在肾脏病患者中常用的抗血小板药有阿司匹林、双嘧达莫、噻氯匹定和西洛他唑等;临床上需要根据抗凝药物及抗血小板药物的体内过程特点,结合患者的病情及出血和血栓风险来选择适宜的药物。

华法林是最常用的口服抗凝药物之一,该药的代谢不依赖肾脏,所以是 CKD 患者长期服用抗凝药物的首选。Xa 因子抑制剂慎用于 eGFR＜30ml/(min·1.73m²)的患者。阿加曲班是直接凝血酶抑制剂,仅 16%的原型药物从尿液排泄,无须根据 eGFR 调整剂量,仅需根据活化部分凝血活酶时间(APTT)调整剂量。阿司匹林、双嘧达莫和西洛他唑三药以原型从尿液排泄的量均很低,无须根据 eGFR 调整剂量,但对于 CKD 4～5 期患者应警惕抗血小板药物引起的出血事件。

普通肝素仅用于 CKD 患者的初始抗凝治疗。对于严重肾功能不全的患者,普通肝素的初始负荷剂量和维持剂量需减小,同时应根据 APTT 调整肝素剂量,将 APTT 维持到基线水平的 1.5～2.0 倍。LMWH 一般用于初始抗凝,该药可经肝脏代谢和肾脏排泄,随着 eGFR 下降,LMWH 排泄减弱,可能在体内蓄积,在 CKD 4～5 期的患者中,LMWH 的剂量需要调整,并建议监测抗 Xa 因子活性。那屈肝素钙主要通过肾脏排泄,禁用于 eGFR＜30ml/(min·1.73m²)患者。

3.免疫抑制剂

详见“肾病综合征”节。

(二)治疗药物选用

1.高血压治疗

由于 ACEI 和 ARB 类药物不仅可降低血压,还可减少蛋白尿和延缓肾功能恶化,因此这类药物在无禁忌证时可作为慢性肾小球肾炎患者的一线降压药物。CCB、利尿药、β 受体拮抗剂、α 受体拮抗剂也都可用于慢性肾小球肾炎患者的降压治疗,具体药物的使用原则基本同一般高血压患者。

2.抗栓治疗

各种病理类型的肾小球肾炎伴高凝状态者联用肝素 50～80mg/d 和尿激酶 2 万～8 万 U/d 静脉滴注(2～8 周)治疗,肾功能可有不同程度的改善。对顽固性和难治性肾静脉血栓形成者,可经肾动脉、静脉插管注射尿激酶 20 万 U 治疗静脉血栓形成。其他常用的抗凝药物有口服华法林及皮下注射的 LMWH,如达肝素钠 5 000U,每日 1 次;依诺肝素钠 4 000U,每日 1 次。目前,新型口服抗凝药物在该类患者中使用缺乏高级别证据。常用的抗血小板药物有双嘧达莫每次 100mg,每日 3～4 次口服;阿司匹林 50～100mg/d 口服;西洛他唑 50mg,每日1～3 次,或 100mg,每日 2 次口服;噻氯匹定 250mg,每日 1～2 次口服。上述药物对有出血倾向的患者慎用或禁用,治疗期间密切观察患者的出凝血情况。

3.免疫抑制治疗

慢性肾炎不主张积极使用该类药物，一般建议在肾活检明确病理诊断的基础上结合病因和临床病理特点决定是否应用。如果病情迁延3个月至半年以上，仍有大量蛋白尿，或有肾病综合征表现，肾活检病理改变呈系膜增殖型病变时，可以考虑使用糖皮质激素和免疫抑制剂。糖皮质激素的应用虽能缓解其症状，短期效果不错，但并不能修复受损的肾功能单位，相反易诱发各种感染及使潜在的感染病灶扩散，加速肾功能损伤。

四、无症状性尿检异常

尿检异常如镜下血尿和蛋白尿是肾小球疾病的早期表现，镜下血尿最常见病因为肾结石、泌尿道感染和恶性肿瘤，这些疾病没有显性蛋白尿。血尿和蛋白尿同时出现提示存在肾小球疾病。IgA肾病、Alport综合征和薄基膜病是常见的以尿检异常起病的肾脏疾病，该类疾病多针对临床表现及肾脏病变轻重进行治疗。

五、肾病综合征

肾病综合征(NS)是由不同原因造成各种肾脏病理损害的一组肾小球疾病。其临床特点是大量蛋白尿(尿蛋白＞3.5g/d)，并伴有低蛋白血症(血浆白蛋白＜30g/L)，可能有高脂血症和水肿，即所谓的"三高一低"特征。其中以大量蛋白尿及低蛋白血症为诊断肾病综合征的必备条件。

【病因和发病机制】

(一)病因

凡可引起肾小球滤过膜通透性增高的疾病或病理变化均可表现为肾病综合征。

1.原发性肾病综合征的病因

根据肾脏活检所见的病理改变分类为微小病变肾病、局灶节段性肾小球硬化、系膜增生性肾小球肾炎、膜性肾病、系膜毛细血管增生性肾小球肾炎。

2.继发性肾病综合征的病因

指继发于全身性疾病者。继发性肾病综合征的原因很多，常见者为糖尿病肾病、系统性红斑狼疮肾炎、多发性骨髓瘤、过敏性紫癜、肾淀粉样变、药物及感染引起的肾病综合征。

(二)发病机制

肾小球滤过屏障异常是肾病综合征蛋白尿的基本原因，肾小球滤过屏障异常可分为机械屏障异常和电荷屏障异常，致部分带负电荷的白蛋白或血浆蛋白自肾小球滤过膜滤出。

【临床表现】

(一)临床表现

1.大量蛋白尿

大量蛋白尿是肾病综合征最主要的特征。主要成分为白蛋白，也可包括其他血浆蛋白成分。肾病综合征24小时尿蛋白定量≥$3.5g/1.73m^2$，即可认为大量蛋白尿。

2.低白蛋白血症

即血浆白蛋白≤30g/L，是肾病综合征必备的第二个特征。其主要原因是尿中丢失白蛋白，但两者可不完全平行，因为血浆白蛋白值是白蛋白合成与消除平衡的结果。

3.高脂血症

患者血浆中几乎各种脂质均增加，血浆胆固醇、甘油三酯和磷脂均明显增加，低密度及极低密度脂蛋白浓度升高，高密度脂蛋白正常或稍下降。脂质增高的持续时间及严重程度与病程及复发频率明显相关。

4.水肿

典型病例常有体位性水肿，并常伴浆膜腔积液。一般认为，水肿及其严重程度与低蛋白血症程度呈正相关。患者水肿常渐起，最初多见于踝部，呈可凹性，晨起时眼睑、面部可见水肿，随着病情进展，水肿发展至全身，严重时引起胸腔积液、腹水、心包积液、头部及颈部皮下水肿及纵隔积液。

(二)并发症

1.感染

感染是肾病综合征患者的主要死因之一，与患者蛋白质营养不良、免疫功能紊乱及应用糖皮质激素治疗有关。

2.急性肾损伤

其是肾病综合征最严重的并发症。胶体渗透压下降进一步减少有效循环血容量，降低肾小球滤过率。上述病理生理改变可导致直立性低血压、休克，以致急性肾损伤，特别当其他损害肾脏的因素存在时，更易于出现急性肾损伤。

3.高凝状态和血栓形成

患者呈高凝状态的原因是多个方面的，如尿中丢失大量抗凝物质、高脂血症、血液浓缩等可使血液黏度升高。利尿药、激素的使用以及血小板功能亢进进一步加重高凝状态。患者血栓形成、栓塞并发症的发生率高于正常。

4.脂肪代谢紊乱

长期血浆低密度脂蛋白浓度升高，增加血液黏稠度，促进血栓、栓塞并发症的发生，使患者并发冠状动脉硬化、心肌梗死的危险性增高。

5.营养不良

长期低蛋白血症可导致营养不良。此外，肾病综合征时可使血中的维生素 D 水平下降，钙、磷代谢障碍，出现继发性甲状旁腺功能亢进。

【治疗原则】

(一)一般治疗原则

1.休息

患者应以卧床休息为主，为防止血栓形成应保持适当的床上或床旁活动。肾病综合征缓解后，可逐步增加活动。如果活动后尿蛋白增加，则应酌情减少活动。

2.饮食

患者常因胃肠道黏膜水肿及腹水而影响进食及消化吸收，故饮食应在保证充足营养的情况下，尽量进食清淡、易消化的食物。

(1)钠盐的摄入：肾病综合征患者常因水肿、激素治疗、伴有高血压等，而应适当限制水、钠的摄入。水肿明显者应低盐(钠＜ 2g/d)饮食，味精、酱油等含钠的调料应尽量少用。

(2)蛋白质的摄入:肾病综合征患者通常是负氮平衡,高蛋白饮食有可能改善氮平衡,但肾病综合征摄入过高蛋白并不能改善低蛋白血症,反而会导致肾小球高滤过和尿蛋白的进一步增加,继而加重肾小球损害。因此建议蛋白摄入量为0.8~1.0g/(kg·d)。

(3)脂肪的摄入:肾病综合征患者往往合并高脂血症,因此需要控制脂肪的摄入。饮食应少含饱和脂肪酸及胆固醇,而多食富含多聚不饱和脂肪酸和可溶性纤维的食物。

(4)其他营养成分的补充:肾病综合征患者由于排出大量尿蛋白质,或丢失有重要运输或结合功能的蛋白质,导致多种微量元素缺乏,可通过正常饮食补充。由于肾病综合征患者通常会使用大剂量的糖皮质激素治疗,因此建议补充钙剂和活性维生素 D_3,避免骨质疏松的发生。

(二)药物治疗原则

控制或消除临床表现(减轻水肿、增加血白蛋白及调整血脂);减少或消除蛋白尿(≤0.5g/d);维持或恢复肾功能;防治急、慢性并发症。主要是利尿消肿及免疫抑制剂的应用,病因明确者要设法去除病因,继发性肾病综合征则应以治疗原发病为主。

【药物治疗】

(一)治疗药物分类

1.利尿药

利尿药是治疗肾病水肿最主要的药物(详见急性肾小球肾炎相关内容)。

2.免疫抑制剂

根据药物的作用机制,常用于肾脏相关疾病的免疫抑制剂可分为:糖皮质激素、细胞毒性药、钙调磷酸酶抑制剂(CNI)、抗细胞增殖药、哺乳动物雷帕霉素靶蛋白抑制剂、抗淋巴细胞抗体及中成药雷公藤等。

(1)糖皮质激素:该类药物主要有泼尼松、泼尼松龙、甲泼尼龙、地塞米松等。

(2)细胞毒性药:包括烷化剂CTX和苯丁酸氮芥,抗代谢药甲氨蝶呤(MTX)等。

(3)钙调磷酸酶抑制剂:代表药物有环孢素和他克莫司(FK506)。与环孢素相比,FK506具有有效剂量小和对正在发生的排斥反应有效的优点,是器官移植的一线基础治疗药物。

(4)抗细胞增殖药:代表药物有硫唑嘌呤(AZA)、霉酚酸(MPA).咪唑立宾、来氟米特。

(5)哺乳动物雷帕霉素靶蛋白抑制剂(mTORi):西罗莫司又称雷帕霉素,可治疗和逆转发展中的急性排斥反应,对预防慢性排斥反应也有效。

(6)抗淋巴细胞抗体:抗淋巴细胞抗体包括多克隆抗体和单克隆抗体。目前临床应用的多克隆抗体有两类:抗人T细胞免疫球蛋白(ALG),如兔抗人T细胞免疫球蛋白(ALG-F)及猪抗人T细胞免疫球蛋白;抗胸腺细胞球蛋白(ATG),如兔抗人胸腺细胞免疫球蛋白(rATG),ATG比ALG对T淋巴细胞的抑制作用更快、更强和持久。单克隆抗体如巴利昔单抗和达利珠单抗,两药是人源性抗白细胞介素-2受体(IL-2R)单克隆抗体,称为抗CD25抗体;RTX是一种人鼠嵌合性单克隆抗体,能特异性地与B淋巴细胞表面的跨膜抗原CD20结合,介导B细胞溶解。

(7)其他:雷公藤及其制剂具有抗炎、调节免疫作用,可降低尿蛋白,保护肾脏。

3.抗凝和抗血小板的治疗药物

见“慢性肾小球肾炎”。

4.调节血脂药

治疗肾病综合征高脂血症常用羟甲基戊二酸单酰辅酶A(HMG-CoA)还原酶抑制剂,如阿托伐他汀、瑞舒伐他汀、普伐他汀、洛伐他汀、氟伐他汀、匹伐他汀、辛伐他汀和血脂康等。其他降脂药物还包括贝特类(非诺贝特、苯扎贝特)、烟酸、胆固醇吸收抑制剂(依折麦布)和PCSK9抑制剂(依洛尤单抗)、胆汁酸螯合剂(考来烯胺、考来维仑)等,具体介绍见“血脂异常”。

(二)治疗药物选用

1.免疫抑制治疗

免疫抑制治疗是目前肾病综合征治疗的最主要手段。肾病综合征病因复杂、病理类型多样,继发性肾病综合征首要的是治疗原发病,而原发性肾病综合征则是根据临床表现和病理类型制订的治疗方案。

(1)微小病变(MCD):对于成人微小病变型肾病综合征,首选糖皮质激素治疗,糖皮质激素应遵循足量、缓慢减量、长期维持的原则。建议泼尼松1mg/(kg·d)(最大剂量80mg/d)顿服,维持6~8周,若足量激素治疗8周未获得完全缓解,则可适当延长足量激素治疗的时间,最长不得超过16周。达到完全缓解2周后,开始缓慢减少糖皮质激素的剂量,一般每两周减去原剂量的5%~10%,泼尼松减至20mg时,减量速度应更慢,减量过程至少6个月,最后以每日或隔日5~10mg维持治疗相当长时间后停药,停药时间应根据病情决定。若患者对糖皮质激素有相对禁忌或不能耐受大剂量糖皮质激素(如未控制的糖尿病、精神病及严重的骨质疏松),可考虑使用CTX、CNI、MPA、RTX进行初始治疗。对于成人难治性MCD型肾病综合征(糖皮质激素抵抗、依赖和(或)频繁复发性肾病综合征)可考虑应用糖皮质激素联合其他免疫抑制剂,如口服CTX2~2.5mg/(kg·d),8~12周;隔日口服或静脉滴注0.2g CTX,达到累积剂量6~8g;或每月静脉滴注一次CTX 0.5~0.75g/m^2,总剂量一般不超过10~12g;使用CTX后复发或希望保留生育能力的患者,建议使用RTX或糖皮质激素联合CNI或单用CNI。CNI的初始给药方案为FK506 0.05~0.10mg/(kg·d)或环孢素3~5mg/(kg·d),分2次间隔12小时口服,后根据两药的谷浓度调整剂量,FK506目标谷浓度为4~7ng/ml,环孢素目标谷浓度为150~200ng/ml,待维持缓解3个月后,逐渐减量至低剂量维持。若对上述治疗不耐受或效果不佳可使用糖皮质激素联合MPA,即吗替麦考酚酯1~2g/d,分2次口服,持续1~2年。

(2)局灶节段性肾小球硬化(FSGS):表现为非肾病综合征的患者,治疗的重点是严格限制钠盐摄入,纠正不良生活习惯,予以ACEI或ARB类的药物减少尿蛋白,从而延缓硬化进展。表现为肾病综合征的FSGS患者其初始治疗基本同MCD型肾病综合征,但在非频繁复发及难治性FSGS中环孢素药物谷浓度为100~175ng/ml;FK506药物谷浓度为5~10ng/ml,

(3) IgA肾病(IgAN):多数IgAN患者表现为非肾病综合征,该类患者治疗的首要目标是优化支持性治疗,其中包括生活方式干预、控制血压、使用最大耐受剂量的ACEI或ARB和评估心血管风险;若进行优化支持性治疗3个月后,患者蛋白尿仍大于0.75~1g/d,则应考虑启动糖皮质激素或免疫抑制剂治疗。表现为肾病综合征的IgAN患者,若肾活检病理为MCD样改变伴系膜区IgA沉积的治疗同微小病变;若肾功能正常或轻度受损,肾脏病理改变较轻,应首选足量糖皮质激素治疗，参照 MCD 的激素治疗方案；如果肾脏病理改变重且病变以增生性为主应考虑使用糖皮质激素联合其他免疫抑制剂(CTX、MPA、CNI、AZA)治疗，但这个联合用药方案尚缺乏大样本的临床试验。

(4)特发性膜性肾病(MN)：特发性膜性肾病可根据以下临床和实验室指标评估肾功能丢失进展的风险，其治疗需根据患者的风险因素而定。存在蛋白尿的 IMN 患者均应接受优化支持治疗，只有表现为肾病综合征的患者才需启动免疫抑制治疗。在 IMN 所致肾病综合征患者中一般单用糖皮质激素效果不佳，需同时联用其他免疫抑制剂，主要推荐 2 种治疗方式，分别为使用 RTX 或 CTX 与糖皮质激素隔月交替治疗 6 个月，以及以 CNI 为基础的治疗，为期 6 个月(1B)。RTX 和 CNI 的具体用法用量基本同难治性 MCD，FK506 目标谷浓度为 3～8ng/ml，环孢素目标谷浓度为 125～225ng/ml。IMN 所致肾病综合征复发者，若初始治疗方案为 RTX，则应再次使用 RTX；若初始治疗方案为 CNI ± 糖皮质激素，则可使用 RTX 或 CNI ± RTX；若初始治疗方案为 CTX 联合糖皮质激素，则可使用 CTX 联合糖皮质激素或 RTX 或 CNI ± RTX。对采用 CTX 与糖皮质激素隔月交替治疗者，若出现复发，建议该方案仅可再使用 1 次，因为 CTX 累积剂量超过 25g 时可显著增加肿瘤的发生风险。

(5)膜增生性肾小球肾炎(MPGN)：免疫复合物介导的特发性 MPGN 患者若蛋白尿 $<3.5g/d$，无肾病综合征，eGFR 正常，则推荐仅采用 RAS 抑制剂支持治疗；激素或激素联合免疫抑制剂在成人 MPGN 引起的肾病综合征患者中的疗效尚缺乏大规模的临床试验来证实。对于免疫复合物介导的特发性 MPGN 患者有肾病综合征表现且 Scr 正常或接近正常的患者，则可考虑先给予足量糖皮质激素 1mg/(kg·d)治疗 3～6 个月，若效果不明显，则可考虑使用糖皮质激素联合其他免疫抑制剂。而对于出现肾功能异常(但无新月体病变)，活动性尿沉渣，伴或不伴蛋白尿的患者，应在支持治疗基础上加用糖皮质激素和免疫抑制剂治疗。若患者 eGFR $<30ml/(min \cdot 1.73m^2)$ 则不再建议使用糖皮质激素和免疫抑制剂治疗，而更多的是予以对症支持治疗。补体 C3 介导的特发性 MPGN 无单克隆丙种球蛋白病的中/重度患者初始治疗应选择 MPA，如果失败，可使用依库珠单抗。

2.对症治疗

(1)利尿消肿：限钠摄入及卧床休息，合理应用利尿药，详见急性肾小球肾炎相关内容。

(2)减少蛋白尿：对于肾病综合征合并高血压的患者，可使用可耐受最大剂量的 ACEI 或 ARB，减轻肾小球高滤过状态，从而减少蛋白尿，延缓肾功能恶化。突发肾病综合征的患者出现严重水肿时，慎重使用 ACEI 或 ARB，以免引起急性肾损伤，尤其在 MCD 患者中。另外，对于 MCD 初发肾病综合征血压正常的患者，则不建议使用 ACEI 或 AR_B 来减少蛋白尿。在使用 ACEI 或 ARB 的过程中，若 Scr 出现轻度缓慢上升(小于 30%)时不需要停用 ACEI 或 ARB，如果肾功能持续恶化和(或)出现难治性高钾血症，则应立即停止使用 ACEI 或 ARB。

(3)低蛋白血症的治疗：除饮食疗法外，可静脉予以白蛋白。但由于蛋白在尿中丢失太快，不但不能纠正低蛋白血症，而且增加肾脏负担，对肾脏不利，因此应严格掌握其适应证。其适应证为：①人血清白蛋白浓度低于 25g/L 伴全身严重水肿，或胸腔、心包腔积液；②使用利尿药后，出现血浆容量不足的临床表现者；③因肾间质水肿引起急性肾损伤者。

(4)抗凝的治疗：肾病综合征患者特别是重症患者常合并高凝状态和血栓形成，尤其当血浆白蛋白低于20～25g/L时，即有静脉血栓形成的可能性。因此，抗凝治疗是该类患者的常规预防性治疗措施。对于血栓短暂性高风险患者可予以小剂量的肝素(5 000U，皮下注射，每天2次)或LMWH进行抗凝治疗，使用肝素时APTT应控制在正常值的1.5～2.0倍，而使用LMWH 4小时左右应注意监测抗凝血因子Xa活性。对于血栓短暂性高危风险患者在纠正肾病综合征之后则可停用抗凝药物。针对血浆白蛋白低于20～25g/L的患者，若同时伴有以下任何一项：蛋白尿大于10g/d、体重指数大于35kg/m²、存在血栓栓塞的遗传因素、心力衰竭为Ⅲ级或Ⅳ级、最近进行骨科或腹部手术及长期卧床应考虑预防性足量抗凝治疗；若患者出血风险高，则推荐予以抗血小板药物，如阿司匹林(75～100mg/d)或双嘧达莫(100mg/次，一日3次)。对于血浆白蛋白低于32g/L且动脉血栓风险较高(Framingham风险评分大于20/1 000人年)的患者则推荐予以抗血小板药物，如阿司匹林(75～100mg/d)或双嘧达莫(100mg/次，一日3次)。对于已发生血栓栓塞事件的患者应尽早给予尿激酶、链激酶或重组人组织型纤溶酶原激活物如阿替普酶溶栓，尿激酶是临床上应用最广泛的溶栓药，其常用剂量为6万～40万U/d，使用时从小剂量开始，并可与肝素同时滴注。已发生血栓的患者同时还应予以6～12个月和(或)肾病综合征期间足量抗凝治疗，首选静脉注射肝素，然后使用华法林桥接。使用华法林时要密切关注凝血酶原时间国际标准化比值(NR)，并使INR维持在2～3左右。

(5)高脂血症的治疗：肾病综合征患者可考虑治疗高脂血症，尤其是存在其他心血管危险因素(如高血压、糖尿病)且治疗无效的患者，但对于MCD所致初发肾病综合征者建议无须使用他汀类药物治疗高脂血症。肾病综合征患者的血脂异常防治核心策略与普通人群基本一致，即依据动脉粥样硬化性心血管疾病(ASCVD)发病风险采取不同强度的干预措施。目前国内外推荐他汀类药物作为肾小球疾病高脂血症患者的一线治疗药物，使用的具体药物及剂量大小应根据动脉粥样硬化性心血管疾病风险程度及肾功能状态来确定。若患者对他汀类药物不能耐受，或ASCVD风险较高，以及尽管予以他汀类药物最大耐受剂量但LDL-C或甘油三酯仍未达标的患者可以考虑联合使用非他汀类药物治疗，如胆汁酸螯合剂(考来烯胺、考来维仑)、贝特类(苯扎贝特、非诺贝特、吉非贝齐)、烟酸、依折麦布、PCSK9抑制剂。他汀类药物联合贝特类药物尤其是吉非贝齐时肌毒性风险增加，肾功能减退时避免联用。

(6)急性肾损伤的治疗：肾病综合征合并急性肾损伤时，病因不同，治疗方法也不同。①积极治疗基础疾病：基础疾病多为微小病变，经治疗常可以缓解，故应从根本上解除导致急性肾损伤的因素；②血液透析：不仅控制氮质血症，维持水、电解质、酸碱平衡，还可在补充血浆制品后适当脱水，以减轻组织及肾间质水肿；③应用袢利尿药：有效者应积极给予，以冲刷阻塞的肾小管管型；④口服碳酸氢钠：碱化尿液，以减少管型形成。

第二节 急性肾损伤

急性肾损伤(AKI)是指肾功能在数小时至数日内急剧下降，从而导致含氮产物在体内聚积(氮质血症)以及水电解质和酸碱平衡失调的临床综合征。KDIGO将AKI定义为48小时内Scr升高绝对值≥0.3mg/dl；或在7日内Scr较基础值升高≥50%(增至1.5倍)；或尿量<

0.5ml/(kg·h)的时间超过6小时。

【病因和发病机制】

(一)病因与分类

AKI根据病理生理可分为肾前性AKI、肾眭AKI和肾后性AKI三类。

1.肾前性AKI

其指各种原因引起有效循环血容量减少,肾血流量急剧下降所致。

2.肾性AKI

此病是由于各种肾实质病变,或病因未能及时去除的肾前性AKI所致,是AKI中最常见的类型。常见因素为肾缺血或肾毒性原因损伤肾小管上皮细胞,如急性肾小管坏死(ATN)占急性肾损伤的75%～80%;肾小管间质炎;肾小球炎症和肾脏血管疾病等。

3.肾后性AKI

其是指各种原因的尿路梗阻,引起急性梗阻性肾病而导致的AKI,一般在尿路梗阻解除后都可以迅速恢复。由于肾后性梗阻的病因多可手术纠治,因此在诊断AKI时,必须先做肾超声检查以排除肾后性因素。

(二)发病机制

1.肾前性AKI

其是由于肾灌注减少导致肾血流量下降介导的肾小球滤过率降低,无肾小管组织损伤。逆转血流动力学损害会使肾功能迅速恢复。但若低灌注持续,可发生肾小管细胞损伤,从肾前性转向肾性AKI。

2.肾性AKI

肾性AKI按损伤部位可分为小管性、间质性、血管性和小球性。ATN是肾性AKI中最常见的一种类型,是各种病因所引起的肾组织缺血和(或)中毒性损害导致肾小管上皮细胞损伤/坏死和GFR急剧降低而出现的临床综合征。ATN的发病机制尚未完全阐明,主要涉及肾小管因素及肾血流动力学改变等。

(1)肾小管因素:①肾小管阻塞。坏死的肾小管上皮细胞脱落,细胞及其碎片阻塞肾小管,导致阻塞部近端小管腔和肾小囊内压力升高,当后者压力与胶体渗透压之和接近或等于肾小球毛细血管内压时,肾小球滤过停止。②反漏。肾小管上皮受损脱落,使肾小管管壁失去完整性,导致肾小管腔中的原尿液反流至肾间质,引起肾间质水肿又压迫肾单位,加重肾缺血,使GFR更为降低。③管-球反馈。缺血、毒素等因素引起近端肾小管损伤,使其重吸收钠、氯等明显减少,管腔内的钠、氯浓度增加,使肾小球人球动脉细胞分泌肾素增多,继之血管紧张素Ⅰ、Ⅱ增加,造成肾小球人球小动脉和肾血管收缩,肾血管阻力增加,使GFR进一步下降。

(2)肾血流动力学改变:许多血管活性物质参与调控肾内血流动力学,如肾缺血引起血管内皮受损和炎症反应,进而使得血管收缩因子内皮素、肾素.血管紧张素系统等产生过多,血管舒张因子如PGE2、一氧化氮等合成减少,特别是内皮素和一氧化氮分泌失衡。这些均可引起肾血流动力学异常,使得GFR下降。

3.肾后性AKI

双侧或单侧尿路出现梗阻时可发生肾后性AKI。尿路发生梗阻时,尿路内反向压力首先传导到肾小球囊腔，由于肾小球人球小动脉扩张，早期GFR尚能暂时维持正常。如果梗阻持续无法解除，肾皮质大量区域出现无灌注状态，GFR将逐渐降低。若处理不及时，可导致慢性梗阻性肾病，进展到尿毒症。

【临床表现】

ATN典型病例一般分为少尿或无尿期、多尿期和恢复期三个阶段。

1.少尿或无尿期

尿量骤减或渐减，每日尿量持续少于400ml者称少尿，少于100ml者称无尿。少尿期一般持续1～3周，但个别危重病例少尿可持续3个月以上，超过3个月以上者应警惕有广泛性肾皮质坏死。少尿期的主要临床表现有：①水钠潴留、高钾血症、代谢性酸中毒、高磷血症与低钙血症、低钠血症与低氯血症等；②心血管系统表现，如高血压，严重者可出现高血压性脑病；急性肺水肿、心力衰竭、心律失常、心包炎也有发生。

2.多尿期

进行性尿量增多是肾功能开始恢复的一个标志。每日尿量达2.5L称多尿，5～7天后可多达3～5L/d，可持续2～3周或更久。进入此期后，肾功能并不立即恢复，Scr和血尿素氮(BUN)仍可上升，当肾小球滤过率明显增加时，血氮质逐渐下降。多尿期早期仍可发生高钾血症，后期易发生低钾血症。

3.恢复期

多尿期后肾小管细胞再生、修复，肾功能逐渐恢复，肌酐清除率逐渐升高，BUN、Scr降至正常范围内，肾小管浓缩功能及酸化功能亦恢复。大部分患者肾功能可恢复至正常水平，此期需半年至1年的时间，只有少数患者转为慢性肾损伤。

【治疗原则】

尚无特效药可治疗AKI，该病的主要治疗原则是：①积极治疗原发病，纠正可逆性致病因素。②对症支持治疗，如维持正常的血容量状态、尿量、心功能状态；维持体液平衡，纠正水、电解质和酸碱平衡紊乱；根据患者的情况加强营养等支持治疗。③对于严重的肾功能损害、高血钾、酸中毒、伴心功能损害者应给予肾脏替代治疗。

【药物治疗】

(一)治疗药物分类

1.扩容药

除肾小球疾病和血管炎所致的AKI外，几乎所有的AKI早期均应补充血容量，以增加肾血流量和肾小球滤过率，急性肾毒性的AKI早期充分补液还有利于肾毒素的排泄，常用0.9%氯化钠注射液。必须注意的是，扩容前要准确判断患者处于AKI哪一期，如为少尿期则需限制补液。

2.利尿药

利尿药可能具有肾脏保护作用，预防AKI，加速肾脏恢复。然而利尿药也可能是有害的，可能通过降低循环血量造成肾前性因素，加重AKI，因此需慎用利尿药。目前防治AKI的利尿药是渗透性利尿药和袢利尿药。渗透性利尿药甘露醇防治AKI的作用机制主要有：①降低人球小动脉阻力，增加肾小球血流量和毛细管内静脉压；②甘露醇的渗透性扩容作用，使血黏度降低，减轻血管内皮细胞水肿，降低血管阻力，改善肾血液循环；③渗透性利尿作用增加肾毒素的清除，使肾小管上皮细胞及肾间质水肿减轻，从而减轻或解除肾小管阻塞，肾小管内尿流量增加，流速加快，冲洗肾小管。袢利尿药呋塞米可促进肾内扩张血管的前列腺素合成，增加肾脏血流量，改变肾皮质内血流分布，有助于防治肾脏的缺血性损伤。

（二）治疗药物选用

1.积极纠正可逆的原发病

外伤、失血、心衰等均可能导致AKI的发生，故对原发病的治疗有助于逆转肾功能的降低，相关措施包含扩容、纠正血容量不足、治疗感染性休克等。确保容量充分是治疗主要策略，尤其肾前性AKI早期需要积极恢复有效血容量，例如通过静脉补充生理盐水、降低后负荷以改善心脏输出量、调节外周血管阻力至正常范围。慎用羟乙基淀粉、明胶、右旋糖酐等人工胶体液补液以避免其潜在的肾毒性。若脓毒血症或肝衰竭患者合并AKI时，可予以白蛋白治疗。

2.尽早展开病因治疗

在AKI起始期给予干预治疗可以最大幅度减少肾脏的损害，促进肾功能恢复。临床治疗中一旦怀疑AKI，需肾内科医师参与救治，给予及时治疗。例如，肾前性AKI需尽快纠正肾前性因素，解除灌注不足等原因；而肾后性AKI如尿路梗阻时，则应积极采取措施解除梗阻；肾性AKI发生的原因相对较复杂，治疗较困难，如肾小球肾炎或小血管炎所导致的AKI，常需要使用糖皮质激素和（或）免疫抑制剂治疗。出现急性间质性肾炎（AIN）表现的患者需尽早明确病因，若明确为药源性AIN时，应立即停用可疑药物同时予以糖皮质激素治疗。

3.营养支持治疗

AKI患者的能量至少保持在20kcal/(kg·d)，但不超过25～30kcal/(kg·d)。能量供给应由3～5g/kg体重（最高7g/kg）的碳水化合物和0.8～1.0g/kg体重的脂肪组成。同时，不应该为了避免或推迟肾脏替代治疗（RRT）而限制蛋白质人量。非高分解代谢、不需透析治疗AKI患者的蛋白质摄入为0.8～1.0g/(kg·d)，RRT治疗的AKI患者，其蛋白质摄入量为1.0～1.5g/(kg·d)，连续性肾脏替代治疗（CRRT）的患者和高分解代谢患者的蛋白质摄入量可高达1.7g/(kg·d)。氨基酸的补充应包含必需和非必需氨基酸，静脉补充脂肪乳以中长链混合液为宜。无高分解代谢状态患者，治疗数日后常见血钾、血磷下降，可给予适当的补充。长时间肠外营养支持者需要适时接受谷氨酰胺的肠内营养制剂。重症患者应用胰岛素防止严重高血糖的发生，同时考虑到严重低血糖的风险，平均血糖通常控制在6.11～8.32mmol/L（110～150mg/dl）。总的说来，营养支持总量与成分需要根据患者情况进行个体化给予，以便达到最佳治疗效果。

4.并发症治疗

（1）容量不足：除非存在禁忌证，只要患者有液体丢失的病史（如呕吐和腹泻）、符合低血容量（低血压和心动过速）的检查指标结果和（或）少尿，都应采取静脉补液治疗。治疗药物包含晶体液或胶体液。在初始治疗时首选晶体溶液（如等张盐水），因肾脏可能不能排钾，故慎用含钾的晶体溶液（如乳酸林格液）以避免高钾血症风险。补液治疗应谨慎，开始时给予1～3L液体，并反复进行临床评估。部分患者可能需要额外的补液治疗（如重度烧伤、急性胰腺炎）。对于机械通气治疗的危重症患者，可少量液体单次快速给药。

(2)容量超负荷：针对少尿期患者，需要严密观察每日出、入液量和体重变化。可将前一日尿量加 500ml 估算每日大致进液量，肾脏替代治疗时补液量予以适当放宽，发热患者如若体重不增加可适当加大入液量。可通过以下指标观察评估补液量是否适宜：①皮下不存在脱水、水肿症状。②每日体重基本不变。当体重增加超过 0.5kg 或以上，则提示液体过剩。③血清钠浓度正常。当血清钠指标偏低，患者又无失盐基础，提示可能存在液体潴留。④中心静脉压维持在 6～10cmH_2O，当高于 12cmH_2O，提示可能存在容量过多。⑤胸部 X 光片提示心血管显影未见异常。当显示肺充血征象，提示可能存在液体潴留。⑥心率、血压、呼吸频率稳定，当心率快、血压升高、呼吸频速，若不伴感染，则提示可能液体过剩。急性肾小管坏死(ATN)的少尿患者在病程早期且合并容量超负荷时，可以谨慎短期给予连续静脉滴注或缓慢推注髓袢利尿药，如呋塞米、布美他尼。若利尿后患者症状无明显改善且有透析指征时应尽早透析。甘露醇作为渗透性利尿药可用于挤压伤患者的强迫性利尿，但对确诊为 ATN 的少尿或无尿患者不应使用甘露醇，因其可能导致血容量过多，诱发心力衰竭和肺水肿。

(3)高钾血症：高钾血症为少尿期的主要死亡原因，最有效的方法为血液透析或腹膜透析。一般血钾应控制在 5.5mmol/L 以下，超过时应密切监测心率和心电图，并给予紧急处理，具体方法详见“慢性肾脏病”节。针对非少尿患者，还可给予排钾利尿剂，促进血钾排出。

(4)代谢性酸中毒：高分解代谢患者往往较早出现代谢性酸中毒且程度较重，同时代谢性酸中毒又会加重高钾血症，故需积极控制。若血浆实际 $HCO_3^- < 15$mmol/L，可静脉滴注 5% 碳酸氢钠 100～250ml，根据心脏功能控制滴速，并动态监测血气分析。若 $HCO_3^- < 12$mmol/L 或动脉血 pH＜7.15～7.2 时，表现为严重酸中毒，除补碱紧急处理还需立即开始透析。酸中毒纠正后，可致低钙性手足搐搦，应给予 10% 葡萄糖酸钙 10～20ml 静脉注射。

(5)其他电解质失调的处理：除非有充分依据证明患者体内钠、钾总量缺乏，否则不应给予补充；若确有补充的必要，在补充时应严密观察。对低钙血症者静脉注射 10% 葡萄糖酸钙 10～20ml，2～3 次/d；高磷血症可给予氢氧化铝凝胶 30ml，口服，3 次/d。在电解质紊乱的处理上有困难时，应立即透析治疗，可使之重新达到水、电解质和酸碱平衡。

(6)心力衰竭的治疗：容量超负荷可导致急性左心衰竭，症状表现有呼吸困难、高血压、肺水肿和全身性水肿。AKI 患者此时使用利尿药与洋地黄制剂疗效甚微，另外由于肾脏排泄减少和电解质紊乱的发生，容易出现洋地黄中毒，因此警惕使用洋地黄类药物。故最好通过透析清除水分，特别是容量超负荷所致心力衰竭，首选透析治疗而非药物。药物方面可选择扩血管药物如多巴胺，用减轻心脏后负荷的药物。

(7)尿毒症脑病：体内毒素的蓄积可导致脑病或者精神异常的发生。临床表现为眩晕、意识错乱等，此时需要立即给予肾脏替代治疗。

(8)消化道出血的治疗：主要原因是应激性溃疡，应经常观察大便，做潜血试验并监测血细胞比容。质子泵抑制剂[如奥美拉唑、泮托拉唑、雷贝拉唑、兰索拉唑、埃索美拉唑]和选择性 H_2 受体拮抗剂[雷尼替丁、法莫替丁、罗沙替丁]可有效防止严重急性肾损伤患者的胃肠道出血，前者是预防应激性溃疡的首选药物。若有出血迹象，应首选质子泵抑制剂治疗，肾功能受损时注意药物的选择及剂量的调整。

(9)感染:感染是 AKI 常见并发症及少尿期的主要死因,应尽早根据感染部位、细菌学培养和药物敏感试验合理选用对肾脏影响较小的抗菌药物治疗,并根据肾功能调整药物剂量。

5.肾脏替代治疗

因为 AKI 患者的肾功能在较短时间内出现快速减退,导致机体无法产生足够的代偿反应,因此肾脏替代治疗的指征与终末期肾病指征存在差异。急性肾损伤的肾脏替代治疗的指征为:①少尿或无尿 2 日以上;②已出现尿毒症症状,如呕吐、神志淡漠、烦躁或嗜睡;③高分解代谢状态;④BUN 在 17.8mmol/L (50mg/dl)以上;⑤有体液潴留现象;⑥血 pH 在 7.25 以下,血 HCO_3^-< 15mmol/L;⑦非少尿患者出现体液过多、眼结膜水肿、心脏奔马律或中心静脉压高于正常、血钾 5.5mmol/L 以上,心电图疑有高钾图形等。紧急透析指征为:①急性肺水肿或充血性心力衰竭;②严重的高钾血症,血钾在 6.5mmol/L 以上或心电图已出现明显的异位心律,伴 QRS 波增宽。

透析治疗的选择:①血流动力学不稳定、血压下降、心力衰竭或有出血倾向者应做腹膜透析。但其透析效率较低,一般适用于非高分解代谢无多器官功能障碍的 AKI,此外腹膜透析目前也较少用于危重 AKI。②高代谢型急性肾损伤、腹腔脏器开放性损伤或腹腔手术后 3 天内应首选血液透析。其优点是代谢废物的清除率高、治疗时间短,但易有心血管功能不稳定和症状性低血压,且需要应用抗凝药物,对有出血倾向者增加治疗的风险。③持续性动静脉血液滤过(CAVH)对急性肾小管坏死治疗较佳,具有血流动力学稳定性,且耐受性良好,对液体负荷过重、多器官衰竭和腹部手术后的患者尤为适用。

6.恢复期治疗

AKI 恢复期早期仍然可能发生威胁生命的并发症,所以仍需维持水、电解质和酸碱平衡,控制氮质血症、治疗原发病和防止各种并发症。故对于接受 RRT 患者,若 Scr>265μmol/L 仍建议持续透析;若一般情况明显改善的患者,可予以暂停 RRT,病情稳定后停止 RRT。部分急性肾小管坏死患者多尿期持续较长,应逐渐减少补液量,以每天低于出量 500~1 000ml 为宜,尽量通过胃肠道补充,以缩短多尿期。对于卧床的患者,需注意防止肺部感染和尿路感染。

第三节　慢性肾脏病

目前,国际上公认的“改善全球肾脏病及预后组织(KDIGO)”将慢性肾脏病(CKD)定义为:各种原因引起的肾脏结构或功能异常达 3 个月或以上,包括出现肾损伤的指标,如组织学检查异常、尿成分异常或肾脏影像学检查异常或有肾移植病史,伴或不伴肾功能下降;或不明原因 GFR<60ml/(min·1.73m²)达 3 个月或以上,有或无肾损伤表现。

【病因和发病机制】

(一)病因

引起 CKD 的病因可分为原发性和继发性两种。原发性肾脏病如慢性肾小球肾炎、慢性肾盂肾炎、慢性间质性肾炎、先天性和遗传性肾病、多囊肾等。继发性肾脏病主要有系统性红斑狼疮性肾病、糖尿病肾病、高血压肾小动脉硬化症、结节性多动脉炎肾病、多发性骨髓瘤肾病、高尿酸血症肾病，以及各种药物和重金属所致的肾脏病等；尿路梗阻性肾病如尿路结石、前列腺肥大、尿道狭窄等也可导致慢性肾脏病。

（二）发病机制

大多数 CKD 患者会进展为 ESRD。ESRD 是由各种原因引起的肾脏损伤进行性恶化，造成肾单位严重受损，使机体在排泄代谢废物和调节水、电解质及酸碱平衡等方面发生紊乱或失调的临床综合征，为各种肾脏疾病持续发展的共同转归，又称为尿毒症。目前对于 CKD 进展为 ESRD 的机制尚未完全明确，暂认为可能的机制如下。

1.肾单位高滤过

各种原因所致的肾脏损伤如持续进展，会导致相当数量的肾单位破坏，此时为维持机体内环境稳定，残余的健存肾单位发生代偿，肾小球毛细血管内压力和流量增加，单个肾小球滤过率增加，肾小球高灌注和过度滤过，在新的状态下产生管—球平衡。但随着肾实质的不断减少，肾单位的代偿活动难以为继，健存肾单位越来越少。当不能满足人体代谢的最低要求时，最终进展为 ESRD。

2.肾组织上皮细胞表型转化

随着肾单位破坏增加，残余肾单位代偿性地发生肾小球高灌注和高滤过，使小动脉壁增厚和毛细血管壁张力增高，引起内皮细胞损伤、系膜细胞和基质增生。在某些生长因子或炎性细胞因子的诱导下，肾小管、肾小球上皮细胞、肾间质成纤维细胞均可分化成成纤维细胞，使肾间质纤维化或球性肾小球硬化，使肾功能损伤进行性加重。

3.肾单位高代谢

残余肾单位的肾小管尤其是近端肾小管的代谢亢进，致细胞内的钠、钙浓度增加，氧自由基产生增多，引起肾小管损害、小管间质炎症、增生和肾单位功能丧失。

4.细胞因子和生长因子的作用

肾组织内的一些细胞因子和生长因子（如 TGF-β_1、IL-1、单核细胞趋化蛋白-1、血管紧张素Ⅱ、内皮素-1 等）参与了肾小球和肾小管间质的损伤过程，并对细胞外基质的产生起重要促进作用。某些降解细胞外基质的蛋白酶如金属基质蛋白酶表达下调，金属基质蛋白酶组织抑制物、纤溶酶原激活抑制物等表达上调，在肾小球硬化和肾间质纤维化过程中也起到重要作用。

5.其他

脂质代谢紊乱、肾小球内凝血等也可能在 ESRD 的发生发展中起一定作用。

【临床表现】

1.消化系统症状

其是本病最早和最常见的症状。患者先出现厌食、上腹饱胀等胃部不适症状，然后可发展为恶心、呕吐、腹泻、舌和口腔黏膜溃烂、口腔可闻及氨臭味，甚至可有消化道出血等。

2.血液系统表现

患者出现肾性贫血和出血倾向。白细胞计数多正常，但中性粒细胞的趋化、吞噬和杀菌能力减弱。

3.心血管系统症状

高血压与水钠潴留和肾素增高有关,少数患者可发生恶性高血压。可引起左心扩大、心力衰竭、动脉硬化等,心力衰竭是常见的死亡原因,部分患者可有尿毒症性心肌病。

4.精神、神经及肌肉系统表现

ESRD早期可有疲乏、失眠、注意力不集中等精神症状,后期会出现抑郁、记忆力减退、判断错误、对外界反应淡漠和昼夜颠倒等。神经系统表现有呃逆、肌肉痛性痉挛、抽搐等;晚期常有周围神经病变,表现为肢体麻木、感觉丧失,或有烧灼感、疼痛感等。

5.呼吸系统表现

酸中毒时呼吸深长,体液过多可引起肺水肿。代谢产物潴留可引起尿毒症性支气管炎、肺炎、胸膜炎,甚至有胸膜腔积液。部分患者易并发肺部感染。

6.皮肤症状

皮肤瘙痒常见。面部肤色常较深并萎黄,有轻度水肿,称为尿毒症面容。尿素随汗经由皮肤排出,可形成尿素霜。

7.肾性骨营养不良症

其包括纤维囊性骨炎、尿毒症性骨软化症、骨质疏松症和骨硬化症。部分患者临床有骨痛表现。

8.内分泌失调

一般垂体、甲状腺、肾上腺功能相对正常。血浆肾素可正常或升高,血浆1,25-(OH) 2-$VitD_3$降低,血浆促红细胞生成素(EPO)降低。本病患者常有性功能障碍。

9.水、电解质和酸碱平衡失调

可表现为失水或水过多。高钾血症可导致严重的心律失常,有时可无症状而突然出现心搏骤停,心电图有特征性改变,是监测高钾血症快速而准确的方法。酸中毒时 $HCO_3 <$ 13.5mmol/L,可出现深大呼吸、恶心和呕吐、头痛、躁动不安,严重者可表现为昏迷、心力衰竭、血压下降。

【治疗原则】

1.饮食

饮食历来被认为是CKD的基本治疗措施。需根据患者的肾功能水平、不同病因(如糖尿病、高血压病、慢性肾炎等)、营养状况、摄食及消化能力等来制订饮食方案。应注意休息,避免过度劳累。避免摄入含植物蛋白较高的食物,予以鸡蛋、牛奶、鱼肉等优质蛋白,摄入量应注意控制。有水钠潴留者,应控制水、盐的补给量。

2.原发病和诱因的治疗

及时诊断和治疗原发病是防止CKD发生和发展、延缓肾功能进一步受损的关键。某些引起ESRD的常见原发病,如慢性肾炎、狼疮肾炎、紫癜性肾炎、糖尿病肾病等,经过长期治疗是可以控制的。应积极寻找各种诱发因素,纠正使肾功能恶化的可逆因素,如纠正水、电解质紊乱和酸碱平衡失调,补充血容量,控制感染,解除尿路梗阻,及时纠正心力衰竭,避免使用肾毒性药物等。

3.根据 CKD 的分期进行治疗

肾脏病变引起的肾功能损伤是一个较长的发展过程，病变的发展阶段不同，治疗方案也不同。目前治疗 CKD 的方法包括内科疗法与肾脏替代治疗（透析疗法和肾移植术）。内科疗法以药物治疗为主，可改善症状，延缓慢性肾脏病的进展。但是一旦进入尿毒症期，应以肾脏替代治疗为主，辅以药物治疗。

【药物治疗】

（一）治疗药物分类

1.高钾血症的治疗药物

根据作用机制，将高钾血症治疗药物分为三大类：①稳定心肌细胞膜，对抗钾离子的心肌毒性作用，如葡萄糖酸钙等；②促进钾离子进入细胞内，降低血钾水平，如胰岛素、β 受体激动剂（沙丁胺醇）、碳酸氢钠等；③促进钾离子排出体外，降低体内钾含量，如袢利尿药、聚苯乙烯磺酸钙等。

2.贫血的治疗药物

肾性贫血涉及的治疗药物主要包括三大类，即红细胞生成刺激剂（ESA）、铁剂及低氧诱导因子脯氨酰羟化酶抑制剂（HIF-PHI）。

（1）ESA：是 EPO 的类似物，目前 ESA 主要有三种。①第一代 ESA：包括 rHuEPO-α 和 rHuEPO-β，为短效制剂。皮下注射剂型及静脉注射剂型的半衰期分别为 19.4 小时、6.8 小时，需要每周 1～3 次给药。②第二代 ESA：即达依泊汀 α，为长效 ESA，皮下注射剂型及静脉注射剂型的半衰期分别为 48.8 小时、25.3 小时。③第三代 ESA：即甲氧聚乙二醇重组人促红素，是一种化学合成的持续性 EPO 受体激活剂，半衰期长，皮下注射剂型及静脉注射剂型的半衰期分别为 133 小时、130 小时。

（2）铁剂：铁剂分为口服铁剂和静脉铁剂两大类。常用口服铁剂主要为二价铁（亚铁）盐，包括多糖铁复合物、琥珀酸亚铁、硫酸亚铁、乳酸亚铁、富马酸亚铁等，枸橼酸铁为三价铁。一些药物和食物可降低口服铁剂吸收和疗效，如碱性药物、质子泵抑制剂，以及富含鞣酸和钙、磷的食物（如牛奶）等。静脉用铁剂有蔗糖铁、右旋糖酐铁、山梨醇铁和异麦芽糖苷铁等。静脉铁剂虽可以避免口服铁剂的胃肠道不良反应和口服药物对铁剂吸收的影响，但该药可引起过敏反应、输液反应、低血压反应及外渗可导致局部皮肤反应等。

（3）低氧诱导因子（HIF）脯氨酰羟化酶抑制剂（PHI）：主要通过抑制 HIF 脯氨酰羟化酶，稳定体内 HIF 水平，进而改善肾性贫血，是一种新型治疗肾陛贫血的小分子口服药物，如罗沙司他。HIF-PHI 引起的不良反应主要包括上呼吸道感染、高血压、高钾血症等。

3.慢性肾脏病-矿物质和骨异常的治疗药物

慢性肾脏病.矿物质和骨异常（CKD-MBD）的治疗药物主要包括三大类：磷结合剂、维生素 D 及其类似物和钙敏感受体激动剂。

（1）磷结合剂：磷结合剂是临床治疗高磷血症的主要药物，可分为含铝磷结合剂、含钙磷结合剂及新型非含钙磷结合剂。①含铝磷结合剂：如氢氧化铝，该类药物具有良好的降磷效果，仅在其他药物治疗无效时短期应用。②含钙磷结合剂：钙剂包括碳酸钙（含钙 40%）和醋酸钙（含钙 25%）两种。钙剂能在肠道结合磷酸盐，降低血磷的同时升高血钙，从而抑制甲状旁腺激素(PTH)的分泌。③新型的非含钙磷结合剂:包含碳酸镧、司维拉姆等。司维拉姆多在餐中咀嚼后服用,既有利于发挥药效,又可避免对胃肠道的刺激,减少不良反应。

(2)维生素D及其类似物:目前临床常用的维生素D分为普通维生素D[维生素D_3]、活化维生素D[阿法骨化醇]及其类似物[骨化三醇、帕立骨化醇、度骨化醇、氟骨化醇、马沙骨化醇]等,维生素D_3需通过肝脏和肾脏代谢活化,阿法骨化醇无须肾脏代谢活化,但需要肝脏25羟化酶活化后才具有生物学活性;骨化三醇、帕立骨化醇、度骨化醇、氟骨化醇以及马沙骨化醇则具有完全生物学活性。

(3)钙敏感受体激动剂:又称拟钙剂,代表药物为盐酸西那卡塞,该药可变构调节甲状旁腺的钙敏感受体,提高机体对细胞外钙离子的敏感性,减少PTH的合成和分泌。西那卡塞在降低血清PTH水平的同时,并不增加血钙和血磷水平。

4.营养支持药

补充必需氨基酸可使体内的必需氨基酸/非必需氨基酸比例失调得到纠正,有利于蛋白的合成,使氮代谢产物的生成减少。α-酮酸通过转氨酶的酶促反应,利用体内的含氮代谢产物合成必需氨基酸,在提高必需氨基酸比例的同时降低血中的尿素水平,延缓CKD进展。

5.清除肠道毒物

吸附剂包醛氧淀粉在患者肠道内通过其醛基与氮质产物结合成络合物而排出体外,长期服用可降低BUN水平;药用炭能有效地从胃肠道中吸附肌酐、尿酸等有毒物质,使这些毒性物质从肠道中排出体外,使体内肌酐、尿酸积存量降低。

(二)治疗药物选用

1.纠正代谢性酸中毒

慢性且血液pH大于7.2者口服碳酸氢钠1.0～3.0g/d即可;中重度患者可口服碳酸氢钠3～15g/d,必要时静脉输入碳酸氢钠,对于急性患者或血液pH小于7.2的慢性患者,首选静脉给药。碳酸氢钠的剂量应根据HCO_3^-缺失量及继续丢失量来确定,12～24小时内输注,使血浆HCO_3^-升高至16mmol/L以上。升高1mmol/L HCO_3^-需0.6mmol/L HCO_3^-/kg,约使用5%碳酸氢钠1ml/kg。对于明显心力衰竭的患者,不宜输入过多的碳酸氢钠,输注时速度宜慢,以免加重心脏负荷。

2.纠正水、电解质紊乱

慢性肾功能不全如无严重水肿、心力衰竭,不应盲目限制饮水量,每日摄入水量应补足前日尿量,另加400～500ml液体。当有水钠潴留时,可先予噻嗪类利尿药,如氢氯噻嗪每次25mg,每日2～3次。除非有低钾血症,一般不首选保钾类利尿药。当肌酐清除率<30ml/min时,噻嗪类利尿药一般无利尿作用,需选用袢利尿药,一般口服呋塞米每次20mg,每日2～3次,必要时可静脉给药。

3.纠正高钾血症

CKD患者将发生排钾障碍,易出现高钾血症。高钾血症可分为慢性与急性两类,前者注重长期管理,预防复发,主要措施包括低钾饮食、患者教育、停用RAS抑制剂及中药煎剂、服用降钾药物(如新型钾离子结合剂环硅酸锆钠散或降钾树脂),或酌情使用排钾利尿药等。后者治疗的目的在于迅速将血钾浓度降至安全水平,避免发生严重并发症。对于急性轻度高钾血症者，通常是积极治疗原发病，停用引起血钾升高的药物，限制钾的摄入，予以阳离子交换树脂(如聚苯乙烯磺酸钠或聚苯乙烯磺酸钙)血钾可恢复正常水平。CKD患者如果短期内血钾升高至≥6.0mmol/L或出现高钾相关性心电图(ECG)改变属于高钾血症急危重症，必须紧急处理。先复查血钾以排除假性高钾血症，监测生命体征和ECG。治疗上应同时予以稳定心肌、促进钾离子进入细胞内和促进钾离子排出体外等措施。

(1)稳定心肌：对于有高钾血症且伴ECG改变且无严重高钙血症的患者，应立即使用静脉钙剂。钙离子可迅速对抗高钾对心肌动作电位的影响，稳定心肌细胞膜电位，使心肌细胞兴奋性恢复正常。常在心电监护下用10%氯化钙10ml或10%葡萄糖酸钙30ml缓慢静脉推注(Ca^{2+}的剂量为6.8mmol)，推注时间5～10分钟，给药后1～3分钟起效，疗效可持续30～60分钟。注射5分钟后，如未见效果，可重复注射。葡萄糖酸钙对静脉刺激性较小，可使用外周静脉注射，而氯化钙大剂量注射时可能引起组织坏死，因此需使用中心静脉滴注。在使用洋地黄类药物的患者中应警惕使用钙剂，因高钙血症可能会加重对心肌的毒性作用。在这种情况下，可使用10%葡萄糖酸钙10ml加入5%葡萄糖溶液100ml中静脉滴注20～30分钟，使钙离子有充分时间在细胞内外均匀分布，防止高钙血症。钙离子并不能影响细胞内外钾离子浓度，因此还需要使用其他方法来降低血钾水平。

(2)促进钾离子进入细胞内：①静脉滴注胰岛素和葡萄糖可以通过促进细胞外钾离子进入细胞内，从而降低血钾浓度。对于血糖＜14mmol/L的患者，可用101U普通胰岛素加入500ml 10%葡萄糖溶液中静脉滴注，持续1小时以上。如遇合并心力衰竭或少尿患者，滴注速度宜慢。如果要限制入液量或情况较紧急，可用10IU普通胰岛素加入50ml 50%葡萄糖溶液中静脉滴注。一般注射后10～20分钟起效，作用高峰为30～60分钟，疗效可持续4～6小时，可降低血钾0.6～1.0mmol/L。在滴注过程中密切监测血钾及血糖变化，避免发生低血糖。②如果患者合并代谢性酸中毒且血容量没有超负荷，可静脉滴注5%碳酸氢钠150～250ml，通过H^+-Na^+交换，促进钾离子进入细胞内，5～10分钟内可起效，疗效持续约2小时。因钠离子可能会加重CKD患者容量负荷，在合并心力衰竭的患者中慎用。③β受体激动剂可快速促进细胞外钾离子移至细胞内，如10～20mg沙丁胺醇雾化吸入，可在30分钟内起效，30～60分钟内降低血钾浓度0.5～1.5mmol/L，90分钟左右达高峰，疗效可持续2小时左右。由于沙丁胺醇与高糖胰岛素联用效果更好，因此不适宜作为重度高钾血症患者的单独用药。促进钾离子进入细胞内的治疗手段，并没有将钾离子排出体外，因此该降钾方法作用时间仅持续数小时，容易出现反弹。

(3)促进钾离子排出体外：①利尿药。对严重CKD患者肾脏排钾作用有限，但对伴有低肾素低醛固酮血症的患者效果较好。联合袢利尿药和噻嗪类利尿药效果更好，但对于血容量不足的患者反而可能降低肾小球滤过率，影响肾功能并加重高钾血症。②阳离子交换树脂。目前临床上常用的有聚苯乙烯磺酸钠(SPS)和聚苯乙烯磺酸钙(CPS)，新型离子交换聚合物有Patiromer。1g聚苯乙烯磺酸钠可置换约110～135mg钾离子，如15g聚苯乙烯磺酸钠可降低血钾约0.82mmol/L；1g聚苯乙烯磺酸钙可置换约53～71mg钾离子，如5g聚苯乙烯磺酸钙可降低血钾约0.67mmol/L；但由于降血钾疗效有限，且该类药物的起效时间较慢，一般推荐用于预防和治疗轻中度高钾血症，在严重高钾血症的紧急救治中不推荐使用。③新型钾离子结合剂环硅酸锆钠。在肠道内通过置换钠/氢离子而高选择性地捕获钾离子，减少肠道内钾离子吸收，从而快速有效地降低血钾浓度。④透析治疗：是处理严重高钾血症，尤其是 ESRD 患者的首选方案。血液透析较腹膜透析降钾效果更佳，在血流动力学不稳定的患者中，CRRT 使用更多。4 小时血液透析平均可清除 40～120mmol 钾离子。当透析液中钾浓度为 0mmol/L、1mmol/L、2mmol/L、3mmol/L 时，单次透析对钾的清除量分别约为 80～120mmol、60～80mmol、50～60mmol、40mmol。

4.高血压的治疗

控制高血压尤其是肾内毛细血管高血压是延缓慢性肾脏病进展的重要措施，一旦高血压诊断确立(即血压＞140/90mmHg)，推荐 CKD 患者无论其是否合并糖尿病，应在生活方式调节的同时启动降压药物治疗。

对于 CKD 合并高血压患者，ACEI/ARB、CCB、α 受体拮抗剂、β 受体拮抗剂、利尿药都可作为初始选择药物。CKD 患者的降压用药原则与非 CKD 患者基本相同，详见“高血压”节。血液透析患者使用 RAS 抑制剂应监测血钾和 Scr 水平。要避免在透析血容量骤减阶段使用降压药物，以免发生严重的低血压。降压药物剂量需考虑到血流动力学变化以及透析对药物的清除情况而调整。透析后 SBP 理想靶目标为 120～140mmHg。

5.血脂的管理

血脂异常是 CKD 的常见并发症，且与肾脏疾病的进展密切相关。KDIGO 指南推荐：年龄为 18～49 岁非长期透析的 CKD 患者，伴有以下任一情况者可使用他汀类药物治疗：①已知冠心病(心肌梗死或冠状动脉血运重建)；②糖尿病；③缺血性卒中既往史；④Framingham 风险评分预测冠心病 10 年死亡发生率或非致死性心肌梗死发生率≥10%。对于年龄≥50 岁非长期透析的 CKD 1～2 期患者[eGFR≥60ml/(min·1.73m^2)]，推荐使用他汀类药物治疗；CKD 3～5 期患者[eGFR＜60ml/(min·1.73m^2)]推荐他汀类药物或他汀类药物联合依折麦布治疗。在透析依赖的成人 CKD 患者中，不建议启用他汀类药物或他汀类药物联合依折麦布治疗，如果开始透析时患者已经在服用他汀类药物或他汀类药物联合依折麦布治疗则建议继续使用。CKD 患者是他汀类药物引起肌病的高危人群，尤其是在肾功能进行性减退或 eGFR＜30ml/(min·1.73m^2)时，并且肌病发病风险与他汀类药物剂量密切相关，故应避免大剂量应用。中等强度他汀类药物治疗 LDL-C 不能达标时，推荐联合应用依折麦布，必要时可予以 PCSK9 抑制剂，避免联合应用贝特类药物，因贝特类药物不仅可升高 Scr 水平，而且在中重度 CKD 患者中与他汀类药物联用时，可能增加肌病风险。

6.贫血的治疗

肾性贫血治疗的目的是尽量避免患者输血，减少心血管事件发生，改善认知功能和提高生活质量。使用 ESA 补充红细胞生成素(EPO)，或者通过 HIF-PHI 上调内源性 EPO 是肾性贫血治疗的关键。同时要纠正加重贫血的可逆因素，若存在绝对铁缺乏则应及时补充铁剂，此外，还可能缺乏叶酸和维生素 B_{12}，应注意补充。

(1)补充铁剂：铁是合成 Hb 的基本原料，纠正铁缺乏可改善 ESA 治疗反应性。对于接受 ESA 治疗的患者，无论是否透析，还是何种透析状态均应补充铁剂达到并维持铁状态的目标值。对非透析慢性肾脏病或腹膜透析的贫血患者，若转铁蛋白饱和度(TSAT)≤20%或/和血清铁蛋白(SF)≤100μg/L时需要补铁,可考虑使用口服铁剂,一般为150～200mg/d(元素铁),治疗1～3个月后再次评价铁状态,若不耐受或无效可以改用静脉铁剂。对血液透析贫血患者,TSAT≤20%或/和SF≤200μg/L时需要补铁,建议首选静脉铁剂治疗。对于静脉铁剂给药方案一般分为两个阶段。①初始治疗阶段:每月予以800～1 000mg一次或多次(如100mg/次,每周3次)静脉滴注,一个疗程完成后,若TAST< 30%和SF< 500μg/L,司以再重复治疗一个疗程;②维持治疗阶段:当铁状态达标后,给予的剂量和时间间隔应根据患者铁状态、对铁剂的反应、血红蛋白水平、ESA用量、对ESA的反应及近期并发症等情况调整,一般每1～2周100mg,原则上SF> 500μg/L应暂停治疗。对于存在全身活动性感染的CKD贫血患者,应避免静脉铁剂治疗。静脉铁剂可引起严重过敏反应,因此初用者,必须严格按照药品说明书先做过敏试验。

(2) ESA治疗:CKD患者若纠正了绝对铁缺乏后Hb仍小于100g/L,应考虑予以途径ESA治疗肾性贫血。CKD透析和非透析患者rHuEPO的常用剂量范围为每周50～150U/(kg·w),分1～3次给药,或10 000U,每周1次,皮下或静脉给药(非血液透析患者一般用皮下注射);达依泊汀α的剂量为0.45μg/kg,每1～2周给药1次;甲氧聚二醇重组人促红素的剂量为0.6μg/kg,每2～4周给药1次。使用中应注意小剂量、逐步递增的原则,避免血红蛋白上升速度过快,以减少高血压、血管栓塞等并发症,剂量调整最小间隔一般为2周。初始ESA治疗时Hb每月应增加10～20g/L,若Hb增幅每月超过20g/L,应将ESA的剂量减少25%;若Hb增幅每月低于10g/L,应将ESA的剂量增加20U/(kg·次),每周3次,或10 000U每2周3次。当Hb升高接近130g/L时,则应停用ESA,同时监测Hb变化,当Hb开始下降时,则应将ESA剂量减少约25%后重新给药。对足量ESA使用2个月血红蛋白升高不超过20g/L,即治疗反应低下的患者应进行病因排查和诊断,给予针对性处理或治疗。高剂量ESA可能增加心血管事件、肿瘤复发及死亡的风险,合并心力衰竭的CKD患者Hb≥90g/L应避免使用ESA治疗,既往存在恶性肿瘤病史或有活动性肿瘤的CKD患者,Hb的靶目标为<100g/L。

(3) HIF-PHI治疗:CKD患者Hb<100g/L可考虑使用罗沙司他,非透析患者的起始剂量一般为70mg/次(<60kg体重)或100mg/次(≥60kg体重),每周3次;透析患者为100mg/次(<60kg体重)或120mg/次(≥60kg体重),最大剂量为2.5mg/kg。若使用HIF-PHI后Hb在2周内增幅超过20g/L且Hb水平大于90g/L,则提早降低一个阶梯治疗,剂量阶梯包括20mg、40mg、50mg.70mg、100mg、120mg、150mg、200mg。

7.CKD-MBD的治疗

CKD-MBD的治疗主要包括:降低高血磷(简称降磷),维持正常血钙;控制继发性甲状旁腺功能亢进;预防和治疗血管钙化。

(1)降磷:控制高磷血症是CKD-MBD治疗的关键,合理控制血清磷水平可使血清磷和血清钙之间维持正常稳态。CKD 3～5期和CKD 5期透析期(CKD 5D)患者的血清磷应分别维持在0.87～1.45mmol/L和1.13～1.78mmol/L,而CKD 3～5D期患者血清校正钙则应在2.10～2.50mmol/L。磷结合剂是维持钙磷代谢平衡的主要药物,磷结合剂的选择应综合考虑患者的血钙及PTH水平,是否存在无动力性骨病和(或)血管钙化,药物的作用效果及其不良反应等。若通过控制饮食中磷的摄入(CKD 5D 期除饮食控制外还应充分透析),血清磷仍高于目标值,而血清钙在正常范围或更低时,可考虑使用含钙磷结合剂降磷。为达到最好的降磷效果,钙剂最好在餐时服用,与饭一起嚼服,可较好吸收食物中的磷,而钙吸收较少。但如果患者存在低钙血症,则可在饭后 2 小时服用来增加钙的吸收。含钙磷结合剂长期服用易引起高钙血症,增加血管、心瓣膜软组织等的钙化,特别是和骨化三醇同时服用时,或者应用高钙透析液透析时,还可使 PTH 过度抑制,导致低转化型骨病和高钙血症的发生。因此,钙元素每日的摄入量应<2 000mg,其中含钙的磷结合剂提供的钙元素含量不能超过 1 500mg。若患者给予足量含钙磷结合剂后(钙元素量 1 500mg),血磷仍未达标,则可根据血钙水平加用或换用新型非含钙磷结合剂。若 CKD 患者高钙血症持续存在或反复发生、和(或)合并动脉钙化和(或)无动力性骨病和(或)血清全段甲状旁腺激素(iPTH)水平持续过低,则应避免使用含钙磷结合剂,建议使用新型非含钙磷结合剂。非含钙磷结合剂应随餐服用,初始使用时应从小剂量开始,根据血磷水平确定剂量,还可根据每餐摄入含磷食物的不同,调整每餐药物剂量。若患者血清磷持续大于 2.26mmol/L 或大于 2.26mmol/L 需快速降磷以开始活性维生素 D 及其类似物治疗时,才考虑短期(最多四周)使用含铝磷结合剂,为避免铝中毒,反复长期使用含铝磷结合剂是禁止的。

(2)继发性甲状旁腺功能亢进(SHPT)的治疗:先控制高磷血症以及维持血钙水平达标,一些控制血磷和血钙的措施会降低 CKD 患者的 PTH 水平。CKD 3～5 期非透析患者,若 iPTH 水平超过正常上限,应首先评估低钙血症、高磷血症和维生素 D 缺乏是否存在。若纠正低血钙、高血磷和维生素 D 缺乏后,iPTH 仍进行性升高并持续高于正常值或目标值上限(CKD 3 期 iPTH 为:35～70pg/ml; CKD 4 期 iPTH 为:70～110pg/ml; CKD 5 期 iPTH 为:150～300pg/ml),应使用活性维生素 D 及其类似物治疗。初始治疗应从小剂量开始,首选口服制剂;CKD 3 期患者则建议选择维生素 D,,亦可选择活性维生素 D;CKD 4～5 期患者则建议选用活性维生素 D。拟采用大剂量冲击治疗的患者,建议选择骨化三醇、帕立骨化醇或阿法骨化醇。CKD SD 期在使用传统治疗方法,无法将 iPTH 控制在目标范围时,建议使用拟钙剂或使用活性维生素 D 及其类似物联合拟钙剂治疗。对同时伴有高钙血症、高磷血症和高 iPTH 血症的患者,应首先使用西那卡塞治疗,并积极控制血钙和血磷,待血钙和血磷水平正常或接近正常范围后,再应用活性维生素 D 及其类似物治疗。西那卡塞的初始剂量为 25～30mg/次,一天 1 次,可间隔 2～4 周调整剂量,每次增量幅度为 25～30mg。

第四节 肾移植排斥反应

同种异体肾移植已成为目前治疗终末期肾病的最有效方法。它是将来自于供体的肾脏通过手术置入受体体内,从而恢复肾脏功能。它能较好地改善患者的生活质量和延长存活率。迄今所完成的例数及取得的临床效果均居器官移植之首,随着组织配型技术的进步、排斥反应免疫学机制研究的进展和新型免疫抑制剂的问世,肾移植长期存活率得到了明显提高。

【排斥反应机制】

同种异体肾移植后，受者出现肾脏的排斥反应是影响移植肾长期存活的主要威胁。排斥反应的发生主要与以下因素有关。

1.预先存在的抗体反应

同种肾移植的超急性排斥是由于受体在移植前存在抗供体的抗体，当进行移植手术时，受体抗原抗体反应激活补体介导的组织损伤。这些抗体可以是由于受体以前接受输血、多次妊娠、接受过移植或者感染而产生的。

2.细胞免疫反应

T 细胞被认为是同种移植排斥的主要介导者，因此目前抗排斥治疗主要是针对 T 细胞。细胞免疫反应可分为抗原递呈、T 细胞识别、激活及增殖四个时期，最终产生细胞毒性 T 淋巴细胞，破坏移植肾。

3.抗体介导的血管反应

抗体介导血管反应的机制与细胞反应相似，T 细胞也参与了 B 细胞的激活过程，使 B 细胞进一步增殖和分化成为分泌抗体的浆细胞，少量抗体结合于血管壁即可诱发抗体介导的移植物排斥。

【临床表现】

肾移植术后的免疫排斥反应根据排斥反应的发生机制、病理改变、发病时间与临床特点将其分为四种类型：超急性排斥反应（HAR）、急性加速性排斥反应（AAR）、急性排斥反应（AR）和慢性排斥反应（CR）。

1.超急性排斥反应

HAR 是指移植肾在恢复血流循环后即刻至数小时内，一般发生在 24 小时内，也有个别延迟至 48 小时，发生的不可逆性体液免疫反应，任何免疫抑制剂都无效。在术中，移植肾在血液循环恢复后变硬呈红色，以后突然变软呈紫色，肾动脉搏动良好，而静脉塌陷，继而肾脏搏动消失，泌尿停止；术后可出现血尿、少尿或无尿，肾区疼痛，血压升高等，少数病例可出现高热、畏寒、乏力等全身危重症表现。

2.急性加速性排斥反应

AAR 是指发生在移植后 2～5 天内的严重急性排斥反应，发生越早，程度越重。临床表现为尿量突然减少或几天内发展为无尿，移植肾肿胀压痛，原已下降的 Scr 又迅速升高，全身症状较重，常伴有高热、畏寒、乏力、肉眼血尿等，AAR 病情进展迅速，严重者可导致移植肾破裂。

3.急性排斥反应

AR 最常见，一般发生于术后的前 3 个月内，以最初 1 个月内的发生率最高。临床表现为肾肿胀压痛、发热、乏力、尿量减少、体重增加及血压升高等。生化检查中 Scr 及 BUN 升高，内生肌酐清除率降低，尿液中的蛋白和红、白细胞增多，常伴有小管上皮细胞。彩色多普勒超声检查可发现肾脏肿大，血管阻力增加；肾扫描发现肾血流量减少。

4.慢性排斥反应

CR 发生于术后的 6～12 个月以后，病情进展缓慢。表现为逐渐丧失肾功能，系持久的体液和细胞免疫反应所致,常兼有两种免疫的特征,以前者为主。临床症状包括进行性移植肾功能损害伴高血压及由于肾小球病变所致的血尿和蛋白尿。

【治疗原则】

(一)一般治疗原则

同种异体肾移植系指不同基因型的同种肾移植,受者移植后出现排斥反应几乎是不可避免的,因此肾移植受者需常规使用免疫抑制剂以抑制排斥反应。及时发现和治疗排斥反应是移植肾长期存活的关键,应指导患者学会观察常见排斥反应的表现,如有尿量减少、发热、移植肾区胀痛等情况,及时去医院就诊。服用其他药物时,应遵循移植专科医师的指导,以免因药物相互作用而影响免疫抑制药物的疗效。不服用参类等保健品,以免诱发排斥反应。

(二)药物治疗原则

器官移植中药物的应用应根据临床经验、患者个体差异和用药时的反应加以调整,并注意以下几点。

1.联合用药

肾移植的免疫抑制方案一般采用联合用药方案。联合用药的目的是选择不同作用机制的药物,增加预防排斥反应的效果,减少每个药物的剂量,减少药物的毒性反应。

2.个体化用药

按照供肾来源、组织学配型结果、患者血中的药物浓度、个体对药物的反应性、肝肾功能、年龄等选择药物种类和剂量。活体及亲属供肾、低反应者、老年患者及经常易感染的受者使用免疫抑制剂的剂量应偏小;组织配型差、个体反应强和多次移植者宜用较大剂量。

3.时间化用药

免疫抑制剂使用的剂量随移植术后时间的不同而不同。肾移植术后1个月内,受者对移植肾的攻击最强烈,排异的强度和频度最高,半年后逐渐耐受,1年后比较稳定,因此免疫抑制剂的剂量基本上是逐渐减少直至达维持量。

4.终身用药

异体移植肾宿主的记忆期很长,免疫抑制剂的中断即使是移植后的多年也会发生排斥反应,导致移植肾丧失功能,因此,肾移植患者需要终身服用免疫抑制剂。

【药物治疗】

(一)治疗药物分类

见"肾病综合征"节。

(二)治疗药物选用

1.预防性用药

肾移植免疫抑制预防性用药方案依据免疫系统起反应的不同阶段,以及肾移植术后的时间长短可分为诱导方案和维持方案。

(1)诱导方案:免疫诱导治疗是指移植围手术期短期使用的单克隆或多克隆抗体类免疫抑制剂治疗。诱导治疗的目的包括:①预防移植物排斥反应的发生及减轻排斥反应发生的严重程度;②帮助维持治疗时糖皮质激素或CNI类药物安全减量甚至停用,从而降低其长期服用大剂量糖皮质激素或CNI类药物所带来的不良反应;③促进受者产生可能针对移植物特异性的临床免疫耐受状态,使维持治疗的总体免疫抑制剂的剂量大幅降低。对于诱导治疗方案的选择,需要综合考虑免疫因素、供者因素、受者因素等。通常对于发生移植物功能延迟恢复及排斥反应高风险者多选择T淋巴细胞清除性抗体进行诱导治疗。目前对于rATG诱导治疗的最佳用法用量尚缺乏全球共识,国内的方案大多为以下三种:①rATG 25mg/d,使用3日(第0~2日,以肾移植手术日为第0日);②rATG首剂50mg(第0日),之后25mgx4日(第1~4日);③rATG 50mg/d,使用3日(第0~2日)。前一种方案一般用于免疫低危受者的诱导治疗,后两种方案一般用于免疫高危受者。ALG-F是肾移植诱导治疗的药物之一,其使用方案与rATG类似,用量换算则是100mg的ALG-F相当于25mg的rATG。该类药物为异种血清产品,可能会引起过敏,因此使用前要询问过敏史,并根据说明书给予预防性抗过敏。单克隆抗体巴利昔单抗也常用于排斥反应的预防,一般诱导治疗时的标准总剂量为40mg,在肾移植术前2小时内给予20mg,在术后第4日给予20mg。诱导方案中还会联用甲泼尼龙,一般在移植术中经静脉使用500~1 000mg (10~15mg/kg),术后前3日每日静脉滴注250~500mg,在使用多克隆抗体进行免疫诱导时,一般应减少甲泼尼龙的剂量。术后第4日起改为泼尼松顿服,起始为10~30mg/d,糖皮质激素通常遵循递减的原则,一般在术后第30日逐渐递减为10~15mg/d,进入维持治疗阶段后一般采用小剂量维持,通常2~3个月时为10mg/d,6个月时为5~10mg/d,半年后为5.0~7.5mg/d维持。

(2)维持方案:维持治疗时一般使用的是口服制剂,常用的口服免疫抑制剂为CNI、抗细胞增殖类药物及糖皮质激素,免疫抑制剂的剂量在常规推荐剂量的情况下要采用个体化治疗,而环孢素、FK506、西罗莫司等药物需根据血中药物浓度来调整剂量。一般情况下选择上述3大类中的一种药物进行组合,形成"三联免疫抑制方案"作为维持治疗来预防排斥反应,常用的维持方案为以下三种。①足量CNI三联免疫抑制方案:即FK506/环孢素+MPA+糖皮质激素,其中该方案中选用FK506是目前国际公认的首选免疫抑制维持方案,当受者BMI高、糖尿病或胰岛功能异常、乙型肝炎病毒感染,或携带丙肝病毒时可选择环孢素。另外当出现对已用CNI不耐受或者出现明显不良反应时,可考虑CNI类药物之间的转换,转换时需要停服1顿(12小时)CNI类药物。环孢素转换为FK506时,转换的剂量按30~50mg∶1mg,建议采用50mg∶1mg。反之,FK506转换为环孢素也相同。在服用转换后的CNI 3~7天时监测转换药物的血药浓度。②无CNI免疫抑制维持方案:虽然以CNI为基础的三联免疫维持方案具有预防排斥反应发生的良好效果,但长期使用CNI具有肾毒性,可表现为慢性移植肾功能减退,所以mTORi+MPA+糖皮质激素方案在维持方案得以临床应用,但该方案一般不作为肾移植术后初始治疗,只有在长期服用CNI时出现CNI相关肾毒性的低危患者中可以考虑转换为无CNI免疫抑制维持治疗方案,特殊情况下也可单用mTORi或MPA+糖皮质激素。早期转换西罗莫司的谷浓度应控制在4~10ng/ml,晚期转换西罗莫司的谷浓度则控制在4~8ng/ml即可。③减量CNI免疫抑制维持方案:即小剂量CNI+mTORi+糖皮质激素或小剂量CNI+

MPA+糖皮质激素，该方案的特点是CNI类药物用量减少，使其引起的慢性肾毒性减轻，但又不使免疫抑制强度降低很多。CNI联用西罗莫司时，后者的谷浓度控制在5～7ng/ml即可；CNI联用MPA时，CNI的剂量减量不宜超过30%。

在维持治疗期间，其他免疫抑制剂的用法用量如下：吗替麦考酚酯的初始剂量为0.75～1.00g（麦考酚钠肠溶片180mg的免疫抑制效力与250mg的吗替麦考酚酯相当），每日2次，于移植术前12小时或移植术后24小时内开始口服。维持治疗根据患者临床表现及MPA的AUC调整剂量。静脉滴注吗替麦考酚酯主要适用于不能进食或胃肠道功能异常的患者，疗程一般为7～14天，剂量为0.75～1.00g，每12小时1次，采用5%葡萄糖盐水两步稀释法配制，稀释浓度建议为6mg/ml，静脉缓慢滴注应超过2小时，速度为84ml/h左右。咪唑立宾初始剂量为2～3mg/(kg·d)，每日早晨顿服或分两次服用，以后逐渐减量至维持剂量1～3mg/(kg·d)。AZA对再次反应几乎无作用，仅适用于肾移植术后排斥反应的预防性治疗，如患者对MPA不耐受或存在多瘤病毒（BK病毒）感染等，可考虑使用硫唑嘌呤，剂量一般为1.5～3mg/kg一日1次或分次口服。来氟米特在确认BK病毒感染或BK病毒性肾病时可替代MPA或AZA作为维持治疗，剂量一般在初始使用前3～5天，每日50mg的负荷剂量，之后每日20mg维持。

2.排斥反应的治疗

(1) HAR：HAR常在极短时间内导致移植肾功能丧失，尚无有效治疗方法，一旦发生，则尽早切除移植肾，因此预防HAR是关键，其预防措施主要是选择合适的供者。对于受者为高致敏时，可在移植前予以脱敏治疗，如血浆置换或免疫吸附等，以清除体内人类白细胞抗原(HLA)抗体；大剂量静脉注射免疫球蛋白(IVIG)有助于抗体水平的降低；清除B细胞方案，如单用RTX或RTX的联合方案。

(2) AAR：AAR治疗比较棘手，一旦发生，应尽早使用多克隆抗体（如ATG）治疗，疗程一般为5～7天，同时可联合血浆置换或免疫吸附和IVIG治疗；供体特异性抗体（DSA）阳性者应尽早进行血浆置换，同时可行持续性肾脏替代治疗，以清除循环中的抗体、免疫复合物和炎性因子。对于不能逆转或挽救者，需综合评估患者情况，确定是否停用上述治疗方案或切除移植肾。

(3)AR：根据Banff标准的病理诊断分类可将AR分为T细胞介导的排斥反应（TCMR）和抗体介导的排斥反应（AMR），两种排斥反应的治疗有差异。前者的一线治疗方案是激素冲击疗法，对于轻中度急性TCMR若激素冲击有效后可口服激素维持；重度急性TCMR或对激素难治性TCMR，常需要尽早使用ATG、ALG或OKT3治疗，同时根据免疫抑制剂的血药浓度调整口服药物剂量和治疗方案，并预防性使用抗菌药物。急性AMR一旦发生，移植肾往往损伤较重且治疗棘手，常可引起早期移植肾失功，因此重在预防，如避开预存DSA及有效预防和抑制移植后新生DSA (dnDSA)的产生。治疗急性AMR的主要目标是清除已有抗体并抑制其再生成，可采用的措施包括血浆置换和免疫吸附、使用IVIG、使用抗B细胞药物（CD20单克隆抗体，如RTX）、抗浆细胞活性制剂（如蛋白酶体抑制剂硼替佐米）、抗C5单抗（依库利单抗)等。

(4) CR:CR是移植肾或组织功能逐渐而缓慢恶化的一种排斥反应,目前尚无理想的治疗手段,因此,关键在于预防。移植肾CR的高危因素包括受者年龄<14岁、供者和受者年龄差异大(如年轻受者和老年供者)、HLA非匹配移植、既往AR、术后dnDSA阳性、高血压、免疫抑制剂剂量不足、受者依从性不良等,采取相应干预措施可有效预防CR。

第十章　自身免疫性疾病的药物治疗

自身免疫性疾病是指机体对自身抗原产生免疫反应而导致自身组织损害所引起的疾病。自身免疫性疾病往往具有以下共同特点：①病因大多不明，女性多于男性；②血液中存在高滴度自身抗体和（或）能与自身组织成分起反应的致敏淋巴细胞；③常反复发作或呈慢性迁延的过程；④有明显的家族倾向性，多与人类白细胞抗原（HLA）相关。早期诊断、早期对症治疗、防止疾病的进展是治疗的主要策略。

（一）自身免疫性疾病的发病机制

1.自身抗原因素

人体正常情况下对特异性抗原不产生免疫应答的状态称为免疫耐受。通常机体对自身抗原是耐受的，下列情况可导致失耐受：

（1）自身抗原改变：由于物理、化学、生物学等因素改变自身组织抗原的性质，使机体原本耐受的自身抗原被免疫系统视为“异己”物质而予以排斥，表现为暴露新的抗原表位、抗原结构发生变化、抗原被修饰或发生降解，成为具有免疫原性的片段，外来半抗原或完全抗原与自身组织成分中的完全抗原、半抗原结合等。

（2）交叉免疫反应：外来抗原与机体某些组织抗原成分具有相同的结构或性质称为共同抗原。由共同抗原刺激机体产生的共同抗体，可与有关组织发生交叉免疫反应，引起免疫损伤。

2.免疫反应调节异常

辅助性T细胞（Th细胞）和抑制性T细胞（Ts细胞）对自身反应性B细胞的调控作用十分重要，当Ts细胞功能过低或Th细胞功能过强时，可有大量自身抗体形成。

3.遗传因素

自身免疫性疾病与遗传因素有较密切的关系，如系统性红斑狼疮等具有家族史、人类强直性脊柱炎与HLA-B27基因关系密切。

4.病毒因素

病毒诱发自身免疫性疾病的机制尚未完全清楚，可能是通过改变自身抗原的决定簇而取消了T细胞的耐受作用；也可能作为B细胞的佐剂（如EBV）促进自身抗体形成。有些病毒基因可整合到宿主细胞的DNA中，从而引起体细胞变异而引起自身免疫反应。

（二）自身免疫性疾病分类

1.器官特异性自身免疫性疾病

组织器官的病理损害和功能障碍仅限于抗体或致敏淋巴细胞所针对的某一器官。主要有慢性淋巴性甲状腺炎、甲状腺功能亢进、1型糖尿病、重症肌无力等。

2.系统性自身免疫性疾病

由于抗原—抗体复合物广泛沉积于血管壁等原因导致全身多器官损害。习惯上又称为结缔组织病或胶原病，这是由于免疫损伤导致血管壁及间质纤维素样坏死及随后产生多器官的胶原纤维增生所致，如系统性红斑狼疮、类风湿关节炎等。本章主要介绍系统性自身免疫性疾病。

第一节　类风湿关节炎

类风湿关节炎(RA)是一种以关节滑膜炎为特征的慢性全身性自身免疫性疾病,其主要特征为对称性、周围性、多关节慢性炎症,临床表现为受累关节疼痛、肿胀、功能下降,病变呈持续、反复发作。病理变化为关节滑膜的慢性炎症、血管翳形成,侵及下层的软骨和骨,造成关节畸形和功能障碍或丧失,是造成人群丧失劳动力和致残的主要原因之一。

【病因和发病机制】

(一)病因

类风湿关节炎的病因尚未完全阐明,与环境、细菌感染、病毒感染、遗传和性激素等密切相关。寒冷、潮湿、疲劳、营养不良、创伤和精神因素等常为本病的诱发因素。

1.感染因素

病毒、支原体、细菌可能通过某些途径影响 RA 的发病和病情进展,如 A 组链球菌长期存在于体内可成为持续的抗原,刺激机体产生抗体,发生免疫病理损伤;RA 患者血清中的 EB 病毒抗体阳性率及平均血清滴度都明显升高。

2.遗传因素

同卵孪生子同患 RA 的概率为 27%左右,而双卵孪生子同患 RA 的概率只有 5%,患者家族中 RA 的发病率为健康家族的 2~10 倍,提示 RA 有一定的遗传倾向。

3.性激素

RA 的发病率男女之比为 1∶2~4,妊娠期间病情减轻,服避孕药的女性发病减少,提示雌激素可能促进 RA 的发生,孕激素可能抑制 RA 的发生。RA 患者体内的雄激素及其代谢产物水平明显降低。

4.吸烟

吸烟可诱发类风湿关节炎,吸烟人群中 RA 的发生率显著增加,而且吸烟持续时间、日吸烟量及吸烟总量越多,RA 的风险越高。吸烟会使类风湿因子和抗环瓜氨酸抗体(CCP)的阳性率升高。

(二)发病机制

RA 发病是多种因素共同作用的结果,感染可能是诱发因素,遗传及免疫反应异常等是易感个体的内在因素。

1.人类白细胞抗原(HLA)

HLA 基因位于人第 6 号染色体短臂 6p21.31,按 HLA 基因在染色体上的排列分 3 个区,Ⅰ类基因区位于 HLA 基因远离着丝点一端,Ⅱ类基因区位于 HLA 基因近着丝点一端,Ⅲ类基因区位于两者之间。3 个区含数十个基因座,称为 HLA Ⅰ、HAL Ⅱ和 HLA Ⅲ类基因。HLA-DR、HLA-DP 和 HLA-DQ 属经典 HLA Ⅱ类基因,编码产物为双肽链(α、β)分子,某些 HLA Ⅱ类基因可有 2 个或 2 个以上的 B 链功能基因。DR 亚区包括 1 个 DRA 基因和 9 个

DRB基因，DRB1、DRB3、DRB4和DRB5为功能基因（基因数量存在个体差异）。现已证明HLA-DRB1的多个亚型（血清分型上多为DR4、DR1]与类风湿关节炎有关，70%～90%的类风湿关节炎患者为DR4和（或）DR1阳性，而在正常人DR4或DR1的阳性率仅为15%～25%。

当抗原进入人体后被巨噬细胞或巨噬细胞样细胞所吞噬，经消化、浓缩后与其细胞膜的HLAⅡ类抗原分子结合，再与T细胞受体（TCR）结合形成HLA-抗原-TCR三分子复合物。该复合物使T辅助淋巴细胞活化，分泌细胞因子等多种介质，使B细胞激活，分泌大量免疫球蛋白，其中类风湿因子可形成免疫复合物，经补体激活后可以诱发炎症。

2.T细胞的免疫反应

RA患者关节滑膜内有大量炎细胞浸润，其中20%～50%为T细胞，$CD4^+$T细胞占大多数，而CD8+T细胞相对较少。对T细胞亚型的分析发现，滑膜内T细胞多有记忆T细胞的表型，如$CD4^+$、$CD45^+$、CD29+、$CD44^+$和CDⅡa/$CD18^+$。这些结果提示，滑膜内的T细胞大多曾受抗原驱动，处于激活前状态。携带T细胞受体的$CD4^+$T细胞可能是RA的主要驱动细胞，T细胞受体与HLA-DR4/DR1递呈的抗原结合形成复合物，激活T细胞，引起对自身抗原的免疫反应，导致滑膜的炎性病变。

3.滑膜细胞的免疫反应

正常关节的滑膜为1～2层细胞厚度，RA时由于滑膜细胞大量增生，细胞体积增大，滑膜明显增厚。滑膜细胞可分为两大类：类似于巨噬细胞的甲型滑膜细胞和类似于成纤维细胞的乙型滑膜细胞。RA的突出特点是血管翳的骨侵蚀，甲型滑膜细胞可产生多种细胞因子，细胞因子促进滑膜中产生新生血管，早期RA患者关节镜活检显示滑膜细胞增生及新生小血管增多；某些进行性骨侵蚀的RA患者，滑膜活检显示滑膜细胞过度增殖。

4.自身抗体

甲型滑膜细胞或巨噬细胞产生的IL-6，或T细胞产生的IL-2皆可刺激B细胞产生自身抗体，其中，类风湿因子（RF）是最常见的一种，RF可在RA患者出现临床症状之前出现。RF包括IgM、IgG、IgA和IgE4型，RA的一个重要特征是IgM和IgA型同时升高，RF尤其IgG型可形成免疫复合物，引起关节局部或其他部位病损。

【临床表现】

约80%的患者发病年龄在30～50岁，以青壮年为多，男女之比为1∶2～4。初发时起病缓慢，患者先有几周到几个月的疲倦乏力、低热、全身不适、体重下降等前驱症状，以后逐渐出现典型的关节症状。少数患者较急剧起病，在数天内出现多个关节症状。

1.关节表现

(1)晨僵：患者清晨醒后关节部位出现发僵和紧绷感（至少1小时），95%以上的RA患者出现此种症状。晨僵持续时间和关节炎症的程度成正比，它常被作为观察本病活动程度的指标之一。其他病因的关节炎也可出现晨僵，但不如本病明显。

(2)关节疼痛和触痛：关节疼痛往往是最早的关节症状，最常出现的部位为双手近端指间关节、掌指关节、腕关节，多呈对称性、持续性，RA的关节疼痛和触痛程度因人而异。

(3)关节肿胀：关节腔内积液、滑膜增生或关节周围软组织炎症可引起关节肿胀，在炎症早期以滑膜关节周围组织的水肿及炎细胞渗出为主，病程较长者可因滑膜慢性炎症后的肥厚而引起关节肿胀。

(4)关节畸形：多见于较晚期患者。因滑膜炎症破坏了软骨和软骨下的骨结构，造成关节纤维性或骨性强直，关节周围的肌肉韧带受损可引起关节半脱位或脱位，导致关节畸形，关节周围肌肉的萎缩、痉挛可加重畸形。最常见关节畸形是掌指关节半脱位、手指向尺侧偏斜和呈"天鹅颈"样表现。

(5)关节功能障碍：关节肿痛和结构破坏都能引起关节的活动障碍。

2.关节外表现

(1)类风湿结节：一般为直径数毫米至数厘米的硬性结节，无压痛，多呈对称性分布，主要位于关节的凸起部位或者是受压部位的皮下组织，如肘关节皮下。多伴发活动性关节炎及其他关节外病变，提示疾病的活动性。

(2)类风湿血管炎：是重症 RA 的表现之一，查体可见指甲下或指端出现血管炎，少数引起局部组织的缺血性坏死。在眼睛可造成巩膜炎，严重者因巩膜软化而影响视力。

(3)其他：约 30％的患者出现肺间质病变，临床常无症状，有时仅有肺功能和肺 X 线或 CT 检查异常；类风湿结节也可在肺内表现为单个或多个结节；约 10％的患者可出现胸膜炎或胸腔积液；心血管系统以心包炎最多见，约 30％有不同程度的瓣膜受累；神经受压是 RA 患者出现神经系统症状的常见原因，如正中神经在腕关节处受压可出现腕管综合征，胫后神经在踝关节处受压可出现跗管综合征；正细胞正色素性贫血是常见血液系统表现，贫血程度与关节的炎症程度相关。

3.实验室检查

可出现轻至中度贫血，血小板计数偏高，血沉加快，C 反应蛋白水平升高，这些常与疾病的活动性相平行；70％的患者 IgM 型 RF 阳性反应，一般认为效价为 1：64 或更高时有一定的诊断意义；75％的患者抗环状瓜氨酸抗体阳性，且具有很高特异性(93％～98％)；HLA-DR4 对 RA 的诊断和预后判断均有意义。

X 线检查手指及腕关节可见到关节周围软组织的肿胀阴影，关节附近的骨质疏松(Ⅰ期)，关节间隙因软骨的破坏而变得狭窄(Ⅱ期)，关节面出现虫凿样破坏性改变(Ⅲ期)，晚期则出现关节半脱位和关节破坏后的纤维性和骨性强直(Ⅳ期)。

【治疗原则】

RA 的病因不明，至今尚无根治方案以及预防措施。治疗目标是达到疾病缓解或低疾病活动度，最终目的是控制病情，减少致残率，改善患者生活质量。

治疗措施包括一般性治疗、药物治疗、外科手术治疗等，其中以药物治疗最为重要。治疗原则是早期、规范治疗，定期监测与随访。辅以患者健康教育，调整生活方式，包括禁烟、控制体重、合理饮食、适当运动，每周坚持 1～2 次有氧运动(非高强度的体育运动)。

【药物治疗】

(一)治疗药物分类

治疗 RA 的常用药物分为五大类，即传统化学合成的疾病改善抗风湿药(DMARD)、生物合成的 DMARD、糖皮质激素、非甾体抗炎药(NSAID)、植物药。

1.传统化学合成的DMARD

起效时间慢,需1～6个月,主要用于控制病情进展。RA一经诊断,应尽早使用传统化学合成的DMARD,药物的选择和应用方案要根据患者病情活动性、严重性和进展而定,视情况可单用也可采用两种及以上传统化学合成的DMARD联合使用。甲氨蝶呤是RA患者首选的传统化学合成的DMARD.不能耐受甲氨蝶呤的患者可以使用其他传统化学合成的DMARD.如来氟米特、柳氮磺吡啶、羟氯喹等作为一线选择药物。

2.生物合成的DMARD

其治疗靶点主要针对细胞因子或细胞表面分子。如TNF-α,抑制剂、IL-1拮抗剂、IL-6拮抗剂、CD20单克隆抗体、细胞毒性T细胞活化抗原-4(CTLA-4)抗体。如果存在不良预后因素且处于疾病活动期,应尽早使用生物合成的DMARD,主要不良反应是感染风险增加。

新型靶向DMARD是一类具有独特作用机制的抗风湿药,目前仅指JAK抑制剂如托法替布等,托法替布对JAK1和JAK3的抑制效率明显高于JAK2而对TYK2的抑制效率最低。

3.糖皮质激素

控制炎症作用强大,消炎止痛作用迅速,其主要机制是与胞质内的受体结合,抑制一些与慢性炎症有关的细胞因子如IL-1、IL-3、IL-4、TNF等的产生。此外,还通过抑制磷脂酶和花生四烯酸释放来阻止白三烯、前列腺素及血小板活化因子等的生成。糖皮质激素治疗RA的原则是小剂量、短疗程,使用糖皮质激素必须同时应用DMARD。当有关节外表现,如伴有心、肺、神经系统等受累时,可选择较大剂量、短期治疗。长期用药的常见不良反应有向心性肥胖、痤疮、多毛、高血钠、低血钾、高血压、水肿、高血糖、肾上腺皮质功能减退、闭经、肌肉消瘦无力、骨质疏松、股骨头坏死、机体抵抗力减弱等。

4.NSAID

主要作用机制是抑制COX来阻止前列腺素合成,从而发挥抗炎镇痛作用,但控制关节炎病情方面作用有限,应与DMARD同服。NSAID分为非选择性COX抑制剂和选择性COX-2抑制剂。长期使用非选择性COX抑制剂会导致胃肠道不良反应、肾脏缺血和心血管事件;而选择性COX-2抑制剂可明显减少胃肠道不良反应,但也存在心血管事件发生风险。避免两种或两种以上NSAID同时服用。使用NSAID时应遵循最短疗程、最低剂量和个体化原则。

5.植物药

如白芍总苷、雷公藤多苷、青藤碱等对缓解关节肿痛、晨僵均有较好的作用,长期控制病情的作用尚待进一步研究证实。

(二)治疗药物选用

尽管RA无法根治,但通过达标治疗可有效缓解症状和控制病情。达标治疗指治疗达到临床缓解,即28个关节疾病活动度(DAS28)≤2.6,或临床疾病活动指数(CDAI)≤2.8,或简化疾病活动指数(SDAI)≤3.3。在无法达到以上标准时,以降低疾病活动度为治疗目标,即DAS28≤3.2或CDAI≤10或SDAI≤11。

RA一经确诊,应尽早开始传统化学合成的DMARD治疗,首选甲氨蝶呤;存在甲氨蝶呤禁忌时,考虑单用来氟米特或柳氮磺吡啶。经甲氨蝶呤、来氟米特或柳氮磺吡啶等单药规范治疗未达标时,建议联合另一种或两种传统化学合成的DMARD进行治疗。经传统化学合成的

DMARD 联合治疗 3～6 个月仍不能达标时，可考虑延长治疗时间，观察疗效。

经传统化学合成的 DMARD 治疗未达标的患者，建议一种传统化学合成的 DMARD 联合一种生物合成的 DMARD，或一种传统化学合成的 DMARD 联合一种靶向 DMARD 进行治疗。TNF-α 抑制剂、托珠单抗、托法替布目前在使用的选择上，并无优先顺序。当传统化学合成的 DMARD 联合其中一种治疗未达标后，可在三者间更换另外一种进行治疗。

RA 患者在使用生物合成的 DMARD 或靶向 DMARD 治疗达标后，可考虑对其逐渐减量，减量过程中需严密监测，谨防复发。如果患者处于持续临床缓解状态一年以上，可根据实际情况停用该两类药。

中、高疾病活动度的 RA 患者，在使用传统化学合成的 DMARD 基础上联合小剂量糖皮质激素（泼尼松≤10mg/d 或等效的其他药物）和（或）NSAID，可快速控制症状，治疗期间应密切监测不良反应，不推荐单用或长期大剂量使用糖皮质激素。

（三）治疗药物的相互作用

1.糖皮质激素与甲氨蝶呤合用可加重后者的毒性作用，两者联用应减少甲氨蝶呤的用量。两药长期联用有可能引起膀胱移行细胞癌，应定期进行尿液检查。糖皮质激素与环磷酰胺联用可提高免疫抑制作用，并可减少用量。

2.几乎所有的 NSAID 都可抑制甲氨蝶呤的肾排泄，增加甲氨蝶呤的毒性；老人、肾衰竭者及叶酸耗竭者易受影响，老人和肾功能不全者慎用高剂量的甲氨蝶呤并注意检查血细胞计数。

第二节　系统性红斑狼疮

系统性红斑狼疮（SLE）是以免疫性炎症为突出表现的弥漫性结缔组织病。患者血清内的大量自身抗体（如抗核抗体、抗双链 DNA 抗体）通过免疫复合物在组织中的沉积，造成全身几乎各个系统和脏器的损害。本病女性约占 90%，常为育龄妇女。

【病因和发病机制】

（一）病因

1.遗传因素

SLE 有遗传倾向性及家族发病聚集性，同卵孪生者共患 SLE 的频率占 25%～70%，而异卵孪生者仅占 1%～3%；SLE 患者近亲中本病的发生率高于一般人群。

2.环境因素

（1）日光：表现为光照部位出现红斑、皮疹加重或全身情况恶化等。波长为 290～320nm 的紫外线能使上皮细胞中无抗原性的 DNA 转化为胸腺嘧啶二聚体，增加抗原性，刺激免疫系统，产生全身性免疫反应而诱发本病。

（2）感染：SLE 的发病可能与某些病毒感染有关。患者血清中病毒的抗体滴度增加，肾小球内皮细胞胞质、血管内皮细胞中可发现类似于包涵体的物质。

（3）药物：药物可诱发 SLE 症状，如青霉胺、磺胺类、保泰松、金制剂等；肼屈嗪、普鲁卡因胺、苯妥英钠等可引起狼疮样综合征。

3.性激素

SLE女性多发、育龄妇女多发，妊娠期可诱发本病或使病情活动，提示雌激素对SLE的发病及加重有促进作用。雌激素.雄激素平衡失调可能与发病有关。

(二)发病机制

SLE的发病机制复杂，尚未完全阐明。T细胞功能异常和B细胞的高度活化和产生多种自身抗体是本病的免疫学特征。

1.B细胞

SLE的一个特点是95%以上的患者抗核抗体呈阳性。可能是环境因素引起B细胞丧失自身耐受，或Th细胞功能亢进，促使B细胞保持持续的高活跃状态而产生多种自身抗体。如DNA抗体可与肾组织直接结合引起损伤；抗血小板抗体和抗红细胞抗体导致血小板和红细胞破坏，引起血小板减少和溶血性贫血；抗SSA抗体（又称抗Ro抗体，是抗核抗体的一种）可引起新生儿心脏传导阻滞等。

2.T细胞

T细胞是产生和保证自身免疫耐受的主要原因，SLE存在T淋巴细胞的多种异常，表现为Ts细胞减少、Th细胞功能过强及“双阴性”($CD4^-$、$CD8^-$)T细胞增加。这种双阴性T细胞可刺激产生特异性致病性自身抗体，如抗双链DNA抗体，自身抗体和相应的自身抗原结合形成免疫复合物，免疫复合物在组织中的沉积构成组织损伤。

3.细胞因子异常

狼疮中单核细胞自发产生IL-1和IL-6增加，在活动期更明显，这些细胞因子可活化B细胞产生自身抗体。IL-1可诱导IL-8、IL-6等炎症因子产生，与狼疮肾炎有关。IL-1活性与光过敏亦有关。几乎所有SLE患者血清中的IL-2均升高，且活动期比缓解期高。IL-2为T细胞的生长因子，由CD4细胞产生。

【临床表现】

(一)症状和体征

SLE的临床表现呈多样性，早期症状不多且不典型，易误诊。后期可侵犯多个器官，使临床表现复杂化。

1.全身症状

约90%的患者出现发热，为本病的首发症状。疲乏是常见但最容易被忽视的症状。

2.皮肤与黏膜表现

80%～85%的患者有皮疹，典型的是颧部呈蝶形分布的红斑，指掌部和甲周红斑、指端缺血、面部及躯干皮疹，其中以鼻梁和双颧颊部呈蝶形分布的红斑最具特征性。SLE皮疹无明显瘙痒；口腔及鼻黏膜无痛性溃疡较常见，常提示疾病活动。

3.浆膜炎

半数以上患者在急性发作期出现多发性浆膜炎，包括双侧中小量胸腔积液或心包积液。

4.关节和肌肉表现

90%以上的SLE患者主诉有关节痛,常为多发性、对称性,但有明显的关节炎者仅占10%,表现为关节肿胀、压痛及活动受限,有时有关节积液,最常受累的关节是膝关节。SLE可出现肌痛和肌无力。

5.肾脏表现

27.9%～70%的病例肾脏受累,以肾炎为初发者占5%～25%,病变主要为肾炎或肾病综合征,表现为蛋白尿、血尿、水肿和高血压,乃至肾衰竭。WHO于1982年将狼疮性肾小球'肾炎分为6型:Ⅰ型,正常肾组织;Ⅱ型,系膜增生性肾小球肾炎;Ⅲ型,局灶节段性肾小球肾炎;Ⅳ型,弥漫增殖性肾小球肾炎;Ⅴ型,膜性病变型肾小球肾炎;Ⅵ型,进展硬化性肾小球肾炎。肾病综合征的病理变化为系膜增生性肾小球肾炎或弥漫增殖性肾小球肾炎。

6.心血管表现

50%以上的患者有心血管表现,其中以心包炎最常见,可为纤维蛋白性心包炎或渗出性心包炎。10%的患者有心肌炎,可有心前区不适、心律失常,严重者可因心力衰竭而死亡。约10%的患者可有动脉炎和静脉炎。

7.肺部表现

SLE所引起的肺间质病变主要是急性、亚急性的磨玻璃样改变和慢性期的纤维化,表现为活动后气促、干咳、低氧血症,肺功能检查显示弥散性功能下降。

8.神经系统表现

神经精神狼疮(NP-SLE)又称为"狼疮脑病",中枢神经系统和外周神经系统均可累及。中枢神经系统病变包括癫痫、狼疮性头痛、脑血管病变、无菌性脑膜炎、脱髓鞘综合征、运动障碍、脊髓病、急性意识错乱、焦虑、认知功能减退、情绪障碍及精神病等。外周神经系统受累表现为吉兰-巴雷综合征、自主神经病、单神经病、重症肌无力、脑神经病变、神经丛病等。

9.消化系统表现

消化系统症状与肠壁和肠系膜血管炎有关。表现为食欲减退、腹痛、口区吐、腹泻等。早期出现肝损伤提示预后不良。少数患者并发急腹症,如胰腺炎、肠坏死、肠梗阻,与SLE活动性相关。

10.血液系统表现

发病率为50%以上,常为SLE的首发症状。活动性SLE约60%有慢性贫血,40%有白细胞减少,20%有血小板减少,可发生各系统出血,如鼻出血、牙龈出血、血尿、便血、颅内出血等。约20%有无痛性轻、中度淋巴结肿大,以颈部和腋下为多见,常为淋巴组织反应性增生所致。约15%有脾大。

11.抗磷脂综合征(APS)

出现在SLE活动期,表现为动脉和(或)静脉血栓形成、反复的自发流产、血小板减少,患者血清出现抗磷脂抗体。

12.其他

有30%患者有继发干燥综合征,唾液腺和泪腺功能不全。约15%患者有因视网膜血管炎而引起眼底病变，如视网膜出血、视网膜渗出、视盘水肿等。血管炎累及视神经，影响视力，重者可在数日内致盲。早期治疗，多数可逆转。

(二)实验室检查

1.多系统受累

出现相应的血、尿常规，肝、肾功能与影像学检查等异常。活动期红细胞沉降速率增快、血清C反应蛋白升高、血小板计数增加等。

2.抗核抗体谱

抗核抗体(ANA)见于几乎所有SLE患者。抗双链DNA(dsDNA抗体)是诊断SLE的特异性抗体，活动期抗dsDNA滴度与疾病活动性密切相关，稳定期抗dsDNA滴度增高提示复发风险高。抗可提取核抗原(ENA)抗体谱是一组临床意义不相同的抗体，如抗Sm抗体是诊断SLE的标记抗体，抗RNP抗体与SLE的雷诺现象和肺动脉高压相关，抗SSA (Ro)抗体与SLE中出现光过敏、血管炎、皮损、白细胞减少、平滑肌受累、新生儿狼疮等相关，抗SSB (La)抗体与抗SSA抗体相关联，与继发干燥综合征有关，抗rRNP抗体阳性提示有NP-SLE或其他重要内脏损害。

3.抗磷脂抗体

其包括抗心磷脂抗体、狼疮抗凝物、抗β_2-糖蛋白1(β_2GP1)抗体等针对自身不同磷脂成分的自身抗体。

4.抗组织细胞抗体

抗红细胞膜抗体、抗血小板相关抗体阳性等。

5.补体

补体低下尤其是C3低下常提示有SLE活动；C4低下除表示SLE活动性外，还可能是SLE易感性(C4缺乏)的表现。

6.肾组织活检病理

尽早获得组织病理学证据，对狼疮肾炎的诊断、治疗和预后都有价值，根据分型特点早期诊断和早期干预是提高SLE生存率的重要保障。

7.X线及影像学检查

有助于早期发现器官损害，如神经系统磁共振、CT有助于发现脑部梗死性或出血性病灶；肺部CT发现肺间质性病变；超声心动图对心包积液、心肌、心瓣膜病变、肺动脉高压等有较高的敏感性而有助于早期诊断。

(三)SLE的病情活动度

对初诊和随访的SLE患者，选择疾病活动指数(SLEDAI-2000)评分标准(表10-1)，并结合临床医师的综合判断进行疾病活动度评估。SLEDAI-2000评分≤6，轻度活动；评分≤7～12，中度活动；评分>12，重度活动。

表 10-1　系统性红斑狼疮病情活动度 SLEDAI-2000 评分标准

积分	临床表现
8	癫痫发作:最近开始发作的,除代谢、感染、药物所致
8	精神症状:严重紊乱干扰正常活动。除外尿毒症、药物影响 器质性脑病:智力的改变伴定向力、记忆力或其他智力功能的损害并出现反复不定的临床症状。
8	至少同时有以下两项:感觉紊乱、不连贯的松散语言、失眠或白天瞌睡、精神运动性增多或减少。除外代谢、感染、药物所致
8	视觉障碍:SLE 视网膜病变,除外高血压、感染、药物所致
8	脑神经异常:累及脑神经的新出现的感觉、运动神经病变
8	狼疮性头痛:严重持续性头痛,麻醉性止痛药无效
8	脑血管意外:新出现的脑血管意外。除外动脉硬化
8	脉管炎:溃疡、坏疽、有触痛的手指小结节、甲周碎片状梗死、出血或经活检、血管造影证实
4	关节炎:2 个以上关节痛和炎性体征(压痛、肿胀、渗出)
4	肌炎:近端肌痛或无力伴磷酸肌酸激酶(CPK)升高,或肌电图改变或活检证实
4	管型尿:血红蛋白、颗粒管型或红细胞管型
4	血尿:＞5RBC/HP,除外结石、感染和其他原因
4	蛋白尿:＞ 0.5/24h,新出现或近期升高
4	脓尿:＞ SWBC/HP,除外感染
2	脱发:新出现或复发的异常斑片状或弥散性脱发
2	新出现皮疹:新出现或复发的炎症性皮疹
2	黏膜溃疡:新出现或复发的口腔或鼻黏膜溃疡
2	胸膜炎:胸膜炎性胸痛伴胸膜摩擦音、渗出或胸膜肥厚
1	发热:体温大于或等于 38℃,除外感染
1	血小板减少:小于 $100\times10^9/L$
1	白细胞减少:小于 $3.0\times10^9/L$,除外药物原因

注:WBC,白细胞;RBC,红细胞。

【治疗原则】

SLE 治疗原则是早期、个体化治疗,最大程度地延缓疾病进展,减轻器官损害,改善预后。SLE 治疗的短期目标为控制疾病活动,改善症状,达到临床缓解或可能达到的最低疾病活动度;长期目标为预防和减少复发,减少药物不良反应,预防和控制疾病所致的器官损害,实现病情长期持续缓解,降低病死率,提高患者的生活质量。同时,调整生活方式有助于 SLE 治疗,避免接触常见的危险物质,戒烟、补充维生素 D,注意防晒,适度运动,注意心理支持。

【药物治疗】

(一)治疗药物分类

1.糖皮质激素

其是治疗 SLE 的基础用药,应根据疾病活动及受累器官的类型和严重程度制订个体化的激素治疗方案,应采用控制疾病所需的最低剂量。常用糖皮质激素的等效剂量如表 10-2。

表 10-2 常用糖皮质激素的等效剂量

药物类别	药物名称	等效剂量/mg
短效	氢化可的松	20
	可的松	25
中效	泼尼松	5
	泼尼松龙	5
	甲泼尼龙	4
长效	曲安奈德	4
	倍他米松	0.60
	地塞米松	0.75

2.免疫抑制剂

病情活动时需选用免疫抑制剂联合治疗,能保护重要脏器功能,减少复发。

3.生物制剂

已批准上市的贝利尤单抗(抗 BAFF 抗体)能改善患者的血清学指标,降低严重复发风险及减少激素用量,常见不良反应是感染、头痛、恶心。用于临床试验治疗的利妥昔单抗(抗 CD20 单抗)对顽固性狼疮肾炎和血液系统受累的患者,可控制病情,减少激素用量,常见不良反应是感染和输液反应。

(二)治疗药物选用

1.羟氯喹基础治疗

对于无禁忌的 SLE 患者,推荐长期使用羟氯喹作为基础治疗,服用羟氯喹的患者,建议对其进行眼部相关风险评估,高风险的患者建议每年进行一次眼科检查,低风险的患者建议服药第 5 年起每年进行一次眼科检查。

2.皮质激素使用

病情轻活动度,使用羟氯喹疗效不佳时,使用小剂量激素,≤10mg/d 泼尼松或等效剂量的其他激素。中活动度时,使用激素[0.5~1mg/(kg·d)泼尼松或等效剂量的其他激素]联合免疫抑制剂进行治疗。重活动度时,使用激素[≥1mg/(kg·d)泼尼松或等效剂量的其他激素]联合免疫抑制剂进行治疗。待病情稳定后 2 周或疗程 8 周后开始以每 1~2 周减 10%的速度缓慢减量,减至泼尼松 0.5mg/(kg·d)后,减药速度按病情适当调慢。如果病情允许,维持治疗的激素总剂量尽量小于泼尼松 10mg/d。

3.免疫抑制剂使用

对激素联合羟氯喹治疗效果不佳的患者,或无法将激素的剂量调整至相对安全剂量以下的患者，建议使用免疫抑制剂；伴有脏器受累，如狼疮性肾炎、神经精神狼疮、血小板减少症或自身免疫性溶血性贫血，或狼疮危象者，建议初始治疗即加用免疫抑制剂。应及早使用环磷酰胺，口服每日 1.0～2.5mg/kg；也可静脉用环磷酰胺 200mg/次，3 次/w，或 400mg/次，2 次/w；也可以大剂量静脉冲击疗法，即每 3～4 周环磷酰胺 0.5～1.0g/m^2(体表面积)，连续用 3～6 个月后每 3 个月 1 次，共 2 年。激素联合使用硫唑嘌呤疗效不及环磷酰胺，仅适用于中度病例、脏器功能恶化缓慢者，剂量为每日口服 2mg/kg。如大剂量激素联合环磷酰胺或硫唑嘌呤使用 4～12 周病情仍不改善，应加用环孢素，每日 5mg/kg，分 2 次服用，服用 3 个月，以后每月减 1mg/kg，至每日 3mg/kg 维持治疗，其主要不良反应为肾、肝损害，使用期间应予以监测。由于血白细胞减少而暂不能使用环磷酰胺者，亦可用环孢素暂时替代。甲氨蝶呤的疗效不及环磷酰胺冲击疗法，但长期用药的耐受性较佳，剂量为 10～15mg，1 次/w；或依据病情适当加大剂量，主要用于以关节炎、肌炎、浆膜炎和皮肤损害为主的 SLE。

SLE 达到缓解后，应继续巩固治疗，目的是用最少剂量的药物防止疾病复发，尽可能使患者维持在“无病状态”。每日口服泼尼松 7.5～20mg 和硫唑嘌呤 50～100mg 维持，部分患者需终身服用激素治疗。须对患者长期随访。

4.生物制剂使用

经免疫抑制剂治疗效果不佳、不耐受或复发的 SLE 患者，建议使用生物制剂治疗。重度或难治性 SLE 患者，可使用血浆置换或免疫吸附辅助治疗。难治性或合并感染的 SLE 患者，可在原治疗基础上加用静脉注射免疫球蛋白，常用剂量为 200～400mg/kg 静脉滴注，1 次/d，连续 3～5 日，必要时每 3～4 周重复 1 次。在常规治疗基础上仍有高疾病活动(如抗 ds-DNA 抗体阳性及低补体、SLEDAI 评分≥8)的活动性、自身抗体阳性的 SLE 成年患者可试用贝利尤单抗，给药方案为 10mg/kg，复溶稀释后静脉滴注，前 3 次每 2 周给药一次，随后每 4 周给药一次。应持续评估患者的病情，如果治疗 6 个月后疾病仍不能控制，应考虑中止治疗。

5.特殊患者的用药

(1) SLE 合并妊娠：SLE 患者的生育能力与正常妇女相同，妊娠可诱发 SLE 活动，特别在妊娠和产后 6 周。SLE 患者避孕应忌用含有雌激素的避孕药。在服用少量泼尼松 10mg/d 或在不用激素的情况下，病情稳定至少 6 个月，无重要脏器损害，停用可能致畸的药物至足够安全的时间，可考虑妊娠。有习惯性流产或抗磷脂抗体阳性者，妊娠时应在预防性应用阿司匹林的基础上静脉输注免疫球蛋白(1.0g/kg)，可保护胎儿，获得良好预后。妊娠 SLE 患者，应密切监测 SLE 疾病活动度及胎儿生长发育情况；若无禁忌，推荐妊娠期全程服用羟氯喹，如出现疾病活动，可考虑使用激素及硫唑嘌呤等控制病情。母亲服用泼尼松不会对胎儿有害，但地塞米松和倍他米松例外。妊娠时服用氯喹可引起胎儿视网膜和第 8 对脑神经损害，硫唑嘌呤与激素合用有致畸作用，妊娠时应禁用。妊娠时及产后 1 个月内可按病情需要给予激素治疗。产后避免哺乳。

(2)老年 SLE 患者：因老年人的胰岛功能减退，用糖皮质激素容易出现继发性糖尿病，应及时检测并加用胰岛素治疗。

第三节　系统性消化病

系统性硬化病(SSc)又名系统性硬皮病,是一种原因不明、临床表现多样、多器官受累的自身免疫性疾病,病理特点为皮肤、内脏纤维化并伴血管病变。发病年龄多在30～50岁,女性多见,男女比例约为1∶3～1∶14。

【病因和发病机制】

(一)病因

1.遗传因素

本病有家族性发病的报告,研究发现:HLAⅡ类基因与SSc有关,其中HLA-DR1与抗着丝点抗体高度相关、HLA-DR5与抗Scl-70抗体相关、DR52与广泛性皮肤硬化有关、HLA-DQ1与SSc亦有很强的相关性。

2.环境因素

煤矿和金矿工人的患病率较高,提示矽尘可能是危险因素。长期接触聚氯乙烯、有机溶剂、环氧树脂、L-色氨酸、博来霉素及氨苯砜等可诱发硬皮与内脏纤维化。

3.免疫异常

SSc患者的血清中发现大量特异性抗体,包括抗拓扑异构酶Ⅰ(Scl-70)抗体、抗着丝点抗体、抗核仁抗体、抗PM-Scl抗体。患者外周血淋巴细胞中的Th细胞增加,Ts细胞减少,B淋巴细胞增加,体液免疫增强。

4.其他

育龄妇女的发病率明显高于男性,提示本病可能与性激素有关。

(二)发病机制

SSc的发病机制可能与以下几个方面有关:

1.免疫异常

在SSc患者的血清中发现大量特异性抗体,这些自身抗体相应的靶抗原都是细胞核代谢过程中的重要成分,而且有些自身抗原和反转录病毒的蛋白有同源性。

SSc患者体内的B细胞数目增多,体液免疫明显增强,血液循环免疫复合物测定阳性率高达50%;T细胞也有异常表现,患者真皮中的淋巴细胞主要为Th细胞,刺激后可分泌活化皮肤成纤维细胞的细胞因子。

2.结缔组织代谢异常

SSc患者的皮肤和脏器纤维化是由于胶原产生过多,及细胞外基质如葡聚糖和纤维蛋白沉积。患者皮肤中的脯氨酰羟化酶表达增加,使胶原合成增多,尿中羟脯氨酸的浓度增高。

3.血管异常

SSc最早累及血管系统,90%以上的患者有雷诺现象,不只限于肢端,也可发生于内脏血管。血管内皮损伤可致小血管(动脉)挛缩及内膜增生,血管中层萎缩、变薄,血管外膜纤维化。持续性血管内皮损伤可导致血管内淤血、微血管病性溶血及血栓形成,最终引起血管闭塞。

【临床表现】

(一)症状和体征

本病起病隐匿,初始常有雷诺现象、乏力、双手肿胀、关节炎或关节痛,随着病情缓慢发展,出现典型的皮肤及内脏损害。

1.雷诺现象

此现象见于约90%的患者,往往是本病的首发症状,可在其他症状出现之前的数月到数年发生,或与皮肤症状同时发生,主要由于发作性的指端血管痉挛和缺血所致,表现为寒冷或情绪紧张时出现指(趾)末端发作性苍白、青紫和发冷,温暖或去除情绪紧张因素后上述部位逐渐变红、转暖。

2.皮肤病变

对称性分布,一般先见于手指及面部,然后向躯干蔓延。分为三个时期:肿胀期,皮肤呈非可凹性肿胀,手指肿胀呈腊肠样,手背肿胀,有时前臂亦有类似改变;硬化期,皮肤逐渐变厚,发硬如同皮革,失去弹性但有光泽,与深部组织粘连不能移动,面部皮肤受损,造成正常面纹消失,使面容刻板,鼻翼软小,嘴唇变薄、张口变小,称"面具脸";萎缩期,表现为皮肤萎缩、变薄,不能用手捏起,挛缩部位可出现痛性溃疡。

3.关节肌肉病变

关节周围肌腱、筋膜、皮肤纤维化可引起疼痛、积液和晨僵。晚期可由于皮肤和腱鞘纤维化,发生挛缩使关节僵直固定在畸形位置。皮肤严重受累者常有肌无力,为失用性肌萎缩或疾病累及肌肉。

4.消化系统病变

约70%的SSc患者出现消化道症状或检查有消化道异常,以食管病变最多见,食管蠕动功能障碍表现为吞咽困难,食管X线检查表现为食管下段蠕动减弱或完全消失、食管扩张或狭窄。贲门括约肌受损,可引起贲门关闭不全,导致反流性食管炎,出现心前区的灼痛感。

5.肺病变

有68%的SSc患者有肺部病变,是最主要的死亡原因。肺功能检测有弥散功能异常和限制性通气功能障碍。X线检查可见非特异性对称性的肺间质纤维化,其他改变有胸膜炎、胸腔积液,常有气短、干咳、胸痛和活动后呼吸困难。

6.心脏病变

其包括心包、心肌、心脏传导系统病变,与心肌纤维化有关。表现为胸闷、心悸、心前区痛、心律失常;10%～15%的患者有少许心包积液,可出现心包摩擦音。有心肌病变者预后差。

7.肾脏病变

此病变也是SSc患者死亡的主要原因,可分为急性和慢性两种。急性常突然起病,呈进行性的肾功能不全及恶性高血压,伴有高肾素血症或/和微血管病性溶血性贫血;慢性者可逐渐出现轻度的蛋白尿和镜下血尿、高血压和肾功能不全,病程进展缓慢。上述两种情况均称为硬皮病肾危象,预后差。

(二)实验室检查

血沉增快,血红蛋白减少,蛋白尿提示肾损害,90%的患者抗核抗体谱阳性。抗Scl-70抗体是本病的特异性抗体，见于20%～56%的病例。抗核仁抗体阳性率为30%～40%，包括抗RNA聚合酶Ⅰ/Ⅲ抗体、抗PM-Scl抗体等。

(三)SSc的分型

SSc只有内脏病变而无皮肤损害者不到1%，根据皮肤受累情况，可分为：

1.弥漫皮肤型SSc

对称性广泛性皮肤纤维化，除累及肢体远端和近端、面部和颈部外，尚可累及胸部和腹部皮肤。病情进展快，多伴有内脏病变。抗Scl-70抗体阳性率高。

2.局限皮肤型SSc

对称性局限性皮肤纤维化，影响肘膝的远端，可有颜面和颈部受累，病情进展慢。CREST综合征是本病一种特殊类型，表现为软组织钙化(C)、雷诺现象(R)、食管运动功能障碍(E)、指(趾)硬化(S)、毛细血管扩张(T)。

3.无皮肤硬化的SSc

具有SSc的雷诺现象、特征性内脏器官表现和血清学异常，但临床无皮肤硬化的表现。

4.硬皮病重叠综合征

上述三种情况中的任意一种与诊断明确的类风湿关节炎、系统性红斑狼疮、多发性肌炎同时出现。

5.未分化SSc

具有雷诺现象，并伴有SSc的某些临床或血清学特点，但无SSc皮肤增厚。

【治疗原则】

SSc至今无根治疗法，但应争取早诊断、早治疗，有利于防止疾病进展。治疗原则是扩血管、抗纤维化、免疫抑制、免疫调节及对症治疗。皮肤受累范围和病变程度为诊断和评估预后的重要依据，预后取决于重要脏器累及的范围和严重程度。早期治疗的目的在于阻止新的皮肤和脏器受累，晚期治疗的目的在于改善已有的症状。

【药物治疗】

(一)治疗药物分类

1.抗纤维化药

青霉胺能与单胺氧化酶(MA0)中的铜离子络合，抑制新胶原成熟，并能激活胶原酶，增强胶原纤维的降解，是治疗SSc应用最广泛的药物，有抑制皮肤硬化和内脏损害的作用。青霉胺适用于一些硬化前期或有肺纤维化的患者。用法为每日由250mg开始缓慢增加剂量到每日750～1 250mg，至少服用6～12个月，病情稳定后减量维持，至少服用10年。本药不良反应较多，包括胃肠道症状、血尿、蛋白尿、血细胞减少等，少数患者口有金属味、肌炎、重症肌无力、男子乳房女性化等，在剂量超过500mg/d时宜谨慎。秋水仙碱也有抗纤维化的作用，但不作为首选药。秋水仙碱能干扰微管合成、抑制有丝分裂、减少成纤维细胞增殖，提高胶原酶活性和抗炎，干扰胶原合成。剂量为0.5～1.5mg/d，连服3个月至数年，对皮肤硬化、雷诺症、食管病变有一定疗效。

2.免疫抑制剂

糖皮质激素不能减缓疾病的进展，但对早期水肿、浆膜炎、肌炎和肺间质纤维化均有一定的疗效，联合免疫抑制剂治疗可提高疗效，减少糖皮质激素的用量。泼尼松 30～40mg/d，用数周后减至 10～15mg/d 维持。大剂量糖皮质激素能加重血压正常的肾衰竭和其他血管阻塞性并发症，对晚期患者特别是有氮质血症患者，糖皮质激素能加重肾血管闭塞性改变，故禁用。常用的免疫抑制剂有甲氨蝶呤、环磷酰胺、硫唑嘌呤。

3.血管活性剂

主要用于扩张血管、降低血黏度、改善微循环。钙通道阻滞药硝苯地平、尼群地平等血管扩张药可控制雷诺现象的发生，降低肺纤维化引起的肺动脉高压。硝苯地平的剂量为 30～60mg/d，分 3～4 次口服。另外，丹参、低分子右旋糖酐注射液、双嘧达莫、ACEI（如卡托普利）等也可用于改善微循环。指端缺血严重可用前列地尔（PGEl）20μg，缓慢静脉注射或静脉滴注，治疗 3～5 天。

(二)治疗药物选用

1.皮肤或肌肉骨关节病变

起病初期，皮肤瘙痒较为普遍且难以治疗。充分保湿是基础措施，推荐使用含羊脂油的保湿剂。抗组胺药物可用于治疗皮肤瘙痒。对于早期弥漫性皮肤型 SSc 患者，首先推荐甲氨蝶呤或吗替麦考酚酯，也可考虑小剂量激素（泼尼松 10～15mg/d），对于更严重病变的患者也可考虑口服环磷酰胺。

2.肺间质病变

SSc 患者合并肺间质病变者，首选口服或静脉使用环磷酰胺。吗替麦考酚酯、硫唑嘌呤等也可使用，治疗的最终目标是使患者肺功能稳定。对于免疫抑制剂治疗失败的快速进展有器官衰竭风险的患者，可进行造血干细胞移植。

3.雷诺现象和指端溃疡

应给予保暖，避免暴露在寒冷环境。吸烟可使血管痉挛，故应避免吸烟、情绪激动。一线治疗药物为硝苯地平控释片 20mg，2 次/d；也可用氨氯地平（苯磺酸氨氯地平）5～10mg/d，顿服。5-磷酸二酯酶抑制剂如西地那非、他达拉非也有助于减轻雷诺现象。对于严重雷诺现象，可静脉应用前列腺素类药物如伊洛前列素、依前列醇、曲前列尼尔。

4.胃肠道疾病

需对症治疗，对食管功能低下、反流性食管炎和胃肠功能低下者可用奥美拉唑 20～80mg/次，1 次/d 口服，抑制胃酸分泌；西沙比利 5～10mg/次，3 次/d 口服，或多潘立酮 10mg/次，3～4 次/d 口服，以改善胃肠动力、促进胃肠蠕动，也可同时服用胃黏膜保护剂。

5.肾脏并发症

本病肾危象有较高的死亡率，应早期治疗肾病变和高血压，可用 ACEI，如卡托普利12.5～25mg/次，3 次/d 口服，必要时加用硝苯地平或 α 受体拮抗剂，如哌唑嗪口服，对高肾素血症性高血压有效，并可控制肾功能不全的进展。肾衰竭可用血液透析或腹膜透析治疗。

6.其他

近几年来，国外采用口服内皮素受体拮抗剂（波生坦、安立生坦）和抗转移生长因子-β^1（TGF-β^1）治疗硬皮病所致的肺动脉高压已取得一定的疗效。经 $CD34^+$ 细胞分选的外周造血干细胞移植治疗国内外均已用于临床。

第四节 强直性脊柱炎

强直性脊柱炎(AS)是一种以骶髂关节及脊柱中轴关节病为主要病变的慢性进行性炎症性疾病。临床上表现为骶髂关节炎、脊柱和外周关节炎,部分患者可伴有不同程度的眼、肺、心血管、肾、神经系统等脏器损害。本病多发于10~45岁的青少年,与种族、地域分布有关。

【病因和发病机制】

(一)病因

1.遗传因素

AS是一种以遗传因素为主的多基因复杂性疾病,遗传度>90%。HLA基因区是AS易感的主要遗传位点,研究证实HLA-B27直接参与了AS的发病,是AS的原发性关联基因。

2.环境因素

肠道及泌尿系统的肺炎克雷伯菌、致病性肠道细菌和衣原体等感染与AS的发病最为密切。肠道菌群失调可能会影响AS患者的肠壁通透性、相关炎性因子的表达、肠黏膜免疫状态。

3.内分泌激素

AS的男性高发率、发病高峰年龄的年轻化、妊娠后疾病症状的引发和性激素对免疫功能的调节作用等现象,提示雄激素在AS的发病机制中可能起一定程度的作用。AS患者的血清促黄体生成激素升高,雌二醇/睾酮比值倒置,睾酮减少,雌二醇轻度升高。

(二)发病机制

强直性脊柱炎是一种遗传因素占主导的多基因病,有明显的家族聚集倾向,并在环境因素和内分泌激素等多种因素作用下引起机体免疫调节功能紊乱。最终导致淋巴细胞不能正常识别自身组织,引起自身免疫反应。

1.T细胞的免疫反应

AS是从抗原递呈细胞表面的HLA-B27分子将处理的多肽递呈给免疫活性T淋巴细胞后开始。AS患者的骨、关节及滑膜组织内有大量炎性T细胞、单核巨噬细胞浸润;存在T细胞应答和Thl/Th2细胞因子平衡偏移。AS患者的外周血淋巴细胞以Thl型细胞为主,但Thl细胞的分化能力似较Th2细胞下降,且随着炎症的活动,这种下降更明显。

2.B细胞的免疫反应

血清中缺乏抗自身变性IgG抗体(类风湿因子阴性),但是活动期IgG、IgM,尤其是IgA水平经常增高,提示AS患者可能同时有细胞免疫功能低下和体液免疫功能活跃等现象。

3.细胞因子异常

单核细胞、成纤维细胞和内皮细胞在受干扰素2γ刺激后产生CXC趋化因子,在T细胞向炎症部位的迁移过程中发挥重要作用。多种细胞产生趋化性细胞因子IL-8,引导中性粒细胞变性及脱颗粒,是中性粒细胞激活和迁移的重要调节因子及进入损伤组织的重要介质。此外,AS患者的血清瘦素水平明显升高与IL-6水平和疾病活动度有关,提示瘦素和IL-6在AS

的炎症反应中起作用，可能与单核细胞的活化有关。

【临床表现和分型】

(一)临床表现

本病起病缓慢、症状隐匿，少数患者以急性关节炎起病。全身症状轻微，少数重症患者可伴低热、畏食、轻度贫血等。

1.关节病变表现

(1)骶髂关节炎：约90%的AS患者最先表现为骶髂关节炎，出现反复发作的腰痛、腰骶部僵硬感，间歇性或两侧交替出现腰痛和臀部疼痛，可放射至大腿，无阳性体征，伸直抬腿试验阴性。但直接按压或伸展骶髂关节可引起疼痛。

(2)腰椎病变：表现为下背部和腰部活动受限，腰部前屈、背伸、侧弯和转动均可受限。体检可发现腰椎脊突压痛、腰椎旁肌肉痉挛；后期可有腰肌萎缩。

(3)胸椎病变：表现为背痛、前胸和侧胸痛，最常见的为驼背畸形。如肋椎关节、胸骨柄体关节及肋软骨间关节等受累时，则呈束带状胸痛，胸廓扩张受限，吸气、咳嗽或打喷嚏时胸痛加重。严重者胸廓保持在呼气状态，胸廓扩张度较正常人降低50%以上。由于胸腹腔容量缩小，造成心、肺功能和消化功能障碍。

(4)颈椎病变：少数患者有颈椎部疼痛，沿颈部向头部、臂部放射。颈部肌肉开始时痉挛，以后萎缩，病变进展可发展至颈胸椎后凸畸形。头部活动明显受限，常固定于前屈位，不能上仰、侧弯或转动。严重者仅能看到自己足尖前方的小块地面，不能抬头平视。

(5)周围关节病变：约半数AS患者有短暂的急性周围关节炎，约25%有永久性周围关节损害。一般多发生于大关节，下肢多于上肢。肩关节受累时，关节活动受限，疼痛更为明显。侵犯膝关节时则关节呈代偿性弯曲。

(6)其他：耻骨联合亦可受累，骨盆上缘、坐骨结节、股骨大粗隆及足跟部可有骨炎症状，早期表现为局部软组织肿、痛，晚期有骨性粗大。

2.关节外表现

大多出现在脊柱炎后，AS可侵犯全身多个系统，并伴发多种疾病。

(1)心血管病变：见于3.5%～10%的患者，表现为升主动脉炎、主动脉瓣关闭不全、心脏扩大及传导障碍，偶见心包炎及心肌炎，可出现胸闷、憋气等症状。

(2)眼部病变：常为自限性，约25%的AS患者有结膜炎、虹膜炎、眼色素层炎或葡萄膜炎。可出现于病程的任何阶段，多为单侧发病，也可累及双侧，与疾病活动明显相关。反复发作可导致视力障碍。

(3)耳部病变：在发生慢性中耳炎的AS患者中，其关节外表现明显多于无慢性中耳炎的AS患者。

(4)肺部病变：主要为肺间质纤维化，常为双上肺受累。一般无症状，重症患者表现为咳痰、气喘，甚至咯血。

(5)神经系统病变：由于脊柱强直及骨质疏松，易使颈椎脱位和发生脊柱骨折，从而引起脊髓压迫症。如发生椎间盘炎则引起剧烈疼痛。AS后期可侵犯马尾，发生马尾综合征，而导致下肢或臀部神经根性疼痛、骶神经分布区感觉丧失、跟腱反射减弱及膀胱和直肠等运动功能障碍。

(6)肾脏病变:较少见,主要表现为淀粉样变及 IgA 肾病。

(二)实验室检查

无特异性的血清学检测指标。疾病活动期可有血沉(ESR)增快、C 反应蛋白(CRP)和免疫球蛋白增高、轻度贫血。90%以上的患者 HLA-B27 阳性。HLA-B27 阴性患者只要临床表现和影像学检查符合诊断标准,也不能排除 AS 的可能性。

X 线和 CT 检查发现骶髂关节变化,核磁共振检查能显示骶髂关节周围韧带硬化、骨赘形成、骨质破坏、关节强直等结构改变。

【治疗原则】

AS 的治疗目标是通过控制症状和炎症来最大限度提高生活质量,避免远期关节畸形。一般以对症治疗、减轻疼痛、延缓病情进展及保持关节功能为主。治疗方案和药物剂量应注意个体化,并注意观察药物的不良反应。

【药物治疗】

(一)治疗药物分类

目前治疗强直性脊柱炎的药物包括 NSAID、传统化学合成的 DMARD(如柳氮磺吡啶、甲氨蝶呤等)、糖皮质激素和 TNF 抑制剂等。

(二)治疗药物选用

1.NSAID

其是治疗 AS 的一线用药,活动期患者推荐连续给药,稳定期患者推荐按需给药,以避免长期用药可能带来的副作用。有消炎止痛、减轻僵硬和肌肉痉挛,及增加关节活动度的作用。NSAID 种类繁多,应个体化给药,结合病情选用,避免同时服用两种以上的 NSAID。常用药物有双氯芬酸,口服剂量为 50～150mg/d,分 3 次服用;萘丁美酮的每日剂量为 1 000mg;美洛昔康的每日剂量为 7.5～15mg;塞来昔布的每日剂量为 200～400mg;吲哚美辛栓 100mg/d,直肠给药,轻轻将栓剂塞入肛门约 2cm 处。本类药物的不良反应有胃肠反应、肾脏损害、延长出血时间等,孕妇及哺乳期妇女更应特别注意。

2.TNF 抑制剂

其是活动性 AS 患者的二线用药,如果患者 1 个月内对至少两种 NSAID 无反应或者 2 个月内对至少两种 NSAID 无完全反应时,应使用 TNF 抑制剂,包括重组的人可溶性肿瘤坏死因子受体融合蛋白(如依那西普)、抗肿瘤坏死因子的单克隆抗体(如英夫利昔单抗、阿达木单抗、赛妥珠单抗)。这些制剂治疗 AS 疗效确切,患者的晨僵、腰背痛和肌腱末端炎等症状可显著改善,血沉和 C 反应蛋白等炎症指标降低甚至降至正常。本类药物的主要不良反应为感染和过敏反应等。

3.传统化学合成的 DMARD

用于控制病情的活动,抑制病变发展。常用药物有柳氮磺吡啶和甲氨蝶呤,其他如硫唑嘌呤及沙利度胺等也可试用于 AS。

柳氮磺吡啶一般从小剂量开始,逐渐递增至 2～3 g/d,用药 1～2 个月可起效。甲氨蝶呤的常用剂量为 7.5～15mg,每周 1 次口服。本药的常见不良反应有胃肠道反应、骨髓抑制、皮疹、口腔炎、脱发、肝功能损害等,用药过程中应密切观察药物对血常规及肝功能等的影响。

4.糖皮质激素

一般情况下不用糖皮质激素治疗AS，但在合并急性虹膜炎、骶髂关节炎、肌腱附着点炎、外周关节炎、顽固性关节积液者应给予局部用药，如关节腔内糖皮质激素注射治疗。

5.雷公藤多苷

国内最初用雷公藤酊治疗AS，有消炎止痛作用。雷公藤多苷的疗效较雷公藤酊好，服用方便。

第十一章　变态反应性疾病的药物治疗

变态反应是机体受到某些抗原物质刺激时，出现生理功能紊乱或组织细胞损伤等异常的适应性免疫应答反应。变态反应从新生儿到老年人的各个年龄阶段都可能发生，往往具有明显的遗传倾向和个体差异。近年来，变态反应性疾病的患病率有所增高，主要与长期、持续的环境因素影响和生活方式的改变有关。本章主要介绍过敏性休克、川崎病、过敏性紫癜、特应性皮炎等常见变态反应性疾病的药物治疗。有关过敏性哮喘等内容将在相关章节中详述。

第一节　过敏性休克

过敏性休克是指机体接触过敏原之后，突发的、严重的、危及生命的全身性过敏反应，发病急，通常在接触过敏原数分钟至数小时内发作，患者可出现荨麻疹、喘息、循环衰竭、意识丧失、呼吸心搏骤停等危及生命的症状。

【病因和发病机制】

(一)病因

常见易引起过敏性休克的原因有：使用青霉素类、普鲁卡因、复方氨基比林等药物；食用鱼、虾、蟹、贝类、蛋等食物；被毒蛇、海蜇、蜜蜂、黄蜂等动物蜇伤或咬伤。

(二)发病机制

绝大多数过敏性休克属Ⅰ型变态反应。外界抗原物质进入体内刺激免疫系统产生 IgE 抗体，IgE 可与皮肤、黏膜、支气管、血管壁等组织内的肥大细胞、嗜碱性粒细胞等结合。当变应原再次进入机体后，与上述组织中肥大细胞、嗜碱性粒细胞上的 IgE 发生特异性结合，促使肥大细胞、嗜碱性粒细胞等释放组胺、缓激肽、白三烯及血小板激活因子等自体活性物质，使微血管扩张、支气管平滑肌收缩及毛细血管通透性增加，引起一系列过敏性休克的病理变化。

【临床表现】

过敏性休克常发生突然，约 50%患者在接受病因抗原(如注射青霉素等)5 分钟内出现症状，40%发生于 20 分钟之内，10%发生于 30 分钟之内，发生越早，症状越重。症状的严重程度与过敏原进入的途径和发作速度有关，非经口途径进入的过敏原，常会带来严重后果。过敏性休克涉及全身多个脏器，主要有两大特点：一是休克表现，如出汗、面色苍白、脉速细弱、四肢湿冷、发绀、烦躁不安、意识不清或完全丧失、血压骤降甚至测不出等；二是在休克出现之前或同时伴有过敏反应的症状，如皮肤潮红、皮疹、瘙痒、血管性水肿等。其中，呼吸道痉挛症状较多见，也是最主要的死因。

【治疗原则】

预防过敏性休克最根本的办法是明确其变应原，避免接触。过敏性休克引起的死亡可发生在数分钟内，因此，快速救治过敏性休克十分重要。治疗关键是保持呼吸道通畅和维护有效的呼吸与循环功能。

1.过敏试验

在使用可致变态反应的药物(如青霉素、链霉素等)或血清制品(如破伤风、白喉抗毒素)前,需先行皮肤过敏试验,反应阳性者禁用或脱敏后使用。

2.减缓抗原吸收

过敏性休克一旦发生,立即将患者平卧,停用一切可疑的变应原,减少抗原物质的吸收。结扎注射或虫咬部位以上的肢体,或局部以 0.005% 肾上腺素 2～5ml 封闭注射,以延缓或减少抗原物质的吸收。

3.保持气道通畅

患者常因舌体肿胀、喉头水肿、支气管痉挛而发生呼吸困难,此时应立即给氧,改善呼吸功能,必要时施行气管插管或气管切开,保证充分供氧。

4.抗休克治疗

补液是提高心排血量、改善组织灌注的根本措施。合理使用血管活性药物是改善机体的血流动力学、增加有效循环血量的关键措施。输液和肾上腺素肌内注射是抢救过敏性休克的一线治疗措施,而糖皮质激素、组胺 H_1 受体拮抗剂等则是二线用药。

5.监测生命体征

抢救过程中要密切监测患者的意识、呼吸、心跳、尿量等变化。若发生心搏骤停,立即进行心脏复苏等抢救措施。

【药物治疗】

(一)治疗药物分类

临床常用的过敏性休克治疗药物主要有血管活性药物、组胺 H_1 受体拮抗剂、糖皮质激素及茶碱类药物等。

1.血管活性药物

在过敏性休克的药物治疗中,血管活性药物占极其重要的地位。合理使用血管活性药物可明显改善机体的血流动力学,增加有效循环血量。治疗过敏性休克的血管活性药物一般为肾上腺素受体激动药,包括肾上腺素、多巴胺、异丙肾上腺素、间羟胺等。

(1)肾上腺素:是目前国内外公认的抢救过敏性休克的首选药物,可激动α、β受体。肾上腺素通过激动α受体收缩小动脉和毛细血管前括约肌,降低毛细血管的通透性;激动 β_1 受体增加心肌收缩力和加快心率来提高心排血量;激动 β_2 受体缓解支气管痉挛,减少过敏介质释放,扩张冠状动脉和骨骼肌血管。值得注意的是,大剂量的肾上腺素可引起后负荷增加,可能抵消心排血量增加的作用,且有引起心律失常的危险。

(2)多巴胺(DA):是去甲肾上腺素的前体物质,对心血管系统的 D_1、α 和 β 受体有兴奋作用,可促进去甲肾上腺素的释放。多巴胺低剂量时(滴注速度约为每分钟 2μg/kg),主要激动血管的 D_1 受体,产生血管舒张效应,特别表现在肾脏、肠系膜和冠状血管床。剂量略高时(滴注速度约为每分钟 10μg/kg).激动心肌 p,受体和促进去甲肾上腺素释放,表现为正性肌力作用,使心肌收缩性加强、心排血量增加。但其加速心率作用不如异丙肾上腺素显著,可使收缩压上升,而对舒张压无明显影响或轻微增加舒张压,总外周阻力常不变。高浓度或更大剂量时

则激动 α_1 受体使血管收缩、外周阻力增加，血压上升。

(3)异丙肾上腺素：近年主张应用该药，因该药一方面能激动 β_2 受体舒张支气管平滑肌，改善呼吸困难；另一方面激动 β_1 受体又有兴奋心肌的作用，改善心功能。剂量过大可导致心悸、心前区疼痛、心律失常等反应。

(4)间羟胺：激动心脏 β_1 受体可使心肌收缩力增强，心排血量增加；激动 α 受体和促进去甲肾上腺素的释放，使小血管收缩，血压升高。血压增高可引起恶心、呕吐、反射性心动过缓，少数患者可出现心悸。

2.组胺 H_1 受体拮抗剂

该类药物通过拮抗组织细胞的 H_1 受体而发挥抗组胺作用，对缓解渗出、水肿等有一定的疗效。第一代组胺 H_1 受体拮抗剂对中枢神经 H_1 受体有不同程度的拮抗作用，用药后会引起镇静、嗜睡和乏力；多数药物还有抗胆碱作用，如氯苯那敏、异丙嗪等。第二代组胺 H_1 受体拮抗剂具有 H_1 受体选择性高、无镇静作用，抗胆碱作用与抗组胺作用相分离的特点。但第二代组胺 H_1 受体拮抗剂易引起心律失常等严重不良反应。诱发心律失常较常见的是特非那定，其次是阿司咪唑、氯雷他定和西替利嗪。第三代组胺 H.受体拮抗剂既具备第二代组胺 H_1 受体拮抗剂的特点，少有镇静作用，同时严重心律失常的发生率低，如非索非那定、去甲阿司咪唑、左西替利嗪等。

3.糖皮质激素

糖皮质激素具有抗炎、抗过敏和改善毛细血管通透性的作用，可减轻渗出和水肿，提高组织灌注量。糖皮质激素的膜稳定作用能减少溶酶体酶、心肌抑制因子、缓激肽等的释放，可改善心功能。常用制剂有地塞米松与氢化可的松等。

4.茶碱类

茶碱能抑制细胞内的磷酸二酯酶，减少环磷腺苷(cAMP)的分解，阻断腺苷受体，解除支气管平滑肌痉挛，阻止过敏介质释放，有平喘、强心、利尿作用。常用药物有氨茶碱等。

(二)治疗药物选用

1.肾上腺素

患者一旦出现过敏性休克的临床表现，应立即给予肾上腺素。首选肌内注射，大腿中部外侧吸收较快，皮下注射吸收较慢；按 0.01mg/kg 体重给予，≥14 岁，最大剂量不超过 0.5mg；<14 岁，单次最大剂量不超过 0.3mg。浓度：1mg/ml(1：1 000)，等同于 1ml：1mg 规格的肾上腺素注射液浓度。5～15 分钟后效果不理想者可重复给药。

对于已发生或即将发生心跳和(或)呼吸骤停的患者(Ⅳ级)，或对发生在 ICU 内/手术期间已建立静脉通路并得到监护的患者，出现以下任一症状者(Ⅲ级)可静脉注射肾上腺素。症状包括：神志不清、嗜睡、意识丧失、严重的支气管痉挛和(或)喉头水肿、发绀、重度血压下降(收缩压< 80mmHg 或比基础值下降>40%)、大小便失禁等。Ⅲ级且>14 岁，0.1～0.2mg；Ⅲ级且≤14 岁，2～10μg/kg；Ⅳ级且>14 岁，0.5～1mg；Ⅳ级且≤14 岁，0.01～0.02mg/kg。浓度：0.1mg/ml(1：10 000)，即将现有 1ml：1mg 规格的肾上腺素注射液稀释 10 倍。3～5 分钟后效果不理想者可重复给药。

对于Ⅱ、Ⅲ级反应患者，静脉注射/肌内注射肾上腺素 2～3 次后，或 ICU 内/手术期间已建立静脉通路并得到监护后，可静脉滴注肾上腺素，补充葡萄糖氯化钠注射液500～2 000ml；对于Ⅳ级反应患者，症状改善但未完全缓解时，可考虑静脉滴注肾上腺素。静脉滴注肾上腺素的剂量为3～20μg/(kg·h)；浓度为0.1～0.004mg/ml(1∶10 000～1∶250 000)，即将现有1ml∶1mg规格的肾上腺素注射液稀释10～250倍。

2.H_1受体拮抗剂

其可作为严重过敏反应救治的二线用药，主要用于缓解皮肤黏膜症状，不作为抢救药物使用。

3.短效β_2受体激动剂

其可作为严重过敏反应救治的二线用药，有支气管痉挛、呼吸困难、喘鸣的患者可吸入短效β_2受体激动剂。

4.糖皮质激素

其可作为严重过敏反应救治的二线用药，宜短程大剂量口服或静脉注射。糖皮质激素可降低毛细血管通透性、改善心功能、缓解支气管痉挛；若患者出现持续的支气管痉挛，可考虑雾化吸入或静脉给予糖皮质激素。

第二节　川崎病

川崎病(KD)，又被称为皮肤黏膜淋巴结综合征(MCLS)，是一种病因不明的急性自限性发热性疾病，以急性发热、皮肤黏膜病损和淋巴结肿大为其主要临床表现，亚裔人群的发病率较高。本病四季均可发病，多见于婴幼儿。

【病因和发病机制】

(一)病因

该病是一种以全身性非特异性血管炎为主要病理改变的疾病，最容易累及中小动脉，尤其是冠状动脉。KD的发病机制十分复杂，目前认为与传统抗原和(或)超抗原的刺激导致的免疫细胞异常激活并致严重全身血管炎症反应有关。目前认为川崎病呈一定的流行性及地域性，其发病与感染、环境、机体免疫紊乱和个体遗传特质有关。

(二)发病机制

川崎病是一种全身性的血管炎症反应，主要侵犯中型动脉，特别是冠状动脉。现多认为该病是抗原刺激导致的免疫细胞异常激活，并产生严重全身血管炎症反应。T细胞异常活化是川崎病免疫系统激活导致血管免疫损伤的始动环节和关键步骤，而B细胞介导的免疫应答在川崎病血管损伤中亦起非常重要的作用。

【临床表现与分期】

川崎病是一种以全身血管炎为主要病理改变的急性发热出疹性疾病，急性发热、皮肤黏膜病损和淋巴结肿大为其主要临床表现。

按病程通常分为四期：急性期，≤10天；亚急性期，12～28天；恢复早期，第28～45天；恢复晚期，数月至数年。

【治疗原则】

本病的治疗目的是控制全身血管炎症反应，防止冠状动脉瘤形成及血栓性阻塞。一旦明确诊断为川崎病，应在病程10天内采用丙种球蛋白和阿司匹林联合治疗，并根据病情给予对症及支持疗法。糖皮质激素、抗凝药物和溶栓药物的使用则要根据川崎病的病情及心血管并发症情况合理选用。要动态观察心脏和冠状动脉受损情况，对严重的心血管并发症（如巨大冠状动脉瘤、冠状动脉狭窄、冠状动脉血栓形成等）需介入治疗或外科手术。

【药物治疗】

（一）治疗药物分类

1.人免疫球蛋白（IG）

急性期KD治疗的主要目的是降低全身非特异性炎症反应，进而防止血栓形成及冠状动脉损害，预防冠状动脉瘤的发生。可能机制如下：①大剂量的丙种球蛋白使$CD8^{+}$细胞增多，被活化的$CD4^{+}$细胞减少，从而减少IgG的合成；②抑制多克隆活化的分泌型B细胞产生抗内皮细胞抗体等自身抗体；③封闭单核巨噬细胞、淋巴细胞及其他免疫活性细胞壁上的Fc受体，从而抑制免疫细胞的过度活化，抑制白细胞介素-1、肿瘤坏死因子的产生；④封闭血小板表面的Fc受体，阻止血小板黏附、聚集，预防血栓；⑤封闭血管内皮细胞上的Fc受体，减轻血管内皮损伤及其引起的血小板活化；⑥通过某种特异性抗体作用于一些目前尚不清楚的外源性抗原。

2.阿司匹林

人免疫球蛋白联合口服阿司匹林是KD最经典的治疗方案，阿司匹林为COX抑制剂，具有解热、镇痛、抗炎、抗血小板聚集的作用。

3.糖皮质激素

可抑制免疫反应，具有强大的抗炎作用，是目前临床治疗多种血管炎症的一线药物。多项研究显示，糖皮质激素退热快且不增加冠状动脉扩张发生率，但糖皮质激素可加重血液高凝状态，易致血栓形成。

4.抗凝药物

肝素与抗凝血酶Ⅲ（AT-Ⅲ）结合，使AT-Ⅲ灭活Ⅸa、Ⅹa、Ⅺa和Ⅻa等凝血因子的速度提高近千倍，从而产生强大的抗凝作用，阻止血栓形成和扩大。使用肝素时可根据活化部分凝血活酶时间（APTT）调整用药剂量。口服抗凝血药可选用华法林，华法林能拮抗维生素K由环氧型向氢醌型转化，导致凝血因子Ⅱ、Ⅶ、Ⅸ、Ⅹ停留于无凝血活性的前体阶段，而产生抗凝作用。华法林的给药剂量可通过检测凝血酶原时间（PT）调整。

5.溶栓药

链激酶、尿激酶等可激活内源性纤维蛋白溶酶原转变为纤维蛋白溶酶，水解血栓中的纤维蛋白，达溶解血栓的作用。

（二）治疗药物选用

1.急性期治疗

2017年美国心脏病学会提出，KD一经诊断，10天内应尽早给予单次大剂量静脉注射IG（IVIG）2g/kg，研究显示：选择IVIG治疗时机的不同，冠状动脉病变（CAL）的发生也存在显著性差异，尽早使用 IVIG 是抑制全身炎症和预防 CAL 的有效方法。发病 10 天以后如伴有红细胞沉降率增快或 C 反应蛋白＞30mg/L，并伴有不能用其他原因解释的发热，仍建议应用 IVIG。如已热退，且炎症指标无显著异常，冠状动脉正常者不推荐 IVIG。为了防止过敏的产生，在开始输液的最初 30～60 分钟内，速率不宜过快。若首次给予 IVIG 24～48 小时后发热仍然高于 38.0℃或再度发热，属于 IVIG 无反应型 KD，其发生率约为 10%～20%，仍可用第二剂 IVIG，以提高血液中的药物水平，增强抗炎效果，使患者的临床表现和实验室指标得到明显的改善，但是修复冠状动脉损伤疗效欠佳。

在川崎病急性期，美国采用高剂量阿司匹林 80～100mg/(kg·d)，而日本和西欧国家则采用中等剂量 30～50mg/(kg·d)，热退 48～72 小时后改为低剂量 3～5mg/(kg·d)，持续口服 6～8 周，发生 CAL 的患儿则需口服至冠状动脉正常为止。也有研究显示，与低剂量阿司匹林相比，中、高剂量阿司匹林在预防 CAL 方面并无优势。首剂 IVIG 效果不佳时，既可应用第二剂 IVIG，也可应用甲泼尼龙 30mg/(kg·d)冲击治疗 3 天，或泼尼松口服 2～3 周，逐渐减量停用。对于 IVIG 治疗反应不佳的 KD 患儿，建议在重复使用 IVIG 治疗的同时，以联合大剂量糖皮质激素冲击治疗效果更好。

2.辅助治疗

(1)环孢素：国外推荐口服剂量为 2～7mg/(kg·d)，国内推荐诱导缓解期剂量为 4～6mg/(kg·d)，分 2 次口服，初期也可采用静脉给药，用药后监测的谷浓度需稳定在 100～150μg/L，缓解 3～6 个月后可减量为维持期剂量 2～3mg/(kg·d)，用药期间应注意观察血压及尿量的变化，并定期监测肝肾功能和尿常规。

(2)抗栓治疗：恢复期用阿司匹林 3～5mg/(kg·d)，1 次服用，至血沉、血小板恢复正常，如无冠状动脉异常，一般在发病后 6～8 周停药。对遗留冠状动脉瘤的慢性期患者，需长期服用抗凝药物并密切随访。有小的单发冠状动脉瘤患者，应长期服用阿司匹林 3～5mg/(kg·d)，直到动脉瘤消退。对阿司匹林不耐受者，可用双嘧达莫 3～5mg/(kg·d)，分 2～3 次服。患者有多发或较大的冠状动脉瘤，应长期口服阿司匹林及双嘧达莫。有大的冠状动脉瘤患者易形成血栓、发生冠状动脉狭窄或闭塞，可口服华法林抗凝，2.5～5mg/d，分 1～2 次口服，参考凝血酶原时间调整剂量。因华法林起效缓慢，治疗最初 3 天可能存在短暂的高凝状态，如需立即产生抗凝作用，可在开始时皮下或静脉注射肝素或低分子量肝素，每次 50～100U/(kg·d)，每天 1 次，待华法林充分发挥抗凝效果后再停用肝素。

(3)溶栓治疗：对有心肌梗死及血栓形成的患者应及时进行溶栓治疗，采用静脉或导管经皮穿刺冠状动脉内给药，促使冠状动脉再通、心肌再灌注。儿科最常用的溶栓药物是纤溶酶原激活因子(tPA)，0.5mg/(kg·h)，共 6 小时。也可静脉溶栓 1 小时内输入尿激酶 20 000U/kg，继之以每小时 3 000～4 000U/kg 输入；用链激酶，静脉溶栓 1 小时内输入链激酶 10 000U/kg，半小时后可再用 1 次。冠状动脉给药 1 小时内输入尿激酶 1 000U/kg。以上药物快速溶解纤维蛋白，效果较好，无不良反应。

(4)对症治疗：根据病情给予对症与支持疗法，如补充液体、保护肝脏、控制心力衰竭、纠正心律失常等。

第三节　过敏性紫癜

过敏性紫癜是一种较常见的毛细血管变态反应性出血性疾病，是以坏死性小血管炎为基本病变的免疫性疾病，又称亨.舒综合征(HSP)。Chapel Hill 国际共识会议将过敏性紫癜更名为"IgA 血管炎"(IgAV)。由于机体对某些致敏物质产生变态反应，从而导致毛细血管壁的脆性及通透性增加，血液外渗于皮肤、黏膜之下，临床表现为非血小板减少性可触性皮肤紫癜，可累及皮肤、胃肠道、肾脏、关节，甚至心、脑等多个器官，出现关节肿痛、腹痛、便血、血尿和蛋白尿等，可同时伴发血管性水肿、荨麻疹等其他过敏表现。本病好发于 4～7 岁的学龄前儿童，秋冬季相对高发，男性多于女性，年发病率为 0.003%～0.026%，病程常有自限性，但易复发，累及多系统，部分患者出现严重的肾功能不全，甚至终末期肾病等。

【病因和发病机制】

(一)病因

本病的病因尚未明确，致病因素甚多，感染、食物、药物以及遗传因素等与本病的发生有关。

(二)发病机制

本病的发病机制尚不清楚，可能与免疫异常有关，包括体液免疫异常和细胞免疫异常。自身免疫反应形成的免疫复合物沉积在小血管，发生广泛的毛细血管炎，甚至坏死性小动脉炎，造成血管壁通透性和脆性增加，导致皮下组织、黏膜以及内脏器官出血及水肿。

【临床表现和分型】

(一)症状和体征

本病多急性起病，大多数患者起病前的 1～3 周有上呼吸道感染史，并伴全身不适、疲倦乏力、发热和食欲缺乏等，随之出现皮肤紫癜，伴有关节痛、腹痛、血尿或黑便等典型的临床表现。少数病例以腹痛、关节炎或肾脏症状首先出现。

(二)临床分型

通常根据病变累及部位以及主要临床表现，分为单纯型紫癜、关节型紫癜、腹型紫癜、肾型紫癜、混合型紫癜。

【治疗原则】

(一)一般治疗原则

应停止接触任何可能引起过敏的物质，停用可能引起过敏的食物或药物，去除病灶，控制感染，驱除寄生虫。急性期卧床休息，有利于皮肤紫癜的消退和减少其复发。有感染时，予以有效的抗感染治疗。胃肠道症状较轻时，应调控饮食，进食流质少渣食物，如出现剧烈呕吐或腹痛、消化道出血等严重消化道症状时，应禁食，予以肠外营养支持。注意电解质平衡及维生素的补充。

(二)药物治疗原则

实施积极有效的抗变态反应治疗。组胺 H_1 受体拮抗剂对多数变态反应的常见症状有效。也可使用止血药，以减少皮下组织、黏膜、组织器官出血。糖皮质激素对本病的治疗效果较好，对单纯型、关节型紫癜均适应，但不能阻止肾脏病变的发生。若糖皮质激素治疗效果不佳，或者伴发顽固的慢性肾炎者可加用免疫抑制剂。

【药物治疗】

（一）治疗药物分类

1.抗组胺药

主要包括 H_1 受体拮抗剂，如氯苯那敏、异丙嗪、西替利嗪、氯雷他定、地氯雷他定等。由于第一代抗组胺药（氯苯那敏、异丙嗪等）有抗胆碱能效应及镇静作用，因此目前优先选择第二代非镇静抗组胺药。而阿司咪唑、特非那定等药物由于潜在的致心律失常副作用，目前临床不推荐常规使用。

2.糖皮质激素

糖皮质激素具有抗炎、抗过敏和改善毛细血管通透性的作用，可减轻炎性渗出和水肿，减少组胺、5-羟色胺、缓激肽及慢反应性过敏物质的释放，可迅速减轻关节疼痛和胃肠道等症状。糖皮质激素对缓解过敏性紫癜的症状效果明显，是目前治疗该病最主要的药物，特别适用于皮疹严重或伴有发热的患者。但不能阻止肾脏病变的发生，对肾型紫癜需加用免疫抑制剂。常用制剂有泼尼松龙、甲泼尼龙（MP）、地塞米松及氢化可的松等。

3.免疫抑制剂

免疫抑制剂一般在单用糖皮质激素疗效不佳、重症 HSP，以及紫癜性肾炎（HSPN）时联合激素使用，可以显著减少蛋白尿、升高血浆白蛋白水平，改善患者临床症状，有助于肾组织病理学损害的改善，对预后产生积极影响。目前临床常用的免疫抑制剂包括环磷酰胺（CTX）、硫唑嘌呤（Aza）、环孢素、吗替麦考酚酯（MMF）、来氟米特（LEF）等。此外，利妥昔单抗等生物制剂对 HSP 治疗也有效，尤其是用于治疗严重和难治性 HSPN。

4.抗凝药物

肝素通过 AT-Ⅲ灭活Ⅸa、Ⅹa、Ⅺa 和Ⅻa 等凝血因子，产生强大的抗凝作用，阻止血栓的形成和扩大。华法林通过拮抗维生素 K 的作用，抑制凝血因子Ⅱ、Ⅶ、Ⅸ、Ⅹ等的生成，产生抗凝作用。

5.止血药

降低血管壁脆性和通透性的止血药物主要有酚磺乙胺、卡络柳钠、芦丁及维生素 C 等。这些药物具有增加机体毛细血管对损伤的抵抗力、降低毛细血管透性等作用，从而维持和恢复毛细血管的正常功能。抑制胃酸分泌药物奥美拉唑（OME）和西咪替丁等可减少胃酸分泌，减轻消化道黏膜的损伤，减少消化道出血，

6.止痛药

阿司匹林等非甾体抗炎药（NSAID）抑制 COX，产生解热镇痛抗炎作用，用于缓解发热、关节疼痛。山莨菪碱和阿托品等 M 受体拮抗剂阻断 M 胆碱受体，松弛痉挛的胃肠道平滑肌，缓解腹痛。

7.其他

孟鲁司特为白三烯受体拮抗剂，能特异性抑制白三烯受体，改善血管通透性，减少中性粒

细胞和嗜酸性粒细胞聚集，减轻小血管炎，减轻 HSP 的病理过程。雷公藤有较强的抗炎和免疫抑制作用，能降低肾小球毛细血管壁的通透性，有较强的改善蛋白尿和血尿作用，减轻肾组织损伤。

(二)治疗药物选用

1.单纯型 HSP

对于仅有皮肤症状的 HSP 患者，常用抗组胺药、维生素 C、维生素 E、钙剂等进行对症治疗即可。口服组胺 H_1 受体拮抗剂，可任选下列 1 种药物：氯苯那敏每次 4mg，2～3 次/d；异丙嗪每次 25mg，1 次/d；阿司咪唑每次 3mg，1 次 d；西替利嗪每次 10mg，1 次/d；特非那定每次 60mg，2 次/d。维生素 C 和钙剂可以降低毛细血管通透性和脆性，提高毛细血管的抵抗力，也可使用。维生素 E 则能减少 HSP 患者体内自由基的产生，稳定细胞膜，从而减轻炎症，减少紫癜的发生。若上述治疗效果不佳，还可使用 M 受体拮抗剂，如山莨菪碱或阿托品，通过减少生物活性物质的释放，降低抗原抗体复合物的形成而发挥作用。

2.腹型 HSP

在急性期，除了需要卧床休息外，对于症状严重的患者还需要禁食，并给予肠外营养支持。伴有呕吐、腹泻时，还需要注意补充血容量及保持水、电解质平衡，若有感染还需给予抗感染治疗。此外，还需要进行抗过敏、解痉、抑酸等治疗。腹痛明显者可注射山莨菪碱 5～10mg 或阿托品 0.5mg，消化道出血者可予以奥美拉唑、西咪替丁等治疗。可以给予微生态制剂调整胃肠道菌群失调，抑制致病菌生长，从而改善微生态环境，保护胃肠道。也可以使用肝素、双嘧达莫等抗凝药物来改善高凝状态。病情严重者，可以给予糖皮质激素、免疫抑制剂、免疫球蛋白以及血液净化等方法进行治疗。常用泼尼松口服，每次 10mg，3 次/d。重症者可静脉滴注氢化可的松 100～200mg 或地塞米松 10～20mg，1 次/d。病情好转后改泼尼松口服，逐渐减量停药。如持续用药 2～3 周症状仍不见缓解，也可以用甲泼尼龙(MP)冲击治疗重症患者。免疫球蛋白可调节免疫，降低血管通透性，减轻平滑肌痉挛，清除潜在感染，使用剂量为 400mg/(kg·d)，持续冲击 3～5 天。

3.关节型 HSP

当累及关节，引起关节肿胀或疼痛时，可给予 NSAID 进行对症治疗，可口服阿司匹林，每次 0.3～0.6g，3 次/d，注意勿用于合并胃肠道出血的患者。若疗效不佳，还可口服糖皮质激素，如泼尼松或甲泼尼龙，能显著改善患者关节肿胀和疼痛程度，缩短疼痛持续时间。不建议 NSAID 和糖皮质激素联合使用，会大大增加消化道出血的风险。

4.肾型 HSP

过敏性紫癜性肾炎(HSPN)是常见的继发性肾脏疾病，根据不同临床表现和肾脏病理类型，应采取个体化的治疗策略。高凝是 HSPN 患者的风险之一，尤其是肾病综合征，常用药物有双嘧达莫 25～50mg，3 次/d，低分子量肝素以小剂量 50μg/(kg·d)，APTT 维持至正常值的 1.5～2.0 倍，后改华法林 5～10mg/d，以 3～5mg/d 维持，使凝血酶原时间维持在正常值的 1～2 倍。对于持续性尿蛋白＞0.5～1.0g/(d·1.73m²)的患者，无论是否合并高血压，均建议常规使用 ACEI 或 ARB 来降尿蛋白，同时也起到一定的肾脏保护作用。而对于持续蛋白尿＞1g/(d·1.73m²)、已应用 ACEI 或 ARB 治疗、GFR＞50ml/(min·1.73m²)的患者，给予糖皮质激素治疗6个月。而对于肾脏病理分级为Ⅲb级、Ⅳ级或肾性蛋白尿、肾病综合征、急性肾炎综合征的患者，临床上更倾向于激素联合免疫抑制剂的治疗方案。常用糖皮质激素联合CTX冲击治疗，口服环磷酰胺，每次50mg，2次/d。亦可静脉注射环磷酰胺，每次200～400mg，2次/w，疗程为2～3个月。也可小剂量糖皮质激素联合环孢素，后者谷浓度维持在100～200μg/L，糖皮质激素联合MMF，以及糖皮质激素联合Aza。此外，血浆置换等能够有效地清除免疫复合物、细胞因子等炎症递质，迅速缓解症状，减少蛋白尿、减轻肾损伤。

5.其他治疗

发生肠套叠、肠梗阻、大出血者应考虑实施手术治疗。

第四节　过敏性皮炎

过敏性皮炎是指各种外源性过敏原通过皮肤或黏膜接触、吸入、注射或食入等途径进入机体后，导致的异常免疫反应，常表现为皮肤丘疹、红斑并伴有瘙痒，有水疱和渗出。常见有接触性皮炎、湿疹、药疹、荨麻疹和特应性皮炎等。

一、接触性皮炎

接触性皮炎是指皮肤或黏膜单次或多次接触外源性物质后，在接触部位甚至其他部位发生的炎症性反应，表现为红斑、肿胀、丘疹、水疱甚至大疱。

【病因和发病机制】

(一)病因

可以引起接触性皮炎的外界物质很多，主要有动物性(皮革、毛屑、羽毛等)、植物性(漆树、银杏、无花果、芒果、菠萝等)和化学性物质(化妆品、肥皂、镍、铬等)。有些物质在低浓度时可以为致敏物，在高浓度时则为刺激物或毒性物质。

(二)发病机制

1.刺激性接触性皮炎

接触物本身具有强烈的刺激性(如强酸、强碱等化学物质)或毒性，任何人接触后均可发生皮炎。某些物质的刺激性较小，但在一定浓度下接触一定时间也可致病。

2.变态反应性接触性皮炎

因接触过敏原而引起的，属于Ⅳ型迟发性变态反应。致敏物本身无刺激或毒性，一般机体初次接触过敏原后并不引起过敏症状，而是当再次接触相同的过敏原后，通常在经过12～48小时后在接触部位及其附近发生皮炎。

【临床表现】

接触性皮炎的临床表现一般无特异性，根据病程长短可分为急性、亚急性和慢性接触性皮炎。

急性接触性皮炎的皮损多局限于接触部位，少数可蔓延或累及周边部位。典型皮损为边界清楚的红斑，轻者仅为接触部位的淡红色至鲜红色红斑，可有水肿，其上或有丘疹和小水疱。严重者红斑肿胀明显，并在此基础上发生丘疹、水疱、大疱，水疱破溃后形成糜烂、渗液和结痂。

亚急性和慢性接触性皮炎常见于接触物刺激性较弱或浓度较低时，持续性接触，皮损开始可呈亚急性，多表现为红斑、丘疹，边界不清楚。长期反复接触可导致局部皮损慢性化，表现为皮损轻度增生、苔藓样变或湿疹样变。

【治疗原则】

本病与接触变应原或刺激物密切相关，首要治疗措施是祛除病因，远离变应原，积极对症处理，避免再次接触变应原，以免复发。忌食辛辣、油炸食物与饮酒，特别是在发病期。平时饮食清淡，忌食海鲜等易引起变态反应的食物，多食新鲜蔬菜或水果。组胺 H_1 受体拮抗剂与糖皮质激素等药物进行对症、止痒、抗过敏治疗等。

【药物治疗】

(一)治疗药物分类

根据使用方法的不同，治疗接触性皮炎等过敏性皮炎的药物大体上可以分为系统治疗用药和局部外用药两大类。

(二)治疗药物选用

1.外用药局部治疗

接触性皮炎的局部治疗十分重要，根据皮损炎症情况选择适当的外用药物及剂型。

(1)急性阶段：急性炎症显著，明显红肿、丘疹、水疱但无糜烂渗出者先用炉甘石洗剂或5%薄荷脑粉剂。渗液较少时可使用含有松馏油、糠馏油(、氧化锌的油膏外涂。如有大量渗液则用3%硼酸溶液冷湿敷，每次15～30分钟，每天数次。有感染征象或脓性分泌物者，用0.02%呋喃西林溶液或0.5%依沙吖啶溶液湿敷。湿敷时间不宜过长，通常2～3天，待渗液停止、肿胀消退后可停止湿敷，改用霜剂或油膏外涂。局部外用药炉甘石洗剂、硼酸溶液、高锰酸钾溶液、氧化锌油、糖皮质激素软膏有局部抗炎、消肿、止痒、止痛的作用。糠馏油、煤焦油有促使角质新生及止痒、消炎、收敛等作用。

(2)亚急性阶段：有少量渗出时外用糖皮质激素糊剂或氧化锌油，无渗出时用糖皮质激素霜剂如0.05%～0.1%地塞米松乳膏、0.1%复方曲安奈德乳膏等，2～3次/d外用；有感染时可加外用抗菌药物如新霉素、红霉素、杆菌肽，或其他杀菌剂如莫匹罗星软膏、汞剂等。

(3)慢性阶段：一般选用有抗炎作用的糖皮质激素霜剂或软膏，2～3次/d；也可加用氧化锌类如10%氧化锌软膏等。

2.系统药物治疗

视病情轻重内服组胺 H_1 受体拮抗剂或糖皮质激素止痒、消炎、抗过敏，并发感染时用抗菌药物治疗。口服组胺 H_1 受体拮抗剂，一般选择其中1种口服。如赛庚啶每次4mg，3次/d；氯苯那敏每次4～8mg，2次/d；特非那定每次60mg，2次/d；西替利嗪每次10mg，1次/d或者每次5mg，2次/d；氯雷他定每次10mg，1次/d。也可肌内注射异丙嗪，每次25～50mg。

非特异性抗过敏治疗，可静脉滴注大剂量维生素C1～3g，1次/d；也可缓慢静脉推注10%葡萄糖酸钙10ml，1次/d。

面积广泛、糜烂和渗液严重者可首选糖皮质激素，如口服泼尼松，每次20mg，2次/d；重症者也可先静脉滴注氢化可的松100～200mg或地塞米松10～20mg，1次/d，待病情好转后改泼尼松口服。如果合并局部感染，如淋巴管炎、软组织炎时，可使用抗菌药物，轻症患者给予罗红霉素、头孢氨苄或磺胺类药物口服，重症患者静脉给予青霉素、头孢菌素类或喹诺酮类抗菌药物。

二、湿疹

湿疹(eczema)是一种慢性、炎症性、有明显渗出倾向的皮肤病，伴有明显瘙痒，易复发，严重影响患者的生活质量。皮疹呈多形性，对称分布，慢性病程，常合并过敏性鼻炎、哮喘等过敏性疾病，家族中也经常有类似过敏性疾病的患者，大部分患者血清免疫球蛋白 E (IgE)升高。我国一般人群患病率约为 3%～5%，儿童可达 10%～20%。

【病因和发病机制】

湿疹的病因目前尚不明确。机体内因包括免疫功能异常(如免疫失衡，免疫缺陷等)和系统性疾病(如内分泌疾病、慢性感染等)以及遗传性或获得性皮肤屏障功能障碍。外因包括环境或食物中的过敏原、刺激原、微生物、环境温度或湿度变化、日晒等，均可以诱发或加重湿疹。社会心理因素如紧张焦虑也可诱发或加重本病。本病的发病机制尚不明确。目前多认为是在机体内部因素如免疫功能异常、皮肤屏障功能障碍等基础上，由多种内外因素综合作用的结果。

【临床表现】

湿疹临床表现可以分为急性、亚急性及慢性三期。

1.急性期

急性期表现为红斑、水肿基础上粟粒大丘疹、丘疱疹、水疱、糜烂及渗出，病变中心往往较重，逐渐向周围蔓延。外围有散在丘疹、丘疱疹。

2.亚急性期

急性湿疹炎症减轻后，皮损以小丘疹、结痂和鳞屑为主，仅见少量丘疱疹及糜烂，仍有剧烈瘙痒。再次暴露于致敏原、新的刺激或处理不当可导致急性发作。如经久不愈，则可发展为慢性湿疹。

3.慢性湿疹

常因急性、亚急性湿疹反复发作不愈而转为慢性湿疹，也可开始即为慢性湿疹。好发于小腿、手、足、肘窝、腘窝、外阴、肛门等处，表现为患处皮肤增厚、浸润，棕红色或色素沉着，表面粗糙，覆以鳞屑，或因抓破而结痂，自觉瘙痒剧烈。

【治疗原则】

寻找可能诱因，如工作环境、生活习惯、饮食、嗜好、精神情绪等，以及有无慢性病灶和内脏器官疾病。注意避免各种可疑的致敏因素，发病期间应忌食辛辣食物及饮酒，避免过度洗烫。使用组胺 Hi 受体拮抗剂等进行止痒、抗过敏治疗，影响睡眠时加服镇静药，合并感染者使用有效的抗菌药物治疗。

【药物治疗】

1.局部治疗

其是湿疹治疗的主要手段，应根据皮损分期选择药物剂型。

急性期尚未出现水疱、糜烂、渗出时，建议使用炉甘石洗剂、外用糖皮质激素；有大量渗出时应选择冷湿敷，如 3%硼酸溶液、0.1%盐酸小檗碱溶液、0.1%依沙吖啶溶液等；有糜烂但渗出不多时可用氧化锌油剂。亚急性期皮损建议外用氧化锌糊剂、糖皮质激素乳膏。慢性期皮损建议外用糖皮质激素，并联合保湿剂及角质松解剂，如20%～40%尿素软膏、5%～10%水杨酸软膏等。

外用糖皮质激素应该根据皮损的性质选择合适强度的糖皮质激素：轻度湿疹建议选弱效糖皮质激素，如氢化可的松；中度湿疹建议选择中效糖皮质激素，如曲安奈德、糠酸莫米松等；重度肥厚性皮损建议选择强效糖皮质激素，如哈西奈德、卤米松乳膏。儿童患者、面部及皮肤皱褶部位皮损一般用弱效或中效糖皮质激素。强效糖皮质激素连续应用一般不超过2周，以减少急性耐受及不良反应。

钙调磷酸酶抑制剂如他克莫司软膏、吡美莫司乳膏对湿疹有治疗作用，且无糖皮质激素的副作用，尤其适合头面部及间擦部位湿疹的治疗。

细菌定植和感染往往可诱发或加重湿疹，因此抗菌药物也是外用治疗的重要方面。有细菌感染证据时可选用各种抗菌药物的外用制剂，也可选用糖皮质激素和抗菌药物的复方制剂。其他外用药如焦油类、止痒剂、非甾体抗炎药外用制剂等，可以根据情况选择应用。

2.系统治疗

建议早用抗组胺药，且规律用药。湿疹通常病程较长，需长期用药，首选第二代非镇静性抗组胺药，如西替利嗪、左西替利嗪、氯雷他定、地氯雷他定、非索非那定、依巴斯汀、依匹斯汀、咪唑斯汀、苯磺贝他斯汀、奥洛他定等。第二代抗组胺药加量2～4倍可以提高疗效。已经报告可以加到4倍剂量治疗慢性荨麻疹安全有效的药物包括西替利嗪、地氯雷他定、左西替利嗪、非索非那定、比拉斯汀、依巴斯汀及卢帕他定，其他药物尚缺乏研究，应慎重加量。对于伴有广泛感染者建议系统应用抗菌药物治疗7～10天。一般不主张常规使用糖皮质激素，但可用于病因明确、短期可以祛除病因的患者，如接触因素、药物因素引起者或自身敏感性皮炎等；对于严重水肿、泛发性皮疹、红皮病等为迅速控制症状也可以短期应用，但必须慎重，以免发生全身不良反应及病情反跳。

应当慎用免疫抑制剂，要严格掌握适应证。仅限于其他疗法无效、有糖皮质激素应用禁忌证的重症患者，或短期系统应用糖皮质激素病情得到明显缓解后、需减用或停用糖皮质激素时使用。

生物制剂如度普利尤单抗是IL-4/13受体α链的全人源单克隆抗体，可阻断IL-4和IL-13的生物学作用，对中重度湿疹有良好的效果。

三、荨麻疹

荨麻疹是由于皮肤、黏膜小血管扩张及渗透性增加而产生的一种局限性水肿反应，临床特征性表现为大小不等的风团伴瘙痒，约20%患者伴有血管性水肿。根据病程，可分为急性荨麻疹和慢性荨麻疹。其中，风团每天发作或间歇发作，持续时间>6周，称为慢性荨麻疹。

【病因和发病机制】

（一）病因

通常急性荨麻疹常可找到原因，而慢性荨麻疹的病因多难以明确。外源性病因多为一过性，如鱼虾类、蛋类、青霉素、血清制品、人工关节、心脏瓣膜、花粉、尘螨、压力、摩擦等。内源性病因多为持续性，包括慢性隐匿性感染（细菌、病毒、寄生虫、真菌等），心理因素（情绪紧张、兴奋、抑郁等)，针对 IgE 的自身免疫反应以及慢性疾病如风湿热、系统性红斑狼疮、甲状腺疾病、炎症性肠病等。遗传因素如家族性寒冷性荨麻疹、遗传性血管性水肿等。

(二)发病机制

肥大细胞是荨麻疹发病中关键的效应细胞，通过免疫和非免疫机制被诱导活化。肥大细胞脱颗粒后，导致组胺、多种炎症因子如 TNF-α 和 IL-2、IL-3、IL-5、IL-13 以及白三烯 C4、D4 和 E4 等的产生，影响荨麻疹发生、发展、预后和治疗反应。嗜碱性粒细胞、嗜酸性粒细胞、B 细胞和 T 细胞的参与使荨麻疹的炎症反应更加复杂。凝血系统的异常激活，也参与了荨麻疹的发病。【临床表现和分型)荨麻疹临床表现为风团和(或)血管性水肿，发作形式多样，风团的大小和形态不一，多伴有瘙痒。病情严重的急性荨麻疹还可伴有发热、恶心、呕吐、腹痛、腹泻、胸闷及喉梗阻等全身症状。

【治疗原则 j

荨麻疹治疗的根本是去除病因，如无法去除，则应尽量避免各种促发和加重因素，特别是物理性荨麻疹，同时应避免可加重皮肤毛细血管扩张的各种因素。

【药物治疗】

1.急性荨麻疹的治疗

首选第二代非镇静抗组胺药，如西替利嗪、左西替利嗪、氯雷他定、地氯雷他定、非索非那定、依巴斯汀、依匹斯汀、咪唑斯汀、苯磺贝他斯汀、奥洛他定等。在明确并祛除病因以及口服抗组胺药不能有效控制症状时，可选择糖皮质激素，如泼尼松 30～40mg/d，口服 4～5 天后停药，或相当剂量的地塞米松静脉或肌内注射，特别适用于重症或伴有喉头水肿的荨麻疹患者；1∶1000肾上腺素注射液 0.2～0.4ml 肌内注射，可用于急性荨麻疹伴休克或严重的荨麻疹伴血管性水肿患者。儿童患者应用糖皮质激素时可根据体重酌情减量。

2.慢性荨麻疹的治疗

一线治疗：首选第二代非镇静抗组胺药，治疗有效后逐渐减少剂量，以达到有效控制风团发作为标准，以最小的剂量维持治疗。慢性荨麻疹疗程一般不少于 1 个月，必要时可延长至 3～6 个月或更长时间。第一代抗组胺药治疗荨麻疹的疗效确切，但中枢镇静、抗胆碱能作用等不良反应限制其临床应用，因此不作为一线选择。

二线治疗：第二代抗组胺药常规剂量使用 1～2 周后不能有效控制症状时，考虑到不同个体或荨麻疹类型对治疗反应的差异，可更换抗组胺药品种，或联合其他第二代抗组胺药以提高抗炎作用，或联合第一代抗组胺药睡前服用以延长患者睡眠时间，或在获得患者知情同意情况下将原抗组胺药剂量增加 2～4 倍。

三线治疗：上述治疗无效的患者，可考虑选择以下治疗。雷公藤多苷片每日 1～1.5mg/kg，分 3 次口服，使用时需注意对造血系统的抑制、肝脏的损伤及生殖毒性等不良反应。环孢素每日 3～5mg/kg，分 2～3 次口服，因其不良反应发生率高，只用于严重的、对任何剂量抗组胺药均无效的患者。生物制剂如奥马珠单抗，为人源化抗人 IgE 单抗，对多数难治性慢性荨麻疹有较好疗效，推荐按 150～300mg 剂量皮下注射，每 4 周注射 1 次，但需注意其罕见的过敏反应。糖皮质激素，适用于上述治疗效果不佳的患者，一般建议予泼尼松 0.3～0.5mg/(kg·d)(或相当剂量的其他糖皮质激素)口服，好转后逐渐减量，通常疗程不超过 2 周，不主张常规使用。国外有研究显示，部分难治性慢性荨麻疹采用口服补骨脂素照长波紫外线（PUVA）或中波紫外线疗法均有一定治疗作用，并以PUVA疗效更佳。

3.诱导性荨麻疹的治疗

基本同自发性荨麻疹，首选第二代非镇静抗组胺药，效果不佳时酌情加倍剂量。但部分诱导性荨麻疹对常规抗组胺药反应较差，治疗无效的情况下，要选择一些特殊治疗方法，如联合酮替芬、赛庚啶、多塞平等药物。延迟压力性荨麻疹通常抗组胺药无效，可选择联合孟鲁司特（10mg/d口服），糖皮质激素（泼尼松30～40mg/d），氨苯砜（50mg/d）以及柳氮磺吡啶（2～3g/d）。奥马珠单抗已经成功用于治疗寒冷性荨麻疹、延迟压力性荨麻疹、热接触性荨麻疹、日光性荨麻疹及人工荨麻疹等。

四、特应性皮炎

特应性皮炎（AD）是一种慢性、复发性、炎症性皮肤病，常伴有以下症状：①哮喘、过敏性鼻炎、湿疹的家族性倾向；②对异种蛋白过敏；③血清中IgE高；④血液嗜酸性粒细胞增多。临床上以皮肤干燥、剧烈瘙痒和湿疹样皮疹为特点，通常初发于婴儿期，1岁前发病者约占全部患者的50%。常反复发作，夜间瘙痒严重，可影响睡眠，严重者影响日常生活、工作和学习。最新研究显示，我国12个城市1～7岁儿童AD患病率达到12.94%，1～12月龄婴儿AD患病率达30.48%。

【病因和发病机制】

该病是遗传和环境之间的相互作用、皮肤屏障功能障碍、微生物失衡、免疫失调等因素引发的皮肤炎症。炎症被认为是由表皮屏障的破坏和激活表皮树突状细胞和淋巴细胞，这些细胞吸引并与Th2细胞相互作用，被激活的T细胞向皮肤释放细胞因子，主要是IL-4、IL-13和IL-31，它们可激活下游Janus激酶（JAK）通路引发炎症。细胞因子还可通过激活B细胞和浆细胞促进炎症、瘙痒和抗原特异性IgE的产生。

【临床表现】

婴儿期：皮损多分布于两颊、额部和头皮，皮疹以急性湿疹表现为主，后逐渐蔓延至四肢伸侧。

儿童期：多由婴儿期演变而来，也可不经过婴儿期而发生，多发生于面颈、肘窝、腘窝和小腿伸侧，以亚急性和慢性皮损为主要表现，皮疹往往干燥肥厚，有明显苔藓样变。

青少年与成人期：皮损与儿童期类似，也以亚急性和慢性皮炎为主，主要发生在肘窝、腘窝、颈前等部位，也可发生于躯干、四肢、面部、手部，大部分呈干燥、肥厚性皮炎损害，部分患者也可表现为痒疹样。

老年期是近几年来逐渐被重视的一个特殊类型，男性多于女性，皮疹通常严重而泛发，甚至出现红皮病。

【治疗原则】

治疗目的是缓解或消除临床症状，消除诱发或加重因素，减少和预防复发，减少或减轻并发症。正规和良好的治疗及疾病管理可使AD症状完全消退或显著改善。

【药物治疗】

1.外用药物治疗

外用糖皮质激素(TCS)是AD的一线疗法。临床上可以根据患者的年龄、皮损性质、部位及病情程度选择不同剂型和强度的糖皮质激素制剂,以快速有效控制炎症,减轻症状。

初始治疗时,应选用足够强度的制剂,以求在短期内迅速控制炎症,然后逐渐过渡到中弱效TCS或钙调磷酸酶抑制剂(TCI)。面颈部及皱褶部位推荐短期使用中弱效TCS。中重度或易复发AD患者当皮损控制后,应过渡到长期主动维持治疗,即在易复发的原有皮损区每周2次外用TCS或TCI,并配合全身外用保湿润肤剂,能有效减少复发,减少外用糖皮质激素用量。

外用TCI是治疗AD的另一种重要抗炎药物,推荐用于面颈部、褶皱部位、乳房、肛门外生殖器部位控制炎症与瘙痒症状,或用于主动维持治疗减少复发。1%吡美莫司乳膏多用于轻中度AD,0.03%(儿童用)与0.1%(成人用)他克莫司软膏用于中重度AD。TCI长期使用不会引起皮肤屏障破坏、皮肤萎缩等不良反应。不良反应主要为局部烧灼和刺激感,大部分患者可随用药时间延长而逐步消失,部分患者(特别是急性期时)不能耐受药物刺激反应,建议先用TCS控制急性症状后,转换为TCI维持治疗。

2.系统治疗

口服抗组胺药物,用于AD瘙痒的辅助治疗,特别是对于伴有荨麻疹、过敏性鼻炎等过敏并发症的患者,推荐使用第二代非镇静抗组胺药治疗,如氯雷他定、地氯雷他定、西替利嗪、左西替利嗪、依巴斯汀、咪唑斯汀、非索非那定等,必要时可以加倍剂量治疗。对于瘙痒明显或伴有睡眠障碍患者可尝试选用第一代抗组胺药,如氯苯那敏、苯海拉明、赛庚啶等,但是考虑到第一代抗组胺药对睡眠质量(快速动眼期延迟并减少)及学习认知能力的影响,因此不推荐长期使用第一代抗组胺药,特别是儿童。

免疫抑制剂常适用于重度AD且常规方案疗效不佳的患者,且疗程不少于6个月。目前有循证医学证据支持的有环孢素、甲氨蝶呤、硫唑嘌呤等。其中,环孢素应用最多,起始剂量3～5mg/(kg·d),2次/d,控制病情后渐减量至最小剂量维持0.5～1mg/(kg·d),用药期间需监测环孢素血药浓度、血压和肾功能。甲氨蝶呤10～15mg/w,可顿服,也可分2次服用。硫唑嘌呤每日50～100mg,可先从小剂量开始,用药前需进行巯基嘌呤甲基转移酶(TPMT)基因分型检测,期间严密监测血常规,若有血红蛋白和白细胞减少,应立即停药。

糖皮质激素原则上尽量不用或少用,对病情严重、其他药物难以控制的急性发作期患者可短期应用,美国AD治疗指南推荐用药剂量为0.5～1.0mg/(kg·d),我国推荐剂量为0.5mg/(kg·d)(以甲泼尼龙计),病情好转后及时减量停药,对于较顽固病例,可先用糖皮质激素治疗,之后逐渐过渡到免疫抑制剂或紫外线疗法。应避免长期应用,以防止或减少不良反应的发生。

生物制剂如度普利尤单抗是一种人单克隆IgG4抗体,通过特异性结合IL-4和IL-13受体复合物共有的IL-4Ra,亚基来抑制IL-4和IL-13信号转导,对成人中重度AD具有良好疗效。用法为首次600mg皮下注射,之后每2周300mg皮下注射,4～6周起效,配合外用药物及保湿剂可用于长期维持治疗,部分患者用药后可发生结膜炎。

Janus激酶(JAK)抑制剂,如巴瑞替尼、乌帕替尼、托法替布等,可以阻断多种免疫应答和炎症信号传递。口服和局部外用JAK抑制剂均显示了良好的疗效。巴瑞替尼可抑制JAK1和JAK2,口服4mg/d加外用糖皮质激素16周治疗成人中重度AD,其应答率为61%。乌帕替尼为选择性JAK1抑制剂,对成人中重度AD也显示出较好疗效;托法替布为选择性JAK1和JAK3抑制剂,其软膏每天2次外用治疗轻中度AD,用药4周后73%的患者皮损清除或几乎清除。

3.抗微生物治疗

AD皮损存在金黄色葡萄球菌定植增加,TCS、TCI及0.005%漂白粉浴可减少金黄色葡萄球菌的定植率,只有在有明显感染征象时,才短期系统或外用抗菌药物治疗,系统性抗菌药物可根据药敏试验结果选择青霉素类或第一代头孢菌素,疗程一般1～2周;外用抗菌药物也以1～2周为宜,时间过长可能导致耐药和过敏的发生。

抗病毒治疗:AD患者容易发生严重病毒性皮肤感染,发生疱疹性湿疹时应积极给予系统抗病毒治疗如阿昔洛韦、伐昔洛韦等。

抗真菌治疗:一种头颈部AD亚型或抗马拉色菌IgE阳性患者,马拉色菌可能参与其发病,外用或系统使用唑类抗真菌药可能有效。

4.AD的阶梯治疗

①基础治疗:健康教育,使用保湿润肤剂,寻找并避免诱发因素。

②轻度患者:根据皮损及部位选择TCS/TCI对症治疗,必要时口服抗组胺药治疗合并过敏症(荨麻疹、过敏性鼻炎)或止痒;对症抗感染治疗。

③中度患者:根据皮损及部位选择TCS/TCI控制症状,必要时保湿治疗控制急性症状;TCS/TCI主动维持治疗,或用窄谱中波紫外线(NB-UVB,310～315nm)或UVAl(340～400nm)治疗。

④重度患者:住院治疗,系统用免疫抑制剂,如环孢素、甲氨蝶呤、硫唑嘌呤、吗替麦考酚酯,短期用糖皮质激素(控制急性严重顽固性皮损)、度普利尤单抗、UVA1或NB-UVB治疗。

第十二章 恶性肿瘤的药物治疗

第一节 概 论

恶性肿瘤的特征是产生快速生长繁殖的异常细胞，这些细胞能突破其正常的边界生长，侵袭身体的毗邻部位并转移到远处其他器官。转移是恶性肿瘤致死的主要原因。

2020 年，全球约有 1 930 万新发恶性肿瘤病例和近 1 000 万肿瘤致死病例。女性乳腺癌已超过肺癌成为最常见恶性肿瘤，约有 230 万新发病例，占所有新发恶性肿瘤的 11.7%，肺癌位居第二位占 11.4%，结直肠癌(10.0%)、前列腺癌(7.3%)、胃癌(5.6%)紧随其后。肺癌仍然是致死率(18%)最高的一类肿瘤，其次为结直肠癌(9.4%)、肝癌(8.3%)、胃癌(7.7%)和女性乳腺癌(6.9%)。

根据 2019 年国家癌症中心发布的全国癌症统计数据显示，我国总体癌症 5 年生存率已经从 10 年前的 30.9%上升到目前的 40.5%。男性癌症发病前十位为肺癌、肝癌、胃癌、结直肠癌、食管癌、前列腺癌、膀胱癌、胰腺癌、淋巴瘤、脑瘤；女性癌症发病前十位为乳腺癌、肺癌、结直肠癌、甲状腺癌、胃癌、子宫颈癌、肝癌、食管癌、子宫内膜癌、卵巢瘤。

胃癌、食管癌、肝癌等癌症发病率有所下降，生活方式变化导致如结肠癌、乳腺癌等疾病发病率持续增长。传统癌症，如发病率高、预后差的食管癌、胃癌、肝癌和肺癌死亡率有所下降。其他癌症的死亡率仍在上升，如结直肠癌、前列腺癌和乳腺癌。当然，不同区域之间的发病率存在差异，而这些差异可能主要归因于接触致癌物质的多少、生活方式差异、卫生条件差异。城市化进程加快、社会经济发展、中国人口老龄化可能是癌症疾病负担增加和癌症发病率不断发生变化的关键原因。

一个单细胞从正常细胞转变为肿瘤细胞，要经过多个阶段，才能从癌前病变发展为恶性肿瘤。这些变化是内源性因素和外源性因素共同作用的结果。这些外源性因素包括物理致癌因子，如紫外线、电离辐射和石棉等矿物纤维；化学致癌物质，如烟草烟雾成分、亚硝酸胺类化合物、黄曲霉毒素和砷等；生物致癌物质，如某些病毒(HPV 病毒)、细菌或寄生虫。内源性因素则包括机体的免疫状态、遗传因素、激素水平、营养状况，以及 DNA 损伤修复能力等。近年来，大量肿瘤流行病学调查发现人类生活方式与多种肿瘤发生有关，据 WHO 调查显示，目前有 9 种生活方式与癌症发生具有密切相关性，包括：饮食习惯不合理(结直肠癌、胃癌)、过量饮酒(肝癌、口腔癌、食管癌等)、吸烟(肺癌、口腔癌、食管癌及 25%的肝癌)、肥胖(40%的子宫内膜癌、乳腺癌、结直肠癌等)、缺乏体育锻炼(乳腺癌、结直肠癌及前列腺癌)、不安全性行为(宫颈癌)、空气污染(肺癌)、家庭使用固体燃料产生的室内烟雾及应用被污染的注射器(肝癌)等。因此，减少和消除肿瘤危险因素、改变生活方式、做好癌症的筛检普查工作及重视肿瘤的早期治疗，都是降低肿瘤发生率和死亡率的重要措施。

肿瘤确诊后，组织学分型、分子分型和临床分期是决定其治疗措施的最主要的因素。不同组织学分型和临床分期的肿瘤，其自然病程、进展方式和治疗的反应性差别很大；不同分子分型的肿瘤对药物治疗的敏感性和预后也有很大的影响。组织学分型主要依据病理诊断，临床分期则主要采用TNM分期。TNM分期是由美国癌症协会(AJCC)与国际抗癌协会(UICC)针对实体瘤提出的，依据原发肿瘤(T)、淋巴结转移(N)和远处转移(M)3项指标而建立的，是当前制定肿瘤综合治疗方案的主要依据。但TNM分期是基于解剖学的分期，对肿瘤的组织学和分子生物学特征评估欠缺，因此应结合临床特征、组织学特征、分子标记物及基因组学检测，给出合理的肿瘤治疗方案。

恶性肿瘤的治疗方法主要为手术切除、放射治疗、化学治疗和免疫治疗等相结合的综合治疗。肿瘤生物治疗是一种新的肿瘤治疗模式，是从肿瘤免疫治疗的基础上发展起来的治疗方式，是指应用生物应答/反应调节剂增强宿主固有的抗癌机制，达到治疗恶性肿瘤的目的。肿瘤生物治疗主要包括：①细胞因子；②免疫活性细胞；③单克隆抗体及其交联物；④肿瘤疫苗；⑤诱导分化治疗；⑥基因治疗等。近40年来综合治疗已经取代传统的单一治疗，而且在相当多的肿瘤中提高了治愈率，使得某些即使已有播散的患者仍有治愈的可能。

肿瘤综合治疗应遵循目的明确和方案合理两大原则。应首先明确患者治疗的主要问题：①患者的机体状况，特别是免疫和骨髓功能状况与肿瘤负荷之间的对比；②局限与播散，哪一个是主要威胁或者是首先需要解决的问题；③肿瘤的病理类型、分化程度、受体变异和基因的表达情况等；④治疗给患者带来的益处和负担。制定合理的综合治疗方案非常重要，这需要多学科的医疗团队充分讨论协商才能趋于完善。

一、肿瘤细胞增殖动力学

(一)肿瘤细胞周期转化

与正常细胞相似，肿瘤细胞在复制过程中也要经历特定、有序的过程，我们称之为细胞周期。在细胞周期的四个阶段(M期、G1期、S期和G2期)中，每一个阶段都为细胞分裂做着必要的准备。G为Gap(间隙)的简写，即细胞准备进入DNA合成期(S)或有丝分裂期(M)的间隙期。G1期即第一间隙期，在此期间细胞进行RNA及蛋白质合成并准备DNA合成。G1期实际上包括G0期(休止期)，即细胞不在细胞周期内，细胞不进行任何复制活动。G0期细胞可休止一段时间并可根据机体需要重新进入G1期。DNA合成是S期细胞的主要活动，正常细胞与肿瘤细胞的S期长短不同。许多抗肿瘤药物可在S期引起DNA损伤并引起细胞死亡，一般S期持续10～30小时。G2期是第二个间隙期，此时细胞继续进行RNA及蛋白质合成并准备进入有丝分裂。在此期内有丝分裂用的纺锤体出现。一般此期持续1～12小时。M期为有丝分裂期，显微镜下明显可见前、中、后及末期，在M期一个细胞一分为二变成两个子细胞，每个子细胞各含相同数量的染色体，一般M期持续约1小时。M期完成后细胞或者进入G1期继续进行成熟、分裂，或者进入G0期休止待命。完成上述G1、S、G2及M期的一个细胞周期所需的时间称为一代时间。一般说来，从S期开始到M期完成所需的时间相对恒定，而不同的肿瘤细胞在G1期时间差异很大。

正常细胞的增殖是受精准调控的，以维持细胞凋亡和细胞生长之间的平衡。原癌基因发出促进信号，肿瘤抑制基因发出抑制信号，各司其职，调控着整个细胞周期。细胞周期蛋白

(cyclin)是在细胞核内发现的一组相互作用的蛋白,其与细胞周期蛋白依赖性激酶(CDK)结合形成异二聚体,其中CDK为催化亚基,cyclin为调节亚基,不同的cyclin-CDK复合物,通过CDK的丝氨酸/苏氨酸蛋白激酶活性,催化不同底物磷酸化,实现对细胞周期不同时相的调控作用。细胞周期激活信号从细胞外环境通过生长因子受体信号通路传递到细胞核,影响cyclin-CDK复合物的形成。

(二)肿瘤细胞癌变

肿瘤是基因突变引起的疾病,是体细胞自身突变积累的结果,往往涉及多个基因的改变,其中主要包括原癌基因的活化以及抑癌基因的失活突变。原癌基因是细胞内与细胞增殖相关的基因,是维持机体正常生命活动所必需的,在进化上高度保守。当原癌基因的结构或调控区发生变异,基因产物增多或活性增强时,使细胞过度增殖,诱发形成肿瘤。抑癌基因编码的产物可抑制细胞增殖.促进细胞分化和抑制细胞迁移,抑癌基因的丢失、突变或功能失活,将激活癌基因发挥作用而诱发癌症发生。

癌细胞还具备激活端粒酶的能力,表现出无限复制的潜能。端粒酶是一种合成端粒序列的酶,能使细胞无休止地增殖。在大多数正常人体细胞中,端粒酶的表达受到抑制,但在大多数癌细胞中被激活。端粒是存在于真核细胞线状染色体末端的一小段DNA-蛋白质复合体。随着每次连续的细胞复制,端粒会发生损失,并且在端粒损失到临界长度后,细胞会经历不可逆的生长停滞。正常细胞中有限的端粒序列可以调节细胞的寿命,但癌细胞能无限维持端粒的长度。

(三)肿瘤细胞转移

肿瘤细胞要发生转移必须生成新的血管,通过这些新生血管扩散转移到远处。细胞必须从原发肿瘤脱离并扩散到体内其他部位,才能形成转移灶。正常情况下,细胞间彼此黏附并且和细胞外基质也相互粘连。细胞—细胞黏附分子被称为钙黏着蛋白,细胞—细胞外基质黏附分子被称为整合素。在癌细胞中,这些分子常常缺失,从而使肿瘤细胞轻易地从原发肿瘤转移到其他地方。研究显示,约有90%的肿瘤患者死于肿瘤转移和转移相关的复发。

二、细胞毒类抗肿瘤药物

(一)根据药物抗肿瘤作用的细胞周期分类

1.细胞周期非特异性药物

其对增殖周期各期肿瘤细胞都有作用,特异性不强。特点是对癌细胞的杀灭作用强而快,其量效曲线呈指数直线型,剂量增加一倍杀灭癌细胞的能力可能增加数倍至数十倍,属于浓度依赖型。如烷化剂、抗肿瘤抗生素、铂类等。

2.细胞周期特异性药物

其能够特异性地作用于增殖周期中某一时相的肿瘤细胞,对G_0期细胞不敏感。特点是对癌细胞的作用弱而慢,需要一定的时间才能发挥其杀伤作用,属于时间依赖型。如作用于S期的抗代谢药物和作用于M期的长春碱等。

(二)根据药物的来源、化学结构分类

1.烷化剂

能与多种细胞成分起作用,可杀伤各类型细胞,尤其是增殖较快的细胞。缺点是选择性不

强，对骨髓造血细胞、消化道上皮及生殖细胞有较大的毒性，代表药物有环磷酰胺、噻替哌、白消安、卡莫司汀等。

2.抗代谢药物

与体内生理代谢物的结构类似，可干扰正常代谢物的功能，阻断细胞的核酸合成。缺点是在抑制癌细胞生长的同时，对生长旺盛的正常细胞也有较大的毒性，且易产生抗药性而失去疗效。它们可分为叶酸拮抗物(如甲氨蝶呤)、嘌呤类似物(如巯嘌呤)、嘧啶类似物(如氟尿嘧啶、阿糖胞苷等)。

3.抗生素

主要抑制DNA和RNA的合成，作用于细胞周期的不同时相，毒性较大，代表药物为放线菌素D及多柔比星。

4.植物提取药

其可抑制微管的聚合作用，毒性较大，尤其是对神经系统的毒性较大，长春碱及长春新碱是此类药物的代表。

(三)根据抗肿瘤作用的机制分类

1.干扰核酸生物合成的药物

其又称抗代谢药物，是体内正常代谢物质，如叶酸、嘌呤碱、嘧啶碱等的类似物，对有关代谢物质发生特异性的拮抗作用，从而干扰核酸，尤其是DNA的生物合成，阻止肿瘤细胞的分裂繁殖。它们是细胞周期特异性药物，主要作用于S期。常用的抗代谢药物包括氟尿嘧啶、替加氟、甲氨蝶呤、卡培他滨。

2.影响DNA结构和功能的药物

通过破坏DNA结构或抑制拓扑异构酶活性，影响DNA的结构和功能。包括DNA交联剂、破坏DNA的铂类配合物、破坏DNA的抗生素、拓扑异构酶抑制剂等。

(1)烷化剂：常用的烷化剂包括环磷酰胺、噻替哌、卡莫司汀、洛莫司汀等。

(2)铂类：我国所有的化疗方案中70%～80%含有铂类药物，常用的铂类药物包括顺铂、卡铂、奥沙利铂等。

(3)抗生素：常用的抗肿瘤抗生素有博来霉素、丝裂霉素等。

(4)影响拓扑异构酶药物：常见药物包括喜树碱、羟喜树碱、伊立替康、依托泊苷等。

3.干扰转录过程和阻止RNA合成的药物

药物可嵌入DNA碱基对之间，干扰转录过程，阻止mRNA合成，属于DNA嵌入剂。包括多柔比星、表柔比星、放线菌素D等。

4.影响蛋白质合成和功能的药物

药物可干扰微管蛋白聚合功能，干扰核糖体的功能或影响氨基酸供应，从而抑制蛋白质合成与功能。如长春碱类、紫杉醇类、VP-16、三尖杉生物碱类、左旋门冬酰胺酶类等。

5.影响体内激素平衡的药物

改变激素平衡失调状态，以抑制激素依赖性肿瘤生长，属于内分泌治疗药物。如糖皮质激素、雌激素、雄激素等及芳香化酶抑制剂(AI)，阿那曲唑、来曲唑、依西美坦等。

三、非细胞毒类抗肿瘤药物

(一)分子靶向药物

目前临床应用较广泛的分子靶向药物主要为单克隆抗体及小分子抑制剂。

1.单克隆抗体类

单克隆抗体的抗原结合片段(Fab)可以特异性识别并结合相应抗原，阻断抗原介导的病理功能或信号转导过程，从而阻止肿瘤细胞的生长和扩散。单克隆抗体抗肿瘤作用具有高度的特异性，主要表现为特异性结合、选择性杀伤靶细胞、体内靶向性分布等特征。代表药物包括:利妥昔单抗靶向B细胞分化抗原(CD20)，西妥昔单抗靶向表皮生长因子受体(EGFR)，曲妥珠单抗靶向人表皮生长因子受体2(HER2)，贝伐珠单抗靶向血管内皮生长因子(VEGF)。

2.小分子酪氨酸激酶抑制剂(TKI)

肿瘤是细胞失控性生长造成的，细胞增殖受到细胞外信号如生长因子、细胞因子、激素等的调控，其中又以生长因子最重要。小分子酪氨酸激酶抑制剂，可干扰细胞内信号传递，达到抑制肿瘤细胞增殖的目的。伊马替尼、达沙替尼、尼洛替尼作用于Bcr-Abl酪氨酸激酶，能选择性抑制Bcr-Abl阳性细胞的增殖并诱导其凋亡。吉非替尼、厄洛替尼、埃克替尼、阿法替尼、奥希替尼、阿美替尼等，能竞争性结合EGFR，阻断由EGFR介导的下游信号转导通路，从而抑制肿瘤细胞增殖，诱导分化，促进细胞凋亡。拉帕替尼、来那替尼、吡咯替尼等，能抑制人表皮生长因子受体1(ErbB1)和人表皮生长因子受体2(ErbB2)酪氨酸激酶。索拉非尼、舒尼替尼、瑞戈非尼、阿昔替尼等，为多靶点酪氨酸激酶抑制剂，能抑制VEGFR、PDGFR、c-KIT等信号通路，阻止肿瘤细胞增殖和肿瘤组织供血。

(二)肿瘤免疫治疗药物

肿瘤免疫治疗药物可提高肿瘤细胞的免疫原性和对效应细胞杀伤的敏感性，激发和增强机体抗肿瘤免疫应答，协同机体免疫系统高效杀伤肿瘤细胞。如伊匹木单抗是人源细胞毒性T细胞相关抗原4 (CTLA-4)单克隆抗体，尼伏单抗和帕博利珠单抗是针对淋巴细胞程序性死亡受体1(PD-1)的单克隆抗体，阿替利珠单抗和度伐利尤单抗(durvalumab)是针对程序性死亡受体配体1(PD-L1)的单克隆抗体，适用于多种实体瘤的治疗。重组人白介素-2(rhIL-2)是T细胞生长因子，也能增强机体的免疫应答。

(三)调节体内激素平衡药物

某些肿瘤如乳腺癌、前列腺癌等与相应的激素失调有关，应用某些激素或其拮抗药来改变激素平衡失调状态，可以抑制激素依赖性肿瘤的生长。如己烯雌酚可用于前列腺癌的治疗。甲睾酮等雄激素类可对抗雌激素作用，对晚期乳腺癌有效。糖皮质激素类能作用于淋巴组织，诱导淋巴细胞溶解，对急性淋巴细胞性白血病和恶性淋巴瘤有效。他莫昔芬为合成的抗雌激素类药物，托瑞米芬是选择性雌激素受体拮抗药，来曲唑和阿那曲唑是选择性非甾体类芳香化酶抑制药，能减少雌激素的生物合成，对乳腺癌有效。

四、抗肿瘤药物的不良反应

目前临床使用的细胞毒类抗肿瘤药物对肿瘤细胞和正常细胞尚缺乏选择性，即药物在杀伤恶性肿瘤细胞的同时，对某些正常组织也有一定程度的损害，毒性反应成为化疗药物使用剂量受到限制的关键因素，同时影响了患者的生命质量。分子靶向药物可以特异性地作用于肿瘤细胞的某些特定分子位点，而这些位点在正常细胞通常不表达或者不活化。因此，分子靶向药物通常安全性高、耐受性好、毒性反应较轻。

不良反应根据其严重的情况分为Ⅰ、Ⅱ、Ⅲ和Ⅳ度。Ⅰ度是轻微反应，Ⅱ度是中度反应，Ⅲ度为严重反应，Ⅳ度是可以致命的严重不良反应。世界卫生组织（WHO）和美国国立癌症研究所（NCI）对各系统的不良反应均有明确的规定。在治疗实施过程中Ⅰ和Ⅱ度是允许的，Ⅲ度应当调整剂量，出现Ⅳ度不良反应需要立即停药，并进行急救处理。

（一）化学治疗药物近期毒性

1.共有的毒性反应

（1）骨髓抑制：骨髓抑制是肿瘤化疗的最大障碍之一，除激素类、博来霉素和L.门冬酰胺酶外，大多数抗肿瘤药物均有不同程度的骨髓抑制。化疗后外周血细胞数减少的程度决定于药物的骨髓抑制作用和细胞的寿命，寿命越短的外周血细胞越容易减少，通常先出现白细胞减少，然后出现血小板降低，一般不会引起严重贫血。常用各种集落刺激因子如GM.CSF、G-CSF、M-CSF、EPO等治疗血细胞下降，还必须采取措施预防各种感染和防治出血等。

（2）消化道反应：恶心和呕吐是抗肿瘤药物的最常见毒性反应。化疗引起的恶心、呕吐根据发生时间分为急性和迟发性两种类型，前者常发生在化疗后24小时内；后者发生在化疗24小时后。高度或中度致吐药物可应用地塞米松和5-HT3受体拮抗剂（如昂丹司琼）治疗，轻度致吐者可应用甲氧氯普胺或氯丙嗪。化疗也可损害增殖活跃的消化道黏膜组织，容易引起口腔炎、口腔溃疡、舌炎、食管炎等，应注意口腔清洁卫生，防治感染。

（3）脱发：正常人头皮约有10万根头发，除其中10%～15%的毛囊上皮细胞处于静止期外，其他大部分活跃生长。多数抗肿瘤药物都能损伤毛囊上皮细胞，引起不同程度的脱发。化疗时给患者戴上冰帽，使头皮冷却，局部血管痉挛，或止血带结扎于发际，减少药物到达毛囊可减轻脱发，停止化疗后头发仍可再生。

2.特有的毒性反应

（1）心脏毒性：以多柔比星最常见，可引起心肌退行性病变和心肌间质水肿。心脏毒性的发生可能与多柔比星生成自由基有关。

（2）呼吸系统毒性：主要药物有博来霉素、卡莫斯汀、丝裂霉素、甲氨蝶呤、吉非替尼等。长期大剂量使用博来霉素可引起间质性肺炎及肺间质纤维化，可能与肺内皮细胞缺少使博来霉素灭活的酶有关。

（3）肝脏毒性：部分抗肿瘤药物如L-门冬酰胺酶、放线菌素D、环磷酰胺等可引起肝脏损害。

（4）肾和膀胱毒性：大剂量环磷酰胺可引起出血性膀胱炎，可能与大量代谢物丙烯醛经泌尿道排泄有关，同时应用美司钠（巯乙磺酸钠）可预防其发生。顺铂由肾小管分泌，可损害近曲小管和远曲小管。保持充足的尿量有助于减轻肾和膀胱毒性。

（5）神经毒性：长春新碱最容易引起外周神经病变。顺铂、甲氨蝶呤和氟尿嘧啶偶尔也可引起神经毒性，应用时应注意。

（6）过敏反应：凡属于多肽类化合物或蛋白质类的抗肿瘤药物如L-门冬酰胺酶、博来霉素，静脉注射后容易引起过敏反应。紫杉醇的过敏反应可能与赋形剂聚氧乙基蓖麻油有关。

(7)组织坏死和血栓性静脉炎:刺激性强的药物如丝裂霉素、多柔比星等可引起注射部位的血栓性静脉炎,漏于血管外可致局部组织坏死,应避免注射不当。

(二)化学治疗药物远期毒性

随着肿瘤化疗的疗效提高,长期生存患者增多,远期毒性将更加受到关注。

1.第二原发恶性肿瘤

很多抗肿瘤药物特别是烷化剂具有致突变和致癌性,以及免疫抑制作用,在化疗并获得长期生存的患者中,部分会发生可能与化疗相关的第二原发恶性肿瘤。

2.不育和致畸

许多抗肿瘤药物特别是烷化剂可影响生殖细胞的产生和内分泌功能,产生不育和致畸作用。男性患者睾丸生殖细胞的数量明显减少,导致男性不育,女性患者可产生永久性卵巢功能障碍和闭经,孕妇则可引起流产或畸胎。

(三)靶向药物的不良反应

目前,已经有多种分子靶向药物应用于临床治疗恶性肿瘤。相比传统的化疗药物,分子靶向药物针对性强、副作用较小。但是,分子靶向药物并非全无副作用,目前临床应用的靶向药物的副作用主要集中在皮肤、消化系统、循环系统和血液等方面。

1.皮肤毒性

皮肤毒性多见于靶向作用于表皮生长因子受体(EGFR)的药物,包括主要用于晚期非小细胞肺癌的小分子酪氨酸激酶抑制剂,如吉非替尼、厄洛替尼,以及主要用于转移性结直肠癌的单克隆抗体,如西妥昔单抗、尼妥珠单抗等。该类药物对皮肤、毛发和指甲具有特殊的毒副反应,常见的包括痤疮样皮疹、皮肤瘙痒、手足综合征、脱发和色素沉着等,其中最突出的是类似痤疮的皮疹,一般在用药后两周内出现,多见于头皮、面部、颈部、胸背部等部位。轻度皮疹通过局部涂抹皮肤外用药,保持身体清洁及皮肤湿润可得到明显缓解。多靶点的酪氨酸激酶抑制剂索拉非尼和舒尼替尼亦可引起手足综合征,发生率分别为30%和19%,其中索拉非尼引发3～4级手足综合征的发生率为6%,其表现为强烈痛感、脱屑、出血、水肿、水疱等,此类患者需要停药,待毒性反应降低为1级后再恢复原用药剂量。

因此,在使用靶向治疗药物之前,应先告知患者服药后可能出现的皮肤不良反应相关症状,并叮嘱患者养成良好的生活习惯且避免日晒。患者对于皮肤不良反应一般可耐受。轻度及中度不良反应可进行简单的临床处理,不需要更改药物剂量,而经处理后不能缓解的重度皮疹则考虑减量或者停药。

2.心血管毒性

血管不良反应主要包括高血压、心肌缺血/梗死、左室射血分数下降及Q-T间期延长等,多种靶向药物都存在这些副作用。单克隆抗体曲妥珠单抗主要应用于人表皮生长因子受体2(HER2)过度表达的乳腺癌患者,心脏毒性为该药最常见的不良反应,主要症状包括心悸、气促、心律失常等。在使用该药前,应对患者的心功能状况进行评估,了解患者是否存在心脏疾病;在治疗期间,应监测左心室功能。当曲妥珠单抗与化疗药物同时使用时,心力衰竭发生率显著升高,因此应避免同时使用紫杉醇或蒽环类药物。一旦出现典型的心功能不全时,应停止治疗,并进行急救处理。

抗血管内皮生长因子(VEGF)的单克隆抗体药物贝伐珠单抗主要影响血管内皮细胞的生成和增殖,可显著增加高血压的发生率,其对血压的影响具有剂量依赖性,高剂量组的发生率显著高于低剂量组,故对有高血压病史者要慎用。对于血压过高的患者,在用药前应遵循个体化的原则给予降压药物控制血压,同时建议在用药期间监测血压。舒尼替尼及索拉非尼的使用可增加高血压的发生率,多为轻度至中度,在治疗期间也应密切注意血压变化。舒尼替尼引起左室射血分数下降的发生率约为10%,对于存在慢性心脏疾病、心动过缓和电解质紊乱的患者应慎重选择并应定期监测心电图和电解质。

3.胃肠道毒

此类反应在分子靶向药物的治疗中很常见,包括恶心、呕吐、食欲减退及腹泻等症状。在使用吉非替尼及厄洛替尼的治疗中,40%~60%的患者会发生腹泻,并有研究证实对于有消化性溃疡病史的晚期非小细胞肺癌患者,使用厄洛替尼会增加肠道出血的风险。腹泻一般会持续至治疗结束后数日,其严重程度常与用药剂量相关,通常建议患者通过饮食调节来减轻症状。在用于治疗晚期转移性非小细胞肺癌的激酶抑制剂克唑替尼的临床试验中,最常见的不良反应为恶心与呕吐,多为1~2级,大部分患者耐受良好,且通过采取餐后用药的方式可减少其发生。

4.其他毒副反应

甲磺酸伊马替尼可引起水肿和水钠潴留,发生率约为50%,尤以眼睑水肿常见,轻微水肿可不做任何处理,严重水肿予利尿剂对症处理或减量、停药。甲磺酸伊马替尼、吉非替尼和利妥昔单抗可引起眼睑炎等反应,但程度较为轻微,一般不影响治疗。克唑替尼在临床试验中常出现视力障碍,包括视觉缺陷、视物模糊及复视等,这种不适感会在停药后消失。使用索拉非尼、吉非替尼、厄洛替尼等药物可引起口腔黏膜炎及口腔溃疡,保持口腔卫生及使用无刺激性口腔清洁剂进行口腔消毒可预防并治疗其相关反应。

五、抗肿瘤药物治疗的药学监护

(一)实体瘤疗效评估方法

化疗患者治疗过程中的一个重要步骤即评估其治疗反应,该评估包括化疗的抗肿瘤疗效和毒性,以及对患者生活质量和生存率的影响。在治疗过程中应按规律的时间间隔反复进行评估,并应做物理检查、实验室检查和重复诊断性检查(放射线或其他检查如骨髓活检、支气管镜)用于患者分期。

(二)药学监护

药学监护也称药学服务,是指以改善临床治疗效果为目的,为患者提供相关的药学服务,以安全、有效、经济的合理用药为核心,最大限度达到药物治疗的预期效果。美国卫生系统药师协会明确指出临床药学监护是医院药学实践的重要内容。抗肿瘤药物常伴随较为严重的不良反应,许多患者无法耐受,需对症支持治疗。另外,肿瘤患者多为中老年人,常合并高血压、糖尿病等基础疾病,联合用药情况复杂。因此在治疗过程中临床药师要做好药学监护,以保证患者治疗的顺利进行。现对肿瘤治疗的主要药学监护内容进行概述。

1.主要不良反应监护

(1)血液系统:大多数抗肿瘤药物都会引起血液系统不良反应,主要表现为白细胞、血小板和红细胞数下降等。如卡铂、紫杉醇、吉西他滨、多柔比星等。白细胞计数下降通常发生在化疗后的7～14天，因此化疗后的5～7天需复查血常规，以便观察血常规的变化情况。对白细胞和中性粒细胞下降的患者可给予重组人粒细胞集落刺激因子等治疗措施。当白细胞和中性粒细胞严重减少（Ⅳ度）时，患者可出现粒细胞缺乏性发热，并易继发严重感染。因此在升白细胞治疗的基础上，还需对患者进行隔离，同时预防性使用抗菌药物等。

血小板下降是血液系统的另一个常见的不良反应，患者常有出血倾向，可导致该类反应的代表药物为吉西他滨。出现此不良反应时，需给予重组人促血小板生成素、白介素-11等药物治疗，必要时需要输注血小板。在治疗期间应密切监护患者的血常规变化，观察患者皮肤有无出血点，出现骨髓抑制的患者对症给予升白细胞、升血小板药物。

（2）消化系统：大多数抗肿瘤药物都会引起消化系统不良反应，主要表现为食欲下降、恶心、呕吐、腹泻、便秘等症状，生化指标中可有肝功能异常。恶心、呕吐是最常见的化疗不良反应之一。剧烈的恶心、呕吐可能导致患者脱水、电解质紊乱、营养不良，严重者可能因消化道黏膜损伤而发生出血、感染甚至死亡。代表药物有顺铂、环磷酰胺、多柔比星等高致呕吐风险药物。随着止吐药物的发展，化疗前预防性使用止吐药物，使得化疗所致的胃肠道反应得到了较好的控制，患者通常表现为Ⅰ～Ⅱ度胃肠道反应。目前常用的止吐药物有5-HT3受体拮抗剂、类固醇药物、NK-1受体拮抗剂，还可根据患者情况联合镇静药和抑酸药等。

腹泻是另一种常见的消化道不良反应，如控制不佳可引起水、电解质失调和酸碱平衡紊乱，不但降低患者的生活质量，还可能影响患者的后续治疗。引起化疗相关性腹泻的主要代表药物有氟尿嘧啶、卡培他滨及伊立替康等。伊立替康常引起迟发性腹泻，平均中位发生时间为化疗后的第5天，表现为水样便，需给予洛哌丁胺对症治疗。患者出现腹泻后应积极予以止泻治疗，必要时予以补液等治疗。有些化疗药物如长春新碱还可致便秘，需要使用缓泻剂对症处理。

化疗药物还可引起肝功能异常，如卡培他滨、替吉奥、伊立替康等可致肝功能异常，常表现为转氨酶和胆红素水平上升。患者出现肝功能异常时，应予以保肝药物对症治疗，必要时需要调整化疗方案或停止治疗。

（3）皮肤及黏膜：主要表现有脱发、手足综合征、皮疹、口腔黏膜炎等。许多抗肿瘤药物可能引起脱发，如多柔比星、紫杉醇等，化疗前提示患者有心理准备，不必过度紧张，停止治疗后毛发可重新恢复正常生长。使用卡培他滨时，可致手足综合征，表现为不同程度的手足麻木、感觉迟钝、麻刺感、皮肤肿胀、红斑或严重疼痛、脱屑，根据患者的严重程度进行剂量调整，必要时停止使用该药。靶向药物如西妥昔单抗、吉非替尼、厄洛替尼等可引起皮疹，注意保持皮肤清洁，必要时需停药或减量处理。

（4）全身反应：主要表现有过敏反应、输液反应、水钠潴留及急性胆碱能综合征。紫杉醇可引起过敏反应，最常见的症状为皮肤潮红、荨麻疹，严重过敏反应表现为支气管痉挛性呼吸困难、低血压甚至休克。为预防过敏反应，化疗前预防性应用抗过敏药物，应用紫杉醇时需监测输液速度及滴注时间，密切观察生命体征变化，以及时发现过敏反应。多西他赛可致体液潴留，经过4个周期的治疗或累积剂量达400mg/m^{2}后，下肢水肿可发展为全身水肿，治疗前需预服地塞米松以减轻水肿。伊立替康可致急性胆碱能综合征，常表现为用药24小时内出现出汗、寒战、头晕、流涎、视力障碍、瞳孔缩小等症状,要监护患者是否出现此类症状,必要时应用阿托品对症处理。西妥昔单抗等在第一次滴注给药过程中可能发生严重的输液反应,在用药开始的2小时内应密切监护患者情况。

(5)局部反应:化疗药物经外周输注时常致静脉炎发生。一些药物可能会出现明显的静脉刺激症状,如环磷酰胺、多柔比星、紫杉醇、长春瑞滨等刺激性强的药物,患者如有红肿、疼痛或外溢应立即停止给药,采取冷敷和以1%普鲁卡因局封等相应措施。

(6)其他反应

1)神经系统:奥沙利铂可引起外周神经毒性,为剂量限制性毒性,且遇冷激发,表现为肢体末端神经障碍和(或)感觉异常,伴或不伴有痛性痉挛,用药期间应告知患者避凉、忌冷食。

2)心血管系统:可致心脏毒性的药物主要有蒽环类药物、曲妥珠单抗、氟尿嘧啶类药物。蒽环类药物如多柔比星致心脏毒性通常表现为窦性心动过速、房室传导阻滞和束支传导阻滞、充血性心力衰竭和心电图改变,可使用右丙亚胺保护心脏。氟尿嘧啶用药后可致心肌缺血,出现心绞痛和心电图的变化。曲妥珠单抗可致充血性心力衰竭、左心室功能明显下降,建议常规监测心电图,定期测定左室射血分数,以评估心脏功能。

3)泌尿系统:有些化疗药物可致泌尿系统损伤,如大剂量应用环磷酰胺时可致出血性膀胱炎,表现为膀胱刺激症状、少尿、血尿及蛋白尿,治疗期间应鼓励患者多饮水,用药期间要保证患者每日有足够的排尿量,定期监测肾功能(尿素氮、肌酐清除率)及血清尿酸水平。大剂量应用时应补液、利尿,同时给予尿路保护剂美司钠。顺铂容易引起肾功能损伤,在用顺铂前及在24小时内给予充分补液,以保证良好的尿排出量,减少肾毒性。用药期间应监测血清肌酐、血尿素氮、血尿酸、电解质等,并交代患者多饮水以促进化疗药物排泄。

2.药物相互作用监护

患者在抗肿瘤治疗期间常采用多种药物,由药物相互作用而引起的药物不良反应愈来愈引起人们的关注,临床药师在实践中应关注可能产生的潜在药物相互作用,保证患者用药安全。如紫杉醇与CYP450同工酶CYP2C8和CYP3A4的已知底物、诱导剂(如利福平、卡马西平、苯妥英、依非韦仑、奈韦拉平)或抑制剂(如红霉素、氟西汀、吉非贝齐)合用时,紫杉醇的药动学会发生改变,联合使用时应当慎重。顺铂与秋水仙碱合用时,由于顺铂可能提高血液中的尿酸水平,必须调整后者剂量,以控制高尿酸血症与痛风。青霉胺或其他螯合剂会减弱顺铂的活性,故不应与螯合剂同时应用。其他肾毒性或耳毒性药物(如头孢菌素或氨基糖苷)会增加顺铂的毒性,也需避免合并使用。另外与抗组胺药、吩噻嗪类合用时,可能掩盖铂类药物耳鸣、眩晕等耳毒性的症状,也应避免合用。环磷酰胺可使血清中的胆碱酯酶减少,使血清尿酸水平增高,与抗痛风药物如别嘌醇、秋水仙碱、丙磺舒等同用时,应调整抗痛风药物的剂量。伊立替康具有抗胆碱酯酶活性,可延长琥珀胆碱的神经肌肉阻滞作用。

3.药物配制及应用注意事项

(1)关注化疗药物溶媒的选择与配制

1)溶媒选择:如卡铂、奥沙利铂、吡柔比星等药物只能用5%葡萄糖注射液配制;西妥昔单克隆抗体需要用0.9%氯化钠注射液配制。

2)药物浓度:如依托泊苷的终浓度应≤0.25mg/ml;吉西他滨的终浓度≤40mg/ml等。

3)配制后的稳定性：如吉西他滨溶液不能冷藏，以防结晶析出；多柔比星建议配制后的溶液避光保存在2～8℃，并在24小时内使用；环磷酰胺水溶液仅能稳定2～3小时，最好现配现用；吡柔比星溶解后室温下放置不得超过6小时。

(2)关注化疗药物的滴速与给药时间：如依托泊苷的静脉滴注时间不少于30分钟；奥沙利铂的静脉滴注时间要维持在2～6小时；氟尿嘧啶的持续泵人时间为46小时。

(3)关注化疗药物的给药顺序：如培美曲塞联合顺铂方案化疗时，应在培美曲塞二钠给药结束约30分钟后再给予顺铂滴注；紫杉醇联合顺铂方案化疗时，应先用紫杉醇后用顺铂，若先给予顺铂，可使紫杉醇的清除率下降约30%，从而引起严重的骨髓抑制，同时降低抗癌活性。

4.用药教育与指导

对肿瘤患者进行用药教育和指导，可纠正患者对治疗的错误观念，缓解对治疗的恐慌情绪，提高患者的依从性，保证患者的用药安全。在对患者进行用药教育和指导时要重点关注以下几个方面的内容。

(1)对患者进行情绪及饮食指导：告知患者正确面对疾病，调整情绪，保持良好的精神状态。在化疗期间进食营养、洁净、清淡的饮食，提高蛋白质以及能量的摄入，保证充足的营养。

(2)化疗前对患者进行不良反应及注意事项的指导

1)主要告知患者最为常见的不良反应及特异性不良反应：常见不良反应如胃肠道反应可引起恶心、呕吐等；骨髓抑制可引起白细胞、中性粒细胞下降等。特异性反应如奥沙利铂的神经毒性、紫杉醇的过敏反应、伊立替康的迟发性腹泻、急性胆碱能综合征等。

2)化疗前预处理的指导：如奥沙利铂化疗前告知患者用药后可出现神经毒性，表现为手脚麻木、疼痛等，且遇冷激发，在化疗期间要注意保暖避凉。紫杉醇可引起过敏反应，化疗前需要使用地塞米松、苯海拉明、西咪替丁等进行预处理，指导患者正确服用预处理药物。培美曲塞用药期间需持续服用叶酸，每3周肌内注射维生素B_{12}来预防血液及胃肠道不良反应等，需告知患者具体的使用方法。

3)口服化疗药物的用药指导：如卡培他滨在治疗中常连续服用14天，要告知患者按医师制订的口服剂量规律服药，卡培他滨每日2次，餐后30分钟内用清水吞服，不可用果汁等替代，如出现漏服不可在下一顿合用2次总量。吉非替尼需长期口服，要告知患者每次口服吉非替尼250mg(1片)，一日1次，空腹或与食物同服；如果有吞咽困难，可将片剂分散于半杯饮用水中(非碳酸饮料)，不得使用其他液体。

(3)做好患者出院注意事项指导：告知患者药物正确的储存与保管方法、准确的用药疗程。提醒患者出院期间注意休息，加强营养，避免食用刺激性强或者硬块食物，防止口腔黏膜的损伤，避免剧烈运动，防止创伤导致出血等。提醒患者按要求复查血常规及肝、肾功能，定期返院治疗。

第二节　肺　癌

原发性支气管肺癌简称肺癌，是我国最常见的恶性肿瘤之一。半个世纪以来世界各国肺癌的发病率和死亡率逐渐上升。据 WHO 报道，2020 年中国癌症死亡人数 300 万，肺癌死亡人数遥遥领先，高达 71 万，占癌症死亡总数的 23.8%。全国肿瘤中心登记的最新数据显示，肺癌是男性中最常见的恶性肿瘤，发病率为 50.04/10 万，在女性恶性肿瘤中为第二常见，发病率为 23.63/10 万。肺癌也是男性和女性恶性肿瘤最常见的死因，男性死亡率为 40.21/10 万，女性死亡率为 16.88/10 万。城市居民的肺癌发病率比农村高，这可能与城市大气污染和烟尘中含有致癌物质有关。

【病因和发病机制】

病因和发病机制迄今尚未明确。一般认为肺癌的发病与下列因素有关：吸烟、职业致癌因子（石棉、无机砷化合物、二氯甲醚、铬、镍冶炼、芥子气、氯乙烯、煤烟、焦油和石油中的多环芳烃、烟草的加热产物等）、空气污染、电离辐射、饮食与营养（维生素 A、β-胡萝卜素缺乏）。此外，病毒感染、真菌毒素（黄曲霉菌）、结核瘢痕、机体免疫功能低下、内分泌失调以及家族遗传等对肺癌的发生可能也有一定的影响。

【临床表现和分类】

（一）症状和体征

肺癌的临床表现与其部位、大小、类型、发展的阶段、有无并发症或转移有密切关系。有 5%～15%的患者发现肺癌时无症状。主要症状包括以下几个方面：

1.原发性肿瘤引起的症状

包括咳嗽、咯血（多见痰中带血丝）、喘鸣、胸闷、气急、体重下降、发热等。

2.肿瘤局部压迫引起的症状

包括胸痛、呼吸困难、胸闷、声嘶、上腔静脉阻塞、Homer 综合征、膈肌麻痹、食管受压和心包腔积液等。

3.肺癌远处转移引起的症状

锁骨上、颈部等淋巴结肿大；中枢神经系统症状，如偏瘫、癫痫发作，往往是颅内转移的表现；背痛、下肢无力、膀胱或胃肠道功能失调时，应怀疑脊髓束受压迫。

4.肺癌作用于其他系统引起的肺外表现

包括内分泌、神经肌肉、结缔组织、血液系统和血管的异常改变，又称副癌综合征。主要有下列几种表现：

（1）肥大性肺性骨关节病：常见于肺癌，也见于胸膜局限性间皮瘤和肺转移瘤（胸腺、子宫、前列腺的转移）。多侵犯上下肢长骨远端，发生杵状指（趾）和肥大性骨关节病。切除肺癌后，症状可减轻或消失，肿瘤复发时又可出现。

（2）分泌促性腺激素引起男性乳房发育，常伴有肥大骨关节病。

（3）分泌促肾上腺皮质激素样物可引起 Cushing 综合征，表现为肌力减弱、水肿、高血压、血糖增高等。

（4）分泌抗利尿激素引起稀释性低钠血症，表现为恶心、呕吐、乏力、嗜睡、定向障碍等水中毒症状，称抗利尿激素分泌不当综合征。

（5）神经肌肉综合征：包括小脑皮质变性、脊髓小脑变性、周围神经病变、重症肌无力和肌病等。发生原因不明确，这些症状与肿瘤的部位和有无转移无关。

(6)高钙血症:肺癌可因转移而致骨骼破坏,或由异生性甲状旁腺样激素引起。肺癌手术切除后血钙可恢复正常,肿瘤复发又可引起血钙增高。

(二)病理组织学分类

1.按解剖学部位分类

(1)中央型肺癌:发生在段支气管以上至主支气管的肺癌称为中央型肺癌,约占3/4,以鳞状上皮细胞癌和小细胞未分化癌较多见。

(2)周围型肺癌:发生在段支气管以下的肿瘤称为周围型肺癌,约占1/4,以腺癌较为多见。

2.按组织学分类

WHO公布的组织学分类,分为鳞状细胞癌、小细胞癌、腺癌、大细胞癌、腺鳞癌、肉瘤样癌、类癌及涎腺型癌。但实际临床上广泛应用的分类是把肺癌分为小细胞肺癌(SCLC)和非小细胞肺癌(NSCLC),NSCLC包括鳞癌、腺癌(包括支气管肺泡癌)和大细胞癌。SCLC和NSCLC虽然两者具有一定的相似性,但治疗方案一般不同,NSCLC占肺癌的85%,其余为SCLC。

(1)鳞癌:是最常见的类型,占原发性肺癌的40%~50%,多见于老年男性,与吸烟关系非常密切。以中央型肺癌多见,并有向管腔内生长的倾向,早期常引起支气管狭窄,导致肺不张或阻塞性肺炎。鳞癌生长缓慢,转移晚,手术切除的机会相对多,5年生存率较高,对放射治疗、化学药物治疗较敏感。

(2)腺癌:女性多见,与吸烟关系不大,多生长在肺边缘小支气管的黏液腺,因此在周围型肺癌中以腺癌为最常见。腺癌约占原发性肺癌的25%,常在肺边缘部形成直径为2~4cm的肿块。腺癌血管丰富,易转移至肝、脑和骨,更易累及胸膜而引起胸腔积液。

细支气管—肺泡癌(简称肺泡癌)是腺癌的一个亚型,发病年龄较轻,男女发病率近似,占原发性肺癌的2%~5%,病因尚不明确,有人认为与慢性炎症引起的瘢痕和肺间质纤维化有关,而与吸烟关系不大。其表现有结节型与弥漫型之分。单发性结节型肺泡癌转移慢,手术切除机会多,术后5年生存率较高。但细胞分化差者,其预后与一般腺癌无异。

(3)大细胞癌:可发生在肺门附近或肺边缘的支气管,细胞较大,但大小不一,常呈多角形或不规则形,可分为巨细胞型和透明细胞型。大细胞癌转移较小细胞未分化癌晚,手术切除机会较大。

(4)小细胞癌:是肺癌中恶性程度最高的一种,约占原发性肺癌的20%。患者多在40~50岁,多有吸烟史。多发于肺门附近的大支气管,常侵犯支气管外肺实质,易与肺门、纵隔淋巴结融合成团块。临床上表现为高度恶性,早期即发生广泛的远处转移,手术时发现60%~100%有血管受侵犯,常转移至脑、肝、骨、肾上腺等脏器,对化学治疗和放射治疗相对敏感,因此治疗原则也不同于其他类型上皮性肺癌。

小细胞肺癌确诊时多已达Ⅲ~Ⅳ期,因此TNM分期很难适用,目前多采用局限期和广泛两期方法。局限期系指病变局限于一侧胸腔、纵隔、前斜角肌及锁骨上淋巴结,但不能有明显的上腔静脉压迫、声带麻痹和胸腔积液;广泛期系指超过上述范围的患者。

【治疗原则】

目前,肺癌的治疗常采用手术、放疗、化疗和生物治疗的联合治疗模式。治疗原则:以患者为中心,在了解患者体质、精神心理状态、生活质量的基础上,明确肺癌类型和分期,再制定个体化治疗方案。

化疗是SCLC最重要的治疗手段,仅有少数早期患者首选手术治疗。在局限期的大部分患者宜做化疗和放射治疗,效果良好的可选择性地进行手术治疗,然后继续化疗等内科治疗;对广泛期的患者宜首选化疗,对反应良好的患者可选择性地加以放射治疗。NSCLC的治疗原则为:Ⅰ～Ⅲa期采用以手术为主的综合治疗,Ⅲb期采用以放疗为主的综合治疗,Ⅳ期则以化疗为主。

【药物治疗】

肺癌的药物治疗包括化疗和分子靶向治疗。化疗分为姑息化疗、辅助化疗和新辅助化疗,应当严格掌握治疗的适应证,在肿瘤内科医师主导下进行。化疗应当充分考虑患者的病情、体力状况,评估患者可能的获益和对治疗的承受能力,及时评估疗效,密切监测并有效防治不良反应。

化疗的适应证为美国东部肿瘤协作组(ECOG)体力状况(PS)评分≤2分,重要脏器功能可耐受化疗;对于SCLC的化疗,PS评分可放宽到3分。鼓励患者参加临床试验。

(一)非小细胞肺癌的化疗

1.晚期NSCLC患者的药物治疗

(1)一线药物治疗:含铂两药方案是标准的一线化疗方案,在化疗的基础上可联合血管内皮抑素;EGFR基因敏感突变或ALK融合基因阳性患者可以有针对性地选择靶向药物治疗。对一线治疗达到疾病控制(完全缓解、部分缓解和稳定)的患者,可选择维持治疗。目前维持治疗有循证医学证据支持的药物有培美曲塞(非鳞癌)和吉西他滨;有循证医学证据支持的换药维持治疗的药物有培美曲塞(非鳞癌),对于EGFR基因敏感突变患者可以选择表皮生长因子受体酪氨酸激酶抑制剂(EGFR-TKI)进行维持治疗。靶向药物(贝伐珠单抗、西妥昔单抗)较细胞毒性药物耐受性更好,可持续用药。

(2)二线药物治疗:二线治疗可选择的药物包括多西他赛、培美曲塞和EGFR-TKI。EGFR基因敏感突变的患者,如果一线和维持治疗时没有应用EGFR-TKI,二线治疗时应优先应用EGFR-TKI;对于EGFR基因野生型的患者应优先考虑化疗。

(3)三线药物治疗:可选择EGFR-TKI或参加临床试验。

2.不能手术切除的局部晚期KISCLC患者

推荐放疗、化疗联合,根据具体情况可选择同步或序贯化放疗。

3.术后辅助治疗

完全切除的Ⅱ～Ⅲ期NSCLC患者,推荐含铂两药方案术后辅助化疗四个周期。具有高危险因素的lb期患者可以考虑选择性地进行辅助化疗。高危因素包括分化差、神经内分泌癌(除外分化好的神经内分泌癌)、脉管受侵、楔形切除、肿瘤直径>4cm、脏层胸膜受累和淋巴结清扫不充分等。辅助化疗一般在术后3～4周开始,患者术后的体力状况需基本恢复正常。

4.新辅助化疗

对可切除的Ⅲ期 NSCLC 患者可选择 2 个周期的含铂两药方案行术前短程新辅助化疗。手术一般在化疗结束后的 2～4 周进行。

(二)小细胞肺癌的化疗

局限期 SCLC 患者推荐以化疗、手术和放疗为主的综合治疗，一线化疗方案推荐 EP 方案(依托泊苷＋顺铂)或 EC 方案(依托泊苷＋卡铂)，卡铂(CBP)单用缓解率为 60%，与依托泊苷(VP-16)联合治疗总缓解率为 78%，毒性低于顺铂(DDP)，铂类药物常需合用昂丹司琼止吐，VP-16 常需合用麦芽硒增强疗效，提高免疫力；广泛期 SCLC 患者推荐以化疗为主的综合治疗，一线化疗方案推荐 EP 方案、EC 方案或 lP 方案(顺铂＋伊立替康)或 IC 方案(卡铂＋伊立替康)。伊立替康(CPT-11)治疗转移性 SCLC 患者缓解率为 63%，能改善患者症状和体征，并明显延长生存期，为二线治疗药物。3 个月内疾病复发进展患者推荐进入临床试验，3～6 个月内复发者推荐拓扑替康、伊立替康、吉西他滨或紫杉醇治疗，6 个月后疾病进展者可选择初始治疗方案。

第三节　乳腺癌

乳腺癌是女性最常见的恶性肿瘤之一，全球乳腺癌发病率自 20 世纪 70 年代末开始便一直呈上升趋势。在北美、欧洲等发达国家，女性乳腺癌的发病率居女性恶性肿瘤发病率首位，但乳腺癌的死亡率呈下降趋势，主要归因于早期诊断和治疗。在我国，乳腺癌是女性发病率最高的癌症，在癌症相关死亡中排名第六，乳腺癌已经成为妇女健康的最大威胁。

【病因和发病机制】

乳腺癌的病因尚未完全清楚，但已经发现诸多与乳腺癌发病有关的高危因素。随着乳腺癌高危因素不断积聚，其患病风险就会增大。乳腺是多种内分泌激素的靶器官，其中雌酮及雌二醇与乳腺癌的发病有直接关系。月经初潮年龄早(＜12 岁)、绝经年龄晚(＞55 岁)、不孕及初次生育年龄晚(＞30 岁)、哺乳时间短、停经后进行雌激素替代疗法等，均可增加或延长体内雌激素的暴露，与乳腺癌发病密切相关。有乳腺癌家族史、高脂饮食、肥胖、外源性雌激素过多摄入可增加发生乳腺癌的危险性。

【临床表现和分型】

(一)症状和体征

早期乳腺癌的症状多不明显，常以乳房肿块、乳房皮肤异常、乳头溢液、乳头或乳晕异常等局部症状为主，由于表现不明显，非常容易被忽视。患侧乳房出现无痛、单发的小肿块，常是患者无意中发现而就医的主要症状。肿块质硬、表面不光滑，与周围组织分界不清楚，在乳房内不易被推动。随着肿瘤的增大，可引起乳房局部隆起。若累及 Cooper 韧带，可致肿瘤表面皮肤凹陷。邻近乳头或乳晕的肿块因侵入乳管使之缩短，皮肤可呈“橘皮样”改变。

乳腺癌淋巴结转移最初多见于腋窝。肿大淋巴结质硬、无痛、可被推动；以后数目增多，并融合成团，甚至与皮肤或深部组织粘连。乳腺癌在转移至肺、骨、肝时，可出现相应的症状。局部皮肤可呈炎症样表现，不久即扩散到乳房大部分皮肤，皮肤发红、水肿、粗糙、表面温度升高。乳头湿疹样乳腺癌少见，恶性程度低，发展慢。

(二)病理组织学分类

乳腺癌有多种分型方法，目前多采用以下病理分型：

1.非浸润性癌

其又称为原位癌，是指病变仅局限于原发部位，未发生转移，包括导管内癌、小叶原位癌，预后较好。

2.早期浸润性癌

其包括导管癌早期浸润及小叶癌早期浸润。此型仍属早期，预后不如非浸润性癌，但比浸润性癌好。

3.浸润性癌

其指癌细胞发生浸润，并广泛侵犯周围组织，容易发生癌灶转移，包括浸润性特殊型癌和浸润性非特殊型癌，浸润性非特殊型癌包括浸润性导管癌、浸润性小叶癌、硬癌、单纯癌等，此型最常见，约占80%。此型分化一般较高，预后尚好。浸润性特殊型癌包括乳头状癌、大汗腺癌、鳞状细胞癌、髓样癌、腺样囊腺癌、黏液腺癌等。

4.其他罕见癌

分泌性癌、富脂质癌、印戒细胞癌等。

5.特殊形式的乳腺癌

炎性乳腺癌、副乳腺癌和男性乳腺癌。

(三)分子分型

依据人类表皮生长因子受体2(HER2)分为HER2阳性型和HER2阴性型，这种分型方式为靶向药物(曲妥珠单抗、帕妥珠单抗)的选择提供了重要依据；依据雌激素受体(ER)、孕激素受体(PR)水平分为ER/PR阳性、ER/PR阴性，这种分型方式为内分泌类药物选用提供了重要依据。三阴性乳腺癌(TNBC)是指ER、PR和HER2均为阴性的一类乳腺癌，是一种特殊亚型的乳腺癌，整体预后不良。

【治疗原则】

乳腺癌依据TNM分期，采取不同的治疗方案。Ⅰ期患者以手术治疗为主，目前趋向保乳手术加放射治疗，对具有高危复发倾向的患者可考虑行术后辅助治疗；Ⅱ期患者先手术治疗，术后再根据病理和临床情况进行辅助治疗；Ⅲ期患者行新辅助化疗后再做手术治疗，术后根据临床和病理情况做放化疗。以上各期患者如果激素受体阳性，应在化放疗后给予内分泌治疗。Ⅳ期患者进行以内科治疗为主的综合治疗。

【药物治疗】

(一)化学药物治疗

1.乳腺癌术后辅助化疗

适用患者的选择应基于复发风险、个体化评估、肿瘤病理分子分型及对不同治疗方案的反应性选择相应治疗。依据《中国抗癌协会乳腺癌诊治指南与规范(2019年版)》乳腺癌术后辅助化疗的适应证包括：①浸润性肿瘤大于2cm；②淋巴结阳性；③激素受体阴性；④HER2阳性

(对 Tla 以下的患者目前无明确证据推荐使用辅助化疗);⑤组织学分级为3级。

(1)乳腺癌患者术后辅助化疗方案:①以蒽环类药物为主的方案,如 CAF、A(E)C、FE100C 方案(C:环磷酰胺,A:多柔比星,E:表柔比星,F:氟尿嘧啶),虽然吡柔比星(THP)在欧美少有大组的循证医学资料,但在我国临床实践中,用 THP 代替多柔比星也是可行的,THP 推荐剂量为 40~50mg/m²;②蒽环类与紫杉类药物联合方案,如 TAC(T:多西他赛);③蒽环类与紫杉类药物序贯方案,如 AC→T/P(P:紫杉醇)或 FEC→T;④不含蒽环类药物的联合化疗方案,优选 TC 方案,适用于有一定复发风险、蒽环类药物禁忌或不能耐受的患者,其他方案还包括 CMF 方案(M:甲氨蝶呤)等。

(2)乳腺癌患者术后辅助化疗注意事项:①辅助化疗一般不与内分泌治疗或放疗同时进行,化疗结束后再开始内分泌治疗,放疗与内分泌治疗可先后或同时进行。②化疗时应注意化疗药物的给药顺序、输注时间和剂量强度,严格按照药品说明和配伍禁忌使用。③绝经前患者(包括激素受体阳性或阴性),在辅助化疗期间可考虑使用卵巢功能抑制药物保护患者的卵巢功能。推荐化疗前1~2周给药,化疗结束后2周给予最后1剂药物。有妊娠需求的患者,推荐咨询辅助生殖科。④蒽环类药物有心脏毒性,使用时必须评估左心室射血分数(LVEF),至少每3个月1次。

2.乳腺癌新辅助化疗

在临床实践中,乳腺癌新辅助治疗的目的应该从实际临床需求出发,主要包括将不可手术乳腺癌降期为可手术乳腺癌;将不可保乳的乳腺癌降期为可保乳的乳腺癌;获得体内药敏反应的相关信息,指导后续治疗以期改善患者预后。并非所有需要行辅助化疗的乳腺癌患者都适合推荐新辅助化疗。三阴性型和 HER2 阳性型不能作为优选新辅助治疗的依据,当同时伴有较高肿瘤负荷时可优选新辅助治疗。

乳腺癌新辅助化疗宜选择含蒽环类和紫杉类的联合化疗方案:①以蒽环类为主的化疗方案,如 CAF、FAC、AC、CEF 和 FEC 方案(C:环磷酰胺;A:多柔比星,或用同等剂量的吡柔比星;E:表柔比星;F:氟尿嘧啶);②蒽环类与紫杉类药物联合方案,如 A(E)T、TAC(T:多西他赛);③蒽环类与紫杉类药物序贯方案,如 AC→P 或 AC→T(P:紫杉醇);④其他化疗方案,如 PC(C:卡铂)。

3.晚期乳腺癌的化疗

晚期乳腺癌包括复发和转移性乳腺癌,治疗的主要目的是缓解症状、提高生活质量和延长患者生存期。应尽可能在决定治疗方案前对复发或转移部位进行活检,尤其是孤立性病灶,以明确诊断并评估肿瘤的 ER、PR 和 HER2 状态。推荐的首选化疗方案包括单药序贯化疗或联合化疗。与单药化疗相比,联合化疗通常有更好的客观缓解率和疾病进展时间,然而联合化疗的毒性较大且生存获益有限。此外,序贯使用单药能降低患者需要减小剂量的可能性。需要使肿瘤迅速缩小或症状迅速缓解的患者可选择联合化疗,耐受性和生活质量作为优先考虑因素的患者则可选择单药序贯化疗。

(1)常用单药:①蒽环类,如多柔比星、表柔比星、吡柔比星及聚乙二醇化脂质体多柔比星;②紫杉类,如紫杉醇、多西他赛及白蛋白结合型紫杉醇;③抗代谢药物,如卡培他滨和吉西他滨;④非紫杉类微管形成抑制剂,如长春瑞滨、艾立布林。为减少过敏反应,白蛋白结合型紫杉醇可以替代紫杉醇或多西他赛，其周疗的每周剂量不应超过 125mg/m²。

(2)常用联合化疗方案：环磷酰胺、多柔比星和氟尿嘧啶(FACICAF)；氟尿嘧啶、表柔比星和环磷酰胺(FEC)；环磷酰胺、吡柔比星和氟尿嘧啶(CTF)；多柔比星、环磷酰胺(AC)；表柔比星、环磷酰胺(EC)；多柔比星、多西他赛或紫杉醇(AT)；环磷酰胺、甲氨蝶呤和氟尿嘧啶(CMF)；多西他赛联合卡培他滨；吉西他滨联合紫杉醇。对于三阴性乳腺癌，可选择吉西他滨加卡铂或顺铂。

(3)其他有效的单药：环磷酰胺、顺铂、口服依托泊苷、长春碱、米托蒽醌和氟尿嘧啶持续静脉给药方案。在晚期乳腺癌治疗中联合应用贝伐珠单抗，可以在无进展生存率(PFS)方面得到有限的获益，但 OS 未见延长，临床实践中应慎重选择患者。PD-L1 阳性的三阴性乳腺癌患者，可选择白蛋白结合型紫杉醇周疗＋PD-L1 单抗阿替利珠单抗治疗。

应该采用长期化疗还是短期化疗后停药或维持治疗需权衡疗效、药物不良反应和患者生活质量。蒽环类药物有心脏毒性，使用时需评估 LVEF，至少每 3 个月 1 次。如果患者使用蒽环类药物期间发生有临床症状的心脏毒性，或虽无症状但 LVEF ＜45％或较基线下降大于 15％，需先停药，充分评估患者的心脏功能，后续治疗应该慎重。尽管早期有临床试验提示，同时使用右丙亚胺和蒽环类药物可能会降低化疗的客观有效率，但是 Meta 分析显示，右丙亚胺会引起较重的粒细胞减少，但是并未降低化疗的疗效，且可降低约 70％的心力衰竭发生率。

(二)内分泌治疗

乳腺癌大部分是激素依赖性肿瘤。乳腺癌内分泌治疗的机制是改变激素依赖性肿瘤生长所需要的内分泌微环境，使乳腺癌细胞增殖停止于 G0/G1 期，控制肿瘤的生长。

对雌、孕激素受体阳性，仅有骨、软组织转移而无内脏转移，接受过抗雌激素辅助治疗在 1 年之内的患者，可以选择芳香化酶抑制剂及其他内分泌药物治疗，一直到肿瘤发生进展或出现无法耐受的毒副作用。对于以前未接受过抗雌激素治疗者或是治疗超过 1 年的患者，绝经后的可考虑选择芳香化酶抑制剂或抗雌激素药物治疗；绝经前的先进行去势治疗，再按绝经后的原则选择芳香化酶抑制剂或抗雌激素药物治疗。如肿瘤有进展，并且接受过 3 个内分泌治疗方案的，将不再有临床获益。如出现有症状的内脏转移者，可考虑进行全身性化疗，或是可考虑接受新的临床内分泌试验治疗。但须特别注意的是，既往接受过抗雌激素治疗，并且已经超过 1 年的患者，虽然认为可以再考虑应用抗雌激素治疗，但是有试验证明用过他莫昔芬，停药 1 年以上的失败患者，再用他莫昔芬的有效率仅为 8％，所以对于该组患者应该尽量选择芳香化酶抑制剂。新辅助内分泌治疗虽然有效，但尚未成为乳腺癌的常规治疗方法，可能更适合于那些绝经后 ER 阳性的、对新辅助化疗疗效相对较差的患者。

(三)靶向治疗

HER2 阳性晚期复发转移性乳腺癌，首选以曲妥珠单抗为基础的治疗，根据患者的激素受体状况、既往(新)辅助治疗用药情况选择治疗方案，使患者最大受益。HER2 与激素受体阳性的绝经后转移性乳腺癌患者可以采用曲妥珠单抗联合芳香化酶抑制剂治疗。临床研究结果表明，曲妥珠单抗用于 HER2 阳性早期乳腺癌术后辅助治疗可明显降低复发率和死亡率。

HER2 阳性乳腺癌曲妥珠单抗辅助治疗的用药推荐如下：①用多柔比星(或表柔比星)联合环磷酰胺，每 21 天 1 次，共 4 个周期，然后紫杉醇或多西他赛 4 个周期，同时曲妥珠单抗每周1次，每次2mg/kg(首次剂量为4mg/kg)或每3周1次6mg/kg(首次剂量为8mg/kg)，共1年。②不适合蒽环药物的患者可以用TCH。多西他赛75mg/m^2，卡铂AUC=6，每21天为1个周期，共6个周期，同时曲妥珠单抗每周1次治疗；化疗结束后曲妥珠单抗6mg/kg，每3周1次，至1年。③标准化疗后单用曲妥珠单抗治疗1年，曲妥珠单抗6mg/kg(首次剂量为8mg/kg)，每3周方案，治疗时间为1年。

HER2阳性乳腺癌曲妥珠单抗辅助治疗推荐的用药周期为1年，6个月的短期疗程并未证实其疗效相当，2年的疗程未得到更佳的预后获益，故均暂不推荐。

第四节　原发性肝癌

原发性肝癌(PHC)是我国常见的恶性肿瘤，我国肝癌患者中位年龄为40～50岁。根据恶性肿瘤细胞起源，原发性肝癌主要分为肝细胞癌(HCC)、肝内胆管细胞癌和混合型细胞癌3种，这3种原发性肝癌亚型在发病机制、恶性行为、治疗方法及预后等方面的差异较大，其中HCC约占85%～90%。仅在我国，肝癌每年的新发病例数(约466 000人)及死亡病例数(约422 000人)占全世界总例数的50%以上。尽管近年来随着乙型肝炎疫苗接种人群的增长以及健康宣教的普及，我国原发性肝癌发病率开始呈现下降趋势，但患者的总体预后仍不令人满意。原发性肝癌严重危害人民健康，进一步降低其发病率及死亡率的工作依然任重道远。

【病因和发病机制】

原发性肝癌的病因及确切分子机制尚不完全清楚，目前认为其发病是多因素、多步骤的复杂过程。流行病学及实验研究资料表明，乙型肝炎病毒(HBV)和丙型肝炎病毒(HCV)感染、黄曲霉素、饮水污染、酗酒、肝硬化、α-抗胰蛋白酶缺乏、亚硝胺类物质等都与肝癌发病相关。其他与肝癌发病有关的因素还包括遗传易感性、硒缺乏、酒精性营养性肝硬化等。

【临床表现和分型】

(一)症状和体征

肝癌起病隐匿，早期肝癌除血清甲胎蛋白(AFP)阳性外常缺乏典型症状，中、晚期肝癌的症状则较多，常见的症状有肝区疼痛、腹胀、食欲减退、黄疸、消瘦和发热等全身和消化道症状及肝脏肿大。

1.肝区疼痛

右上腹疼痛最常见，多为持续性钝痛或胀痛。疼痛部位与病变部位密切相关，病变位于肝右叶为右季肋区疼痛，如肿瘤侵犯横膈肌，疼痛可牵涉右肩。肝包膜下癌结节发生坏死、破裂出血时，则表现为突然发生的剧痛腹痛，出现腹膜刺激症等急腹症表现。

2.全身和消化道症状

早期常不能引起注意，主要表现为乏力、消瘦、食欲减退、腹胀等。发热比较常见，多为持续性低热，在37.5～38℃，也可呈不规则或间歇性、持续性或者弛张型高热，多与肿瘤坏死物的吸收有关；有时可因肿瘤压迫或侵犯胆管而致胆管炎，或因抵抗力降低合并其他感染而发热。晚期则出现贫血、黄疸、腹水、皮下出血及恶病质等。

3.肝脏肿大

肝脏呈进行性肿大，质地坚硬，边缘不整齐，有压痛，表面凹凸不平，有大小不等的结节或巨块。

4.肝癌转移症状

肝癌转移途径包括肝内散播、血行转移、淋巴转移。肝癌如发生肺、骨、脑等处转移，可产生相应的症状。少数患者可有低血糖症、红细胞增多症、高血钙和高胆固醇血症等特殊表现。肝癌的并发症主要有肝性昏迷、上消化道出血、肝癌破裂出血及继发性感染等。

（二）病理组织学分类

肝癌的大体类型可分为3个类型：结节型、巨块型和弥漫型，其中以结节型最为常见，且多伴有肝硬化。巨块型肝癌呈单发的大块状，也可由许多密集的结节融合而成，较少伴有肝硬化或硬化程度轻微。弥漫型肝癌最少见，全肝布满无数灰白色点状结节，肉眼难以和肝硬化相区别。

病理组织上可分为三类：肝细胞型、胆管细胞型和两者同时出现的混合型。我国绝大多数肝癌是肝细胞型，胆管细胞型和混合型较少见，胆管细胞型预后较好。

肝癌极易侵犯门静脉引起门静脉高压。肝外血道转移最多见于肺，其次为骨、胸膜等。淋巴转移至肝门淋巴结最多，其次为胰、脾、主动脉旁及锁骨上淋巴结。种植转移比较少见，偶可种植在腹膜、横膈及胸腔等处，引起血性腹水、胸腔积液等；女性可发生卵巢转移，形成较大的肿块。

【治疗原则】

根据肝癌的不同阶段酌情进行个体化综合治疗是提高疗效的关键。治疗方法包括手术、肝动脉结扎、肝动脉化疗栓塞、射频、冷冻、激光、微波以及化疗和放射治疗等。生物治疗、中医中药治疗肝癌也多有应用。尽管外科手术是肝癌的首选治疗方法，但是在确诊时大部分患者已达中、晚期，往往失去了手术机会，据统计仅约20%的患者适合手术。因此，需要积极采用非手术治疗，可能使相当一部分患者的症状减轻、生活质量改善和生存期延长。

【药物治疗】

1.全身化疗

肝癌细胞大多有多药耐药基因表达，嘧啶脱氢酶水平较高，且肝细胞型肝癌大多分化良好，因此化疗对肝癌不敏感。无论是单药还是联合化疗，有效率少有超过20%者。目前主要用于因有门静脉癌栓或有远处转移而不能进行动脉栓塞或局部治疗的患者，有时也用于手术后的辅助化疗，是临床常用的姑息性治疗手段。治疗药物包括传统的细胞毒性药物如蒽环类、铂类、氟尿嘧啶类及其他细胞毒性药物包括丝裂霉素、亚砷酸等。理论上讲，联合化疗应优于单药，但没有得到临床试验证据的支持。近年来，虽然有一些新的药物和化疗方案应用于肝癌的治疗，有效率似较过去有所提高，但尚需更多的临床试验证实。

2.抗病毒药和保肝利胆药

在我国，原发性肝癌患者大多数都存在基础肝病，包括肝炎、肝硬化、肝功能异常等。病毒性肝炎是我国肝癌的主要病因，常见于HBV感染的乙型肝炎，极少数为HCV感染引起的丙型肝炎。对于具有HBV/HCV背景的HCC患者，应特别注意检查和监测病毒载量（HBV-

DNA和HCV-RNA)以及肝炎活动情况。已知抗肿瘤治疗(包括肝动脉介入治疗、分子靶向治疗、系统化疗和放疗等),均有激活肝炎病毒的潜在可能;而病毒复制活跃和肝炎活动,往往进一步损害患者的肝功能,明显地影响抗肿瘤治疗的实施和效果。因此,在同一患者、同一时间存在着两类不同的疾病,即基础肝病和HCC,常常互相影响,形成恶性循环。在临床,基础肝病带来的负面影响往往会被忽视,一些晚期HCC患者的直接死因可能不是肿瘤本身,而是伴随的基础肝病及其并发症。因此,必须高度重视基础肝病,在HCC进行诊断、治疗和临床研究时,必须全面考虑、统筹兼顾和全程管理,包括抗病毒治疗、保护肝功能、利胆和防治并发症,以及其他支持对症治疗。

3.肝动脉介入治疗

根据肝动脉插管化疗、栓塞操作的不同,通常分为:①肝动脉灌注化疗(HAIC):经肿瘤供血动脉灌注化疗,常用化疗药物有铂类、抗代谢药物等;②肝动脉栓塞(TAE):单纯用栓塞剂堵塞肝肿瘤的供血动脉;③经动脉化疗栓塞术(TACE):把化疗药物与栓塞剂混合在一起或使用药物洗脱微球(DEB),经肿瘤的供血动脉支注入。TACE是公认的肝癌非手术治疗中最常用的方法之一,HAIC亦已有多项临床研究证明有效。

TACE治疗最常用的栓塞剂是碘油乳剂(内含化疗药物)、标准化明胶海绵颗粒、空白微球、聚乙烯醇颗粒和药物洗脱微球。先灌注一部分化疗药物,一般灌注时间不应<20分钟。然后将另一部分化疗药物与碘油混合成乳剂进行栓塞。碘油用量一般为5~20ml,不超过30ml。在透视监视下依据肿瘤区碘油沉积是否浓密、瘤周是否已出现门静脉小分支影为界限。在碘油乳剂栓塞后加用颗粒性栓塞剂。提倡使用超液化乙碘油与化疗药物充分混合成乳剂,尽量避免栓塞剂反流栓塞正常肝组织或进入非靶器官。栓塞时应尽量栓塞肿瘤的所有供养血管,以尽量使肿瘤去血管化。

4.生物与分子靶向治疗

国内外已广泛开展肝癌的生物治疗,包括免疫治疗(细胞因子、过继性细胞免疫、单克隆抗体、肿瘤疫苗)、基因治疗、内分泌治疗、干细胞治疗等研究。目前,大多数生物治疗方法或技术尚处于研发和临床试验阶段,小部分已应用于临床。一些单中心小规模临床试验提示,生物治疗可提高患者的生活质量,降低术后复发率。

目前,用于肝癌免疫治疗的免疫活性细胞主要是细胞因子诱导的杀伤(CIK)细胞和特异杀伤性细胞毒性T细胞(CTL)。CIK细胞对清除残癌、减少抗肿瘤药毒副作用、改善生活质量有较好疗效。由于生物治疗开展随机对照大规模临床试验的难度大,循证医学证据还不充分,不推荐作为常规治疗,但可作为辅助治疗或不能手术情况下的治疗选择。

近年来,分子靶向药物治疗肝癌已成为新研究热点,主要包括:①抗EGFR药物,如厄洛替尼和西妥昔单抗;②抗血管生成药物,如贝伐珠单抗等;③信号转导通路抑制剂,如mTOR抑制剂依维莫司;④多靶点抑制剂,如索拉非尼和舒尼替尼等。多项随机、双盲、平行对照的国际多中心Ⅲ期临床研究表明,索拉非尼能延缓肝细胞癌的进展,明显延长晚期患者的生存期。中国临床肿瘤学会(COSO)已将系统治疗的参考方案写入《原发性肝癌诊疗指南》。

第五节 胃 癌

胃癌是全世界及我国最常见的恶性肿瘤之一，但不同地区的发病率不同，我国西北与东部沿海地区胃癌发病率明显高于南方地区，好发年龄在50岁以上，男女发病率之比为2∶1。根据全球癌症调查数据，胃癌发病率为5.7%，死亡率为8.2%，分别排恶性肿瘤的第5位和第3位。近年来随着医学技术的发展，早期胃癌的检出率有上升趋势，但仍有许多患者延误诊断，确诊时已处于进展期。

【病因和发病机制】

胃癌的病因尚未完全阐明，研究资料表明，胃癌的发生是环境因素和机体内在因素相互作用的结果。

1.幽门螺杆菌

幽门螺杆菌(Hp)与胃癌的发生有密切关系，是人类胃癌的Ⅰ类(即肯定的)致癌原。

2.环境与饮食因素

胃癌的发病与环境因素有关，而最有可能的是饮食中的致癌物质，包括霉制食品、咸菜、烟熏及腌制鱼肉，以及过多摄入食盐。吸烟者胃癌发病危险较不吸烟者高50%。

3.遗传因素

胃癌有家族聚集现象，可发生于同卵同胞，说明胃癌有一定的遗传倾向。

4.癌前病变和癌前状态

癌前病变是指易恶变的全身性和局部的疾病或状态，而癌前状态则是指较易转变为癌组织的病理组织学变化。胃癌的癌前病变有：①慢性萎缩性胃炎；②胃息肉，增生型者不发生癌，但腺瘤者则能，广基腺瘤型息肉＞2cm者易癌变；③残胃炎；④恶性贫血胃体有明显萎缩者；⑤少数胃溃疡患者。而肠化与不典型增生视为胃癌的癌前状态。

【临床表现和分型】

(一)症状和体征

1.主要症状

胃癌早期几乎没有症状，以消瘦为最多，其次为恶心、胃区疼痛、食欲缺乏、呕吐等上消化道症状。疼痛与体重减轻是进展期胃癌最常见的临床表现。早期胃癌的首发症状可为上腹不适(包括上腹痛，多偶发)，或饱食后心窝部胀满、烧灼或轻度痉挛性痛，可自行缓解；或为食欲减退、稍食即饱。癌发生于贲门者有进食时噎感，位于幽门部者食后有饱胀痛，偶因癌破溃出血而有呕血或柏油便；或患者原有长期消化不良病史，至发生胃癌时虽亦出现某些症状，但易被忽略。少数患者可因上腹部肿物或因消瘦、乏力、胃穿孔或转移灶而就诊。初诊时许多患者已属晚期。

2.体征

早期胃癌可无任何体征。中、晚期胃癌体征中以上腹压痛最常见，1/3的患者可扪及结节状肿块，坚实而移动，多位于腹部偏右相当于胃窦处，有压痛。胃体肿瘤有时可触及，但在贲门者则不能扪到。胃癌转移到肝脏可使肝脏肿大并可扪到坚实结节，腹膜有转移时可发生腹水、出现移动性浊音等。

（二）病理与组织学分型

1.早期胃癌的大体类型

①Ⅰ：隆起型；②Ⅱa：表面隆起型；③Ⅱb：平坦型；④Ⅱc：表面凹陷型；⑤Ⅲ：凹陷型。

2.进展期胃癌的大体类型

①隆起型：肿瘤的主体向肠腔内突出；②溃疡型：肿瘤深达或贯穿肌层合并溃疡；③浸润型：肿瘤向胃壁各层弥漫浸润，使局部胃壁增厚，但表面常无明显溃疡或隆起。

3.组织学类型

①WHO分类：是目前最为常用的胃癌组织学分型方法，主要包括上皮肿瘤、非上皮肿瘤、继发肿瘤等三大类，其中以腺癌最为常见；②Lauren分类：肠型、弥漫型、混合型。

4.分子分型

依据HER2表达情况分为HER2阳性、阴性，为靶向药物（曲妥珠单抗）选用提供依据。

【治疗原则】

胃癌的治疗以手术为主，化疗为辅（术前新辅助化疗，术后辅助化疗），放疗较少使用。应根据肿瘤的病理学类型及临床分期，结合患者的一般状况和器官功能状态，采取多学科综合治疗（MDT）模式，有计划、合理地应用手术、化疗、放疗和生物靶向等治疗手段，达到根治或最大限度地控制肿瘤、延长患者的生存期、改善生活质量的目的。

早期胃癌且无淋巴结转移证据者，可根据肿瘤侵犯深度，考虑内镜下治疗或手术治疗，术后无须辅助放疗或化疗。局部进展期胃癌或伴有淋巴结转移的早期胃癌，应当采取以手术为主的综合治疗。根据肿瘤侵犯深度及是否伴有淋巴结转移，可考虑直接行根治性手术或术前先行新辅助化疗，再考虑根治性手术。成功实施根治性手术的局部进展期胃癌，需根据术后病理分期决定辅助治疗方案（辅助化疗，必要时考虑辅助化放疗）。对复发/转移性胃癌，应当采取以药物治疗为主的综合治疗手段，在恰当的时机给予姑息性手术、放射治疗、介入治疗、射频治疗等局部治疗，同时也应当积极给予止痛、支架置入、营养支持等最佳支持治疗。

【药物治疗】

其分为姑息化疗、辅助化疗和新辅助化疗，应当严格掌握临床适应证，并在肿瘤内科医师的指导下施行。化疗应当充分考虑患者的肿瘤分期、体力状况、不良反应、生活质量及个人意愿，避免治疗过度或治疗不足。及时评估化疗疗效，密切监测及防治不良反应，并酌情调整药物和剂量。按照疗效评价标准或参照WHO实体瘤疗效评价标准评价疗效。

1.姑息化疗

对于手术后复发、转移或就诊时不能切除的肿瘤患者，化疗多是为了使肿瘤缩小、稳定，以争取长期维持。这时的化疗称作“姑息化疗”，目的为缓解肿瘤导致的临床症状、改善生活质量及延长生存期。适用于全身状况良好、主要脏器功能基本正常的无法切除、复发或姑息性切除术后的患者。常用的系统化疗药物包括氟尿嘧啶（5-FU）、卡培他滨、替吉奥、顺铂、表柔比星、多西他赛、紫杉醇、奥沙利铂、伊立替康等。

化疗方案包括两药或三药联合方案，三药方案适用于体力状况好的晚期胃癌患者，对体力状态差、高龄患者，考虑采用口服氟尿嘧啶类药物或紫杉类药物的单药化疗。

对HER2表达呈阳性（免疫组化染色呈＋＋＋，或免疫组化染色呈＋＋且FISH检测呈阳性）的晚期胃癌患者，可考虑在化疗的基础上联合使用分子靶向治疗药物曲妥珠单抗。

2.辅助化疗

辅助化疗的目的在于杀灭手术无法清除的微小病灶，减少复发，提高生存率。因此，转移复发可能性较大的肿瘤患者术后均应接受辅助化疗。辅助化疗的对象包括术后病理分期为Ⅰb期的伴淋巴结转移者、术后病理分期为Ⅱ期及Ⅱ期以上者。辅助化疗始于患者术后体力状况基本恢复正常，一般在术后的3～4周开始，联合化疗在6个月内完成，单药化疗不宜超过1年。辅助化疗方案推荐氟尿嘧啶类联合铂类的两药联合方案。对临床病理分期为Ⅰb期、体力状况差、高龄、不耐受两药联合方案者，考虑采用口服氟尿嘧啶类药物的单药化疗。

3.新辅助化疗

新辅助化疗是指在实施局部治疗方法（如手术或放疗）前所做的全身化疗，目的是使肿块缩小、及早杀灭看不见的转移细胞，以利于后续的手术、放疗等治疗。目前常用的胃癌新辅助化疗方案有：SOX方案（奥沙利铂＋替吉奥，21天为1周期）；XELOX方案（奥沙利铂＋卡培他滨，21天为1周期）；FLOT方案（多西他赛＋奥沙利铂＋四氢叶酸＋氟尿嘧啶，14天为1周期）；FLOFOX方案（奥沙利铂＋氟尿嘧啶/四氢叶酸，14天为1周期）；PSOX方案（紫杉醇＋奥沙利铂＋替吉奥，21天为1周期）；PF方案（顺铂＋氟尿嘧啶，21天为1周期）；DOF方案（多西他赛＋奥沙利铂＋氟尿嘧啶，21天为1周期）等。

术后辅助治疗应当根据术前分期及新辅助化疗疗效，有效者延续原方案或根据患者的耐受性酌情调整治疗方案，无效者则更换方案。

第六节　结直肠癌

结直肠癌包括结肠癌和直肠癌，是最常见的消化道肿瘤之一。据WHO国际癌症研究机构（IARC）资料显示，2020年全世界约有193万结直肠癌新发病例，仅次于乳腺癌、肺癌，位居恶性肿瘤发病率第三位。近年来随着我国人民生活水平的提高，饮食习惯和饮食结构发生改变，我国结直肠癌的发病率和死亡率呈上升趋势。2020年我国结直肠癌新发病例数已超过55万，占全部恶性肿瘤的12.2%，居全部恶性肿瘤发病率第四位。死亡病例28万，次于肺癌、肝癌、胃癌和食管癌，居癌症死亡原因第五位。

【病因和发病机制】

结直肠癌的病因尚未完全清楚，目前认为主要是环境因素与遗传因素综合作用的结果。

1.环境因素

结直肠癌的发病与饮食习惯、肠道细菌、化学致癌物和土壤中缺钼和硒有关，其中高脂肪食谱与食物纤维不足是主要发病原因。过度摄取动物饱和脂肪，使糖分吸收过快，增加胆汁分泌；而纤维素的缺乏可使食物中的胆固醇和胆汁酸代谢产物在肠道内通过速度减慢，这些产物增加肿瘤的诱发率。

2.遗传因素

将结直肠癌分为遗传性(家族性)和非遗传性(散发性)。前者的典型例子如家族性结肠息肉综合征和家族遗传性非息肉病性结直肠癌,后者主要是由环境因素引起基因突变。有大肠癌家族史者,死于大肠癌的风险比正常人高4倍。

3.其他高危因素

包括大肠息肉(腺瘤性息肉)、炎症性肠病、血吸虫病、盆腔放射、吸烟等。另外有报道显示胆囊切除术后右半结肠癌的发病率升高,输尿管乙状结肠吻合术后结直肠癌的发病率也明显升高。

【临床表现和分类】

(一)症状和体征

结直肠癌起病隐匿,早期无明显症状,常仅见粪便隐血阳性,病情发展到一定程度可出现下列临床表现。

1.排便习惯与粪便性状改变

其是本病最早出现的症状,多以便血为突出表现,有时表现为顽固性便秘。当肿瘤生长到一定大小时常使大便变细变形,也可表现为脓血便和黏液便。

2.腹痛和腹部不适

其是肛肠肿瘤的常见症状,多见于右侧结肠癌,表现为右腹部钝痛,同时涉及右上腹、中上腹。结直肠癌并发肠梗阻时腹痛加重或为阵发性绞痛。

3.腹部肿块

结直肠癌腹部肿块的发生率为47%~80%。当肿瘤局限于肠壁,与其他器官或组织无粘连时,肿物尚可推动,或随体位有所变化;当肿瘤向外侵犯并与其他组织粘连时,肿块常较固定。

4.急、慢性肠梗阻

当肿瘤生长到一定大小后,可以阻塞肠腔引起完全性或不完全性肠梗阻症状。特点是呈进行性加重,非手术方法难以缓解。

5.全身症状

可出现贫血、低热,乏力等全身症状,晚期患者可以出现慢性消耗性表现,如消瘦、恶病质、腹水等。

6肿瘤转移引起的临床表现直肠癌盆腔有广泛浸润时,可引起腰部及骶部的酸痛、坠胀感;当肿瘤浸润或压迫坐骨神经、闭孔神经根时,可出现坐骨神经和闭孔神经痛。此外,肿瘤经血道转移最常见的部位是肝、肺、骨,临床上可出现相应器官的症状。

(二)病理组织学分类

我国的结直肠癌发生部位主要位于直肠(约占3/5),其次位于乙状结肠(约占1/5),其余依次为盲肠、升结肠、降结肠、横结肠。但近年来国内外资料表明,右半结肠癌发病率有增高而直肠癌发病率有下降的趋势,这一倾向可能与饮食及生活习惯改变有关。

1.大体类型

①早期结直肠癌:系指癌组织限于结直肠黏膜层、黏膜下层者,一般无淋巴结转移。早期

可分以下 4 型：扁平型、息肉隆起型、扁平隆起型和扁平隆起伴溃疡型。②进展期结直肠癌：分为隆起型、溃疡型和浸润型三种类型。

2.组织学分类

①腺癌，非特殊型；②腺癌，特殊型，包括黏液腺癌、印戒细胞癌、锯齿状腺癌、微乳头状腺癌、髓样癌、筛状粉刺型腺癌；③腺鳞癌；④鳞癌；⑤梭形细胞癌/肉瘤样癌；⑥未分化癌；⑦其他特殊类型；⑧癌，不能确定类型。

【治疗原则】

结直肠癌的治疗以手术切除为主。当结肠癌病变侵及肌层以外或有淋巴结转移，术后应行辅助化疗。当直肠癌病变已侵犯直肠旁组织，可根据情况选择术前放疗，术后若发现病变侵及深肌层或有淋巴结转移，应行术后放疗，放疗后定期化疗。结直肠癌出现肝转移时，应尽可能对转移灶进行手术切除，不能手术但病变较局限者可选择肝动脉栓塞化疗。

【药物治疗】

药物治疗是结直肠癌的重要辅助治疗手段，也是结直肠癌综合治疗中不可缺少的一个重要组成部分。治疗的目的是提高手术治疗的远期疗效，防止和减少复发转移，延长患者的生存期，改善生活质量。

内科药物治疗的总原则：①明确治疗目的，确定属于新辅助治疗、辅助治疗还是姑息治疗；②在全身治疗前，完善影像学评估；③标志物检测，推荐对临床确诊的复发或转移性结直肠癌患者进行 KRAS、NRAS 基因突变检测，以指导肿瘤靶向治疗。BRAF V600E 突变状态的评估应在 RAS 检测时同步进行，以对预后进行分层，指导临床治疗。推荐对所有结直肠癌患者进行错配修复蛋白表达或微卫星不稳定检测，用于遗传性非息肉病性结直肠癌筛查、预后分层及指导免疫治疗等。MLH1 缺失的错配修复蛋白缺陷型肿瘤应行 BRAF V600E 突变分子和(或)MLH1 甲基化检测，以评估发生遗传性非息肉病性结直肠癌的风险。在治疗过程中必须及时评价疗效和不良反应，并在多学科指导下根据患者病情及体力评分适时地进行治疗目标、药物种类及剂量的调整。重视改善患者生活质量及处理并发症，包括疼痛、营养、精神心理等。

已有 50 余种药物应用于结直肠癌的治疗，多数药物疗效不理想，公认对结直肠癌较有效的药物主要为氟尿嘧啶及其衍生物。20 世纪 90 年代后期新一代抗肿瘤药物奥沙利铂、伊立替康(CPT-11)、雷替曲塞等新药也取得了较好的疗效。近年来，靶向药物的出现使晚期大肠癌的治疗上了一个新的台阶。

1.新辅助化疗

新辅助化疗的治疗目的在于提高手术切除率，提高保肛率，延长患者的无病生存期。

(1)直肠癌的新辅助化疗：推荐新辅助化疗仅适用于距肛门＜12cm 的直肠癌。T1～2NOMO 期或有放化疗禁忌证的患者推荐直接手术，不推荐新辅助治疗。T3 期和(或)N＋的可切除直肠癌患者，原则推荐新辅助放化疗，后根据疗效评估决定是否联合放疗。T4 期或局部晚期不可切除的直肠癌患者，必须行新辅助放化疗。治疗后重新评价并多学科讨论是否可行手术。新辅助化疗推荐以氟尿嘧啶类药物为基础的化疗方案。化疗方案推荐首选卡培他滨单药，或持续灌注氟尿嘧啶，或氟尿嘧啶＋亚叶酸钙。治疗时限为 2～3 个月。

(2) T4b 期结肠癌的新辅助化疗：对于局部不可切除的 T4b 期结肠癌，推荐化疗或化疗联合靶向治疗方案(具体方案参见结直肠癌肝转移的新辅助治疗)。必要时,通过多学科讨论决定是否增加局部放疗。对于初始局部可切除的 T4b 期结肠癌,推荐通过多学科讨论决定是否行新辅助化疗或直接手术治疗。

(3)结直肠癌肝和(或)肺转移的新辅助化疗:结直肠癌确诊时合并初始可根治性切除的肝转移,在原发灶无出血、梗阻或穿孔,且肝转移灶有清除后复发高危因素时推荐新辅助化疗。潜在可切除肝转移,必须经过多学科讨论制订治疗方案,如果多学科讨论推荐新辅助化疗或化疗联合靶向药物治疗,可选用西妥昔单抗(推荐用于 KRAS、NRAS、BRAF 基因野生型患者),或联合贝伐珠单抗。化疗方案推荐 CapeOx(卡培他滨+奥沙利铂),或者 FOLFOX(奥沙利铂+氟尿嘧啶+亚叶酸钙),或者 FOLFIR_I(伊立替康+氟尿嘧啶+亚叶酸钙),或者 FOLFOXIRI(奥沙利铂+伊立替康+氟尿嘧啶+亚叶酸钙)。建议治疗时限为 2～3 个月。治疗后必须重新评价,并考虑是否可行局部毁损性治疗,包括手术、射频和立体定向放疗。

2.辅助化疗

辅助化疗应根据肿瘤原发部位、病理学分期、分子指标及术后恢复状况决定。推荐术后 4 周左右开始辅助化疗(体质差者适当推迟),化疗时限 3～6 个月。《CSCO 结直肠癌诊疗指南》中,治疗期间应根据患者体力情况、药物毒性、术后 TN 分期及患者意愿,酌情调整药物剂量和(或)缩短化疗周期。

(1)Ⅰ期(T1～2N0M0)结直肠癌患者不推荐辅助治疗。

(2)Ⅱ期结肠癌的辅助化疗应确认有无以下高危因素:组织学分化差(3～4 级)且为错配修复正常或微卫星稳定、T4 期、血管淋巴管浸润、术前肠梗阻或肠穿孔、标本检出淋巴结不足(少于 12 枚)、神经侵犯、切缘阳性或不能确定。无高危因素者,建议随访观察,或单药氟尿嘧啶类药物化疗。有高危因素者,建议辅助化疗。化疗方案推荐选用以奥沙利铂为基础的 CapeOx 或 FOLFOX 方案等,治疗时间 3～6 个月。如肿瘤组织检测为错配修复缺陷或高水平微卫星不稳定,不建议辅助化疗。

(3)Ⅲ期结直肠癌患者推荐辅助化疗。化疗方案推荐选用 CapeOx、FOLFOX 方案或单药卡培他滨、氟尿嘧啶＋亚叶酸钙方案。如为低危患者(T1～3N1 期)也可考虑 3 个月的 CapeOx 方案。目前不推荐在辅助化疗中使用伊立替康、替吉奥、雷替曲塞及靶向药物。

3.姑息化疗(复发或转移性结直肠癌全身系统治疗)

目前,治疗晚期或转移性结直肠癌使用的化疗药物包括氟尿嘧啶+亚叶酸钙、伊立替康、奥沙利铂、卡培他滨、曲氟尿苷替匹嘧啶和雷替曲塞。靶向药物包括西妥昔单抗(推荐用于 KRAS、NRAS、BRAF 基因野生型患者)、贝伐珠单抗、瑞格非尼和呋喹替尼。

(1)在治疗前推荐检测肿瘤 KRAS、NRAS、BRAF 基因及微卫星状态。

(2)联合化疗应作为能耐受化疗的转移性结直肠癌患者的一、二线治疗。推荐以下化疗方案:FOLFOX 或 FOLFIRI,或联合西妥昔单抗(推荐用于 KRAS、NRAS、BRAF 基因野生型患者),CapeOx、FOLFOX 或 FOLFIRI,或联合贝伐珠单抗。对于肿瘤负荷大、预后差或需要转化治疗的患者,如一般情况允许,也可考虑 FOLFOXIRI 或联合贝伐珠单抗作为一线治疗。对于 KRAS、NRAS、BRAF 基因野生型需转化治疗的患者,也可考虑 FOLFOXIRI 联合西妥昔单抗。

(3)右半结肠癌(病灶位于回盲部至结肠脾曲)患者预后明显劣于左半结肠癌和直肠癌(病灶位于结肠脾曲至直肠)。对于KRAS、NRAS、BRAF基因野生型患者,右半结肠癌一线治疗中贝伐珠单抗联合化疗的疗效优于西妥昔单抗联合化疗,而在左半结肠癌和直肠癌中后者的疗效优于前者。

(4)三线及以上治疗患者推荐试用靶向药物或参加正在开展的临床试验,也可考虑曲氟尿苷替匹嘧啶。对在一、二线治疗中没有选用靶向药物的患者也可考虑西妥昔单抗,或联合伊立替康治疗(推荐用于KRAS、NRAS、BRAF基因野生型患者)。

(5)一线治疗选择奥沙利铂的患者,如二线治疗方案为化疗或联合贝伐珠单抗时,化疗方案推荐FOLFIRI或改良的伊立替康+卡培他滨。不能耐受联合化疗的患者,推荐氟尿嘧啶+亚叶酸钙方案或卡培他滨单药,或联合靶向药物。不适合氟尿嘧啶+亚叶酸钙方案的晚期结直肠癌患者可考虑雷替曲塞单药治疗。

(6)姑息治疗4~6个月后疾病稳定但仍无RO切除机会的患者,可考虑进入维持治疗(如采用毒性较低的氟尿嘧啶+亚叶酸钙、卡培他滨单药,或联合靶向治疗,或暂停全身系统治疗),以降低联合化疗的毒性。

(7)对于BRAF V600E突变患者,如果一般状况较好,可考虑FOLFOXIRI联合贝伐珠单抗的一线治疗。

(8)对于错配修复缺陷或高水平微卫星不稳定患者,根据其病情及意愿,通过多学科讨论可考虑行免疫检查点抑制剂治疗。

(9)晚期患者如一般状况或器官功能状态很差,推荐最佳支持治疗。

第十三章 病毒性疾病的药物治疗

由病毒感染引起的人类疾病为病毒性疾病，其种类繁多，且严重威胁人类健康。现已经确定的有普通感冒、流感、水痘等一般性疾病，也有病毒性肝炎、艾滋病、严重急性呼吸综合征(SARS)和流行性乙型脑炎等严重病毒性疾病。还有一些疾病可能是以病毒为致病因子，通过持续性病毒感染继发的免疫复合物损伤，导致慢性炎性疾病或自身免疫性疾病如肾炎、多发性大动脉炎和关节炎等。此外，病毒还可以通过作用于趋化冈子、趋化因子受体等，逃逸免疫监督系统，促进肿瘤的发生。

病毒没有自我繁殖的能力，它必须借助人体细胞(即靶细胞)的生长而复制，其致病性与攻击细胞，导致细胞裂解，从而引起细胞死亡有关。一旦机体内有足够多的细胞死亡，就会对机体健康产生影响。因此病毒性疾病的药物治疗比细菌性疾病和寄生虫病难度更大。治疗原则不仅以抑制病毒复制、有效地阻断病毒对细胞的感染为目标，同时还需要提高机体的免疫功能，增强免疫系统清除病毒的能力。本章重点介绍常见病毒性疾病，包括病毒性肝炎、艾滋病、带状疱疹、流行性乙型脑炎的临床药物治疗原则和方法。

第一节 病毒性肝炎

病毒性肝炎是由多种肝炎病毒引起，以肝脏损害为主的全身性传染病。已经鉴定的肝炎病毒包括甲、乙、丙、丁、戊等型，其引起的肝炎分别称为甲、乙、丙、丁、戊型肝炎。因病原体不同，其主要传播途径、起病方式、临床表现、治疗及预后等均有所区别。甲型病毒性肝炎(简称甲肝:和戊型病毒性肝炎(简称戊肝)多表现为急性感染，甲肝一般为自限性疾病，重症者积极治疗也可痊愈，戊肝治疗原则与甲肝基本相同；乙、丙、丁型病毒性肝炎多呈慢性感染。丁型和乙型肝炎病毒的混合或重叠感染会使5%～20%的患者发展成重型肝炎。部分重症肝炎患者可发展为肝硬化和肝癌。我国是病毒性肝炎的高发区，以乙型病毒性肝炎(简称乙肝)危害最为严重。

【病因和发病机制】

(一)病因

甲肝和戊肝的传播方式相似，主要传染源是急性期患者和亚临床感染者，以粪一口途径传播。乙肝和丁肝的传染源均是急、慢性患者以及病毒携带者，主要经血液和密切接触传播，具有明显的家庭聚集性，垂直传播是其主要特点。丙肝的主要传染源是急性和慢性患者，尤其是慢性病毒携带者，主要经输血或血制品、血液透析或器官移植传播，性接触或静脉注射毒品也可导致本病传播。

(二)发病机制

甲肝发病机制尚未完全阐明，一般认为主要由于甲型肝炎病毒(HAV)对肝细胞的直接破坏作用引起，但近年也有文献报道甲肝发病和免疫致病因素参与有关。

乙肝发病机制非常复杂，一般认为乙型肝炎病毒（HBV）对肝细胞无直接损害，而主要取决于人体对 HBV 的免疫反应。HBV 进人人体后感染肝细胞，并在其中复制，不引起肝细胞损害，而从肝细胞中逸出，在肝细胞表面形成特异性病毒抗原。肝细胞内逸出的病毒进入血循环，刺激免疫系统，产生致敏淋巴细胞，如 CD8＋T 细胞，其与肝细胞表面的特异性病毒抗原结合后可释放出各种淋巴因子，如淋巴毒素、趋化因子、迁移抑制因子、转移因子等，可杀灭肝细胞内病毒，肝细胞也因此被破坏，导致肝脏炎症和坏死。免疫反应强烈者可能发生急性重型肝炎，细胞免疫功能低下者可发展成为慢性肝炎或病毒携带者。

丙肝的发病机制有两种可能性，丙型肝炎病毒（HCV）直接破坏肝细胞，或者病毒激发细胞毒性 T 细胞（CTL）直接识别那些位于被感染细胞表面与 MHC Ⅰ类分子结合的病毒抗原肽，介导免疫反应攻击靶细胞而清除病毒。

丁肝的发病一般认为与存在于 HBV 感染患者的丁型肝炎病毒（HDV）对肝细胞的直接损害有关，HDV 是一种缺陷病毒，HDV 感染一定程度上取决于同时伴随的 HBV 感染状态。

戊肝的发病主要由戊型肝炎病毒（HEV）造成肝脏实质细胞炎性坏死，也可因细胞免疫反应介导肝损伤，肝炎病程多呈急性发展。

【临床表现和分型】

（一）急性肝炎

各型病毒性肝炎均可表现为急性肝炎，根据有无黄疸又可分为两种类型。

1.急性黄疸型

此病症可有畏寒、发热、乏力、食欲减退、恶心呕吐、便秘或腹泻等表现，并伴尿色加深，继而巩膜及皮肤黄染。

2.急性无黄疸型

其比黄疸型更多见，起病较缓慢，主要表现为乏力、食欲缺乏、腹胀、肝区痛、恶心呕吐等。可于体检时发现肝脾大，查肝功能可见异常。

（二）慢性肝炎

其主要见于乙肝（或合并丁肝）和丙肝，分轻、中、重度。轻度者症状不明显或较轻微，可有乏力、食欲减退、肝区不适、腹胀等；中度者症状居于轻度和重度之间；重度者有明显或持续的症状，如乏力、食欲缺乏、肝区痛、腹胀、大便次数增多等，可有尿色加深、巩膜和皮肤黄染，体检可见肝病面容、肝掌、蜘蛛痣或肝脾大等。

（三）重型肝炎

各型肝炎病毒均可引起重型肝炎，但以 HBV 单独或重叠感染引起者最常见。可分急性、亚急性和慢性。急性黄疸性肝炎患者起病后 10 天内迅速出现精神神经症状（Ⅱ度以上肝性脑病），凝血酶原活动度低于 40%，并伴全身症状迅速加重为急性重型肝炎。急性黄疸性肝炎患者起病 10 天以上，同时出现凝血酶原时间明显延长（凝血酶原活动度低于 40%）和肝性脑病（Ⅱ度以上），伴胆酶分离，或极度乏力、食欲缺乏、恶心呕吐、重度腹胀或腹水，以及明显出血现象为亚急性重型。慢性重型肝炎临床表现与亚急性重型相同，患者有既往慢性病毒携带史或慢性肝病史。

(四)淤胆型肝炎

起病类似急性黄疸型肝炎,但自觉症状较轻,常有明显肝大、皮肤瘙痒、大便颜色变浅。血清胆红素明显增高,还可有碱性磷酸酶(AKP)、γ谷氨酰转肽酶(γ-GT)和胆固醇明显增高。梗阻性黄疸持续3周以上,并排除其他肝内外梗阻因素者,为急性淤胆型肝炎。在慢性肝炎基础上发生上述临床表现者,则为慢性淤胆型肝炎。

【治疗原则】

治疗的目的在于消除病原、保护肝细胞,消退黄疸,促进肝细胞再生及防治并发症。一般根据病情需要采取综合性治疗措施。

对于急性肝炎应隔离治疗,主要采取支持和对症治疗。慢性肝炎主要采取抗病毒治疗、保护肝细胞、改善肝功能、抗肝纤维化等治疗。病毒持续感染是形成肝炎慢性化的主要原因,因此抗病毒治疗是慢性乙肝和丙肝治疗的根本措施。急性肝炎中甲肝和戊肝大多呈自限性经过,无须抗病毒治疗;急性乙肝很少慢性化,一般不主张抗病毒治疗;急性丙肝慢性化程度较高,抗病毒治疗能提高急性丙肝治愈率。重型肝炎则以综合治疗为主,同时加强支持疗法,给予抑制炎症坏死和促进肝细胞再生的药物,并积极防治各种并发症。

【药物治疗】

(一)常用药物分类

除抗病毒治疗外,病毒性肝炎也常使用护肝药作为辅助治疗。一些中药制剂也可用于病毒性肝炎的退黄治疗。病毒性肝炎常用药物及作用机制见表13-1。

表13-1　病毒性肝炎常用治疗药物及作用机制

药物分类	代表药	药理作用及作用机制
免疫调节抗病毒药	干扰素α(IFNα)	与人体细胞的干扰素受体结合,诱导抗病毒蛋白如2',5'-寡腺苷酸合成酶、磷酸二酯酶和蛋白激酶生成,破坏病毒的mRNA和蛋白质合成,抑制病毒复制。还可增强杀伤细胞(NK)、T细胞的抗病毒活性,激活及促进巨噬细胞的吞噬活力而调节机体免疫功能
	胸腺肽α_1	促进T细胞成熟,增加T细胞被各种抗原或致有丝分裂原激活后产生各种细胞因子如干扰素α和干扰素γ、IL-2和IL-3,以及增加T细胞的细胞因子受体水平
核苷类抗病毒药	拉米夫定(3TC)	胞嘧啶类似物,作用于病毒的反转录过程,抑制从前基因组RhIA合成HBV负链,从而抑制HBV复制
	利巴韦林(RBV)	肌苷类似物,能抑制病毒核酸的合成,具广谱抗病毒作用,对RNA和DNA病毒均有抑制作用
	阿德福韦酯(ADV)	嘌呤类衍生物,在体内水解为阿德福韦,为病毒逆转录酶抑制剂,能插入病毒DNA链中阻止其复制,且耐药发生率低

续表

药物分类	代表药	药理作用及作用机制
	替比夫定(LdT)	新型左旋核苷类药物,对 HBV DNA 聚合酶具有特异性抑制作用,抗病毒疗效优于拉米夫定,不良反应发生率和作用特点与拉米夫定相似
	恩替卡韦(ETV)	环戊酰鸟苷类似物,抑制 DNA 聚合酶从而抑制 HBV 的 DNA 复制,为目前最有效的抗 HBV 药物
	替诺福韦酯(TDF)	新型核苷酸类逆转录酶抑制剂,通过直接竞争性地与天然脱氧核糖底物结合而抑制病毒聚合酶。具有抗 HIV 和 HBV 作用
直接抗 HCV 病毒药物	索磷布韦(PRS)	核苷类 HCV NS5B 聚合酶抑制剂,也为阻止 HCV 复制的抗病毒药。常与利巴韦林、干扰素、NS5A 抑制剂、NS3/4A 抑制剂联用治疗各种基因型的丙型肝炎
	达拉他韦、维帕他韦、哌伦他韦	口服有效的泛基因型 HCV NS5A 抑制剂,可联合应用索磷布韦治疗丙肝
	伏西瑞韦、格卡瑞韦	为影响 HCV 复制的病毒非结构蛋白 NS3/4A 丝氨酸蛋白酶抑制剂,阻止丙肝病毒的复制,可联合应用索磷布韦治疗丙型肝炎
护肝药	联苯双酯	减轻脂质过氧化、保护肝细胞膜、减轻肝损伤,对肝脏中谷丙转氨酶(GPT)活性有强大的可逆性抑制作用,同时也具有抗肝纤维化作用
	甘草甜素(甘草酸单/二铵)	有类似糖皮质激素样的非特异性抗炎作用,临床上有改善症状、降低转氨酶、减退黄疸等作用
	水飞蓟素、葡醛内酯、门冬氨酸钾镁、肌苷等	具有稳定肝细胞膜、降低毒物对肝细胞损伤、参与体内核酸和能量代谢、促进蛋白质合成等作用
抗纤维化药	扶正化瘀胶囊	益精养肝,活血祛瘀
	复方鳖甲软肝片	软坚散结,化瘀解毒,益气养血
	安络化纤丸	健脾养肝、凉血活血、软坚散结
退黄药物	腺苷蛋氨酸、熊去氧胆酸	缓解胆汁淤积
	茵栀黄注射液、苦黄注射液	解痉利胆、退黄、降酶、抗病原微生物及利尿,清热利湿,疏肝退黄

(二)治疗药物的选用

1.无症状病毒携带者

以 HBV 感染为例，慢性 HBV 携带者即血清 HBsAg 和 HBV DNA 阳性，HBeAg 或抗 HBe 抗体阳性；或非活动性 HBsAg 携带者即血清 HBsAg 阳性，HBeAg 阴性，抗 HBe 抗体阳性或阴性，HBV DNA 检测不到或低于最低检测限，患者血清谷丙转氨酶正常者，则无须使用抗病毒药物治疗，注意避免过劳和其他加重肝脏负担的因素，应定期复查肝功能，随访观察。

2.急性肝炎

大多数患者不需要特殊治疗，食欲常在发病几日后恢复，患者需要卧床休息。甲肝和戊肝一般不发展为慢性，主要采取护肝治疗和对症治疗。急性乙肝，若为成年患者，常可治愈，故仅需对症治疗。可酌情使用护肝药，病情较轻者口服给药即可，如水飞蓟素 70mg，3 次/d，或葡醛内酯 0.2g，3 次/d 等，伴有黄疸者可加用茵栀黄注射液 10～20ml 稀释后静脉滴注，1 次/d。如戊肝伴有明显淤胆者可使用腺苷蛋氨酸 500～1 000mg 稀释后静脉注射或静脉滴注，1 次/d。食欲下降、呕吐频繁者，可静脉滴注 10%葡萄糖溶液 1 000～1 500ml，加维生素 C 1～2g 和 10%氯化钾 10～20ml。急性丙肝可用 IFNα 3MU，3 次/w，皮下或肌内注射，疗程 3～6 个月，应同时服用抗 HCV 药物(见慢性丙肝的药物治疗)。

3.慢性肝炎

其包括慢性迁延性肝炎和慢性活动性肝炎，后者的预后较前者差。乙肝和丙肝易发展为慢性肝炎，慢性肝炎主要采取抗病毒治疗、免疫调节、护肝和抗纤维化等综合治疗，以达到持久抑制病毒复制的主要目标。乙肝的短期治疗目标是达到初步应答，例如 HBeAg 血清学转换和(或)HBV DNA 抑制，GPT 水平恢复正常。最终治疗目标是预防肝脏失代偿、达到持久应答，减轻肝脏炎症坏死和肝纤维化的发生，减少或预防进展为肝硬化和(或)肝癌，并延长生存期。慢性丙肝抗 HCV 的治疗目标是清除病毒，阻止其进展为肝硬化、失代偿期肝硬化、肝细胞癌和严重的肝外表现和死亡。治疗结束后 12 周和 24 周用灵敏的试剂检测不到 HCV RNA ($<$151U/ml)，即持续病毒学应答(SVR)12 和 SVR24。

(1)抗病毒治疗

1) HBeAg 阳性慢性乙型肝炎患者：采用普通 IFNα 3～5MU，每周 3 次或隔日 1 次，皮下注射，一般疗程为 6 个月。如有应答，为提高疗效亦可延长疗程至 1 年或更长；如治疗 6 个月仍无应答，可改用或联合其他抗病毒药物。聚乙二醇-IFNa (PEG-IFNα) -2a 135～180μg，每周 1 次，皮下注射，疗程 1 年；或 PEG-IFNα-2b 1.0～1.5μg/kg，每周 1 次，皮下注射，疗程 1 年。两药具体的剂量和疗程可根据患者的应答和耐受性进行调整。抗病毒药物拉米夫定 100mg，每日 1 次口服，或阿德福韦酯 10mg，每日 1 次口服，或恩替卡韦 0.5mg，每日 1 次口服或替比夫定 600mg，每日 1 次口服，或替诺福韦 300mg，每日 1 次，空腹或与食物同时服用。在达到 HBV DNA 低于检测下限、GPT 复常、HBeAg 血清学转换后，再巩固至少 1 年(经过至少 2 次复查，每次间隔 6 个月)仍保持不变，且总疗程至少已达 2 年者，可考虑停药，但延长疗程可减少复发。

2) HBeAg 阴性慢性乙型肝炎患者：复发率高，疗程宜长。最好选用干扰素类或耐药发生率低的核苷类似物治疗。普通 IFNα，剂量用法同前，疗程至少 1 年。PEG-IFNα-2a 180μg，剂量用法同前，疗程至少1年。具体剂量和疗程可根据患者耐受性等因素进行调整。拉米夫定、阿德福韦酯、恩替卡韦、替诺福韦和替比夫定剂量用法同前，但疗程应更长。在达到HBV DNA低于检测下限、GPT正常后，至少再巩固1年半(经过至少3次复查，每次间隔6个月)仍保持不变，且总疗程至少已达到2年半者，可考虑停药。由于停药后复发率较高，可以延长疗程。

3)对于12岁以上(体重≥35kg)慢性乙肝患儿：其普通IFNa治疗的适应证、疗效及安全性与成人相似，剂量为3～6MU/m^2，最大剂量不超过10MU/m^2。在知情同意的基础上，也可按成人的剂量和疗程用拉米夫定或阿德福韦酯治疗。12岁以下儿童应将拉米夫定剂量调整为3mg/kg，1次/d，最大剂量100mg/d。也可用阿德福韦酯10mg口服，1次/d，对拉米夫定耐药的病毒仍有效。

4)慢性丙肝(CHC)，是欧美及日本等国家终末期肝病的最主要原因。HCV病毒血症持续6个月未能清除，即为慢性感染，丙肝慢性化率为50%～85%。我国HCV基因1b和2a型较为常见，南方以1b型为主，从南向北基因型2a逐渐增多。目前临床上最新的抗CHC方案为：

a.索磷布韦/维帕他韦：复合片剂含索磷布韦400mg及维帕他韦100mg，1片，1次/d，初治或者PEG-IFNa联合利巴韦林或联合索磷布韦(PRS)经治患者，无肝硬化或代偿期肝硬化疗程12周，针对基因3型代偿期肝硬化或者3b型患者可以考虑增加RBV，失代偿期肝硬化患者联合RBV疗程12周。含NS5A抑制剂的DAA经治患者，如果选择该方案，需要联合RBV疗程24周。

b.格卡瑞韦/哌仑他韦：复合片剂含格卡瑞韦100mg/哌仑他韦40mg，3片，1次/d，治疗基因1～6型，初治无肝硬化患者，以及非基因3型代偿期肝硬化患者，疗程8周。PRS经治患者、非基因3型无肝硬化患者疗程8周，代偿期肝硬化患者12周。不含NS5A抑制剂但是含蛋白酶抑制剂(PI)的DAA经治基因1型患者疗程12周，含NS5A抑制剂不含PI的DAA经治基因1型患者，疗程16周。既往NS5A抑制剂联合PI治疗失败的患者不建议使用该方案。该方案禁用于肝功能失代偿或既往曾有肝功能失代偿史的患者。

c.索磷布韦联合达拉他韦：索磷布韦400mg联合达拉他韦100mg，1次/d，疗程12周。肝硬化患者加用RBV，对于RBV禁忌的肝硬化患者，需将疗程延长至24周。

d.索磷布韦/维帕他韦/伏西瑞韦：每片复合片剂含素磷布韦400mg/维帕他韦100mg/伏西瑞韦100mg，1片，1次/d，治疗基因1～6型，既往含NS5A抑制剂的DAA治疗失败患者，疗程12周。针对基因1a型患者，不含NS5A抑制剂的DAA治疗失败患者建议选择该dd方案治疗12周。索磷布韦/维帕他韦/伏西瑞韦主要用于DAA治疗失败患者，针对PRS经治肝硬化患者，可以考虑选择此方案。

慢性丙肝开始抗病毒治疗前需评估肝脏疾病的严重程度，有失代偿性肝硬化病史者，不推荐使用含NS3/4A蛋白酶抑制剂方案。代偿期肝硬化患者，若不能进行密切临床或实验室监测者，不推荐使用含NS3/4A蛋白酶抑制剂方案。治疗前需评估肾功能[肌酐/估算肾小球滤过率(eGFR)]。eGFR低于30ml/(min·1.73m^2)的肾功能不全患者应尽量避免应用包含索磷布韦的联合疗法。失代偿期肝硬化、包含蛋白酶抑制剂或NS5A方案治疗失败患者禁用蛋白酶抑制剂，可谨慎使用含索磷布韦方案。

(2)护肝治疗：可用甘草酸二铵针剂，常用剂量为150mg，稀释后静脉滴注，1次/d，病情严重者可适当增加剂量，好转后逐渐减量；甘草酸单铵常用剂量为80～120mg，稀释后静脉滴注，1次/d，好转后可逐渐减量，注意其可能产生水钠潴留的副作用；联苯双酯滴丸每粒1.5mg，开始用较大剂量，可5～10粒，3次/d，GPT正常后，原剂量维持2～3个月，以后每月减量1次，每次1粒。如减量后GPT又上升，应回到减量前的剂量，必要时可长期使用维持量。一般疗程至少在半年以上，可用数年；联苯双酯片剂为25～50mg，3次/d，GPT正常后可逐渐减量，参照滴丸方法；水飞蓟素的常用量为70～140mg，3次/d，饭后服用，症状改善后可减量维持；肌苷，常用片剂0.2～0.4g，3次/d；门冬氨酸钾镁，常用针剂10～20ml(每毫升含钾10.6～12.2mg，镁3.9～4.5mg)，用5%的葡萄糖注射液500ml稀释后静脉滴注，1次/d。

(3)抗纤维化治疗：肝纤维化治疗应立足于早用药、长程用药。特别是对那些无抗病毒适应证的病毒性肝炎患者，要在积极保肝治疗的同时，早期长程使用防治肝纤维化药物。目前尚无特效肝纤维化治疗化学药和生物药，而中医药在肝纤维化治疗领域有明确的优势，已有多种注册适应证为肝纤维化的中成药上市。扶正化瘀胶囊(片)，由丹参、虫草菌粉、绞股蓝、桃仁、松花粉、五味子(制)等组成。口服，胶囊每次1.5g、片剂每次1.6g，3次/d，宜饭后服，早期湿热盛者慎用。口服复方鳖甲软肝片，由鳖甲(制)、莪术、赤芍、当归、三七、党参、黄芪、紫河车、冬虫夏草、板蓝根、连翘等组成。1次4片(儿童减半)，1日3次。安络化纤丸，由地黄、三七、水蛭、僵蚕、地龙、白术、郁金、牛黄、瓦楞子、牡丹皮、大黄、生麦芽、鸡内金、水牛角浓缩粉等组成。口服，每次6g，2次/d。活动性肝硬化及失代偿肝硬化须长期用药，且选用拉米夫定和阿德福韦酯联合用药。

4.重型肝炎

重型肝炎可分为急性、亚急性和慢性，临床上以慢性重型最多见，特别是HBV感染者。乙型重型肝炎及丙型重型肝炎均应采用抗病毒治疗，但不用干扰素。除此之外，综合治疗是成功的关键，药物治疗应注重以下几个主要方面，即阻、促、护、退、利、防。

(1)阻止肝细胞坏死：发生重型肝炎主要由于机体免疫反应过强而导致肝细胞大量坏死，抑制过强的免疫反应是一项重要的治疗措施。急性、亚急性或慢性重型肝炎的早期可选用糖皮质激素，较大剂量短期使用，如地塞米松10mg或甲泼尼龙40～60mg，静脉注射或稀释后静脉滴注，1次/d，连续3—5日，病情好转者应逐渐减量以防反跳，无好转也应尽快停药。

(2)促使肝细胞再生：促肝细胞生长素冻干粉针剂80—120mg加入10%葡萄糖溶液中静脉滴注，1次/d，30日为1个疗程，病情严重者可增加剂量和延长疗程。前列腺素E1常用200μg加入10%葡萄糖溶液缓慢静脉滴注，1次/d，7～14日为一个疗程。也可使用胰高血糖素Img和胰岛素10U加入10%葡萄糖溶液500ml中缓慢静脉滴注，1～2次/d。

(3)保护肝脏功能：慢性肝炎护肝治疗中提及的药物均可使用，必要时可加大剂量。

(4)减退黄疸：可参考慢性肝炎的退黄治疗，可适当增加药物剂量和延长疗程，如腺苷蛋氨酸的剂量可增大至2 000mg，稀释后静脉注射或静脉滴注，1次/d，黄疸减退后可逐渐减量维持。

(5)利尿排水：合并腹水患者应适当使用利尿剂，如螺内酯20～40mg，2～3次/d，可联合使用氢氯噻嗪 25～50mg,1～3 次/d,氢氯噻嗪应间断使用,3～5 日后尿量增加时停用 3～5 日,可避免由于尿量过多导致水电解质紊乱及患者对利尿剂敏感性下降。使用利尿剂时应监测 24 小时尿量,腹水明显的患者尿量控制在 3 000ml 左右为妥。对以上药物不敏感者可酌情选用利尿作用更强的药物,如呋塞米 20mg,静脉注射,必要时增加剂量或重复使用。

(6)防治并发症:重型肝炎患者常并发出血、感染、水电解质紊乱、肝性脑病等,应积极防治。消化道出血时可口服凝血酶原复合物、制酸剂如法莫替丁或奥美拉唑等。门静脉高压伴胃底食管静脉曲张破裂出血可用生长抑素,一种合成的 14 肽,与天然生长抑素的结构及生物效应相同,能抑制胃酸、胃泌素和胃蛋白酶分泌,减少内脏血流,对胰、肝、胃细胞有保护作用。可先静脉注射 250μg,再用 3 000μg 加入 5%葡萄糖溶液 500ml 中维持静脉滴注,一般连续2～3 日。并发感染以原发性细菌性腹膜炎和肺部感染最为常见,轻中症者可口服抗菌药物治疗,常选用喹诺酮类,如左氧氟沙星 0.2g,2 次/d,连续 1～2 周。本品具有抗菌谱广、副作用小、患者顺从性好、疗效确切的优点。

5.淤胆型肝炎

淤胆型肝炎治疗方法可参考以上急慢性肝炎的药物治疗,也可选用糖皮质激素。糖皮质激素为公认的淤胆型肝炎常用的有效治疗药物,但应避免使用激素的反指征如溃疡病、糖尿病等。治疗开始时可用地塞米松 10mg 或甲泼尼龙 60mg 静脉注射,1 次/d,如黄疸明显下降可逐渐减量,每 5～7 日减量 1 次,每次减前次剂量的 1/4～1/5,减量一半后改为泼尼松片剂 30mg,清晨 1 次顿服,并按上述方法继续减量,总疗程 2～3 个月。也可在常规肌苷、水飞蓟素和复合维生素治疗基础上给予甘草酸二铵注射液 30～40ml,加入葡萄糖溶液 250～500ml 中静脉滴注,1 次/d。或选用腺苷蛋氨酸,特别是对使用激素有禁忌者,开始可用 1 000～2 000mg静脉注射或静脉滴注,1 次/d,后逐渐减量,并改为片剂维持。

第二节 艾滋病

艾滋病即获得性免疫缺陷综合征(AIDS),是由人类免疫缺陷病毒(HIV)通过性接触、输血、母婴或血制品等方式侵入人体,特异性地破坏 T 淋巴细胞,造成机体细胞免疫功能严重受损而发生的一种致命性慢性传染病。

【病因和发病机制】

(一)病因

人类免疫缺陷病毒分为 HIV-1 和 HIV-2 两型,其所含的两个包膜糖蛋白 gp120 和 gp41 具有高度免疫原性。HIV 易发生抗原变异。本病患者及无症状病毒携带者是传染源,主要通过性接触、注射毒品、输血或血制品及母婴垂直传播。

(二)发病机制

HIV 进入人体后能特异性地攻击 $CD4^+$ T 淋巴细胞。HIV 所含的包膜蛋白 gp120 与 $CD4^+$ T 淋巴细胞表面的 CD4 受体特异性结合后,使其构象发生变化,使病毒跨膜蛋白 gp41 的 HR1、HR2 暴露并相互结合,形成线球状结构。gp41 使 HIV 的膜与宿主细胞膜融合,促使病毒进入细胞内。病毒进入细胞内并脱去外壳，两条 RNA 在病毒逆转录酶的作用下转变为 DNA，并以其为模板，在 DNA 多聚酶的作用下复制 DNA。这些 DNA 部分留在细胞内进行低水平复制，部分与宿主细胞核染色质 DNA 整合在一起，形成前病毒感染细胞。经过一段时间的潜伏性感染后，如感染细胞被激活，前病毒 DNA 在转录酶作用下转录为 RNA，继而翻译为蛋白质。经过酶切、装配形成大量的新病毒颗粒，从细胞内释放后继续攻击其他的 $CD4^+$ T 淋巴细胞，导致大量的淋巴细胞被耗竭损伤，造成机体免疫功能严重缺陷，继发机体衰竭死亡。

【临床表现】

艾滋病的潜伏期为 2～15 年，从感染 HIV 到血清抗体形成的期间被称为艾滋病的窗口期。HIV 感染后至艾滋病发病可经历不同阶段，临床表现多样。

1.急性感染

部分患者在感染后 1～6 周内出现类似传染性单核细胞增多症如发热、淋巴结肿大、肌肉关节疼痛、皮疹、食欲缺乏、恶心、腹泻等症状，也有持续 1～3 周后进入无症状期，少数患者持续发展。体检可见颈、腋、枕部等多处淋巴结肿大，实验室检查可见单核细胞增多、淋巴细胞总数下降、血沉加快等。

2.无症状感染

持续 1～10 年，此期多无自觉症状。淋巴结穿刺或活检病理可见滤泡增生，血清抗 HIV 抗体阳性。

3.艾滋病相关综合征

主要表现为持续性淋巴结肿大，常伴有间歇性发热、乏力和盗汗，亦可出现原因不明的神经系统症状。血清 HIV 抗体阳性，$CD4^+$ T 细胞浓度＜200～400/mm^3。

4.艾滋病期

此期 $CD4^+$ T 细胞浓度可＜200/mm^3，主要表现为免疫功能缺陷导致的继发性机会性感染或恶性肿瘤。机会性感染是艾滋病患者最常见的且往往最初的临床表现，几乎所有病原体感染都可发生。卡氏肺孢子菌性肺炎（PCP）最为常见，起病缓慢，以发热乏力、干咳和进行性呼吸困难为主要症状，而肺部体征不明显。恶性肿瘤则以卡氏肉瘤最为常见，多见于青壮年，肉瘤呈多灶性，不痛不痒，除皮肤广泛损害外，常累及口腔、胃肠道、淋巴等。

【治疗原则】

抗 HIV 病毒是治疗本病的基本措施，治疗目标是抑制病毒复制，从而达到阻止或延缓发生细胞免疫功能缺陷，防止出现机会性感染和恶性肿瘤的目的。对发生机会性感染患者，应针对病原进行抗病毒、抗细菌、抗真菌等治疗。采用免疫调节药物如 IL-2、干扰素等可使患者淋巴细胞数增加从而改善人体免疫功能，也是艾滋病治疗的基本原则。

【药物治疗】

抗 HIV 治疗主要是高效抗逆转录病毒治疗（HAART，俗称“鸡尾酒疗法”），包括核苷类逆转录酶抑制剂、非核苷类逆转录酶抑制剂、蛋白酶抑制剂、整合酶抑制剂、融合抑制剂和 CCR5 抑制剂等，但主要应用于临床的是逆转录酶抑制剂和蛋白酶抑制剂两类药物。

(三)治疗药物的选用

1.抗 HIV 治疗

成人及青少年一旦确诊 HIV 感染，无论 $CD4^+$ T 淋巴细胞水平高低，均建议立即开始治疗。在开始 HAART 前，一定要取得患者的配合和同意，以保持其良好的服药依从性；若存在严重的机会性感染和既往慢性疾病急性发作，应治疗前述机会性感染，控制病情稳定后开始治疗。启动 HAART 后，需终身治疗。初治患者推荐方案为 2 种 NRTI 类抗逆转录病毒(ARV)骨干药物联合第三类药物治疗。第三类药物可以为 NNRTI 或者增强型 PI(含利托那韦或考比司他)或者 INSTI；有条件的患者可以选用复方单片制剂(STR)。

2.抗机会性感染治疗

机会性感染是 HIV 患者死亡的主要原因之一，预防和治疗机会性感染是延长生命的重要措施。应根据感染部位和可能的病原选用适当的抗感染药物。

(1)合并其他病毒感染的治疗

1)对巨细胞病毒感染引起的视网膜炎，可用更昔洛韦或膦甲酸钠治疗，疗效可达 80%～90%，但易复发。更昔洛韦每次 5mg/kg，静脉滴注 1 小时以上，2 次/d，一个疗程为 2～3 周。之后改为 Smg/(kg -d)，每日 1 次，静脉滴注。病情危重或单一药物治疗无效时可联用膦甲酸钠 90mg/kg 静脉滴注，每日 2 次。也可用膦甲酸钠 90mg/kg 静脉滴注，每日 2 次，应用 2～3 周后改为长期 90mg/kg 静脉滴注，每日 1 次。该品可导致肾功能不全、恶心及电解质紊乱，若肌酐清除率异常，则需调整剂量。

2)对单纯疱疹病毒感染：阿昔洛韦口服，每次 5mg/kg，3 次/d，连续 7 天，加大剂量可用至每次 400mg，3 次/d，口服 2～3 周。病毒对阿昔洛韦可产生耐药性，并与更昔洛韦有交叉耐药，但通常对膦甲酸仍敏感。

3) HIV 合并感染 HBV 患者可采用替诺福韦和恩曲他滨/拉米夫定在内的抗逆转录酶药。如果 $CD4^+$ T 细胞数＞500 个 mm^3，且目前不需要进行抗逆转录酶治疗的情况下，可以选择阿德福韦或者 PEG-IFNα 治疗。合并感染者不建议选择仅含有 1 种对 HBV 有活性的核苷类药物(替诺福韦、3TC、恩替卡韦、替比夫定、阿德福韦)的方案治疗乙型肝炎，以避免诱导 HIV 对核苷类药物耐药性的产生。

4) HIV 合并感染 HCV 患者 HAART 药物宜选择肝脏毒性较小的药物，合并 HCV 感染均建议抗 HCV 治疗。$CD4^+$ T 细胞数＜200 个/mm^3 推荐先启动 HAART，待免疫功能得到一定程度恢复后再适时开始抗 HCV 治疗；如因为各种原因暂时不能抗 HCV，也需要尽早启动 HAART。

(2)合并分枝杆菌感染的治疗：艾滋病患者易发生分枝杆菌感染，因此应采取相应治疗措施。包括：①鸟分枝杆菌(MAC)感染：克拉霉素 500mg/次，2 次/d，或阿奇霉素 500mg/d，加乙胺丁醇 15mg/(kg ·d)(分次服)，可同时联合应用利福布汀(300～600mg/d)或阿米卡星[10mg/(kg·d)肌内注射，1 次/d]或喹诺酮类药物，疗程至少 12 个月。②结核分枝杆菌感染：用异烟肼、利福平、利福布汀、乙胺丁醇、吡嗪酰胺，根据情况也可选用对氨基水杨酸钠、阿米卡星、喹诺酮类抗菌药物及链霉素等。

(3)合并真菌感染

1)念珠菌感染：口腔感染首选制霉菌素局部涂抹加碳酸氢钠漱口水漱口。如果对上述治疗无反应，可以给予如下治疗：氟康唑，100～200mg/d，疗程1～2周。食管念珠菌感染：氟康唑，首剂100～400mg/d，应用1～2周；重症患者氟康唑可增加剂量和延长疗程。对复发性念珠菌感染建议氟康唑100mg/d，长期服用。

2）新生隐球菌感染：首选两性霉素B，第一天1mg，加入5％的葡萄糖水中500ml缓慢静脉滴注（不宜用生理盐水，需避光），滴注时间不少于6～8小时。第2天和第3天各为2mg和5mg，加入500ml的葡萄糖水中滴注。若无反应第4天可以增量至10mg。若无严重反应，则以后按5mg/d增加，一般达30～40mg（最高剂量50mg/d）。疗程需要3个月以上，两性霉素B的总剂量为2～4g。两性霉素B不良反应较大，需严密观察。两性霉素B与氟胞嘧啶（5-FC）合用具有协同作用。5-FC为100mg/（kg·d）（1.5～2.0g，3/d），两者诱导治疗2周。后以氟康唑（200～400mg/d）维持治疗，至少一年。

（4）PCP（卡氏肺孢子菌）：免疫缺陷的患者、虚弱的早产儿或营养不良者等易引起卡氏肺孢子菌肺炎。复方磺胺甲噁唑即复方新诺明（SMZITMP）是治疗艾滋病患者合并PCP首选的药物，对于高度怀疑而未明确者也是首选的试验性治疗的药物。具有高效、抗菌、价廉等优点，既可口服也可静脉注射。它通过干扰叶酸的代谢对卡氏肺孢子菌起到杀灭的作用。剂量TMP每日20mg/kg，SMZ每日100mg/kg，分4次口服，首剂加倍，疗程2～3周。对于艾滋病患者疗程不少于3周，临床观察有效率70％～93％。主要的不良反应有皮疹、发热、中性粒细胞减少、贫血、血小板减少、肝酶谱异常及肾功能损害等。不良反应多发生于用药后8～12天。近年随着肾上腺皮质激素的应用，不良反应的发生率明显下降。

克林霉素一伯氨喹治疗艾滋病患者合并的轻、重度PCP有效率达90％～93％。剂量前者为600～900mg口服或静脉注射，6～8小时1次；后者为15～30mg，每日1次口服，3周为一疗程，用于SMZ/TMP治疗无效的患者。不良反应有皮疹、腹泻、中性粒细胞减少、发热、高铁血红蛋白血症等。

甲氧苄啶，氨苯砜为复方制剂，治疗轻、重度PCP疗效与SMZ/TMP相比等效，有效率达90％～95％，常见的不良反应有皮疹、中性粒细胞减少、血小板减少、溶血性贫血、恶心、发热、高铁血红蛋白血症等。常规剂量每天TMP 20mg/kg，分3～4次口服，氨苯砜100mg，每日1次口服。为减少溶血性贫血的发生，用药前应除外葡萄糖6.磷酸脱氢酶缺乏症。

三甲曲沙葡糖醛酸用于治疗SMZ/TMP禁忌、不耐受或治疗失败的中重度PCP患者。剂量45mg/m^2（成人）静脉滴注，每日1次，疗程21天。主要的不良反应有骨髓抑制、中性粒细胞减少、肝功能损害、发热、皮疹和癫痫。为避免骨髓抑制需要同时给予四氢叶酸钙20mg/m！口服或静脉滴注至疗程结束。

肾上腺皮质激素可辅助治疗艾滋病患者PCP。应用指征是中重度PCP患者血氧分压＜70～80mmHg或肺泡一动脉血氧分压差＞35mmHg。使用时机为抗PCP治疗开始同时或72小时内。剂量为泼尼松40mg，每日2次口服，5天后改20mg，每日2次，口服5天，再改20mg，每日1次口服，直至抗PCP结束。如静脉用甲泼尼龙，其用量为上述泼尼松的75％。

3.特殊人群抗病毒治疗

（1）儿童：HIV感染儿童应尽早开始HAART，如果没有及时HAART，艾滋病相关病死率在出生后第1年达到20％～30％，第2年可以超过50％。

推荐一线治疗方案：①对于能吞服胶囊的3岁以上或体重不小于10kg的儿童，齐多夫定

＋拉米夫定＋奈韦拉平/依非韦伦；②对于不能吞服胶囊或者3岁以下或者体重小于10kg的儿童，齐多夫定＋拉米夫定＋奈韦拉平。替代治疗方案：齐多夫定＋拉米夫定＋洛匹那韦/利托那韦。

(2)哺乳期妇女：哺乳期妇女通过母乳喂养可能会传播HIV，感染HIV的母亲应尽可能避免母乳喂养。如果坚持要母乳喂养，则整个哺乳期都应继续HAART，新生儿在6月龄之后立即停止母乳喂养。

第三节　带状疱疹

带状疱疹为疱疹病毒(HSV)感染所致。疱疹病毒是一群中等大小的双链DNA病毒，单纯疱疹病毒和水痘.带状疱疹病毒为α亚科疱疹病毒，其增殖速度快，可引起细胞病变。疱疹病毒主要侵犯外胚层发育而成的组织，如皮肤、黏膜和神经组织。单纯疱疹多发生在皮肤黏膜部位如口唇等部位，多在机体免疫力低下时发病，可有烧灼感，一般不治疗，随着免疫力增强几天即可自愈，但很容易复发。而带状疱疹一般发生在身体的一侧而不超过正中线，主要表现有簇集水疱，沿一侧周围神经作群集带状分布，多伴有明显神经痛。带状疱疹多数需要抗病毒治疗，一般治愈后可以获得终身免疫，不会复发。

【病因和发病机制】

带状疱疹是由潜伏于神经节内的水痘—带状疱疹病毒复制所引起的急性炎症性皮肤感染。该病毒具有亲神经及皮肤的特征，主要病变在神经和皮肤表皮。具体发病机制为病毒经呼吸道黏膜进人人体后在体内大量增殖，形成病毒血症，散布全身，导致人体发生水痘或呈隐性感染。水痘愈后病毒可持久地潜伏于脊髓后根神经节或脑神经的感觉神经节中。成年后当宿主免疫力下降或因理化因素刺激，潜伏病毒被激活，使受侵犯的神经节发炎及坏死，产生神经痛。同时，再活动的病毒可沿神经轴突至支配的皮肤细胞增殖，在该神经节支配的皮区出现一簇带状分布的疱疹，故称带状疱疹。带状疱疹患者一般可获得对该病毒的终生免疫。

【临床表现】

1.典型症状

带状疱疹的典型症状有两个特征：一是神经痛，二是单侧性沿周围神经分布区域呈带状分布的多片红斑上成簇的疱疹，并常伴有发热及局部淋巴结肿大。发病前常先感局部疼痛，或轻度发热、乏力，亦可无前驱症状。患部先出现红斑，继而成簇性丘疱疹或水疱，疱液清亮，严重时可呈血性，或坏死溃疡。7～8天后水疱疱壁松弛，疱液混浊，而后逐渐吸收干涸结痂，愈合后留有暂时性色素沉着，各群水疱之间皮肤正常。皮疹往往沿一侧周围神经分布排列成带状，一般不超过体表中线，多见于肋间神经或三叉神经、腰骶神经支配区，病程2～4周，愈后获终身免疫，一般不复发(免疫力低下者例外)。

由于带状疱疹是病毒引起的周围神经根急性炎症，神经痛是其临床的主要症状之一。若带状疱疹出现在头部、颜面，要警惕侵犯头面部神经而出现的头痛、面瘫；如果眼睛角膜被侵犯，甚至还会导致失明；若膝状神经节受累可致面瘫、耳痛、外耳道疱疹三联症，称Ramsey-Hunt综合征。疼痛可出现在发疹前或伴随皮疹存在，年龄愈大，疼痛更剧烈。老年患者于皮损消退后遗留顽固神经痛可达数月之久。体质弱及患有肿瘤等慢性疾病的患者，病情也会更为严重。

2.不典型症状

包括无疹型带状疱疹，免疫功能较强的患者，仅有典型的节段性神经痛，而不出现皮疹，称无疹型带状疱疹。顿挫型带状疱疹，又称不全型带状疱疹，指仅出现红斑、丘疹而不发生典型水疱，患者仅自觉发病部位剧烈疼痛，此型带状疱疹很容易被误诊，应予以高度重视，以免贻误治疗。

【治疗原则】

一般治疗包括休息、保护皮损、避免摩擦及外界刺激，积极寻找诱发因素，给予相应处理及治疗，避免接触抵抗力较低的儿童及孕妇。全身治疗的原则为抗病毒、止痛、抗炎、缩短病程、保护局部及预防继发感染。

系统性抗病毒治疗，对眼部受累、55 岁以上者、免疫抑制剂应用者以及有播散分布带状疱疹的患者尤其重要，发疹后 72 小时内是治疗最佳时期。应用止痛药及营养神经药物（如维生素 B_1、维生素 B_6）。对于中老年带状疱疹患者和一些神经痛明显的患者，应在医生的指导下早期合理地使用皮质类固醇激素如泼尼松等，能明显减轻神经根的炎症，预防后遗神经痛的发生；对于免疫反应低下和有激素禁忌证的患者，则要避免使用此类药物。此外，还可以使用增强免疫功能的药物，因为带状疱疹都是发生在人体免疫力低下的时候，免疫调节剂可以增强患者抵抗病毒的能力。若水疱溃烂引发感染，则必须使用抗菌药物治疗，病情较轻者可以局部用药，如果感染严重应该全身使用抗菌药物。

【药物治疗】

（一）常用药物分类

带状疱疹的对症治疗主要给予镇痛药和镇静药，常见镇痛药包括阿司匹林、对乙酰氨基酚等非甾体抗炎药（NSAID）和中枢性疼痛治疗药如羟考酮、曲马多、卡马西平。NSAID 可抑制炎症时前列腺素的合成，降低痛觉感受器对缓激肽等致痛物质的敏感性，从而发挥镇痛和抗炎作用。中枢性疼痛综合征包括三叉神经痛和舌咽神经痛等，其神经元放电与癫痫有相似的发作机制，感觉通路神经元在轻微刺激下即产生强烈放电，引起剧烈疼痛。治疗浓度的卡马西平能阻滞钠通道，抑制癫痫灶及周围神经元放电，能使疼痛减轻。羟考酮为"受体激动剂，阿片类镇痛药；曲马多为 μ 受体弱激动剂，同时可抑制中枢神经系统 5-HT 和 NA 的再摄取，为人工合成镇痛药。普瑞巴林是一种 P/Q 型钙通道调节剂，能阻断电压依赖性钙通道，减少神经递质的释放，也可以用于治疗带状疱疹后遗神经痛。加巴喷丁作用机制与普瑞巴林相似，也可以用于成人疱疹后遗神经痛的治疗。

抗病毒药有核苷类抗病毒药和干扰素。阿昔洛韦是核苷类抗 DNA 病毒药，抗疱疹病毒作用比阿糖腺苷强 160 倍，它在感染细胞内经胸苷激酶催化，生成三磷酸阿昔洛韦，抑制病毒 DNA 多聚酶。阿糖腺苷有抗单纯疱疹病毒 HSV1 和 HSV2 作用，也可用于治疗单纯疱疹病毒性脑炎，及治疗免疫抑制患者的带状疱疹和水痘感染，但对巨细胞病毒则无效。泛昔洛韦也是一种核苷类似物，体内迅速转化为有抗病毒活性的代谢产物喷昔洛韦，后者磷酸化为三磷酸喷昔洛韦，与三磷酸鸟苷竞争，抑制疱疹病毒 DNA 多聚酶的活性，从而选择性抑制疱疹病毒 DNA 的合成和复制。兼有免疫调节作用和广谱抗病毒作用的干扰素，是细胞在病毒感染的诱导下合成的糖蛋白，主要与细胞表面的神经节苷脂相结合而发挥作用。大剂量早期应用可作为高危患者活动性感染的辅助治疗。

(二)治疗药物的选用

治疗带状疱疹的药物以抗病毒药为主，而带状疱疹神经痛则常用镇痛药予以缓解。带状疱疹疾病进程及治疗方案见表13-2。

表13-2　带状疱疹疾病进程及治疗方案

疾病进程	选药	治疗方案
急性带状疱疹	阿糖腺苷、阿昔洛韦、伐昔洛韦、喷昔洛韦、泛昔洛韦、IFNα及肾上腺皮质激素等	阿糖腺苷5～10mg/kg静脉滴注，共10天，早期应用可减轻急性疼痛和后遗神经痛，加速愈合。 阿昔洛韦口服5～10mg/kg，3次/d，一般不超过1个疗程(7天)。 泛昔洛韦特别推荐治疗急性带状疱疹，如在开始发疹的48小时以内使用将更为有效。成人口服500～1 000mg，3次/d。 喷昔洛韦适用于严重带状疱疹患者，用法5mg/kg，一日2次，每隔12小时滴注一次，每次滴注时间应持续1小时以上；第二代抗病毒药物如泛昔洛韦、喷昔洛韦的副反应较轻。 IFNα，对高危患者活动性感染给予100万～300万U/d，皮下或肌内注射，宜早期应用。正在用细胞毒性药物、免疫抑制剂或抗代谢药物的患者，因易导致病毒扩散，应尽量减低剂量或停用这类药物。 局部可用1%～2%龙胆紫外涂。 对老年患者，在无禁忌证时，早期小剂量应用糖皮质激素如泼尼松中等剂量(20～40mg/d)，连续使用10～14天，可减少并发症的发生
重症带状疱疹	采用积极的全身及局部抗病毒治疗，如阿昔洛韦、单磷酸阿糖腺苷、地塞米松及转移因子等	严重患者应卧床休息。重症患者特别是眼部带状疱疹必须采用积极的全身及局部抗病毒治疗： 阿昔洛韦作全身性应用，每次5～10mg/kg静脉滴注，1次/8h，共10天；或单磷酸阿糖腺苷，每日5～10mg/kg，静脉滴注或肌内注射。病情极严重者，可加用IFNα，100万～300万U/d，肌内注射。 局部可用碘苷或阿昔洛韦滴眼液每日数次，带状疱疹性角膜炎和虹膜睫状体炎可以局部应用皮质激素，即用0.1%地塞米松眼药水滴眼。开始时每小时1次，有效后逐步减少滴眼次数。 此外可给予转移因子1～2U/次，皮下注射，每周1～2次，3周为一疗程。或麻疹病毒活疫苗每次2ml，肌内注射亦有效。
带状疱疹神经痛	阿司匹林、布洛芬或曲马多等镇痛药	轻中度疼痛采用阿司匹林、布洛芬或曲马多等镇痛药。布洛芬300mg口服，2次/d，或复方曲马多片2片，3次/d，缓解后停用。 早期口服泼尼松对减轻炎症及疼痛，预防后遗神经痛的发生有一定效果，可采用"9966331"方案，即泼尼松45mg 2天，30mg 2天，15mg 2天，5mg 1天。 重度疼痛采用吗啡类或治疗神经病理性疼痛的药物，如普瑞巴林，剂量从150mg/d起，根据服药后患者疼痛的缓解程度以及不良反应了以调整，疗程4周。

第四节　流行性乙型脑炎

流行性乙型脑炎(简称乙脑)是由乙脑病毒引起,经蚊虫叮咬人和动物(猪、牛、羊、马、狗、鸡等),而将病毒传播的人畜共患的中枢神经系统急性传染病。病原体于1934年在日本发现,早期名为日本乙型脑炎。在我国,乙脑病毒的主要传播媒介是三带喙库蚊。乙脑临床表现为发病急骤,有发热、头疼、喷射状呕吐;严重者有意识障碍、惊厥、呼吸衰竭及脑膜刺激征。本病流行于东南亚和太平洋地区,每年乙脑的发病约50 000例,其中15 000例死亡。目前尚无特效治疗药物,可应用广谱抗病毒药如利巴韦林,以及对症治疗。

【病因和发病机制】

乙脑由蚊子叮咬传播,发病具有明显的季节性,多发于夏秋季节,临床多见于儿童。当带毒雌蚊叮咬人时,病毒随蚊虫唾液传人人体皮下。病毒首先在毛细血管内皮细胞及局部淋巴结等处的细胞中增殖,随后少量病毒进入血流形成短暂的首次病毒血症,此时病毒随血循环散布到肝、脾等处的细胞中继续增殖,一般不出现明显症状或只发生轻微的前驱症状。约经4~7天潜伏期后,在体内增殖的大量病毒,再侵入血流形成再次病毒血症,引起发热、寒战及全身不适等症状,若不再继续发展者,即成为间断感染,数日后可自愈;但病毒具有嗜神经性,少数患者(0.1%)体内的病毒可通过血脑屏障进入脑内增殖,引起脑膜及脑组织发炎,造成神经元细胞变性坏死、毛细血管栓塞、淋巴细胞浸润,甚至出现局灶性坏死和脑组织软化。儿童的血脑屏障发育尚未完全,因而较容易受累及。

【临床表现】

人感染乙脑病毒后潜伏期为5~15天,患者症状以高烧、惊厥、昏迷为主要特征。发病初期起病急,主要表现为全身不适、头痛、发热、常伴有寒战,体温38~39℃。头痛常较剧烈,伴有恶心、呕吐(呈喷射状),此期持续时间一般为1~6天。大多数乙脑患儿在发病3~4天后进入极期,病情突然加重,体温进一步增高,神志改变加重,出现昏迷或半昏迷;反复、频繁抽搐,多为四肢、全身的强直性抽搐。由于频繁抽搐和上呼吸道阻塞导致缺氧和脑部本身病变等原因,脑水肿不断加重,导致中枢性呼吸衰竭,可见呼吸表浅、暂停、节律不整、潮式呼吸、叹息样呼吸、双吸气等;严重时发生脑疝,出现两侧瞳孔大小不一或散大,呼吸突然停止而死亡。恢复期则神经系统症状逐渐缓解,体温和脉搏等逐渐恢复正常。若乙脑发病后1年仍有神经系统症状、体征或精神异常,视为后遗症。其发生率约为30%,多为智力发育障碍、癫痫发作等。

【治疗原则】

乙脑的治疗主要控制三关:高热、惊厥和呼吸衰竭,为降低病死率的关键。一般治疗要注意饮食和营养,供应足够水分。对于出现高热、昏迷、惊厥的患者宜补足量液体,成人一般每日1 500~2 000ml,儿童每日50~80ml/kg,但输液不宜多,以防脑水肿,加重病情。乙脑治疗主要采用对症处理及支持疗法,即采用解热镇痛药及亚冬眠疗法控制高热症状,镇静催眠药抗惊厥,利尿药治疗脑水肿,呼吸兴奋剂处理呼吸衰竭,强心药对抗循环衰竭等。有报道早期用利巴韦林、干扰素等治疗,可能减轻病情,但已出现脑炎症状者,则无治疗效果。

【药物治疗】

(一)常用药物分类

利巴韦林通过干扰病毒三磷酸鸟苷合成,抑制病毒 mRNA 合成以及抑制病毒依赖 RNA 的 RNA 聚合酶。干扰素通过抑制病毒的穿人或脱壳,抑制 mRNA 合成,抑制病毒蛋白质翻译和病毒的组装和释放。阿糖腺苷则为嘌呤核苷,原型药及其代谢产物(阿拉伯糖次黄嘌呤)通过抑制病毒的 DNA 多聚酶,阻断病毒 DNA 的合成。乙脑高热症状可采用对乙酰氨基酚和布洛芬,两者通过抑制中枢神经系统前列腺素合成起到解热镇痛的作用。氯丙嗪可抑制下丘脑体温调节中枢,同时可扩张血管,达到降低发热患者体温的作用。异丙嗪为组胺 H_1 受体拮抗剂,具有镇吐、抗晕动以及镇静催眠作用。地西泮、氯硝西泮、咪达唑仑均为苯二氮革类镇静催眠药,通过增强中枢 GABA 能神经功能发挥抗焦虑、镇静、催眠和抗惊厥作用;而苯巴比妥钠则是激动 GABAA 受体,增加 cr 内流,发挥抗焦虑、镇静、催眠和抗惊厥作用。肾上腺皮质激素有抗炎、退热、降低毛细血管通透性、保护血脑屏障、减轻脑水肿、抑制免疫复合物的形成、保护细胞溶酶体等作用,对重症和早期确诊的患者均可应用。呋塞米为高效能利尿药,通过干扰 Na^+-K^+-$2Cl^-$ 共同转运系统,产生强大的利尿作用;甘露醇为渗透性利尿药或脱水药,通过提高血浆渗透压,减少水的重吸收增加尿量。人血清白蛋白通过调节组织与血管之间水分的动态平衡,增加血容量和维持血浆胶体渗透压。洛贝林和二甲弗林为兴奋延脑呼吸中枢的药物,其中二甲弗林可直接兴奋呼吸中枢,洛贝林则是通过刺激颈动脉体和主动脉体化学感受器,反射性兴奋呼吸中枢使呼吸加快;哌甲酯为主要兴奋大脑皮质的药物,通过促进 NA 和 DA 等脑内单胺类神经递质释放,抑制其再摄取,发挥兴奋呼吸中枢作用,中毒剂量会引起惊厥。强心苷通过抑制心肌细胞膜上 Na^+-K^+-ATP 酶,增强心肌收缩力。

(二)治疗药物的选用

1.乙脑早期抗病毒治疗

在疾病早期可应用广谱抗病毒药。利巴韦林 10～15mg/(kg · d)静脉滴注,治疗 1～2 周;或用阿糖腺苷 10～15mg/(kg · d)静脉滴注 12 小时或更长时间,疗程 2～3 周;也可用 IFNa 100 万国际单位肌内注射,每日 1 次,3～5 天为一疗程。

2.乙脑高热的治疗

室温争取降至 30℃以下。高温患者可采用物理降温或药物降温,使体温保持在 38～39℃(肛温)。口服对乙酰氨基酚,6～12 岁儿童,一次 0.25g,12 岁以上儿童及成人一次 0.5g,若持续发热或疼痛,可间隔 4～6 小时重复用药一次,24 小时内不得超过 4 次。幼儿可用对乙酰氨基酚栓塞肛,避免用过量的退热药,因大量出汗而引起虚脱。高热伴抽搐者可采用亚冬眠疗法,以氯丙嗪和异丙嗪每次各 0.5～1mg/kg 肌内注射,每 4～6 小时 1 次,配合物理降温,疗程约 3～5 天,用药过程保持呼吸道通畅。

3.乙脑惊厥的治疗

乙脑发病极期若因脑实质病变引起抽搐,可使用镇静药。地西泮静脉注射是惊厥现场急救的首选药物。以 1mg/min 的速度静脉注射,必要时 15 分钟后重复 1～2 次。每次总量不超过 10mg,氯硝西泮、咪达唑仑疗效较地西泮好,不良反应轻。肌内注射苯巴比妥钠可用于预防抽搐,成人每次 0.1～0.2g。对于因脑水肿所致的惊厥患者,应以脱水降颅内压为主。可用

20%甘露醇 0.5～1g/kg，在 20～30 分钟内静脉滴完，必要时 4～6 小时重复使用。同时可合用呋塞米、肾上腺皮质激素、人血清白蛋白等。

4.呼吸障碍和呼吸衰竭的治疗

当乙脑深度昏迷患者喉部痰鸣音增多而影响呼吸时，可经口腔或鼻腔吸引分泌物、采用体位引流、雾化吸人等，以保持呼吸道通畅。因脑水肿、脑疝而致呼吸衰竭者，可给予脱水剂、肾上腺皮质激素等。当出现中枢性呼吸衰竭时可应用呼吸兴奋剂如洛贝林，成人每次 3～6mg，儿童每次 0.15～0.2mg/kg，静脉注射或静脉滴注，亦可用哌甲酯、二甲弗林等，交替使用。如为心源性心力衰竭，则应加用强心药物，如去乙酰毛花苷等。如因高热、昏迷、失水过多、造成血容量不足，致循环衰竭，则应以扩容为主。

参考文献

[1]邱建波.药理学与药物治疗学基础[M].北京:中国医药科技出版社,2020.
[2]梁娜,褚文希,封玉东.现代药物学临床应用[M].武汉:湖北科学技术出版社,2023.
[3]姜远英.临床药物治疗学[M].北京:人民卫生出版社,2022.
[4]戴德银,等.实用新药与常用药手册[M].郑州:河南科学技术出版社,2023.
[5]薛玲喜,张梅,李晓,等.临床药学与实践应用[M].长春:吉林科学技术出版社,2023.
[6]徐珊.临床药物治疗学[M].西安:陕西科学技术出版社,2022.
[7]周红宇.临床药理学与药物治疗学[M].杭州:浙江大学出版社,2020.
[8]房相娟,马文军,张延哲,等.现代药物临床与实践[M].南昌:江西科学技术出版社,2023.
[9]王博.药物学基础[M].重庆:重庆大学出版社,2021.
[10]张庆,邓元荣,张建国.临床药物治疗学[M].北京:中国医药科技出版社,2022.
[11]吴国忠.药物基本知识[M].北京:人民卫生出版社,2020.
[12]王伟.药物合理应用[M].汕头:汕头大学出版社,2021.
[13]贾茜,张庆霞,杨青青,等.现代药物学基础与实践[M].青岛:中国海洋大学出版社,2023.
[14]傅妮,刘华珍,张志刚,等.现代常见药物基础与临床[M].北京:科学技术文献出版社,2022.
[15]王新玉,孙凡森,辛海霞,等.药物学基础与临床应用[M].北京:科学技术文献出版社,2023.
[16]关景丽,丁成杰,王美君,等.临床常见药物合理应用[M].武汉:湖北科学技术出版社,2023.
[17]薛子成,郭金胜,张建强,等.药物学基础与临床用药[M].青岛:中国海洋大学出版社,2023.
[18]夏飞,廖玮,戴雅琴,等.临床药理学与药物治疗实践[M].北京:科学技术文献出版社,2022.